高等学校"十四五"医学规划新形态教材
（护理学类系列）

供本科护理学、助产及其他医学相关专业使用

护理药理学

主　编：沈祥春　王瑞婷

副主编：班　涛　李　琳　覃　丽　徐道华

编　者：（按姓氏汉语拼音排序）

班　涛（哈尔滨医科大学）	甘诗泉（贵州医科大学）
高春艳（首都医科大学）	关凤英（吉林大学）
李　飞（湖北医药学院）	李　菲（江苏省人民医院宿迁医院）
李　琳（南方医科大学）	刘　明（贵州中医药大学）
齐汝霞（济宁医学院）	覃　丽（湖南中医药大学）
沈祥春（贵州医科大学）	王瑞婷（承德医学院）
徐道华（广东医科大学）	杨俊卿（重庆医科大学）
于春雷（川北医学院）	张玲玲（安徽医科大学）

中国教育出版传媒集团

高等教育出版社·北京

内容简介

本教材编写旨在提供系统、实用、服务临床的护理药理学知识。全书共47章，根据实际需要，将介绍的药物分为9个部分，分别为总论、传出神经系统药物、中枢神经系统药物、疼痛管理药物、心血管系统药物、内脏系统药物、内分泌与代谢药物、化学治疗药物、其他药物。

本教材图文并茂、内容精炼。教材以融合创新的思路，将信息技术与教材建设、课程建设融合课程思政的内容。以数字链接的形式，展现"学习目标""思维导图""思考题""拓展阅读""微课"等内容资源，以期展现出"新形态"的特色。

本教材主要供护理学、助产及其他医学相关专业师生使用。

图书在版编目（CIP）数据

护理药理学 / 沈祥春，王瑞婷主编. -- 北京：高等教育出版社，2025.7. -- ISBN 978-7-04-064767-9

I. R96

中国国家版本馆 CIP 数据核字第 2025WQ4720 号

Huli Yaolixue

项目策划　吴雪梅　张映桥

策划编辑　尹　璐　　责任编辑　王　艳　　封面设计　李小璐　　责任印制　赵　佳

出版发行	高等教育出版社		网　　址	http://www.hep.edu.cn
社　　址	北京市西城区德外大街4号			http://www.hep.com.cn
邮政编码	100120		网上订购	http://www.hepmall.com.cn
印　　刷	辽宁虎驰科技传媒有限公司			http://www.hepmall.com
开　　本	850mm×1168mm　1/16			http://www.hepmall.cn
印　　张	25.5			
字　　数	669 千字		版　　次	2025年7月第1版
购书热线	010-58581118		印　　次	2025年7月第1次印刷
咨询电话	400-810-0598		定　　价	79.00元

本书如有缺页、倒页、脱页等质量问题，请到所购图书销售部门联系调换
版权所有　侵权必究
物　料　号　64767-00

数字课程（基础版）

护理药理学

主编　沈祥春　王瑞婷

abooks.hep.com.cn/64767

使用方法：

1. 电脑或移动设备访问课程网站。

2. 注册并登录后，进入"个人中心"。

3. 刮开图书封底防伪码涂层，通过扫描二维码或手动输入 20 位密码，完成防伪码绑定。

4. 绑定成功后，即可开始本数字课程的学习。

如有使用问题，请点击页面下方的"疑问"按钮。

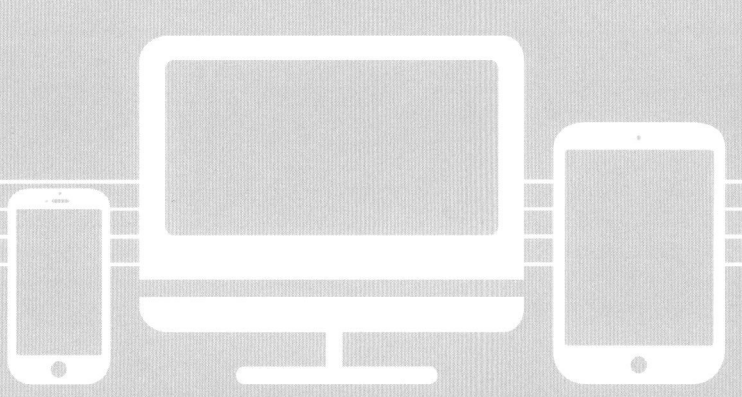

"护理药理学"数字课程编委会

主　　编：沈祥春　王瑞婷
副 主 编：班　涛　李　琳　覃　丽　徐道华
编　　者：（按姓氏汉语拼音排序）

班　涛（哈尔滨医科大学）
甘诗泉（贵州医科大学）
高春艳（首都医科大学）
关凤英（吉林大学）
李　飞（湖北医药学院）
李　菲（江苏省人民医院宿迁医院）
李　琳（南方医科大学）
刘　明（贵州中医药大学）
齐汝霞（济宁医学院）
覃　丽（湖南中医药大学）
沈祥春（贵州医科大学）
王瑞婷（承德医学院）
徐道华（广东医科大学）
杨俊卿（重庆医科大学）
于春雷（川北医学院）
张玲玲（安徽医科大学）

前 言

为认真贯彻落实党的二十大报告对教材建设与管理作出的新部署、新要求，全面推进习近平新时代中国特色社会主义思想和党的二十大精神进教材，打造一批将信息技术与教育教学深度融合的护理学类专业本科新形态教材，实现医学院校优质护理教学资源的共建共享，充分发挥教材在人才培养中的基础性作用，更好地适应新时期医学教育改革发展要求，培养能够满足人民健康需求的高素质护理人才，2023年，在教育部高等学校护理学类专业教学指导委员会指导下，高等教育出版社启动了高等学校"十四五"医学规划新形态教材（护理学类系列）建设工作。

随着现代医学、护理学和药学的不断发展，护理药理学作为护理学领域中的重要学科，越来越受到关注和重视。在临床实践中，护理人员不仅需要掌握护理技能，还需具备药理学知识，确保药物治疗的安全性和有效性。因此，系统、实用的新型护理药理学教材，不仅是护理专业学生的迫切需求，也是护理人员在职业生涯中不断提升自我的有力工具。《护理药理学》新形态教材在这一背景下应运而生，为广大学生和护理人员提供了一本反映最新药物研究成果与临床实践的可靠指南。

本教材的目标是培养护理人员在面对复杂的临床用药情境时，能够做出科学判断并进行合理的护理干预。本教材由国内十多所医学院校长期从事护理教育教学工作的专家、学者编写。编写过程中，我们始终坚持实用性与科学性并重，力求通过简洁明了的语言、合理的结构安排和丰富的临床案例，为读者提供一套切合实际需求的学习工具。

针对临床护理工作中药物种类繁多且用途日益复杂的现状，本教材调整了侧重点。从过去侧重药物的基本原理与临床应用，转变为简明介绍药物的药理作用和临床应用，详细阐述了用药护理内容。教材融入了大量护理实践的内容，包括护理评估、药物管理、风险评估和患者教育等方面。系统梳理了所讲授的药物，删除了部分已不常用的药物和国家规定停用的药物，将有限篇幅集中于重点药物和一线药物的护理程序及注意事项。此外，对于药物体内过程、不良反应等部分，我们删除了过于宽泛和无针对性的内容，而对某些容易与其他药物相互作用、产生不良反应的药物则做了重点提醒。

通过本教材的学习，读者不仅能掌握药物的作用机制、临床应用和不良反应，还能学会如何在护理过程中进行药物相关的风险管理和护理干预，以确保患者的用药安全。教材还结合了国内外药理学领域的最新研究成果和临床用药指南，力求帮助读者紧跟学科发展的前沿动态。每章结尾附有"拓展阅读"和"思考题"，帮助读者回顾所学内容并进行自我测试，进一步巩固学习效果。

本教材以融合创新的思路，将信息技术与教材建设、课程建设融合，植入课程思政的内容。以数字链接的形式，展现"学习目标""思维导图""拓展阅读""微视频"等内容资源，以期展现"新形态"教材的特色。本教材共47章，各章节的排列顺序以系统为核心，将介绍的药物分为9个部分，分别为总论、传出神经系统药物、中枢神经系统药物、疼痛管理药物、心血管系统药物、内脏系统药物、内分泌与代谢药物、化学治疗药物、其他药物。

本教材主要供护理学、助产及其他医学相关专业学生使用。教材的编写得到了各参编单位以及出版社的大力支持,在此表示衷心的感谢!由于编者水平有限,难免存在诸多不足,衷心希望广大读者批评指正。

沈祥春　王瑞婷
2024 年 12 月

目 录

第一篇 总 论

第一章 绪论 ………………… 003
第一节 概述 …………………… 003
第二节 药物的基础知识 ………… 005
第三节 用药护理过程中护理人员的职责 ………………………… 007

第二章 药物效应动力学 ……… 009
第一节 药物的基本作用 ………… 009
第二节 药物作用的机制 ………… 013
第三节 药物与受体 ……………… 014
第四节 药物不良反应与护理对策 … 016

第三章 药物代谢动力学 ……… 018
第一节 药物分子的跨膜转运 …… 018
第二节 药物的体内过程 ………… 020
第三节 药物消除动力学与体内药物的时-量关系 ……………… 022
第四节 常用药动学参数 ………… 025

第四章 影响药物效应的因素 … 028
第一节 概述 …………………… 028
第二节 护理用药知识及注意事项 … 030

第二篇 传出神经系统药物

第五章 传出神经系统药物 …… 035
第一节 传出神经系统的分类 …… 035
第二节 传出神经系统的递质和受体 … 036
第三节 传出神经系统药物的作用方式与分类 ……………………… 040

第六章 拟肾上腺素药 ………… 042
第一节 拟肾上腺素药物的分类 … 042
第二节 α受体激动药 …………… 043
第三节 β受体激动药 …………… 045
第四节 α、β受体激动药 ………… 047

第七章 抗肾上腺素药 ………… 051
第一节 α受体拮抗药 …………… 051
第二节 β受体拮抗药 …………… 053
第三节 α、β受体拮抗药 ………… 057

第八章 拟胆碱药 ……………… 060
第一节 胆碱受体激动药 ………… 060
第二节 胆碱酯酶抑制药 ………… 063

第九章 抗胆碱药 ……………… 068
第一节 胆碱受体拮抗药 ………… 068
第二节 胆碱酯酶复活药 ………… 075

第十章 局部麻醉药 …………… 077
第一节 局部麻醉药的共性 ……… 077
第二节 常见局麻药 ……………… 081
第三节 局部麻醉药的用药护理 … 083

第三篇　中枢神经系统药物

第十一章　全身麻醉药 087
- 第一节　概述 087
- 第二节　吸入性麻醉药 088
- 第三节　静脉麻醉药 090
- 第四节　复合麻醉 092
- 第五节　麻醉药的用药护理 093

第十二章　镇静催眠药 095
- 第一节　苯二氮䓬类 096
- 第二节　巴比妥类 098
- 第三节　新型非苯二氮䓬类镇静催眠药 099
- 第四节　其他镇静催眠药 100
- 第五节　镇静催眠药的用药护理与注意事项 100

第十三章　抗癫痫药和抗惊厥药 102
- 第一节　抗癫痫药 102
- 第二节　抗惊厥药 107

第十四章　抗精神失常药 108
- 第一节　抗精神病药 108
- 第二节　抗躁狂症药 111
- 第三节　抗抑郁药 112

第十五章　治疗中枢神经系统退行性疾病药 117
- 第一节　治疗帕金森病药 117
- 第二节　治疗阿尔茨海默病药 121

第十六章　中枢兴奋药 123
- 第一节　主要兴奋大脑皮质的药物 123
- 第二节　呼吸中枢兴奋药 125
- 第三节　脑功能改善药 125

第四篇　疼痛管理药物

第十七章　镇痛药 129
- 第一节　阿片生物碱类镇痛药 129
- 第二节　人工合成的阿片受体激动药 132
- 第三节　其他镇痛药 134
- 第四节　阿片受体拮抗药 135
- 第五节　镇痛药的用药护理与注意事项 135

第十八章　解热镇痛抗炎药 137
- 第一节　概述 137
- 第二节　常用解热镇痛抗炎药 139
- 第三节　抗痛风药 144

第五篇　心血管系统药物

第十九章　抗心律失常药物 149
- 第一节　心律失常的电生理学基础 149
- 第二节　抗心律失常药的作用机制及分类 151
- 第三节　常用的抗心律失常药 153

第二十章　利尿药与脱水药 159
- 第一节　利尿药 159
- 第二节　脱水药 165

第二十一章　抗高血压药 167
- 第一节　抗高血压药的分类 167
- 第二节　常用抗高血压药 168
- 第三节　其他抗高血压药 174
- 第四节　抗高血压药的用药护理 177

第二十二章 抗心绞痛药 …… 179
第一节 概述 …… 179
第二节 常用抗心绞痛药 …… 180
第三节 其他抗心绞痛药 …… 183

第二十三章 治疗慢性心力衰竭的药物 …… 184
第一节 正性肌力药 …… 185
第二节 RAAS 系统抑制药 …… 188
第三节 减轻心脏负担药 …… 189

第四节 β受体阻断药 …… 190
第五节 慢性心力衰竭药的用药护理 …… 190

第二十四章 抗高脂血症药 …… 192
第一节 调血脂药 …… 192
第二节 抗氧化剂 …… 195
第三节 多烯脂肪酸类 …… 195
第四节 保护动脉内皮药 …… 195
第五节 抗高脂血症药的用药护理 …… 196

第六篇 内脏系统药物

第二十五章 作用于血液系统的药物 …… 199
第一节 抗贫血药 …… 199
第二节 影响凝血过程药 …… 202
第三节 血容量扩充药 …… 205
第四节 调节电解质与酸碱平衡药 …… 207

第二十六章 作用于呼吸系统的药物 …… 210
第一节 平喘药 …… 210
第二节 镇咳药 …… 214
第三节 祛痰药 …… 215

第二十七章 作用于消化系统的药物 …… 217
第一节 抗消化性溃疡药 …… 217
第二节 消化功能调节药 …… 221

第二十八章 子宫平滑肌兴奋药与抑制药 …… 226
第一节 子宫平滑肌兴奋药 …… 226
第二节 子宫平滑肌抑制药 …… 228

第七篇 内分泌与代谢药物

第二十九章 组胺和抗组胺药 …… 231
第一节 组胺药 …… 231
第二节 抗组胺药 …… 232

第三十章 性激素和避孕药 …… 236
第一节 雌激素类药及抗雌激素药 …… 236
第二节 孕激素类药 …… 238
第三节 雄激素类药和抗雄激素类药 …… 239
第四节 避孕药 …… 241

第三十一章 甲状腺激素与抗甲状腺药物 …… 245
第一节 甲状腺激素 …… 245
第二节 抗甲状腺药物 …… 248

第三十二章 胰岛素及其他降血糖药 …… 252
第一节 胰岛素及其制剂 …… 252
第二节 口服降血糖药 …… 254
第三节 其他降血糖药 …… 257
第四节 降血糖药的用药护理 …… 258

第三十三章 肾上腺皮质激素类药物 …… 260
第一节 糖皮质激素 …… 260
第二节 盐皮质激素 …… 267
第三节 皮质激素抑制剂 …… 267

第三十四章 免疫调节药 …… 269
第一节 免疫抑制药 …… 269
第二节 免疫增强剂 …… 277

第三节　免疫调节药的用药护理……… 278

第三十五章　抗骨质疏松药　280
　　第一节　骨吸收抑制药…………………… 280

　　第二节　骨形成促进药…………………… 284
　　第三节　骨矿化促进药…………………… 285
　　第四节　抗骨质疏松药的用药护理…… 285

第八篇　化学治疗药物

第三十六章　抗菌药物　289
　　第一节　抗菌药物的常用术语………… 290
　　第二节　细菌耐药性及产生机制……… 291
　　第三节　抗菌药物应用的基本原则…… 292

第三十七章　β-内酰胺类抗生素　295
　　第一节　β-内酰胺类抗生素的共性 … 295
　　第二节　青霉素类抗生素………………… 297
　　第三节　头孢菌类抗生素………………… 300
　　第四节　其他β-内酰胺类抗生素 …… 302

第三十八章　其他类抗生素　304
　　第一节　大环内酯类抗生素……………… 304
　　第二节　林可霉素类抗生素……………… 306
　　第三节　多肽类抗生素…………………… 307
　　第四节　氨基糖苷类抗生素……………… 309
　　第五节　四环素类抗生素………………… 312
　　第六节　氯霉素类抗生素………………… 313

第三十九章　人工合成抗菌药　316
　　第一节　喹诺酮类药物…………………… 316
　　第二节　磺胺类药物……………………… 320
　　第三节　其他合成抗菌药………………… 322

第四十章　抗真菌药　324
　　第一节　多烯类抗真菌药………………… 324
　　第二节　唑类抗真菌药…………………… 326
　　第三节　嘧啶类抗真菌药………………… 327

　　第四节　烯丙胺类抗真菌药……………… 328
　　第五节　其他类抗真菌药………………… 328

第四十一章　抗病毒药　330
　　第一节　广谱抗病毒药…………………… 330
　　第二节　抗艾滋病病毒药………………… 331
　　第三节　抗流感病毒药…………………… 333
　　第四节　抗疱疹病毒药…………………… 334
　　第五节　抗肝炎病毒药…………………… 335
　　第六节　抗病毒药物的用药护理……… 335

第四十二章　抗结核药　337
　　第一节　常用抗结核药…………………… 337
　　第二节　其他抗结核药…………………… 341
　　第三节　抗结核药的用药护理………… 342

第四十三章　抗寄生虫药　344
　　第一节　抗疟药…………………………… 344
　　第二节　抗阿米巴药和抗滴虫药……… 347
　　第三节　抗血吸虫药和抗丝虫药……… 348
　　第四节　抗肠道蠕虫药…………………… 349
　　第五节　抗寄生虫药的用药护理……… 350

第四十四章　抗恶性肿瘤药　352
　　第一节　细胞毒类抗肿瘤药……………… 352
　　第二节　非细胞毒类抗肿瘤药…………… 362
　　第三节　抗恶性肿瘤药的用药护理…… 365

第九篇　其他药物

第四十五章　调节糖类、水、电解质及酸碱平衡药　369

　　第一节　葡萄糖…………………………… 369
　　第二节　调节水、电解质平衡药……… 370

第三节 调节酸碱平衡药……………… 372
第四节 调节糖类、水、电解质及酸碱
　　　 平衡药的用药护理…………… 373

第四十六章　解毒药与造影剂 ……… 374
第一节 解毒药……………………… 374
第二节 造影剂……………………… 378

第四十七章　消毒防腐药和皮肤病
　　　　　　　药物 …………………… 383
第一节 概述………………………… 383
第二节 常用消毒防腐药…………… 384
第三节 皮肤病药物………………… 388

参考文献 ……………………………… 391

第一篇

总 论

第一章 绪 论

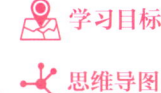
学习目标
思维导图

情境（案例）导入

某同学为学好护理药理学，向上课的教授请教学习方法。教授回答："我建议你先略览教材，记下每个章节的主题和重点，并尝试自己制作思维导图，形成树状思维。学习单个药物时主抓个性、不良反应和护理注意事项，不过分纠结其具体药理作用。学习时还需要结合临床实践，时时思考和探讨药物在临床中的应用场景，促进对理论知识的理解。学习过程中遇到了困惑，一定要及时向老师提问"。

问题与思考：
1. 在教授关于学好护理药理学的解答中，你得到何种启示？
2. 如何在学习护理药理学的过程中，养成良好的学习习惯？

第一节 概 述

一、护理药理学的基本概念

药物（drug）是指影响生物体的生理功能与生化过程，产生特定的生物学效应的化学物质，通常用于治疗、预防、诊断疾病或缓解症状。所有的药物均有毒性，毒性的大小主要由药物的剂量决定。

药理学（pharmacology）是研究药物在生物体内产生的效应、与生物体的相互作用及其规律的学科，包括药物的作用、药物之间的相互作用、代谢、毒性等。护理药理学（nursing pharmacology）是护理学与药理学交叉融合的学科，涉及临床合理用药与护理人员的职责，主要内容包括药物的知识、用药安全、药物管理、药物监测与评估、患者教育、特殊人群用药、合理用药决策等。通过学习护理药理学，护理人员掌握在临床工作中必备的药物相关知识，安全有效地为患者提供药物治疗（表1-1）。

随着护理学的发展和护理模式的变化，护理人员的任务从执行原本的临床护理任务，扩展到参与药物治疗、预防与保健等过程，因此需要掌握足够的药理学基础知识和相关技能。学习护理药理学，有利于护理人员明确医生的用药目的，积极主动配合医生的医嘱，正确实施药物的治疗方案，减少医疗事故的发生；有利于在用药过程中准确观察患者体征，正确评价药物的疗效；有利于在用药过程中有目的性地进行监护，防止发生不良反应；有利于主动承担用药咨询的责任，指导患者及其家属使用和保管药物，提供高质量的护理服务。

表1-1 药理学与护理药理学学科的比较

		药理学	护理药理学
学科任务	相同点	①阐明药物效应动力学与药物代谢动力学 ②为临床合理选药、用药提供理论依据 ③研发新药 ④发现药物新用途	
	不同点	为医学研究提供科学依据和研究方法	发挥药物最佳疗效、为减少不良反应提供理论依据
课程内容	相同点	①药物体内过程 ②药理作用 ③临床应用 ④不良反应与禁忌 ⑤药物相互作用	
	不同点	药物具体作用机制	①护理知识、技能与给药方案 ②药物管理 ③护患沟通与药学知识宣教 ④监测患者用药反应

二、护理药理学的基本内容与要求

用药护理按照工作流程，分为用药前、用药中和用药后三个阶段。

1. 用药前阶段

（1）阅读医嘱和处方，掌握药物应用的基本知识，如治疗方案、用药目的、选药依据、药物的类别、适应证、不良反应和注意事项等。

（2）熟悉选用药物的剂型、规格、剂量、用法、疗程等。

（3）熟悉常用药物的注意事项、不良反应与处置措施，了解药物的配伍禁忌。

（4）做好护患沟通，了解患者过敏史，尤其是特殊人群（老年人、新生儿、儿童、孕妇、哺乳期妇女、肝肾功能不全者）用药禁忌。

2. 用药中阶段

（1）防止药物配伍禁忌，认真执行给药方案，确保剂量、滴速、时间、间隔、次数等参数无误。

（2）认真观察与记录疗效和不良反应。有异常及时报告医生。

（3）评估患者的依从性，做好用药宣教工作。

3. 用药后阶段

（1）评价药物的起效时间、疗效和不良反应。

（2）回顾用药护理过程，协助医生完善药物治疗方案。

（3）开展合理用药的健康教育，介绍非药物治疗措施、可能出现的药物不良反应等。

（4）清点药品、医疗器械等，做好登记、核对工作。

三、学习护理药理学的方法

身为护理工作者，为了学好护理药理学，应该做到以下几点。

1. 充分掌握解剖学、生理学、病理学、病理生理学、生物化学、分子生物学等知识，加深对药理学学科体系与知识的理解。

2. 通过归纳、比较与分析，掌握药物的个性与共性的关系，以教材知识为主干，以代表性药物的特点为着力点，触类旁通，形成属于自己的知识结构。

3. 联系护理学实践，将护理程序与用药护理知识紧密结合，谨记药物不良反应与处置措施等重点内容，提升临床用药护理技能。

第二节　药物的基础知识

一、药物的分类

1. 根据药物的来源　可以分为中药与天然药物、化学药物、生物技术药物。

（1）中药与天然药物：植物的部分（叶、根、花、果实等），动物的组织或分泌物，微生物产生的代谢产物，或者矿物加工后的产物。中药是在传统中医药理论指导下使用的药物。如地高辛来自洋地黄类植物，鹅去氧胆酸来自家禽，青霉素来自青霉菌，硫黄来自矿物。

（2）化学药物：本类药物通过化学合成制造，可以是与天然分子相似的结构，也可以是全新的化学实体。如阿司匹林是乙酰化的水杨酸产物。

（3）生物技术药物：本类药物是通过生物技术手段，如基因工程、细胞培养等生产的药物。如胰岛素、生长激素等。

2. 根据药物的用途　分为治疗药物、预防药物、诊断药物、辅助药物等。

3. 根据药物作用的范围　分为传出神经系统药物、中枢神经系统药物、心血管系统药物、内脏系统药物、激素类药物、化学治疗药物、疼痛管理药物等。

4. 根据管理办法　分为处方药和非处方药。

（1）处方药：处方药指只能依医生或其他合格医疗专业人员的处方才能购买和使用的药物，通常具有较强的药理作用、副作用或潜在风险，需要在专业医疗人员的监督和指导下使用。在处方单上详细说明药物的名称、剂量、使用方法、用药时机等信息。

（2）非处方药：非处方药指患者无须医生处方即可在药店、超市等地购买和使用的药物。这类药物相对安全、副作用较轻，患者能够通过简单的自我诊断和自我治疗来使用。非处方药一般用于缓解轻至中度的症状，如头痛、感冒症状、胃肠不适等。

5. 国家基本药物　国家基本药物是由国家卫生健康委员会根据公共卫生需求、临床需要、药物安全性和有效性等因素，经过科学评价和专家讨论确定的对维护公众健康具有重要作用的药物清单。主要应用于基本医疗保障体系中，目的是确保公众能够获得安全、有效、合理的药物治疗。我国目前执行的是2018年《国家基本药物目录》，包括被认为在常见疾病治疗和预防中具有重要作用，且药物价格相对较低的药品。

6. 国家基本医疗保险、工伤保险和生育保险药品　《国家基本医疗保险、工伤保险和生育保险药品目录》由国家医保局建立，原则上每年调整一次，将符合临床必需、安全有效、价格合理等基本条件的药品纳入目录范围内进行管理。目录是基本医疗保险、工伤保险和生育保险基金支付药品费用的标准。进入目录的药物主要分为甲类和乙类。甲类药品是医保药品目录中的主要部分，通常包括了临床应用广泛、疗效确切、价格适中的药品，医保报销比例相对较高。乙类药品是可供临床治疗选择使用、疗效好，价格比甲类药品高的药品。乙类药品的医保报销比例相对较低，需要个人负担一部分后剩余费用才能报销。

7. 特殊药物　有些药物在生产、包装、运输、贮藏、销售、使用时有特殊规定，如麻醉药品、精神药品、医疗用毒性药品、放射性药品等。

（1）麻醉药品：按照《麻醉药品品种目录（2013年版）》共121个品种，包括阿片类、可待因、大麻等。

（2）精神药品：按照《精神药品品种目录（2013年版）》共149个品种，其中第一类精神药品有68个品种，第二类精神药品有81个品种。第一类有氯胺酮、哌甲酯、司可巴比妥、三唑仑等，第二类有地西泮、氟硝西泮等，第一类管理更为严格。

（3）医疗用毒性药品：本类药物毒性强烈，治疗剂量与中毒剂量接近。包括去乙酰毛花苷C、阿托品（包括其盐类）、洋地黄毒苷、氢溴酸后马托品、三氧化二砷、毛果芸香碱（包括其盐类）、升汞、水杨酸毒扁豆碱、氢溴酸东莨菪碱、亚砷酸钾、士的宁（包括其盐类）、亚砷酸注射液、A型肉毒毒素及其制剂。毒性中药品种有砒石（红砒、白砒）、砒霜、水银、生马钱子、生川乌、生草乌、生白附子、生附子、生半夏、生南星、生巴豆、斑蝥、青娘虫、红娘虫、生甘遂、生狼毒、生藤黄、生千金子、生天仙子、闹羊花、雪上一枝蒿、白降丹、蟾酥、洋金花、红粉、轻粉、雄黄。

（4）放射性药品：用于临床诊断或者治疗的放射性核素或其标记药物。常见的有锝[^{99m}Tc]、碘[^{125}I]、碘[^{131}I]、锶[^{89}Sr]、氟[^{18}F]、磷[^{32}P]、铊[^{201}Tl]、镓[^{67}Ga]、铬[^{51}Cr]、钐[^{153}Sm]等。

拓展阅读　药物的基础知识

二、药物管理的法律法规

护理人员需要了解并遵守国家颁布的药事管理法律法规，具体见表1-2。

表1-2　部分药物管理法律法规

法律	主要内容
中华人民共和国药品管理法	药品管理的基本法律。规定了药品的分类、注册、生产、流通、使用等方面的管理要求
中华人民共和国疫苗管理法	加强疫苗管理，保证疫苗质量和供应，规范预防接种，促进疫苗行业发展，保障公众健康，维护公共卫生安全
中华人民共和国食品安全法	规定一些保健食品和药食同源的产品的安全问题
中华人民共和国中医药法	专门针对中药和中医药行业的法规，规定了中药的保护、利用和管理
医疗机构管理条例	在药品配备、使用和管理方面有相关规定
放射性药物管理办法	加强放射性药品的管理
麻醉药品和精神药品管理条例	加强麻醉药品和精神药品的管理，保证麻醉药品和精神药品的合法、安全、合理使用
医疗用毒性药品管理办法	加强医疗用毒性药品的管理，防止中毒或死亡事故的发生
血液制品管理条例	加强血液制品管理，预防和控制经血液途径传播的疾病，保证血液制品的质量
药品不良反应报告和监测管理办法	加强药品的上市后监管，规范药品不良反应报告和监测，及时、有效地控制药品风险

续表

法律	主要内容
处方管理办法	规范处方管理，提高处方质量，促进合理用药，保障医疗安全
处方药与非处方药分类管理办法	根据药品品种、规格、适应证、剂量及给药途径不同，对药品分别按处方药与非处方药进行管理
国家基本药物目录管理办法	巩固完善基本药物制度，建立健全国家基本药物目录遴选调整管理机制
国家基本医疗保险、工伤保险和生育保险药品目录	基本医疗保险和生育保险基金支付药品费用的标准
中华人民共和国药典	指导药品的生产、质量控制、药物检验等工作，规定了药品的质量、性状、规格、检验方法等方面的标准。5年一版，1部收生药和中成药，1部收化学药，1部收生物制品，1部收技术细则与辅料

第三节 用药护理过程中护理人员的职责

护理人员作为药物治疗的执行者和监护者，直接接触患者，应正确运用护理药理学的理论、知识与技能，保证用药安全、有效、可靠。

一、做到安全给药

1. **严格遵医嘱给药** 护理人员不得擅自更改医嘱；处理医嘱时需经过查对后方可执行；对于有疑问的医嘱应及时与医生沟通后执行；抢救过程中对医生的口头医嘱应复读后无误才执行。药物治疗过程中发现错误，应及时报告与处理。

2. **严格执行查对制度** 在针对患者给药、注射和输液过程中，为减少操作失误，执行"四查"（查医嘱、操作前查、操作中查、操作后查）、"八对"（对床号、姓名、药名、浓度、剂量、用法、时间、药物有效期）。

3. **准确用药** 做到"六准确"，即将准确的药物按照准确的剂量和准确的浓度，用准确的方法，在准确的时间给予准确的患者。如给药前询问有无过敏史。备药前检查药物质量问题、有效期和批号，确定无误后方可使用。用药时注意避免配伍禁忌。备好药后及时分发，避免久置后的疗效降低、污染和变质问题。

4. **注意用药后反应** 加强用药后监护，留心观察药物的疗效和不良反应并做好记录，主动评估患者的症状，如有不适及时上报和处理，方便调整和修改给药方案。

二、掌握正确给药方法与技术

1. **选择正确的给药途径** 根据医嘱和患者实际情况，选择合适的给药途径，如口服、静脉注射、皮下注射、肌内注射。

2. **掌握正确的注射技术** 静脉注射时做到正确穿刺，保证针头插入静脉，避免漏注或渗漏。皮下注射时选择合适的注射部位，避开血管和神经，注射时注意角度适当。肌内注射时选择合适的注射部位、针长和插针深度，避开血管和神经。部分药物注射时注意控制好给药的速度。

三、做好用药宣教

加强对患者的教育和沟通工作。及时向患者及家属提供药物信息，解释药物的用途、剂量、服药时间、副作用、停药时间等，提高患者的用药依从性。回答患者可能存在的疑问和顾虑，双方建立良好的信任关系。

四、参与药物的管理

护理人员需与医疗团队其他成员密切配合，管理病区的药物库存，确保药物的储存、使用和配发符合规范，避免药物过期或浪费。如内服药、外用药、注射药物分类存放。血液制品、疫苗等冷藏、避光保存。

思 考 题

1. 如何正确理解护理药理学与药理学、护理学的关系？
2. 为了提升药物的相关知识，护理人员需要了解哪些法律法规？
3. 用药护理过程中护理人员如何做到安全给药？

（沈祥春）

更多数字资源详见新形态教材网

- 学习目标
- 思维导图
- 拓展阅读
- 微课
- 自测题
- 本章小结
- 教学课件

第二章

药物效应动力学

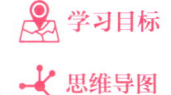
学习目标
思维导图

药物效应动力学（pharmacodynamics）简称药效学，研究药物对机体（含病原体）的作用及作用机制，以阐明药物防治疾病的规律。

> **情境（案例）导入**
>
> 患者，男，62岁。患有高血压病10余年，遵医嘱，每天早晨口服硝苯地平缓释片20 mg控制血压，血压平时基本能维持在较为稳定的水平，身体状况尚可。1日前服用该药物后半小时左右，突然感觉面部发热、发红，同时伴有心慌、头晕的症状，且症状有加重的趋势。经就医后采取平卧休息，进行血压、心率等生命体征监测，调整用药后，上述不适症状逐渐消失。
>
> 问题与思考：
> 1. 通过本章的学习，请说明为什么在用药过程中会出现不适症状。这些症状与用药有何关系？
> 2. 在使用这类药物时，医护人员需要向患者着重嘱托哪些用药护理方面的注意事项呢？

第一节 药物的基本作用

一、药物作用与药理效应

药物作用（drug action）是指药物对机体的初始作用，是药物治疗效果的基础与动因。药理效应（pharmacological effect）是药物作用的结果，是机体对药物作用的反应。二者意义接近，当二者并用时，应体现先后顺序。例如，地高辛对心肌细胞膜上 Na^+-K^+-ATP 酶的抑制作用，就是初始药物作用；作用表现为心肌收缩性增强，就是药理效应。药理效应是机体原有功能水平的改变，功能增强称为兴奋（excitation），功能减弱称为抑制（inhibition）。

药物作用具有特异性（specificity）。例如，阿托品特异性地阻断M胆碱受体。药理效应具有选择性（selectivity），有些药物只影响机体的一种功能，而有些药物可影响机体的多种功能，前者选择性高，后者选择性低。例如，地高辛对心脏作用有选择性。

药物作用的特异性取决于药物的化学结构。药理效应的选择性则取决于多方面因素，如药物在体内的分布不均匀、机体组织细胞的结构不同、生化功能存在差异等。另外，药物剂量也会影响药物特异性和选择性，通常剂量越大，药物作用越广泛。

二、治疗作用与不良反应

药物对机体产生的作用分为两个方面。一方面是对机体有利的作用，即药物作用有利于改变患者的生理、生化功能或病理过程，使患病的机体恢复正常，称为治疗作用（therapeutic effect）；另一方面则是对机体不利的作用，即与用药目的无关，并为患者带来不适或痛苦，统称为药物不良反应（adverse drug reaction）。

（一）药物的治疗作用

根据治疗作用的效果，可将治疗作用分为对因治疗和对症治疗。

1. **对因治疗（etiological treatment）** 用药的目的在于消除原发致病因子，彻底治愈疾病，称为对因治疗，如用抗生素杀灭体内致病菌。

2. **对症治疗（symptomatic treatment）** 用药的目的在于改善症状，称为对症治疗。对症治疗虽然不能根除病因，但对病因未明暂时无法根治的疾病必不可少。对某些危重急症如休克、惊厥、心力衰竭、心跳或呼吸暂停等，对症治疗比对因治疗更为迫切。有时严重的症状可以作为二级病因，使疾病进一步恶化，如高热引起惊厥、剧痛引起休克等。此时对症治疗（如退热或止痛）对惊厥或休克而言，又可看成是对因治疗。

（二）药物的不良反应

多数药物的不良反应是药物固有的效应，在一般情况下是可以预知的，但不一定能够避免。少数较严重的不良反应较难恢复，称为药源性疾病（drug-induced disease）。药物的不良反应主要有以下几类。

1. **副反应（side reaction）** 由于药物作用选择性低，其药理效应涉及多个器官，当某一效应作为治疗目的时，其他效应就成为副反应。副反应是在治疗剂量下发生的，是药物本身固有的作用，多数较轻微并可以预料。例如，阿托品用于治疗胃肠痉挛时，往往引起口干、心悸、便秘等副反应。

2. **毒性反应（toxic reaction）** 是指在剂量过大或时间过长时，药物在体内蓄积发生的危害性反应，一般比较严重。毒性反应一般可以预知，欲避免发生应严格掌握给药剂量和疗程，定时做相关检测。

3. **后遗效应（residual effect）** 是指在停药后，血药浓度已降至阈浓度以下时残存的药理效应。例如，服用巴比妥类催眠药后，次晨出现的乏力、困倦等现象。

4. **停药反应（withdrawal reaction）** 是指患者长期应用某种药物，突然停药后出现原有疾病加剧的现象，又称回跃反应（rebound reaction）或反跳。例如，长期服用可乐定降血压，突然停药，次日血压明显升高。

5. **继发反应（secondary reaction）** 是指继发于药物治疗作用之后的不良反应，是治疗剂量下治疗作用本身带来的间接结果。例如，长期应用广谱抗生素导致耐药葡萄球菌或真菌大量繁殖，造成二重感染。

6. **变态反应（allergic reaction）** 是指药物引起的免疫反应。非肽类药物作为半抗原与机体蛋白结合为抗原后，经过敏感化过程而发生的反应，也称过敏反应，常见于过敏体质患者。反应的性质与药物原有效应和剂量、疗程无关，用特异性拮抗药解救无效。反应的严重程度差异很大，从轻微的皮疹、发热至造血系统抑制、肝肾功能损害、休克等。停药后反应逐渐消失，再用时可能再发。致敏物质可能是药物本身，也可能是其代谢物，亦可能是制剂中的杂质。

7. 特异质反应（idiosyncratic reaction） 少数特异体质患者对某些药物反应特别敏感，反应性质也可能与常人不同，但与药物固有的药理作用基本一致，反应的严重程度与剂量成正比，特异性拮抗药救治可能有效。现已知道部分特异质反应由先天遗传异常所致。例如，先天性葡萄糖-6-磷酸脱氢酶（glucose-6-phosphate dehydrogenase，g-6-PD）缺乏的患者服用伯氨喹后，容易发生急性溶血性贫血和高铁血红蛋白血症。

8. 依赖性（dependence） 是在长期应用某种药物后所造成的一种强迫要求连续或定期使用该药的行为或其他反应，其目的是感受药物的精神效应，或避免由于停药造成身体不适。依赖性可分为生理依赖性（physiological dependence）和精神依赖性（psychological dependence）。生理依赖性是指中枢神经系统对长期使用的药物所产生的一种身体适应状态。一旦停药，将发生一系列生理功能紊乱，称为戒断综合征（withdrawal syndrome）。精神依赖性是指多次用药后使人产生欣快感，导致用药者在精神上有一种渴求连续不断使用该药的强烈欲望，继而引发强迫用药行为，以获得满足，避免不适感，又称为成瘾性（addiction）。

三、量效关系

在一定范围内药物的剂量（或浓度）增加或减少时，药物的效应随之增强或减弱，药物的这种剂量（或浓度）与效应之间的关系称为量效关系（dose-effect relationship）。以药理效应的强度为纵坐标，药物剂量或浓度为横坐标即得量-效曲线（dose-effect curve）或浓度-效应曲线（concentration-effect curve）。

药理效应按性质可分为量反应和质反应两种。效应的强弱呈连续增减的变化，可用具体数量或最大反应的百分率表示量反应（graded response）。以药物的剂量（整体动物实验）或浓度（体外实验）为横坐标，以效应强度为纵坐标作图，可获得直方双曲线（rectangular hyperbola）；如将药物浓度改用对数值作图，则呈典型的对称 S 型曲线，即通常所称量反应的量-效曲线（图 2-1）。

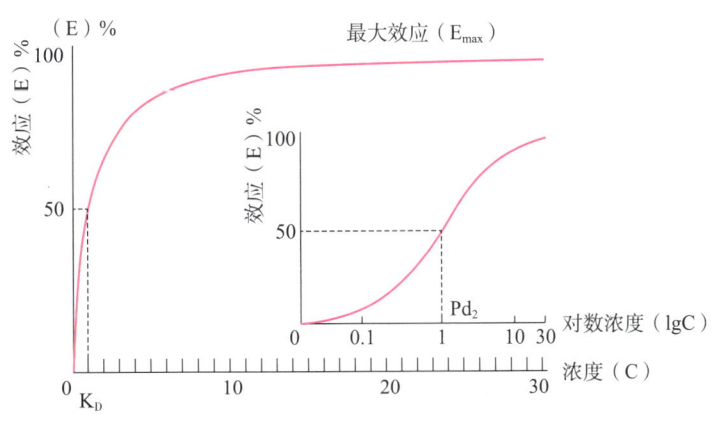

图 2-1 药物作用的量-效曲线
E：效应强度　C：药物浓度

从量反应的量-效曲线可以看出下列几个特定位点。

最小有效量（minimal effective dose）或最低有效浓度（minimal effective concentration），即能引起效应的最小药物剂量或最小药物浓度，亦称阈剂量或阈浓度（threshold dose or concentration）。

最大效应（maximal effect，E_{max}）：随着剂量或浓度的增加，效应也增加，当效应增加到一定程度后，若继续增加药物浓度或剂量而其效应不再继续增强，这一药理效应的极限称为最大效应，也称效能（efficacy）。

半最大效应浓度（concentration for 50% of maximal effect，EC_{50}）是指能引起50%最大效应的浓度。

效价强度（potency）是指能引起等效反应（一般采用50%效应量）的相对浓度或剂量，其值越小则强度越大。药物的最大效应与效价强度含义完全不同，二者并不平行。药物的最大效应值有较大实际意义，不区分最大效应与效价强度只讲某药较另药强若干倍易被误解。曲线中段斜率（slope）较陡，提示药效较剧烈，较平坦则提示药效较温和。

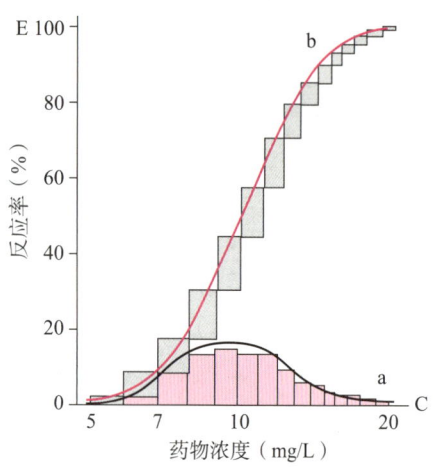

图2-2　质反应的频数分布曲线（a）和累加（b）量-效曲线

如果药理效应不是随着药物剂量或浓度的增减呈连续性量的变化，而表现为反应性质的变化，则称为质反应（quantal response or all-or-none response）。质反应的研究对象为一个群体，以阳性或阴性、全或无的方式表现，如死亡与生存、惊厥与不惊厥等。在实际工作中，常将实验动物按用药剂量分组，以阳性反应百分率为纵坐标，以剂量或浓度为横坐标作图，也可得到与量反应相似的曲线。如果按照药物浓度或剂量的区段出现阳性反应频率作图可得到呈常态分布曲线。如果按照剂量增加的累计阳性反应百分率作图，则可得到典型的S型量-效曲线（图2-2）。

半数有效量（median effective dose，ED_{50}），即能引起50%的实验动物出现阳性反应时的药物剂量；如效应为死亡，则称为半数致死量（median lethal dose，LD_{50}）。通常将药物LD_{50}/ED_{50}比值称为治疗指数（therapeutic index，TI），用以表示药物的安全性。治疗指数大的药物比治疗指数小的药物相对安全。但以治疗指数来评价药物的安全性，并不完全可靠。如某药ED和LD两条曲线的首尾有重叠，即有效剂量与其致死剂量之间有重叠。为此，有人用1%致死量（LD_1）与99%有效量（ED_{99}）的比值或5%致死量（LD_5）与95%有效量（ED_{95}）之间的距离来衡量药物的安全性。

四、构效关系

构效关系（structure activity relationship，SAR）是指药物的化学结构与药理活性或毒性之间的关系。药物结构的改变，包括其基本骨架、侧链长短、立体异构（手性药物）、几何异构（顺式或反式）和光学异构（左旋或右旋）的改变均可影响药物的理化性质，进而影响药物的体内过程、药效乃至毒性。

药物的构效关系一般有以下特点：①化学结构相似的药物，药理作用可能相似或相反。②化学结构完全相同的光学异构体，作用可能不同或相反。多数药物的左旋体具有药理作用，而右旋体则无作用，如左旋咪唑、左旋多巴等。③侧链的种类和长短可影响药物作用的强弱、起效快慢及持续时间的长短等。

第二节　药物作用的机制

药物作用机制（mechanism of drug action）几乎涉及机体生命活动过程的所有环节，十分复杂。大多数药物是通过与机体大分子相互作用而引起细胞或全身效应。这种机体大分子通常被称为药物靶标（drug target）。从数量看，蛋白质是构成药物靶标最重要的类别，例如：激素、生长因子、神经递质的受体蛋白；关键代谢或调节通路的酶蛋白、离子通道蛋白、转运体蛋白、分泌蛋白、结构蛋白。DNA 等大分子也可作为药物靶标。药物作用分子机制包括药物与靶标相互作用及后续分子事件。

一、受体

受体（receptor）是细胞中对生物活性物质有识别和结合能力，并具有介导细胞信号转导功能的蛋白质。多数受体镶嵌在脂质双层膜结构中，少数受体存在于细胞内。受体接受生物活性物质刺激后，通过一系列信息传递机制激活细胞的特异性效应。

与受体特异性结合的生物活性物质称为配体（ligand）。配体与受体大分子中的某一部位结合，称为结合位点或受点（binding site）。受体对相应的配体有极高的识别能力，配体可分为内源性和外源性两种。内源性配体是指神经递质、激素、活性肽、抗原、抗体、代谢物等。外源性配体是指药物及毒物。

二、酶

酶是由机体细胞产生的、具有催化作用的蛋白质。酶具有立体结构特异性、高度敏感性和高度活性，能促进各种细胞成分的代谢。有些药物以酶为作用靶标，对酶产生激活、诱导、抑制或复活作用。

1. **抑制酶的活性**　解热镇痛药阿司匹林抑制环氧化酶；抗消化性溃疡药奥美拉唑通过抑制胃黏膜的 H^+，K^+-ATP 酶，抑制胃酸分泌。
2. **激活酶的活性**　纤维蛋白溶解药尿激酶、链激酶、组织型纤溶酶原激活剂激活纤溶酶原转变为纤溶酶。
3. **酶的诱导**　镇静催眠药苯巴比妥是肝药酶的诱导剂，可使其本身及共用的药物代谢加快，药物作用下降。
4. **酶的底物**　有些药物是酶的底物，需经转化后发挥作用。如抗帕金森病药物左旋多巴通过血-脑屏障后，在纹状体中被多巴脱羧酶水解成多巴胺而发挥作用。
5. **酶的复活**　碘解磷定使被有机磷酸酯类所抑制的胆碱酯酶恢复活性。
6. **与其他药物竞争酶**　磺胺类药物通过与对氨基苯甲酸竞争二氢蝶酸合成酶，妨碍二氢叶酸的合成，抑制细菌体内叶酸代谢而干扰核酸的合成。
7. **药物本身就是酶**　如胃蛋白酶、胰蛋白酶。

三、离子通道

主要的离子通道有 Ca^{2+}、K^+、Na^+ 及 Cl^- 通道，可调节细胞膜内外离子的分布。通道的开放或关闭影响细胞内外无机离子的转运，能迅速改变细胞功能，引起神经兴奋、心血管收缩或腺体分泌等。有些药物通过改变离子通道的构象使通道开放或关闭。例如奎尼丁阻断心肌 Na^+

通道，抑制 Na^+ 内流，降低心房肌、心室肌、浦肯野纤维自律性及传导性；硝苯地平阻断 Ca^{2+} 通道而降低细胞内钙离子浓度。

有些药物通过激活受体调控离子通道，受体与离子通道处于偶联状态。如激活 N 胆碱受体可引起 Na^+ 通道开放；激活 GABA 受体可引起 Cl^- 通道开放；激活 α 肾上腺素受体可引起 Ca^{2+} 通道开放等。

四、转运体

转运体（transporter）是存在于细胞膜上的蛋白质成分，能促进内源性递质或代谢产物的转运过程。有些药物可通过对某种转运体的抑制作用而产生效应，例如丙磺舒竞争性抑制肾小管对弱酸性代谢物的主动转运，抑制原尿中尿酸再吸收；利尿药呋塞米及氢氯噻嗪抑制肾小管对 Na^+、K^+ 及 Cl^- 再吸收。

五、基因

基因治疗（gene therapy）泛指在基因及其转录、翻译水平上进行干预而治疗疾病，包括 DNA 基因治疗、反义寡核苷酸基因治疗、RNA 干扰（RNAi，也称基因沉默）等基因治疗。主要是通过导入基因的细胞内表达以增强或抑制 DNA 转录和（或）mRNA 翻译发挥作用。

基因工程药物（gene engineering drug）是指应用基因工程技术生产的药品。这类药物是将目的基因与载体分子组成重组 DNA 分子后转移到新的宿主细胞系统内，表达目的基因，然后对基因表达产物进行分离、纯化和鉴定。已应用的基因工程药物有胰岛素、生长素、干扰素类、组织纤溶酶原激活剂、链激酶、白介素类、促红细胞生成素等，这些药物的作用靶标为受体或酶。

此外，一些抗肿瘤药如环磷酰胺、顺铂、丝裂霉素等，可与 DNA 交联结合，破坏 DNA 的结构和功能等。

六、其他

有些药物通过简单的物理化学作用如酸碱反应、渗透压改变、氧化还原（清除自由基）等改变机体内环境。如氢氧化铝、氢氧化镁等抗酸药通过中和胃酸治疗消化性溃疡；静脉注射甘露醇通过提高细胞外渗透压治疗脑水肿；口服硫酸镁可升高肠道内渗透压，减少水分的吸收，产生导泻作用等。

有些药物如考来烯胺可在肠道内结合强心苷，中断强心苷的肝肠循环，加快其经粪便排泄，可用于强心苷药物中毒的急救；鱼精蛋白与肝素结合，治疗肝素用量过大引起的出血。

有些药物如抗真菌药两性霉素 B 可与真菌细胞膜中类固醇结合而增加细胞膜的通透性，使物质外漏而杀灭真菌。

还有些药物补充机体所缺乏的物质，如维生素、多种微量元素等。

第三节　药物与受体

一、作用于受体的药物分类

根据药物与受体结合后所产生效应的不同，习惯上将作用于受体的药物分为激动药和拮抗药(阻断药)两类。

1. 激动药 是指既有亲和力又有内在活性的药物,它们能与受体结合并激动受体而产生效应。依其内在活性大小又可分为完全激动药(full agonist)和部分激动药(partial agonist)。

2. 拮抗药 是指能与受体结合,具有较强亲和力而无内在活性(α=0)的药物。根据拮抗药与受体结合是否具有可逆性,将其分为竞争性拮抗药(competitive antagonist)和非竞争性拮抗药(noncompetitive antagonist)。竞争性拮抗药能与激动药竞争同一受体,其结合是可逆的。通过增加激动药的剂量与拮抗药竞争结合部位,可使量-效曲线平行右移,但最大效能不变。

二、受体类型

根据受体蛋白结构、信号转导过程、效应性质、受体位置等特点,受体大致可分为以下4种类型。

1. G蛋白偶联受体(G Protein-coupled receptor,GPCR) GPCR是鸟苷酸结合调节蛋白的简称,是一类由GTP结合调节蛋白(简称为G蛋白,g-protein)组成的受体超家族,是目前发现的种类最多的受体,大多数受体属于此种类型。GPCR遍布于机体的各个组织器官。其主要特点是:本身不具有酶的活性,也不直接导致第二信使的生成,必须与G蛋白偶联(即受体与激动药结合)后,经过G蛋白的转导而将信号[第二信使(cAMP)、三磷酸肌醇(IP_3)、二酰基甘油(DG)及Ca^{2+}]传递至效应器(effector),产生药理效应。与临床用药关系密切的如肾上腺素受体、多巴胺受体、5-羟色胺受体、M胆碱受体等均属于此类受体。

2. 离子通道受体 又称直接配体门控通道型受体,它们存在于快速反应细胞的膜上,由单一肽链反复4次穿透细胞膜形成1个亚单位,并由4~5个亚单位组成穿透细胞膜的离子通道。此类受体与激动药结合后,导致离子通道开放,促进细胞内、外离子跨膜转运,产生细胞膜去极化或超极化,引起兴奋或抑制效应。与临床用药相关的如N胆碱受体、兴奋性氨基酸受体及甘氨酸受体等属于这类受体。

3. 激酶偶联受体(enzyme-linked receptor) 主要是指酪氨酸激酶受体,这一类受体由3部分构成,位于细胞外侧与配体结合的部位,与之相连的是一段跨膜结构,细胞内侧为酪氨酸激酶活性部位,含有可被磷酸化的酪氨酸残基。其激动药与此类受体的识别部位结合后,细胞内的激酶被激活后磷酸化效应器蛋白的酪氨酸残基,激活细胞内蛋白激酶,DNA及RNA合成增加,加速蛋白质合成,从而产生细胞生长、分化等效应。胰岛素、表皮生长因子、成纤维细胞生长因子、血小板源的生长因子及某些淋巴因子的受体均属此类受体。

4. 细胞内/核受体 此类受体是存在于细胞质和细胞核中的特异性蛋白质,其配体如肾上腺皮质激素、雌激素、孕激素、甲状腺素及维生素D等,较易透过细胞膜的脂质双层结构,与细胞内的受体结合后可以启动受体靶基因的转录,从而产生生理作用和药理效应。

三、细胞内信号转导

受体在识别相应配体并与之结合后需要细胞内第二信使将获得的信息增强、分化、整合并传递给效应器才能发挥其特定的生理功能或药理效应。

1. 环腺苷酸(cyclic adenosine monophosphate,cAMP) cAMP是ATP经腺苷酸环化酶(AC)作用后形成的产物。β受体、D_1受体、H_2受体等激动药通过Gs作用使AC活化、ATP水解而使细胞内cAMP增加。α受体、D_2受体、M_2受体、阿片受体等激动药通过Gi作用抑制AC,使细胞内cAMP减少。cAMP被磷酸二酯酶(phosphodiesterase,PDE)水解为

5′-AMP 后灭活。茶碱抑制 PDE 而使胞内 cAMP 增多。cAMP 能激活蛋白激酶 A（protein kinase A，PKA），使胞内许多蛋白酶磷酸化而活化，如磷酸化酶、酯酶、糖原合成酶等活化而产生能量。钙离子通道磷酸化后被激活，使 Ca^{2+} 内流而引起神经、心肌、平滑肌等兴奋。

2. **环鸟苷酸（cyclic guanosine monophosphate，cGMP）** cGMP 是 GTP 经鸟苷酸环化酶（GC）作用后形成的产物，也可被 PDE 灭活。cGMP 的作用与 cAMP 相反，可引起心脏抑制、血管扩张、肠腺分泌等。cGMP 可以独立作用而不受 cAMP 制约。cGMP 可激活蛋白激酶 C（protein kinase C，PKC），从而引起各种效应。

3. **磷脂酰肌醇（phosphatidylinositol）** α_1、H_1、$5-HT_2$、M_1、M_3 等受体激动药与其受体结合后通过 G 蛋白介导激活磷脂酶 C（phospholipase C，PLC），PLC 使磷脂酰肌醇 4,5-双磷酸（phosphatidylinositol 4,5-bisphosphate，PIP_2）水解为二酰甘油（DAG）及肌醇-1,4,5-三磷酸（IP_3）。DAG 在细胞膜上激活蛋白激酶 C（PKC），使许多靶蛋白磷酸化而产生效应，如腺体分泌，血小板聚集，中性粒细胞活化及细胞生长、代谢、分化等效应。

4. **钙离子** 细胞内 Ca^{2+} 对细胞功能有重要的调节作用，如肌肉收缩、腺体分泌、白细胞及血小板活化等。细胞内 Ca^{2+} 可从细胞外经细胞膜上的钙离子通道流入，也可从细胞内肌质网等钙池释放，两种途径互相促进。前者受膜电位、受体、蛋白、G 蛋白、蛋白激酶 A（PKA）等调控，后者受 IP_3 作用而释放。细胞内 Ca^{2+} 激活蛋白激酶 C（PKC）与 DAG 有协同作用，共同促进其他信息传递蛋白及效应蛋白活化。很多药物通过对细胞内 Ca^{2+} 影响而发挥其药理效应。

四、受体的调节

受体的调节是维持机体内环境稳定的一个重要因素，其调节方式有脱敏和增敏两种类型。受体脱敏（receptor desensitization）是指长期使用一种激动药后，组织或细胞对激动药的敏感性和反应性下降的现象。如长期使用 β_2 受体激动药沙丁胺醇可导致其支气管扩张作用减弱。受体增敏（receptor hypersensitization）是与受体脱敏相反的一种现象，可因受体激动药水平降低或长期应用拮抗药而造成。如长期应用 β 受体阻断药普萘洛尔时，突然停药可致"反跳"现象，这是由于 β 受体的敏感性比正常时增高所致。若受体脱敏和增敏只涉及受体密度的变化，则称之为下调（down-regulation）和上调（up-regulation）。

第四节 药物不良反应与护理对策

护士工作在临床一线，既是药物治疗的执行者，也是用药前后的监护者。因此只有护士掌握并理解应用相关药理学知识，才能更好地协助医生诊治疾病，使药物治疗达到最佳效果。

在药物治疗相关不良反应方面，要了解不良反应的定义、类别、主要表现，掌握其风险评估办法及基本原则，掌握护理干预措施并具备相应的护理技能。向患者及其家属说明，任何药物都有一定的不良反应，多数不良反应可以预先知晓，但有些不良反应无法预知。部分药物造成的不良反应难以恢复，导致药源性疾病的发生。掌握基本药物不良反应的风险评估方法，分析药物相关因素如药物的剂量、给药途径和给药频率等，患者相关因素如年龄、性别、遗传因素和基础疾病等，环境相关因素如药物的存储条件和使用环境等，患者体质因素如患者身体状况、免疫状态和代谢能力等。

在预防不良反应的对策上，要积极询问过敏史，加强静脉用药的护理，重视患者用药过程的主诉，正确选择药物溶媒及配伍。早期识别并及时详细记录患者对药物产生不良反应的时间、症状、程度。根据具体情况及时通知医生，遵医嘱停止使用或调整药物剂量，以减轻不良反应，护士应沉着冷静，并积极配合医生给予相应的处理措施。更换输液管并遵医嘱更换液体，保留输液管道，保存好余液及各种用品（必要时送冰箱保存）被检，遵医嘱使用抗过敏药物，吸氧、心电监护，必要时配合抢救。护士应对患者及其家属进行心理护理，耐心向家属做好解释工作，提供情绪支持和必要的教育，客观对待药物不良反应的发生，说明停药后对症治疗症状即可减轻或消失，帮助他们更好地应对药物不良反应。

拓展阅读 *受体理论的发端*

思 考 题

1. 药物作用的量-效关系曲线如何同临床实践结合起来？
2. 怎样判断某药物是目标受体的激动药还是拮抗药？
3. 一个脂溶性非蛋白质药物到达靶细胞后，最有可能和细胞中的哪种受体结合？为什么？

（班　涛）

更多数字资源详见新形态教材网

- 学习目标
- 思维导图
- 拓展阅读
- 微课
- 自测题
- 本章小结
- 教学课件

第三章 药物代谢动力学

  学习目标

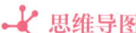 思维导图

> **情境（案例）导入**
>
> 某高血压病患者，长期服用硝苯地平缓释片，每日用药1次。因就医不便，自行换用硝苯地平普通制剂，依然是每日1次。后因血压控制不佳，突发脑出血就医。
>
> 问题与思考：
> 1. 通过本章的学习，思考为何出现上述问题。
> 2. 还有哪些与药代动力学相关的用药护理注意事项？

药物代谢动力学（pharmacokinetics），是研究药物在机体作用下所发生的变化及规律的一门学科。其研究内容主要分为：一是机体对药物的处置（drug disposition），即药物的体内过程，亦即药物在体内的吸收（absorption）、分布（distribution）、代谢（metabolism，又称生物转化，biotransformation）和排泄（excretion）过程的规律（图3-1）；二是应用药代动力学原理及数学模型定量地描述血药浓度随时间变化的规律以及机体对药物处置的速率过程。

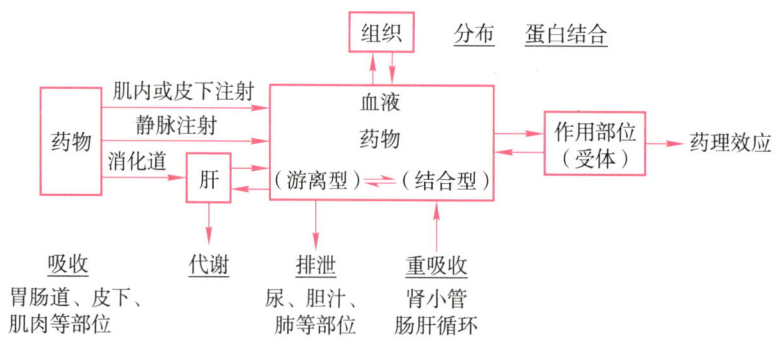

图3-1 药物体内过程示意图

第一节 药物分子的跨膜转运

药物的跨膜转运是指药物在体内吸收、分布和排泄时均需多次通过生物膜的过程。药物跨膜转运的方式可以分为被动转运和主动转运。

一、被动转运

被动转运(passive transport)是指药物由高浓度和(或)高电位侧向低浓度和(或)低电位侧的跨膜转运,又称为顺梯度转运。此种转运不消耗能量,无饱和性,转运速度主要取决于膜两侧药物浓度差,当膜两侧药物浓度达到平衡时,转运即停止。包括简单扩散、滤过和易化扩散。

1. 简单扩散 简单扩散(simple diffusion)又称脂溶扩散(lipid diffusion)。是脂溶性药物通过溶于细胞膜的脂质进行的转运,是大多数药物在体内的跨膜转运方式。其转运速度除取决于膜的性质、面积及膜两侧的浓度差外,还与药物的性质有关。分子量小(< 200 Da)、脂溶性大、极性小的药物较易通过。

药物大多是弱酸或弱碱性化合物,在体液环境中都有一定程度的解离,以解离型和非解离型两种形式存在。非解离型药物极性小、脂溶性大,易跨膜转运;而解离型药物极性大,脂溶性小,不易跨膜转运。药物所在体液 pH 的微小变化可显著改变药物的解离度,从而影响药物的转运。弱酸性药物在酸性环境中非解离型多,容易透过生物膜,而在碱性环境中解离型多,非解离型少,不易透过生物膜。相反,弱碱性药物在酸性环境中解离型多,不易透过生物膜,但在碱性环境中非解离型多,容易透过生物膜。临床上口服苯巴比妥等弱酸性药物中毒时,用碳酸氢钠洗胃,就是因为碳酸氢钠碱化了中毒药物的吸收环境,使苯巴比妥的解离型增多,减少其吸收;同时碳酸氢钠静脉滴注可以碱化血液和尿液,促进已吸收的苯巴比妥的排泄。

2. 滤过扩散 滤过扩散(filtration diffusion)又称水溶扩散或膜孔扩散。是指分子直径小于膜孔的水溶性小分子药物,借助膜两侧的流体静压和渗透压差被水携带到低压侧的过程。如水、乙醇、尿素等水溶性小分子物质及 O_2、CO_2 等气体分子均可通过膜孔滤过扩散。

细胞膜的膜孔较小,只有小分子药物可通过;毛细血管壁的膜孔较大,多数药物可通过;肾小球的膜孔更大,药物及其代谢产物均可通过肾小球滤过而被排泄。

3. 易化扩散 易化扩散(facilitated diffusion)又称为载体转运。是指一些不溶于脂质而与机体生理代谢有关的物质如葡萄糖、氨基酸、核苷酸等借助膜上的载体,进行不耗能的顺浓度差转运。一些离子如 Na^+、K^+、Ca^{2+} 等,可经细胞膜上特定的蛋白质通道由高浓度侧向低浓度侧转运的过程也属易化扩散。

易化扩散的特点有:①载体具有高度特异性。②载体还具有饱和现象。当药物浓度很高时出现饱和限速现象。③两种由同一载体转运的药物之间存在竞争性抑制。

二、主动转运

主动转运(active transport)是指药物依赖生物膜上的特殊载体,从低浓度和(或)低电位侧向高浓度和(或)高电位侧的跨膜转运,也称为逆梯度转运。其特点是需要载体、消耗能量、有饱和限速性和竞争抑制现象。这种转运主要存在于神经元、肾小管和肝细胞内,而以这种方式转运的药物不多,如青霉素从肾小管分泌排泄属于此种。

此外还有膜转运(membrane transport),指极少数药物可通过膜的运动促使大分子物质转运。膜转运包括胞吐和胞饮。

第二节 药物的体内过程

一、吸收

药物自给药部位进入血液循环的过程称为吸收（absorption）。给药途径影响药物吸收的速度及程度。

1. 口服给药 口服给药为最常用的给药途径，具有简单、经济、安全的特点。胃的吸收面积小，排空快，胃液 pH 低，所以仅有弱酸性药物部分在胃内吸收。小肠吸收表面积大，血流丰富，肠蠕动快，肠内 pH 适合绝大多数药物的吸收。由胃和小肠吸收的药物都要经过门静脉进入肝，再进入体循环。

有些口服经胃肠道吸收的药物，首次通过胃肠黏膜和肝时，被该处的药酶部分代谢灭活，使进入体循环的药量减少的现象称为首过消除（first pass elimination），也称首关消除。首过消除多的药物不宜口服给药，舌下和直肠给药可不同程度地避免首过消除。

2. 舌下给药 舌下黏膜血流丰富，但吸收面积较小，舌下给药仅适用于脂溶性高、用量小的药物。此法给药方便、起效快，且无首过消除。如硝酸甘油舌下给药用于心绞痛急性发作的抢救。

3. 直肠给药 对少数刺激性大的药物或不能口服药物的患者，可经肛门灌肠或使用栓剂置入直肠或结肠。由直肠、结肠黏膜吸收，起效快，亦可部分避开首过消除。

4. 注射给药 静脉给药全部药物直接进入血液循环，无吸收过程，故起效快，适用于急症、重症患者。肌内注射和皮下注射给药时药物通过注射部位的毛细血管壁吸收，由于肌肉组织血流量较皮下组织丰富，故肌内注射较皮下注射吸收快。注射给药可避开首过消除，但操作复杂，不如口服给药方便、经济、安全。

5. 吸入给药 某些脂溶性高、挥发性强的药物通过喷雾或气雾给药方式由呼吸道黏膜或肺泡上皮细胞吸收。粒径较大（10 μm）的颗粒大多滞留在支气管黏膜；粒径较小（2 μm）的颗粒可直接通过肺泡吸收而发挥全身作用，由于肺泡表面积大、血流丰富，故吸收迅速。

6. 透皮给药 一般情况下，完整的皮肤吸收能力差，外用药物主要发挥局部作用。但在制剂中加入促皮吸收剂如氮酮制成贴皮剂，可促进药物透皮吸收。

二、分布

药物被机体吸收后经血液循环到达各组织器官的过程称为分布（distribution）。多数药物在体内的分布是动态的、不均匀的。其影响因素主要有以下几种。

1. 药物与血浆蛋白结合 药物吸收入血后，一部分与血浆蛋白可逆性结合形成结合型药物，另外一部分为游离型药物，二者可相互转化，处于动态平衡中。结合型药物分子量大，不易跨膜转运，暂时储存于血液循环中。当血浆中游离型药物浓度降低时，结合型药物可转化为游离型药物，转运到作用部位产生药理作用。血浆蛋白对于药物而言特异性低，且与药物的结合位点数量有限。当两种与血浆蛋白结合率高的药物合用时，可竞争结合血浆蛋白而发生置换现象，使游离型药物增加，增强药理作用和不良反应。如保泰松与华法林合用，使华法林的血浆蛋白结合率降低，增加出血的发生率。

慢性肾炎、肝硬化、尿毒症等病时，血浆蛋白大量减少，容易发生游离型药物增多导致的中毒，此时需要调整用药剂量。

2. 器官血流量　人体各组织器官的血流量是不均一的。体内血流量大的组织器官如心、肝、脑、肾等药物分布速度快；皮肤、脂肪等血流量低，药物分布速度慢。药物在体内还可再分布，如静脉注射的硫喷妥钠，首先分布到血流量最大的脑组织，立即产生麻醉作用；因其脂溶性高，又向血流量少的脂肪组织转移，患者可迅速苏醒。

3. 药物与组织的亲和力　有些药物与某些组织有特殊的亲和力，导致药物在该组织中浓度较高。如抗疟药氯喹在肝中的浓度比在血浆中高200～700倍。碘在甲状腺中的浓度比在血浆中高25倍，甲状腺功能亢进时可达250倍。

4. 体液的pH和药物的理化性质　生理情况下，细胞内液pH约为7.0，细胞外液pH约为7.4。由于弱酸性药物在碱性的细胞外液中解离增多，所以细胞外液浓度高于细胞内液，提高细胞外液的pH，可促进细胞内弱酸性药物向细胞外转运；弱碱性药物则相反。如巴比妥类弱酸性药物中毒时，可应用碳酸氢钠碱化血液、尿液，促进药物由脑组织向血液转运，加速其从尿液排出。

5. 体内屏障　体内有各种屏障可影响药物分布，主要包括以下几种。①血-脑屏障：是指血液与脑组织、血液与脑脊液及脑细胞与脑脊液之间生物膜的总称。由于这些生物膜的细胞间连接紧密，可阻止某些大分子、水溶性和解离型药物通过，对中枢神经系统起保护作用。炎症、急性高血压、静脉注射高渗溶液可以降低血-脑屏障的功能。如静脉注射的青霉素很难进入健康人的脑脊液，但是可进入脑膜炎患者的脑脊液，达到有效浓度。②胎盘屏障：是指胎盘绒毛与子宫血窦之间的屏障。胎盘屏障对药物不具有选择通透性，几乎所有的药物均可通过胎盘屏障进入胎儿体内。有些药物可能影响胎儿发育或引起畸胎，故妊娠期间应慎用。③血-眼屏障：是血液与视网膜、血液与房水、血液与玻璃体屏障的总称。全身给药时，分布到房水、晶状体和玻璃体等处的药物浓度较低，难以达到有效治疗浓度。可采取局部滴眼或眼周边给药克服以上弊端，包括结膜下注射、球后注射及结膜囊给药等。

三、代谢

药物在体内发生化学结构改变的过程称为代谢（metabolism），也称生物转化。大部分药物的代谢在肝进行，少部分药物的转化可在肠、肾、肺等肝外组织进行。生物转化可改变药物的药理活性，常包括以下几种情况：多数药经代谢后药理活性或毒性减弱或消失，称为灭活；少数药物经代谢才有药理活性或经代谢后其活性或毒性增强，称为活化；一些药物在体内不被代谢而以原形经肾排出。药物转化的最终目的是促使药物及其代谢产物排出体外。

1. 药物代谢步骤　药物在体内的代谢方式有氧化、还原、水解和结合。一般分两个时相：Ⅰ相反应包括氧化、还原、水解反应，使药物分子结构中引入或暴露出极性基团，如羟基、羧基、巯基、氨基等。药物经Ⅰ相反应引起药理活性增强或减弱；Ⅱ相反应是结合反应，经Ⅰ相反应后的代谢物或某些原形药物分子结构中的极性基团，可与体内的葡萄糖醛酸、乙酰基或硫酸等结合，结合后的产物活性降低或消失，极性增强，易经肾排出。

2. 药物代谢酶

（1）专一性酶：是针对特定的化学结构基团进行代谢的特异性酶，可催化特定的底物，如胆碱酯酶、单胺氧化酶可分别转化乙酰胆碱和单胺类药物。

（2）非专一性酶：一般指存在于肝细胞微粒体的混合功能氧化酶系统，简称肝药酶。其主要的氧化酶为细胞色素P_{450}酶系，其特性有：①选择性低，能同时转化多种药物；②个体差异较大，酶的活性和数量可受遗传、年龄、营养、疾病等因素的影响；③酶活性和数量有限；④药物可使其活性增强或减弱。

（3）药酶诱导剂和抑制剂：凡能增强肝药酶活性或加速肝药酶生成的药物称为药酶诱导剂，如苯巴比妥、利福平等。当药物与药酶诱导剂合用时，代谢加快，药效减低。凡能抑制肝药酶活性或使肝药酶生成减少的药物称为药酶抑制剂，如氯霉素、西咪替丁等。当药物与药酶抑制剂合用时，代谢减慢，药效增强。在联合用药时，要充分考虑药物对肝药酶活性的影响，以确保用药安全有效。

四、排泄

药物以原形或代谢产物自体内排至体外的过程称为排泄（excretion）。排泄的主要器官是肾，其次是肠道、胆道、汗腺、乳腺、唾液腺及肺等。

1. 肾排泄　大多数游离型药物及其代谢产物主要经肾小球滤过，进入肾小管，部分又可自肾小管重吸收，其重吸收的程度取决于药物的理化性质和尿液的pH。弱碱性药物在酸性尿液中解离度大，脂溶性小，重吸收少，排泄增加。如临床上苯巴比妥中毒时，静脉滴注碳酸氢钠碱化尿液，促进药物排出；少数弱酸性或弱碱性药物可分别通过各自的载体从近曲小管分泌到管腔中。若两种药物以同一载体转运时，两者之间可发生竞争性抑制从而影响药物的排泄，如丙磺舒可抑制青霉素的主动分泌和排泄。

2. 胆汁排泄　有些药物及其代谢产物可经胆汁分泌进入肠道，然后随粪便排出。有些经胆汁排入肠腔的药物，部分可再次被小肠上皮细胞重吸收进入血液循环，称为肝肠循环。肝肠循环使药物作用时间明显延长，如多次给药，易引起蓄积中毒。经胆汁排泄较多的红霉素、利福平等可用于治疗胆道感染。

3. 肠道排泄　药物可经胃肠道壁脂质膜自血浆内以被动扩散的方式排入胃肠腔内。如地高辛、毒毛花苷、洋地黄毒苷、红霉素、奎宁、苯妥英钠等重要的排泄途径是肠道排泄。部分药物解毒时可考虑促进其经肠道排泄。

4. 其他途径排泄　有些药物可自乳汁排出。气体或易挥发的药物可从肺排泄；少数药物经唾液腺、汗腺排出。

第三节　药物消除动力学与体内药物的时－量关系

药物的体内过程指药物在体内的转运及转化时，在不同器官、组织、体液间的浓度随时间变化的动态过程，称为动力学过程或速率过程。将这种动态变化描记曲线，建立数学方程，计算药动学参数，可定量反映药物在体内动态变化的过程，为临床制订和调整给药方案提供理论依据。

一、血药浓度随时间的变化规律

给药后药物浓度随时间迁移发生变化，以药物浓度（或对数浓度）为纵坐标，以时间为横坐标绘制的曲线图，称为药物浓度－时间曲线（concentration-time curve，C-T），简称浓度－时间曲线、药时曲线或时量曲线（图3-2）。血药浓度变化最具有代表性，是最常用的样本，其次是尿液和唾液。现以血中药物时量曲线为例说明其变化规律。

图3-2为血管外单次用药后的时量曲线，所见的上升支主要反映吸收过程，当大部分药物吸收后分布即占主要部分，当各组织间的分布达到相对平衡后，代谢和排泄逐渐占据主要部

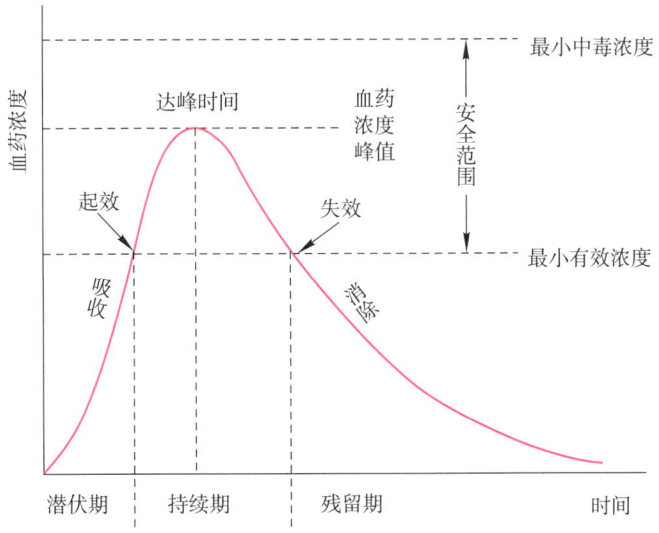

图 3-2 单次非静脉给药的时量曲线

分，即曲线下降部分。

时量曲线一般可分为 3 期：潜伏期、持续期和残留期。潜伏期（latent period）指用药后到起效的一段时间，主要反映药物的吸收和分布过程。静脉注射给药一般无潜伏期。持续期（persistent period）指药物维持有效浓度的时间，其长短取决于药物的吸收和消除速度。血药浓度峰值（C_{max}）指用药后能达到的最高浓度，通常与给药剂量成正比。达峰时间（T_{max}）指用药后达到血药浓度峰值的时间。残留期（residual period）指体内药物浓度已降至最小有效浓度以下，又未从体内完全消除的一段时间。残留期与消除速度有关：残留期长，说明药物消除慢，反复应用易引起蓄积中毒。从图 3-2 中还可测出药物的最小有效浓度和最小中毒浓度，以此确定安全范围。

由横轴和曲线围成的面积称为曲线下面积（area under the curve，AUC），表示一段时间内药物吸收入血的相对累积量。AUC 常被用于计算药物的生物利用度。

二、药动学模型——房室模型

房室模型是定量分析药物在体内动态变化的数学模型。设想机体由几个互相连通的房室组成，此处的房室不是解剖学上分隔体液的房室，而是反映药物分布状况的假设空间。分布特点相同、摄取或消除药物速率相似、药物浓度同步增减的脏器组织，可划归为同一房室。其中一室模型和二室模型应用较多。

1. 一室模型 若药物在体内转运速率高，在全身体液和各组织器官中分布可迅速达到动态平衡，此时整个机体可视作单一房室，此房室的容积就是药物在体内的表观分布容积。一室模型分布的药物从体内消除的速率常与血药浓度成正比。

2. 二室模型 若药物在体内组织器官中的分布速率不同，吸收后首先分布到血流丰富的组织器官，然后再分布到血流较少的组织器官。可设想机体由两个相互贯通的中央室和周边室组成。中央室包括心脏、肝、脑、肺、肾等血流量丰富并迅速与血液中药物达到平衡的器官，分布容积较小。周边室包括肌肉、皮肤、脂肪、骨髓等血流量相对较少且不能立即与血液中药物达到平衡的器官，分布容积较大。药物能在中央室和周边室之间可逆性转运，药物的消除发生在中央室。二室模型考虑了药物体内分布过程的影响，较好地反映了体内药物浓度的动态变化，多用于药动学研究。

三、药物消除动力学

药物消除动力学过程是指药物在体内经代谢和排泄,使血药浓度不断降低的动态变化过程,其规律可用消除速率与血药浓度关系的数学方程式表达即:$dC/dt = -kC^n$。

式中,C 表示血药浓度,t 为时间,dC/dt 为消除速率,k 是消除速率常数,负号表示血药浓度随时间变化而降低,当 $n=1$ 时即为一级动力学过程,当 $n=0$ 时为零级动力学过程。

1. 一级动力学消除

当 $n=1$ 时,

$$dC/dt = -kC^n = -kC$$

式中,k 为一级动力学消除速率常数,单位是 h^{-1};它不表示单位时间内消除的实际药量,而是体内药物瞬时消除的百分率。一级动力学消除的特点是药物消除速率与血药浓度成正比,血药浓度高,单位时间内消除的药量多。当血药浓度降低后,药物消除速率也按比例下降,即单位时间内消除恒定比例的药物,故又称恒比消除。绝大多数药物在体内按此方式消除。其时量曲线的下降部分在半对数坐标上呈直线,见图3-3,故又称线性动力学。

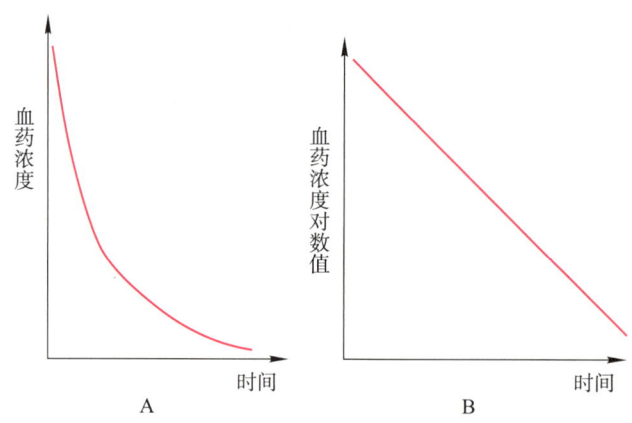

图 3-3 一级动力学消除时量曲线

A, 为原始血药浓度随时间变化;B, 为血药浓度半对数刻度随时间变化

2. 零级动力学消除 $n=0$ 时,$dC/dt = -kC^0 = -k$,表明药物的消除速率与血药浓度无关,此时单位时间内消除恒定数量的药物,故又称恒量消除。由于其药时曲线下降部分在半对数坐标上呈曲线,见图3-4,故又称非线性消除。当用药量超过机体最大消除能力时或机体消除能

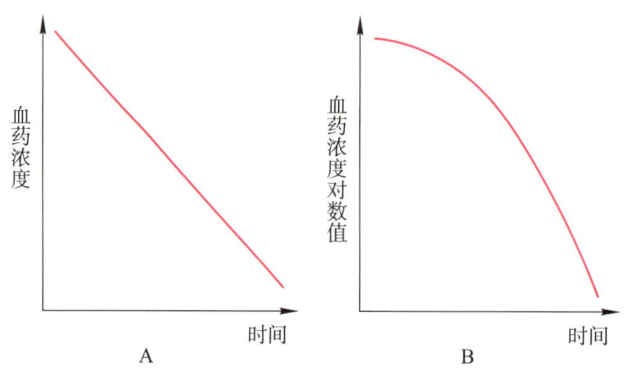

图 3-4 零级动力学消除时量曲线

A,原始血药浓度图;B,血药浓度半对数刻度图

力低下时，药物按零级动力学消除。

第四节　常用药动学参数

一、半衰期

（一）半衰期的概念

半衰期（half-life time，$t_{1/2}$）通常指血浆半衰期，即血浆药物浓度下降一半所需的时间。消除快的药物，其半衰期短；消除慢的药物，其半衰期长。大多数药物在体内是按一级动力学方式消除，其半衰期是一个常数，见表3-1。计算公式为：$t_{1/2} = 0.693/k$，式中，k 为消除速率常数。

表3-1　恒比消除药物的半衰期与消除的关系

时间（半衰期数）	消除药量（%）	体内药量	
		单次给药（%）	恒量恒速给药（%）
0	0.00	100.00	100.00
1	50.00	50.00	50.00
2	75.00	25.00	75.00
3	87.50	12.50	87.50
4	93.75	6.25	93.75
5	96.87	3.13	96.87
6	98.44	1.56	98.44

（二）半衰期的临床意义

1. **确定临床给药间隔的重要依据**　半衰期长的药物，给药间隔时间长；半衰期短的药物则给药间隔时间短。通常给药间隔时间约为1个半衰期。

2. **作为药物分类的依据**　根据半衰期的长短，可将药物分为长、中、短效类药物。

3. **预测药物达到稳态血药浓度的时间**　连续恒速给药时，经过4~5个半衰期，可达到稳态血药浓度。

4. **预测药物从体内基本消除的时间**　一次给药后，经过5个半衰期，体存药量在5%以下，可认为药物已基本消除。

半衰期常受到机体肝肾功能状态的影响，肝肾功能不良者，绝大多数药物半衰期延长，用药时应予注意。

二、生物利用度

生物利用度（bioavailability，F）是指药物被吸收进入血液循环的速度和程度。它是评价药物制剂质量的重要参数，与药物起效快慢和作用强弱密切相关。药物制剂因素如药物颗粒的大小、晶型、赋形剂、生产工艺等的不同以及给药途径均可影响生物利用度，从而影响药物疗效。

生物利用度可用给予一定剂量的药物后，药物被机体吸收的百分率来表示。

$$F = A/D \times 100\%$$

式中，A 为进入体循环的药物总量，实际工作中通常用给药后药–时曲线下面积（AUC）表示；D 为用药剂量，通常用血管内给相同剂量药物所得的 AUC 表示。静脉注射后药物全部进入血液循环，$F=100\%$；其他各种给药途径，存在吸收过程，因受各因素影响，$F<100\%$。根据比较标准的不同，生物利用度可分为绝对生物利用度和相对生物利用度，其计算方式为：

$$绝对生物利用度\ F(\%) = \frac{口服制剂\ AUC}{静注制剂\ AUC} \times 100\%$$

$$相对生物利用度\ F(\%) = \frac{被试制剂\ AUC}{参比制剂\ AUC} \times 100\%$$

绝对生物利用度可用于评价同一药物不同给药途径的吸收率大小；相对生物利用度则可用于评价不同生产厂家同一制剂的吸收率差异或同一厂家的不同批号药品间的吸收率差异。

三、表现分布容积

表观分布容积（apparent volume of distribution，V_d）是指药物在体内分布达到动态平衡时，体内药量与血药浓度的比值。计算公式为：

$$V_d(L) = \frac{体内总药量(A)(mg)}{血药浓度(C)(mg/L)} \times 100\%$$

表观分布容积并不代表真正的生理体积，只是一个理论容积，是便于进行体内药量与血药浓度互换运算的一个比值。但其可反映药物在体内分布的广泛程度及组织结合程度。V_d 值小，可推测药物大部分分布于血浆中，组织内药量少；V_d 值大，表明血药浓度低，药物分布广泛或组织摄取多。利用 V_d，可推算体内的药物总量或求算达到某一有效血药浓度时的药物剂量。

四、清除率

清除率（clearance，CL）是指单位时间内，多少体积血浆中药物从体内被清除。CL 是反映药物自体内消除的一个重要指标，其与消除速率常数及分布容积的关系可用下式表示：

$$CL = K \cdot V_d$$

其单位为 mL/min 或 L/h。

CL 是肝、肾等消除药物的总和，可反映肝、肾功能。当功能不良时，CL 值会下降。临床上根据已知药物的有效浓度，利用 CL 值，可确定给药剂量。

五、稳态血药浓度

临床治疗中多数药物常需连续多次给药，才能维持有效血药浓度，以达预期疗效。当每次用药剂量（D_0）和给药间隔时间（τ）均相同时，给药过程中血药浓度可依次递增，药–时曲线呈锯齿形上升，约经过 5 个半衰期，当给药速度与消除速度达到平衡时，血药浓度将在一个相对稳定水平范围内波动，此血药浓度称为稳态血药浓度（steady state concentration，C_{ss}），又称坪浓度（plateau concentration）或坪值（plateau）。其时–量曲线，见图 3-5。

坪浓度是多次用药的常用指标之一，对于指导临床用药有实际意义。

1. 坪浓度的高低与一日的给药总量成正比 一日给药剂量越大，坪浓度越高，剂量加倍，坪浓度也提高 1 倍。因此调整一日用药总量，可改变坪浓度的高低。若一日总量不变，而增加或减少给药次数则坪浓度不变，见图 3-5a。因此，临床上小儿用药常规定一日总量，分几次给药可酌情而定。

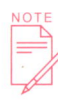

2. 坪浓度峰谷的波动范围与每次用药量及用药间隔成正比　一日给药总量不变,服药次数越多,每次用药量越小,血药浓度的波动也越小。对于安全范围较小的药物,宜采用少量多次分服的给药方案。

3. 可预测药物达坪时间和基本消除时间　达坪时间为4~5个半衰期;单次给药或停药4~5个半衰期,体内药物可基本消除。

4. 口服给药采取首剂加倍(负荷剂量)的给药方法可迅速达到坪浓度　即首次剂量给予负荷剂量($2D_0$),然后再给予维持剂量(D_0),按半衰期给药,经给药1次即可达坪浓度,见图3-5B。持续静脉滴注时,负荷量可采用1.44倍第一个半衰期的静脉滴注量静脉推注,临床上对于危重患者可采取此种给药方式。

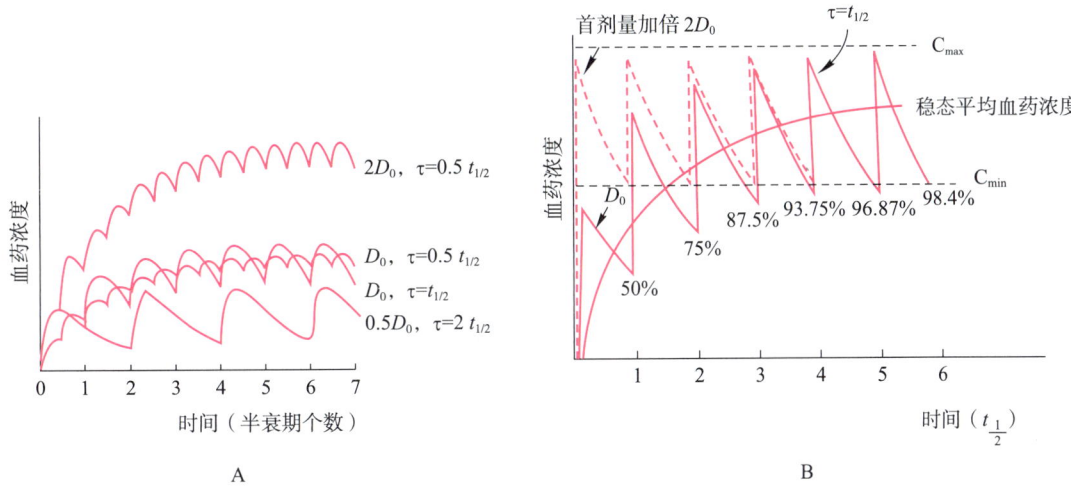

图3-5　给药量、给药时间间隔不同(A)和首剂加倍(B)对稳态血药浓度的影响

拓展阅读　药动学－药效学结合模型

思 考 题

1. 简述肝药酶的特点及临床意义。
2. 简述药物与血浆蛋白结合的意义。
3. 药物半衰期的概念及临床意义。

(高春艳)

更多数字资源详见新形态教材网

学习目标　　思维导图　　拓展阅读　　微课
自测题　　　本章小结　　教学课件

第四章 影响药物效应的因素

学习目标

思维导图

> **情境（案例）导入**
>
> 患者，女性，36岁，诊断为高血压、胃溃疡。医嘱给予奥美拉唑 20 mg po bid，硝苯地平缓释片 20 mg po bid，患者用药后血压波动较大。
>
> 问题与思考：
> 1. 请分析患者血压波动较大的原因。
> 2. 有哪些护理措施可以减少患者服药后的血压波动？

药物在体内的药理效应受药物因素和机体因素的影响。药物因素包括药物剂型、给药途径、给药时间、药物的相互作用；机体因素包括年龄、性别、心理、遗传及疾病等。药物因素和机体因素会影响药物效应的强弱，甚至产生不同的药理效应，也是引起药物个体差异的原因。护理工作者不仅要熟悉药物的临床应用、作用机制、不良反应及禁忌证，还要熟悉影响药物效应的因素，做好药物疗效监护，防止和减少不良反应发生，提升临床用药的安全性和有效性。

第一节 概 述

一、药物因素

（一）给药途径和药物剂型

不同给药途径会影响药物的吸收速度和药量，临床常用的给药途径有口服、皮下注射、肌内注射、静脉注射、吸入给药、舌下给药和皮肤外用。吸入给药吸收最快，注射给药比口服吸收快。多数药物给药途径不同，仅影响药物效应强弱；也有药物因不同的给药途径会产生不同的药理效应，如硫酸镁口服用于导泻、利胆，肌内注射和静脉注射可产生解痉、镇静和降低血压的作用。

相同的给药途径因剂型不同药物吸收也不同，如口服制剂中溶液剂比片剂和胶囊剂易于吸收，注射剂中水剂比油剂吸收快。控释制剂和缓释制剂可控制药物释放速度，延迟作用时间，使血药浓度更加平稳。控释制剂和缓释制剂不可掰开服用，否则会影响制剂包衣，不能达到控释和缓释目的。肠溶制剂是利用特殊的生产工艺，使药物在胃内不崩解，需到肠道里药物才溶解吸收，因此肠溶片不可掰开服用。

（二）给药时间

时间药理学（chronopharmacology）是研究生物体时间节律对药物作用的影响以及药物对生物节律影响的学科。某些药物依据机体生理节律确定给药时间，如肾病综合征需要长期使用糖皮质激素，清晨是皮质激素分泌高峰，为减轻外源性皮质激素对内源性皮质激素的抑制作用，采用隔日疗法，每隔一日，早晨7~8时给药1次。镇静催眠药会引起中枢抑制和外周性肌肉松弛作用，需在晚间睡前服用。口服药物饭前服用通常会增加药物的吸收。某些药物如降血糖药、抑酸药、促胃动力药、胃黏膜保护药需在饭前服用，其他口服药物时间需要考虑药物对胃黏膜的刺激、进食对药物吸收的影响，对胃黏膜有刺激的药物宜饭后服用。

（三）药物相互作用

临床上常同时或先后使用两种或两种以上药物，以增强疗效，减轻不良反应。药物在体外通过理化性质产生相互作用，在体内通过影响药代学或药效学产生相互作用。

1. 药物在体外的相互作用 药物在体外配伍直接发生理化反应，影响药物效应或产生毒性，容易出现在静脉给药。静脉给药时溶液的pH影响药物的稳定性和解离度，多数药物具有弱酸性或弱碱性，一种药物改变溶液的pH，会影响另一种药物的药理效应。如去甲肾上腺素在酸性溶液中稳定，在碱性溶液中迅速氧化变色而失效，氨茶碱在酸性溶液中作用减弱或消失。pH相差较大的药物配伍时易发生变化，如偏酸性的维生素C与偏碱性的氨茶碱溶液混合时，药效降低。两种药物在同一溶液中也可能出现沉淀、浑浊等现象。

2. 药物在体内的相互作用 药物之间通过影响吸收、分布、代谢、排泄产生相互作用。如肾上腺素与局部麻醉药配伍应用，延缓局部麻醉药的吸收，延长局部麻醉药作用时间；两种药物竞争性与血浆蛋白结合，抗凝血药华法林血浆蛋白结合率约99%，当与保泰松（血浆蛋白结合率约98%）合用时，结合型的华法林比例减少，游离型华法林比例增多，抗凝作用增强，引起出血；氯霉素通过抑制肝微粒体酶活性抑制苯妥英钠的代谢；丙磺舒与青霉素竞争肾小管分泌主动转运载体，抑制青霉素的排泄。药物也可通过作用机制的互补、拮抗影响疗效，如磺胺药抑制二氢蝶酸合成酶，甲氧苄啶抑制二氢叶酸还原酶，二者合用对细菌叶酸代谢起双重阻断作用，抗菌效果显著增强。繁殖期杀菌药β-内酰胺类抗生素与快速抑菌药四环素联合用药，起到拮抗作用。

二、机体因素

（一）生理因素

1. 年龄 新生儿因发育尚未完善，脏器功能发育不全，影响药物的体内过程。新生儿肝功能发育不全，药物代谢缓慢，易致药物中毒，如氯霉素引起"灰婴综合征"；肾功能不全导致药物消除减慢，引起药物毒性；血-脑屏障发育不完善，对中枢兴奋药和中枢抑制药敏感。老年人因肝、肾等器官功能减退、对药物的敏感性发生改变，因此用药剂量应根据机体情况和药物特点进行调整。

2. 性别 一般情况下性别对药物的反应没有明显差别，但在使用治疗指数低的药物时，应考虑女性体重轻，适当减少剂量；女性脂肪比例高，影响脂溶性药物的分布。女性在月经期、妊娠期、分娩期和哺乳期用药更需要慎重。月经期、妊娠期不宜用强泻药和抗凝血药，避免引起月经过多，流产；妊娠早期禁用或慎用药物，避免胎儿畸形；哺乳期不宜应用经乳汁排泄的药物。

3. 遗传因素 基因决定药物代谢酶、蛋白转运体、受体活性等，在药物代谢、药物作用中起决定性作用,是引起药物效应个体差异的主要原因。基因突变可导致严重后果,如葡萄糖-6-磷酸脱氢酶(G-6-PD)缺乏症患者,磷酸戊糖途径受到影响,还原型谷胱甘肽减少,红细胞抗氧化能力降低。当使用氧化性药物或食用氧化性食物(如新鲜蚕豆)时,还原型谷胱甘肽减少,红细胞抗氧化能力降低,红细胞膜的稳定性下降,导致溶血,也称蚕豆病。种族差异对药物代谢酶的活性和作用靶点的敏感性产生影响,患者对药物的反应性也有所不同,因此国外研发的新药进入国内市场需要进行临床试验。针对治疗靶点研发的抗肿瘤药物因患者基因不同而产生不同的治疗效果,因此肿瘤的分子分型成为研究热点,出现新兴学科药物基因组学。它以功能基因组学与分子药理学为基础,应用基因组学对药物反应的个体差异进行研究,从分子水平证明和阐述药物疗效以及药物作用的靶位、作用模式和不良反应。

4. 心理因素 心理因素对疾病转归和对药物效应可产生重要影响,因此新药临床试验中会设置安慰剂对照,在评价药物临床疗效、促进患者康复时应考虑这一因素的影响。患者的年龄、宗教信仰、教育背景、社会角色、经济状况、家庭情况、家属的支持、对医务工作者的信任、医患关系、对疾病的认知、对药物不良反应的理解、住院环境等因素直接影响药物的治疗效果,因此医务工作者应根据患者的不同情况、情绪反应等做好与患者及其家属的沟通工作,给予患者支持,鼓励其战胜病魔。某些疾病如精神神经疾病、心血管系统疾病、消化性溃疡、支气管哮喘等发生转归与精神心理因素高度相关,因此药物治疗的同时要做好患者的心理辅导。

5. 长期用药导致机体对药物的反应发生变化 耐受性(tolerance)是指机体长期用药后对药物的反应性降低,疗效减弱,增加剂量可恢复反应。如长期使用巴比妥类镇静催眠药因诱导肝药酶活性,加速自身代谢,使疗效减弱。患者长期用药后突然停药可使原有病情加重,称为反跳现象,如高血压患者长期用β受体阻断药,一旦突然停药,血压会升高。耐药性(resistance)又称抗药性,是指病原体或肿瘤细胞对化疗药物的敏感性降低。临床不合理用药及菌株自身变异导致多药耐药菌株甚至出现超级细菌。如耐甲氧西林金黄色葡萄球菌、耐万古霉素金黄色葡萄球菌、耐碳氢酶烯类抗生素细菌。2010年检测到的含新德里β-内酰胺酶的细菌对当时的所有抗菌药耐药,预计到2050年,全球每年将有1 000万人死于超级耐药细菌的感染。依赖性(dependence)是指机体长期应用某种药物后对药物产生了生理性或精神性依赖和需求。生理依赖性(physiological dependence)是指患者停药后产生身体戒断症状;精神依赖性(psychological dependence)是指停药后患者产生主观不适,无客观症状和体征,如长期使用中枢镇痛药吗啡产生依赖性。

(二)疾病因素

疾病会影响机体的器官功能,如肝、肾功能降低,影响药物的代谢和排泄。如严重肝功能不全患者不能将可的松活化为氢化可的松,患者需直接服用氢化可的松。疾病状态下体内某些蛋白合成减少,可影响药物的蛋白结合率。

第二节 护理用药知识及注意事项

护士既是药物治疗的实施者,也是药物疗效的监护者。虽然护士按照医嘱执行,但护士临床用药知识丰富,观察细致可有效减轻药物不良反应。

(1)护士在执行医嘱前应了解患者的诊断、用药目的、用药效果、药物禁忌证、不良反应、药物之间的相互作用,哪些症状、体征、检查项目可提示药物不良反应。对医嘱有疑问时要和医生沟通,如医嘱中用普萘洛尔降低血压,但医生忽视了或没有问出患者支气管哮喘的既往史。术后患者使用抗凝血药低分子量肝素时，应观察患者有无出血倾向、凝血酶原时间。心力衰竭患者使用高效或中效利尿药和强心苷类药物时，利尿药容易导致低血钾，低血钾容易引起强心苷中毒，护士应及时查看电解质检查结果和心电图检查结果。如果出现低血钾要及时补钾；如果出现室性期前收缩、窦性心动过缓、房室传导阻滞，提示强心苷中毒，应停止使用强心苷。某些患者病情变化快，之前科学合理的医嘱可能在特殊时刻不合理，例如患者使用抗凝血药，如果患者已出现出血倾向或凝血酶原时间出现异常，护士仍执行医嘱抗凝血药，则会导致出血等严重后果。

（2）用药前护士应遵守"八对"，即对床号、姓名、药名、浓度、剂量、用法、时间、药物有效期，避免出现因患者重名、药物名称相似而错用药物，给药途径错误而出现事故。此外，用药前应检查固体制剂的形态是否完好，有无霉变、变色等，液体剂型是否有沉淀、变色、絮状物，注射剂型标签是否明确、有无破损、封口严密性等。

（3）用药前考虑药物因素、机体因素对药物效应的影响。应提前告知患者某些特殊药物的不良反应，避免患者在出现新的症状时惊慌，如患者应用抗结核药利福平后泪液、汗液呈橘红色改变。药物出现不良反应后及时给予解释，有患者应用卡托普利后咳嗽，不了解是药物的不良反应，而就医治疗咳嗽症状。某些住院患者不按照医嘱服药，护理工作者应亲自监督患者服药，嘱咐患者或家属某些控释药、缓释药不能掰开服用，某些静脉滴注药的滴注速度不能随意调整，如降低颅内压的甘露醇输液速度较快，降低滴注速度不能起到治疗效果；心力衰竭患者和儿童输液速度不宜过快；硫酸镁用于子痫患者时滴注速度不宜过快，静脉滴注药物是否需要避光。应考虑到哪些食物会影响药物代谢动力学，增加药物的毒性，降低药物的疗效。如豆腐与四环素络合影响吸收，高脂肪饮食促进脂溶性维生素的吸收，服用某些头孢类抗生素后饮酒会诱发双硫仑反应。

（4）牢记急救药品的使用浓度、剂量、途径，注射方法、静脉滴注药品的配伍禁忌等。药物皮试时应询问患者用药史、药物过敏史、直系亲属过敏史，避免诱发过敏反应的因素，预判可能产生的过敏反应，准备抢救措施等。

拓展阅读 控释剂与缓释剂

思 考 题

1. 两种药物在体内如何产生相互作用？
2. 遗传因素如何影响药物疗效？简述遗传因素的临床意义。

（王瑞婷）

更多数字资源详见新形态教材网

- 学习目标
- 思维导图
- 拓展阅读
- 微课
- 自测题
- 本章小结
- 教学课件

第二篇

传出神经系统药物

第五章
传出神经系统药物

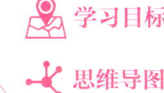
学习目标
思维导图

情境（案例）导入

患者，女，52岁。因与他人发生纠纷，吞服敌敌畏，被发现后急送医就诊。体格检查发现患者双上肢肌肉震颤，双侧瞳孔缩小，心率110次/分，口腔有黏液分泌物，大蒜样臭味明显。临床诊断为有机磷酸酯类中毒。

问题与思考：
1. 上述症状主要是哪些受体与激动药结合后产生的效应？
2. 有机磷酸酯类的作用机制是什么？属于哪一类药物？

传出神经系统生理功能的产生依赖于传出神经末梢释放的递质与相应的受体结合。作用于传出神经系统的药物通过干预传出神经冲动传递过程的不同环节，可模拟或拮抗特定递质的作用，从而产生拟似或相反的传出神经效应，改变传出神经所支配效应器的生理功能。

第一节 传出神经系统的分类

传出神经系统传递来自中枢神经的冲动，以支配效应器的活动。传出神经系统包括自主神经系统和运动神经系统。自主神经系统又分为交感神经和副交感神经，两者从中枢发出后，在外周神经节更换一次神经元，然后到达效应器，即自主神经由节前纤维和节后纤维两部分构成（肾上腺髓质则直接接受交感神经节前纤维支配）。交感神经和副交感神经共同支配心脏、血管、腺体、内脏器官和平滑肌等效应器，参与调控循环、呼吸、消化、泌尿和生殖等多个系统，以及眼、皮肤等器官的生理活动。运动神经自中枢发出后，中途不更换神经元，直接到达骨骼肌，调控骨骼肌的随意活动，维持正常的运动和呼吸。

传出神经系统的信息传递过程——神经细胞与神经细胞之间或神经细胞与效应器之间的信息传递，依赖于化学传递。化学传递过程的完成则依赖于神经末梢释放的递质和突触结构。

突触是指神经元与次一级神经元之间的衔接处或神经末梢与效应器之间的神经效应接头。突触由突触前膜、突触间隙、突触后膜三部分构成。神经元轴突末梢的分支膨大构成突触小体，称为膨体，突触小体膜称为突触前膜。在神经末梢的近突触前膜处，聚集着很多囊泡。单个运动神经末梢含有30万个以上的囊泡，每个囊泡中含有1 000～50 000个乙酰胆碱（acetylcholine，ACh）分子。当神经冲动到达神经末梢时，囊泡中的神经递质经突触前膜释放到突触间隙，然后作用于次级神经元或效应器细胞膜（即突触后膜）上的受体，产生生物效应。

根据传出神经末梢释放递质的不同，可将传出神经分为胆碱能神经、去甲肾上腺素能神经、多巴胺能神经和非肾上腺素能非胆碱能神经4类，其中绝大多数传出神经为前两类。

1. **胆碱能神经** 兴奋时其末梢释放 ACh，包括：①运动神经；②所有自主神经的节前纤维，包括支配肾上腺髓质的交感神经节前纤维；③全部副交感神经的节后纤维；④支配汗腺、骨骼肌血管等极少数交感神经节后纤维。

2. **去甲肾上腺素能神经** 兴奋时其末梢释放去甲肾上腺素（noradrenaline，NA），绝大多数交感神经的节后纤维属于此类。

3. **多巴胺能神经** 某些交感神经如支配肾和肠系膜血管的交感神经节后纤维，兴奋时释放多巴胺（dopamine，DA），称为多巴胺能神经。

4. **非肾上腺素能非胆碱能神经** 一些效应组织中还存在非肾上腺素、非胆碱的递质释放，目前已发现的有三磷酸腺苷（adenosine triphosphate，ATP）、5-羟色胺（serotonin，5-HT）、神经生长因子（nerve growth factor，NGF）、降钙素基因相关肽（calcitonin gene-related peptide，CGRP）、血管活性肽（vasoactive peptide，VP）、神经肽 Y（neuropeptide Y，NPY）、γ-氨基丁酸（γ-aminobutyric acid，GABA）和一氧化氮（nitric oxide，NO）等。

神经兴奋时，经常同时释放多种递质，这种现象被称为共同传递。例如，下颌下腺胆碱能神经元除释放乙酰胆碱外，还伴随血管活性肽的释放；去甲肾上腺素能神经元兴奋时，其末梢除释放去甲肾上腺素外，还可释放三磷酸腺苷和神经肽 Y 等递质；支配肾血管平滑肌的神经还可以释放多巴胺等递质。

第二节　传出神经系统的递质和受体

作用于传出神经系统的药物，可通过影响神经递质（neurotransmitter）的合成、贮存、释放、代谢等环节或通过直接与受体（receptor）结合产生药理效应。

一、传出神经系统的递质

自 1921 年发现 ACh 以来，化学传递学说已经被形态学、生理学、生物化学、药理学等学科的各种研究所证实。化学传递的物质基础是神经递质，传出神经最主要的神经递质有 ACh 和 NA 两种。它们主要在神经元中合成，储存于神经末梢的囊泡中，当神经冲动到达时，经突触前膜释放到突触间隙，然后与突触后膜上的受体结合，引起功能效应，完成信息传递。

（一）乙酰胆碱

1. **生物合成与贮存** ACh 主要在胆碱能神经末梢的胞质中，由胆碱和乙酰辅酶 A 为原料，在胆碱乙酰化酶的催化下合成。合成的 ACh 依靠囊泡乙酰胆碱转运体转运到囊泡内，与 ATP 和囊泡蛋白共存，部分则以游离形式存在于胞质中。

2. **释放** 当神经冲动到达神经末梢时，神经末梢去极化，突触前膜对 Ca^{2+} 通透性增高，Ca^{2+} 内流，胞质内 Ca^{2+} 浓度升高，使囊泡膜与突触前膜相融合并形成裂孔，囊泡中的递质及其他内容物通过裂孔排入突触间隙，此过程称为胞裂外排。每一神经冲动所致的胞裂外排可促使几百个囊泡同时排空，此称为量子化释放。

3. **消除** 释放后的 ACh，与突触后膜上的胆碱受体结合产生效应，并在数毫秒内被突触间隙中的乙酰胆碱酯酶（acetylcholinesterase，AChE）水解生成胆碱和乙酸，作用终止。部分水解生成的胆碱（1/3~1/2）又被神经末梢重摄取入胞质，再合成 ACh。胆碱的摄入是合成 ACh 的限速步骤。

（二）去甲肾上腺素

1. 生物合成与贮存 NA 主要在去甲肾上腺素能神经末梢的膨体内合成。酪氨酸（tyrosine，Tyr）是合成 NA 的基本原料。Tyr 在酪氨酸羟化酶（tyrosine hydroxylase，TH）催化下生成多巴（dopa），再经多巴脱羧酶（dopadecarboxylase，DDC）作用形成 DA，然后进入囊泡中，经多巴胺 β- 羟化酶（dopamine-β-hydroxylase，DβH）催化转变为 NA，与 ATP 和嗜铬颗粒蛋白结合贮存于囊泡中。TH 是调节 NA 生物合成的限速酶。NA 在苯基乙醇胺 -N- 甲基转移酶（phenylethanolamine-N-methyltransferase，PNMT）的作用下进一步甲基化生成肾上腺素（adrenaline，Adr）。

2. 释放 当神经冲动到达神经末梢时，Ca^{2+} 内流，囊泡与突触前膜融合，NA 与其他囊泡内容物一并排出至突触间隙。有两种释放方式，一种是胞裂外排，另一种是 NA 先从囊泡释放入胞质，再通过突触前膜以弥散方式释放入突触间隙中。

3. 消除 释放入突触间隙中的 NA 通过摄取和降解两种方式失活。75%~90% 的 NA 迅速通过突触前膜摄取进入神经末梢内，并再摄取进入囊泡中贮存（摄取 1），这是一种主动转运过程，是 NA 作用终止的主要方式。平滑肌、心肌等非神经组织也能通过被动转运再摄取 NA（摄取 2）。神经末梢内囊泡外的 NA 也可被线粒体膜所含单胺氧化酶（monoamine oxidase，MAO）所灭活；非神经组织中的 NA 摄取后即被细胞内儿茶酚 -O- 甲基转移酶（catechol-O-methyltransferase，COMT）和 MAO 所灭活。

二、传出神经系统的受体

传出神经递质作用的受体根据选择结合的递质或激动剂分为胆碱受体和肾上腺素受体；根据分布的部位可分为突触前膜受体和突触后膜受体。

（一）胆碱受体

1. M 胆碱受体（M cholinergic receptor，M 受体） 此型受体对毒蕈碱较为敏感。又称之为毒蕈碱型受体，属于 G 蛋白偶联受体。目前发现了 5 种不同亚型，即 M_1、M_2、M_3、M_4、M_5。M 受体广泛分布于全身器官组织，不同组织中存在不同的受体亚型，但同时也可有几种亚型存在于同一组织。

2. N 胆碱受体（N cholinergic receptor，N 受体） 此型受体对烟碱较为敏感，又称为烟碱型受体，属于配体门控离子通道型受体。根据分布不同，可分为神经节 N 受体（即 N_n 受体）和神经肌肉接头 N 受体（即 N_m 受体）两种亚型。

（二）肾上腺素受体

1. α 肾上腺素受体（α adrenergic receptor，α 受体） 属于 G 蛋白偶联受体，可分为 $α_1$ 和 $α_2$ 两种亚型。$α_1$ 受体主要分布在血管平滑肌、瞳孔开大肌、胃肠道括约肌、肾和脑。$α_2$ 受体主要分布在去甲肾上腺素能神经末梢的突触前膜，负反馈调节 NA 等神经递质的释放；也存在于肝细胞、血小板、脂肪细胞、血管平滑肌和脑。

2. β 肾上腺素受体（β adrenergic receptor，β 受体） 可分为 $β_1$、$β_2$、$β_3$ 三种亚型。$β_1$ 受体主要分布在心脏和肾小球旁器细胞等。$β_2$ 受体主要分布在平滑肌、骨骼肌和肝，同时还分布于突触前膜，通过正反馈促进神经递质的释放。$β_3$ 受体主要分布在脂肪细胞和心脏等。

(三) 多巴胺受体

多巴胺受体 (dopamine receptor, DA 受体), 属于 G 蛋白偶联受体, 分为 D_1、D_2、D_3、D_4、D_5 5 个亚型, 分属两个家族: D_1 和 D_5 被称为 D_1 样受体, D_2、D_3、D_4 被称为 D_2 样受体。

三、传出神经系统的受体分布与效应

(一) 传出神经系统的受体分布与效应

传出神经系统的功能源于其支配的效应器上的受体。传出神经兴奋时, 神经递质激动效应器上的受体, 产生一系列相应的生物效应。不同受体及其亚型的效应与其在组织器官的分布有关 (表 5-1)。

表 5-1 传出神经系统的受体分布与效应

效应器	肾上腺素受体	效应	胆碱受体	效应
心脏				
窦房结	β_1, β_2	自律性↑, 心率↑	M_2	自律性↓, 心率↓
房室结	β_1, β_2	传导↑	M_2	传导↓
传导系统	β_1, β_2	传导↑	M_2	传导↓
心肌	β_1, β_2	收缩↑	M_2	收缩↓
血管				
皮肤、黏膜	α_1, α_2	收缩		
腹腔内脏	α_1; β_2	收缩 (α_1), 舒张 (β_2)		
冠状血管	α_1, α_2; β_2	收缩 (α_1), 舒张 (β_2)		
骨骼肌	α; β_2	收缩 (α), 舒张 (β_2)		
脑	α_1	收缩		
肾	α_1, α_2; β_1, β_2	收缩 (α_1), 舒张 (β_2)		
静脉	α_1, α_2; β_2	收缩 (α_1), 舒张 (β_2)		
眼				
瞳孔开大肌	α_1	收缩 (扩瞳)		
瞳孔括约肌			M_3	收缩 (缩瞳)
睫状肌	β_2	松弛 (远视)	M_3	收缩 (近视)
泪腺	α	分泌	M_3, M_2	分泌
唾液腺	α_1	K^+ 和水分泌↑	M_3, M_2	K^+ 和水分泌↑
	β	淀粉酶分泌↑		
皮肤汗腺	α_1	局部分泌 (手、足心)	M_3, M_2	分泌
支气管				
平滑肌	β_2	舒张	M_3, M_2	收缩
腺体	α_1; β_2	分泌↓ (α_1), 分泌↑ (β_2)	M_3, M_2	分泌↑
胃				
运动与张力	α_1, α_2; β_1, β_2	减弱	M_3	增强
括约肌	α_1	收缩	M_3, M_2	松弛
分泌	α_2	抑制	M_3, M_2	兴奋
肠				
运动与张力	α_1, α_2; β_1, β_2	减弱	M_3, M_2	增强

续表

效应器	肾上腺素受体	效应	胆碱受体	效应
括约肌	α₁	收缩	M₃，M₂	松弛
分泌	α₂	抑制	M₃，M₂	兴奋
胆囊与胆道	β₂	舒张	M	收缩
膀胱				
逼尿肌	β₂	舒张	M₃	收缩
括约肌	α₁	收缩	M₃	松弛
子宫	α₁；β₂	妊娠：收缩（α₁），松弛（β₂）未妊娠：松弛（β₂）	M	收缩
代谢				
肝	α；β₂	糖异生，糖原分解		
脂肪细胞	β₃	脂肪分解		
肾	β₁	肾素释放		
自主神经末梢				
交感			M	减少 NA 释放
副交感	α	减少 ACh 释放		

从表 5-1 可见，机体的多数器官组织同时存在肾上腺素受体和胆碱受体，受到去甲肾上腺素能神经和胆碱能神经的双重支配。在多数情况下，去甲肾上腺素能神经和胆碱能神经兴奋时在同一效应器上产生的效应是相反的，这有利于调节机体的功能。当两类神经同时兴奋时，占优势的神经（受体分布多的）效应通常会显现出来。

（二）传出神经系统的受体效应的分子机制

1. M 胆碱受体 作为鸟苷酸结合蛋白（G 蛋白）偶联受体，偶联后的受体激活磷脂酶 C（phospholipase C，PLC），增加第二信使，即三磷酸肌醇（inositol triphosphate，IP₃）和三酰甘油（diglyceride，DG）的形成，进而产生一系列效应。同时，M 受体激动可抑制腺苷酸环化酶（adenylate cyclase，AC）活性，并可激活钾离子通道或抑制钙离子通道。

2. N 胆碱受体 N 受体属于配体门控离子通道型受体。每个 N 受体由两个 α 亚基和 β、γ、δ 亚基组成五聚体结构，中间形成跨细胞膜通道。两个 α 亚基上有 ACh 作用位点，当 ACh 与 α 亚基结合后，可使离子通道开放，从而调节 Na⁺、K⁺、Ca²⁺ 跨膜流动。当动作电位到达运动神经末梢，突触前膜释放 ACh 与 N 受体结合，促使配体门控离子通道开放，Na⁺、Ca²⁺ 进入胞内，产生局部去极化电位，即终板电位。当终板电位超过肌纤维扩布性去极化阈值时，即可打开膜上电压门控离子通道，大量 Na⁺、Ca²⁺ 进入细胞，产生动作电位，导致肌肉收缩。

3. 肾上腺素受体 α 受体、β 受体与 M 受体结构相似，同属于 G 蛋白偶联受体。当相应的配体与受体结合后，可与 G 蛋白偶联，其中 α₁ 受体的配体激动磷脂酶 C、磷脂酶 D、磷脂酶 A₂，增加第二信使 IP₃ 和 DG 形成而产生效应；α₂ 受体激动则可抑制 AC，并由此使环磷酸腺苷（cyclic adenosine monophosphate，cAMP）减少。所有 β 受体亚型激动后均能兴奋 AC，使 cAMP 增加，产生不同效应。

第三节 传出神经系统药物的作用方式与分类

一、传出神经系统药物的作用方式

(一)直接作用于受体

传出神经系统药物可直接与肾上腺素受体或胆碱受体结合而发挥作用。药物与受体结合后,产生的作用与神经末梢释放的 NA 或 ACh 效应相似,称为激动药;如结合后不产生或较少产生拟似神经递质作用,妨碍神经递质与受体的结合,进而产生与神经递质相反的作用,称为拮抗药。

(二)影响神经递质

1. **影响递质的生物合成** 如抑制 NA 生物合成的 α- 甲基酪氨酸,抑制 ACh 生物合成的宓胆碱,此类药物目前尚无临床应用价值,仅作为实验研究的工具药使用。

2. **影响递质的生物转化** AChE 是 ACh 的水解酶,药物可通过抑制 AChE 活性,影响 ACh 水解,使突触间隙 ACh 浓度增加,从而间接产生拟胆碱样作用。如新斯的明可抑制 AChE 活性,激活胆碱受体,发挥兴奋骨骼肌等作用。

3. **影响递质的释放** 如麻黄碱、间羟胺等药物,可促进 NA 的释放;可乐定等药物可抑制外周和中枢 NA 释放;卡巴胆碱可促进 ACh 释放,并通过影响递质释放从而产生效应。

4. **影响递质的再摄取和贮存** 如利血平可抑制去甲肾上腺素能神经末梢中囊泡对 NA 的再摄取,使囊泡内贮存的 NA 逐渐减少以至耗竭,而产生抗去甲肾上腺素能神经作用。

二、传出神经系统药物的分类

常用的传出神经系统药物,按其作用性质及作用的受体类型进行分类(表 5-2)。

表 5-2 传出神经系统药物分类及其代表药

拟似药	拮抗药
拟肾上腺素药	抗肾上腺素药
1. α、β 受体激动药(肾上腺素)	1. α、β 受体拮抗药(拉贝洛尔)
2. α 受体激动药	2. α 受体拮抗药
α_1、α_2 受体激动药(去甲肾上腺素)	α_1、α_2 受体拮抗药(酚妥拉明)
α_1 受体激动药(去氧肾上腺素)	α_1 受体拮抗药(哌唑嗪)
α_2 受体激动药(可乐定)	α_2 受体拮抗药(育亨宾)
3. β 受体激动药	3. β 受体拮抗药
β_1、β_2 受体激动药(异丙肾上腺素)	β_1、β_2 受体拮抗药(普萘洛尔)
β_1 受体激动药(多巴酚丁胺)	β_1 受体拮抗药(阿替洛尔)
β_2 受体激动药(沙丁胺醇)	β_2 受体拮抗药(布他沙明)
拟胆碱药	抗胆碱药
1. 胆碱受体激动药	1. 胆碱受体拮抗药
M、N 受体激动药(卡巴胆碱)	M 受体拮抗药(阿托品)
M 受体激动药(毛果芸香碱)	N_n 受体拮抗药(美卡拉明)
N 受体激动药(尼古丁)	N_m 受体拮抗药(筒箭毒碱)
2. 胆碱酯酶抑制药(新斯的明)	2. 胆碱酯酶复活药(氯解磷定)

拓展阅读 突触功能障碍与阿尔茨海默病

思 考 题

1. 何为胆碱能神经？哪些神经属于胆碱能神经？
2. 心脏上有哪些传出神经受体？它们与激动药结合后产生什么效应？
3. 简述作用于去甲肾上腺素能神经药物的分类。并列举各类的1~2个代表药物。

（刘　明）

更多数字资源详见新形态教材网

- 学习目标
- 思维导图
- 拓展阅读
- 微课
- 自测题
- 本章小结
- 教学课件

第六章 拟肾上腺素药

学习目标

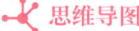思维导图

情景（案例）导入

患者，女，23岁。咳嗽、咳痰、发热3d。临床诊断为上呼吸道感染。治疗方案是头孢曲松3g-0.9%氯化钠注射液250mL，静脉滴注。用药25分钟时患者出现胸闷、憋气、全身冷汗。怀疑药物过敏，停止输液，给予肾上腺素0.5mg肌内注射。2h后，患者症状明显缓解。

问题与思考：
1. 肾上腺素治疗药物过敏性休克的药理学依据是什么？
2. 为防止药物过敏性休克应注意的护理注意事项是什么？肾上腺素的用药护理有哪些？

拟肾上腺素药物（adrenomimetic drugs）是一类化学结构和药理作用与肾上腺素或去甲肾上腺素相似的药物，能与肾上腺素受体结合并激动受体，又称为肾上腺素受体激动药（adrenoreceptor agonists）。

第一节 拟肾上腺素药物的分类

按照化学结构，拟肾上腺素药物分为儿茶酚胺类和非儿茶酚胺类。按照对肾上腺素受体亚型选择性的不同，拟肾上腺素药物亦可分为三大类：α肾上腺素受体激动药（α-adrenoreceptor agonists，α受体激动药），α、β肾上腺素受体激动药（α,β-adrenoreceptor agonists，α、β受体激动药），β肾上腺素受体激动药（β-adrenoreceptor agonists，β受体激动药）（表6-1）。

表6-1 拟肾上腺素药物的基本作用

分类	药物	作用的肾上腺素受体亚型			作用方式	
		α受体	$β_1$受体	$β_2$受体	直接作用受体	释放递质
1. α受体激动药	去甲肾上腺素	+++	++	±	+	−
	间羟胺	++	+	+	+	+
	去氧肾上腺素	++	±	±	+	±
	甲氧明	++	−	−	+	−

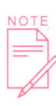

续表

分类	药物	作用的肾上腺素受体亚型			作用方式	
		α受体	β₁受体	β₂受体	直接作用受体	释放递质
2. α、β受体激动药	肾上腺素	++++	+++	+++	+	-
	多巴胺	+	++	±	+	+
	麻黄碱	++	++	++	+	+
3. β受体激动药	异丙肾上腺素	-	+++	+++	+	-
	多巴酚丁胺	+	++		+	±

不同结构类型的拟肾上腺素药物对肾上腺素受体亚型的选择性作用不同，还与拟肾上腺素药物的剂量或浓度有关。

第二节 α受体激动药

本类药物主要激动α受体，对β₁受体激动作用弱，或几乎没有作用；主要影响血管血压，临床主要用于低血压、休克等疾病的治疗。

一、常用α受体激动药

常用α受体激动药主要包括去甲肾上腺素、间羟胺、去氧肾上腺素、甲氧明、羟甲唑林等。

去甲肾上腺素

去甲肾上腺素（noradrenaline，NA）是去甲肾上腺素能神经末梢释放的主要递质，在肾上腺髓质也有少量分泌，占肾上腺髓质分泌量的10%~20%。药用的是人工合成品。

【体内过程】

NA在酸性环境下较稳定，在肠内易被碱性肠液破坏；而皮下或肌内注射时，因血管剧烈收缩吸收很少，易发生局部组织缺血坏死，故一般采用静脉滴注给药。外源性NA不易透过血-脑屏障。NA大部分被神经末梢再摄取；少部分被非神经细胞通过摄取-2摄取后，大多被COMT和MAO代谢而失活，代谢产物经肾排泄，作用短暂，停止静脉滴注后仅维持1~2 min。

【药理作用】

NA主要激动α受体，对α₁和α₂受体没有选择性；对心脏β₁受体有较弱的激动作用。

（1）血管：NA激动血管平滑肌α₁受体。以皮肤黏膜血管收缩最明显，其次是肾、肠系膜、脑、肝血管收缩明显，骨骼肌血管也收缩。但冠状血管舒张、血流量增加，主要原因是心脏兴奋使心肌腺苷等代谢产物增加而舒张血管，同时血压升高而提高冠状血管灌注压力，使冠状动脉血流量增加。

（2）心脏：NA激动心脏β₁受体，使心率加快，传导加速，心肌收缩力增强。在整体情况下，血压急剧升高，使迷走神经反射性兴奋而使心率减慢。另外，由于血管剧烈收缩，总外周阻力增加，使心排血量不变或反而下降。剂量过大时，强烈兴奋心脏使自律性增加可引起心律失常。

（3）血压：静脉滴注小剂量NA以激动β₁受体为主，心脏兴奋，收缩压升高，舒张压升高不明显。较大剂量时，血管强烈收缩，外周阻力增加，收缩压、舒张压均明显升高，脉压变小（图 6-1）。

（4）其他：大剂量时激动 α_2 受体，抑制胰岛素分泌，可升高血糖。

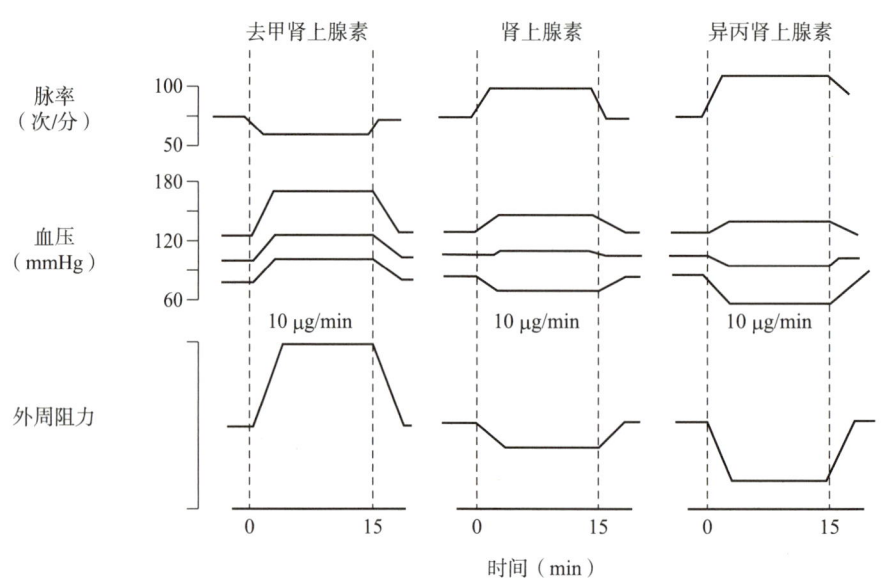

图 6-1　去甲肾上腺素、肾上腺素、异丙肾上腺素静脉注射对心血管的作用

【临床应用】

（1）休克：NA 主要用于早期神经源性休克、嗜铬细胞瘤切除术后低血压。

（2）上消化道出血：NA 适当稀释后口服，用于食管静脉扩张破裂出血及胃出血，达到止血目的。

（3）药物中毒性低血压：NA 可用于中枢神经系统抑制药过量引起的低血压，尤其是具有拮抗 α 受体作用的药物（如氯丙嗪）过量。

【不良反应】

（1）局部组织缺血坏死：静脉滴注 NA 浓度过大、时间过长或药液漏出血管外，可使局部血管强烈收缩，引起局部缺血坏死。

（2）急性肾衰竭：NA 用药时间过久或剂量过大，可使肾血管强烈收缩，肾血流减少，产生少尿、无尿，严重时引起肾实质损伤。用药期间应监测并保持尿量在每小时 25 mL 以上，必要时减量或停用，并用甘露醇等利尿。

（3）停药后血压下降：长时间滴注后突然停药，可引起血压骤降。故应逐渐减少剂量、减慢滴注速度而后停药。

本药一般不可与环丙烷、氟烷、恩氟烷等麻醉药同时使用，以免引起心律失常。高血压、动脉粥样硬化症、器质性心脏病、少尿、无尿、严重微循环障碍者及孕妇禁用。

间羟胺

间羟胺（metaraminol）为非儿茶酚胺类人工合成药，化学性质较稳定，不易被 MAO 代谢，作用与 NA 相似，但较弱而持久，可静脉滴注或肌内注射给药。其收缩肾血管的作用较弱，较少引起尿少、无尿等肾衰竭症状，但剂量大时仍可明显减少肾血流量；轻度增强心肌收缩力，使休克患者心排血量增加；对心率影响不明显，有时在血压升高时可反射性引起心率减慢。比 NA 较少引起心悸和少尿等不良反应。

间羟胺常作为 NA 的代用品用于低血压和休克早期、手术后或脊椎麻醉后的休克。如短时间内连续应用，可产生快速耐受性，此时适当加用小剂量 NA 可恢复或增强其升压作用。

去氧肾上腺素

去氧肾上腺素（phenylephrine）又称苯肾上腺素（phenylephrine），为人工合成药，属于非儿茶酚胺类，主要激动 α_1 受体，对 β 受体作用很弱，升压作用与 NA 类似，但作用较弱而持久。

去氧肾上腺素收缩血管效应常被局部用于治疗鼻黏膜充血。肌内注射升高血压作用可用于抗休克及防治脊椎麻醉或全身麻醉的低血压。去氧肾上腺素注射给药时可因血压升高，反射性兴奋迷走神经而减慢心率，可用于治疗阵发性室上性心动过速。滴眼剂可兴奋瞳孔虹膜开大肌上的 α_1 受体，产生扩瞳作用，作用较阿托品弱且持续时间短，不引起明显眼压升高和调节麻痹，在眼底检查时可作为快速短效的扩瞳药使用。注意事项与 NA 类似，大剂量时可引起高血压性头痛和心律不齐。甲氧明（methoxamine）同样系人工合成的 α_1 受体激动药，作用与去氧肾上腺素相似。

羟甲唑啉

羟甲唑啉（oxymetazoline）为非选择性 α 受体激动药。局部使用可激动 α 受体，迅速收缩鼻黏膜血管，改善鼻塞症状。常用浓度为 0.05%，几分钟起效，作用维持数小时。主要用其局部收缩血管作用，滴鼻治疗鼻黏膜充血和鼻炎，滴眼治疗眼结膜充血。大剂量全身给药可导致低血压，可能与激动外周突触前膜和中枢 α_2 受体有关。局部也不宜大剂量长期使用，时间不宜超过 7 d。偶有局部刺激症状，儿童大剂量使用可出现中枢神经系统作用，有冠心病、高血压、甲状腺功能亢进、糖尿病等严重器质性和代谢性疾病的患者慎用。可乐定（clonidine）、甲基多巴（methyldopa）为中枢 α_2 受体激动药，也属于降压药。

二、α 受体激动药的用药护理

（1）α 受体激动药临床上主要用于休克、低血压、眼局部应用等，要做好用药前评估，了解包括患者的一般生命体征、实验室检查等资料；是否患有呼吸系统疾病、心脑血管疾病、甲状腺功能亢进、糖尿病等，严格把握适应证与禁忌证；是否有药物及食物过敏、液体进出量等情况。此类药多应避光保存，不宜与碱性药物合用，应避光输注。给药过程中，要随时监测患者的生命体征，以及情绪反应、有无相关不良反应症状发生，休克、低血压等症状是否缓解等。

（2）去甲肾上腺素用于抗休克或纠正低血压，要静脉滴注，注意控制滴注速度，防止外漏导致局部组织缺血性坏死。如果外漏，采用湿热敷，酚妥拉明或普鲁卡因局部浸润注射。要观察患者尿量，避免出现急性肾功能损害。

（3）去氧肾上腺素可用于扩瞳，注意眼科用药方法和注意事项，并对患者进行相应的用药护理宣教。

（4）羟甲唑林用于缓解鼻黏膜充血和鼻炎，吸收可能导致中枢症状，故 2 岁以下儿童禁用。

第三节　β 受体激动药

β 受体激动药是一类主要激动 β 受体，而对 α 受体无明显激动作用的药物。

一、常用 β 受体激动药

异丙肾上腺素

异丙肾上腺素（isoprenaline）为人工合成的儿茶酚胺类药，常用其盐酸盐或硫酸盐。

【体内过程】

口服易在肠黏膜细胞被破坏而失效。舌下含药因舒张局部血管，少量可从舌下静脉丛迅速吸收。气雾剂吸入给药，吸收较快。吸收后主要在肝及其他组织中被 COMT 所代谢，较少被去甲肾上腺素能神经所摄取和 MAO 代谢。异丙肾上腺素主要以原形及其代谢产物经肾排泄。作用维持时间较肾上腺素略长，半衰期约 2 h。

【药理作用】

异丙肾上腺素为非选择性 β 受体激动药，对 $β_1$ 和 $β_2$ 受体有很强的直接激动作用，对 α 受体几乎无作用。

（1）心脏：异丙肾上腺素激动心脏 $β_1$ 受体。主要兴奋窦房结，心肌收缩力增强，心率加快，可缩短收缩期和舒张期。

（2）血管和血压：异丙肾上腺素激动骨骼肌血管平滑肌 $β_2$ 受体，血管明显舒张，冠状血管也舒张。由于心脏兴奋且外周血管舒张，使收缩压升高、舒张压下降，脉压增大。

（3）支气管：异丙肾上腺素激动支气管平滑肌 $β_2$ 受体，使平滑肌舒张，还可抑制组胺等过敏介质的释放，缓解支气管痉挛。

（4）代谢：异丙肾上腺素通过激动 $β_2$ 受体，促进脂肪分解，升高血中游离脂肪酸；促进肝糖原分解，促进胰高血糖素分泌，升高血糖，增加组织耗氧量。

【临床应用】

（1）支气管哮喘急性发作：气雾剂吸入或舌下给药，能迅速控制支气管哮喘急性发作，疗效快而强。

（2）房室传导阻滞：舌下给药或静脉滴注给药，可用于治疗二、三度房室传导阻滞。

（3）心搏骤停：异丙肾上腺素适用于心室自身节律缓慢、高度房室传导阻滞或窦房结功能衰竭并发的心搏骤停。常与去甲肾上腺素或间羟胺等升高血压的药物合用，以提高冠状动脉灌注压。急救时可作心室腔内注射。

【不良反应】

常见心悸、低血压伴有头晕等。用药过程中应注意心率控制。长期重复使用治疗支气管哮喘患者易产生耐受性。如患者已出现缺氧状态，用药剂量过大可加重心肌耗氧量，易引起心律失常，出现心动过速甚至室颤，可能引起猝死。冠心病、心肌炎和甲状腺功能亢进患者禁用异丙肾上腺素。

多巴酚丁胺

多巴酚丁胺（dobutamine）为人工合成的儿茶酚胺类药，以消旋化合物的形式存在，化学结构和体内过程与多巴胺相似。该药口服吸收后易被肠和肝破坏而失效，一般采用静脉滴注给药，消除迅速，半衰期约 2 min，一般静脉滴注后约 10 min 达到稳态血药浓度。

多巴酚丁胺激动心脏 $β_1$ 受体，兴奋心脏，增强心肌收缩力，加快心率，加快房室传导和心室内传导。静脉滴注速度过快或浓度过高时，则可导致心律失常。

临床主要用于治疗各种原因引起的心肌收缩力减弱，如急性心肌梗死并发的心力衰竭、扩张型心肌病、风湿性瓣膜病引起的心力衰竭、心脏直视手术后所致的低排血量综合征等，作为短期支持治疗，有利于改善心功能。

不良反应主要有心悸、恶心、头痛、胸痛及气短等表现，连续应用可产生快速耐受性。房颤患者使用后可能因房室传导加快而出现心室率增快，使用本药前应使用地高辛。梗阻性肥厚型心脏病患者禁用。

二、β_2 受体激动药

β_2 受体激动药选择性激动 β_2 受体，舒张支气管平滑肌作用强，对心脏无明显兴奋作用。临床主要用于治疗支气管哮喘。常用药物有沙丁胺醇（salbutamol）、特布他林（terbutaline）、奥西那林（orciprenaline）、克伦特罗（clenbuterol）等。

三、β_3 受体激动药

β_3 受体选择性激动药的代表药物为米拉贝隆（mirabegron），其主要用于治疗膀胱过度活动引起的尿频、尿急及尿失禁。

四、β受体激动药的用药护理

（1）β受体激动药临床上主要用于休克、心搏骤停、支气管哮喘、传导阻滞等，要做好用药前评估，了解包括患者一般生命体征、实验室检查等资料；是否患有心脑血管疾病、甲状腺功能亢进、糖尿病等，严格把握适应证与禁忌证；是否有药物及食物过敏、液体进出量等情况。本类药多应避光保存，不宜与碱性药物合用，避光输注。在给药过程中，要随时监测患者的生命体征及情绪反应，有无相关不良反应症状发生，哮喘等症状是否缓解等。

（2）异丙肾上腺素、沙丁胺醇等根据不同适应证，可采用静脉、气雾吸入和局部给药等给药途径。如吸入给药用于哮喘患者，要注意气雾吸入给药的正确给药方法以及注意事项。

（3）多数 β 受体激动药剂量过大可导致严重心律失常，要注意观察心率、血压的变化。冠心病、高血压、心肌炎等患者要禁用。

第四节 α、β 受体激动药

一、常用 α、β 受体激动药

本类药物主要有肾上腺素、多巴胺和麻黄碱。前两者属于儿茶酚胺类递质，后者属于非儿茶酚胺类药物。

肾上腺素

肾上腺素（adrenaline，AD）主要由肾上腺髓质嗜铬细胞分泌。从家畜肾上腺提取或人工合成，化学性质不稳定，见光、遇热或在中性、碱性溶液中易氧化变色而失去活性，在酸性溶液中较稳定。

【体内过程】

AD 口服后在碱性肠液及肠黏膜和肝内被破坏，不能达到有效血药浓度。因能收缩血管，皮下注射吸收缓慢，6~15 min 起效，作用维持 1~2 h。肌内注射吸收远比皮下注射快，作用维持 10~30 min。静脉注射立即起效。部分 AD 可被神经末梢再摄取，其余的主要被 COMT 和 MAO 灭活，代谢产物经肾排泄。

【药理作用】

AD 对 α 和 β 受体均有强大的激动作用。

（1）心脏：AD 主要激动心脏起搏点窦房结、房室传导系统和心肌的 $β_1$ 受体，兴奋心脏，迅速使心率加快，传导加速，心肌收缩力加强，心排血量增加。AD 能舒张冠状血管，改善心肌血液供应。但同时提高心肌代谢，增加心肌耗氧量，对心肌缺血、缺氧、心功能不全的患者极为不利。在给药速度过快、或剂量过大时，易导致心律失常，出现室性期前收缩、心动过速，甚至引起心室颤动。

（2）血管：由于皮肤、黏膜、肾和肠系膜血管平滑肌 $α_1$ 受体占优势，AD 强烈收缩皮肤黏膜血管，显著收缩肾和肠系膜血管；对脑和肺血管收缩微弱，有时反而因血压升高而被动地舒张；肝脏血管以 $β_2$ 受体为主，呈现舒张效应。骨骼肌和冠状动脉血管平滑肌上 $β_2$ 受体占优势，小剂量 AD 即可使该部位血管舒张。

（3）血压：AD 对血压的影响还与给药剂量密切相关。低浓度 AD 激动 β 受体，心肌 $β_1$ 受体激动，心肌收缩力增加，心排血量增加，故收缩压升高；同时骨骼肌血管 $β_2$ 受体激动，血管舒张降低血压的作用抵消或超过皮肤黏膜血管 $α_1$ 受体激动导致的血管收缩作用的影响，故舒张压不变或略下降，脉压加大（图 6-1）。较大剂量时，心脏兴奋使收缩压升高，同时皮肤、黏膜、肾和内脏等血管显著收缩而使舒张压也上升。典型的 AD 对血压的影响表现为先升后降的双相变化。血压先升高是因为 $α_1$ 和 $β_1$ 两种受体激动的升血压作用明显，掩盖了 $β_2$ 受体激动后的舒张血管、降血压效应；后产生降血压是由于 AD 快速代谢而血浓度下降，激动 $α_1$ 受体的作用逐渐消失后，激动 $β_1$ 和 $β_2$ 受体的综合表现为降压效应。因此，如事先给予 α 受体拮抗药（如酚妥拉明等），再给 AD 则 AD 的升压作用翻转为降压作用，称为肾上腺素升压作用的翻转。

（4）平滑肌：①支气管：激动支气管平滑肌的 $β_2$ 受体，产生强大舒张支气管作用；AD 激动 $α_1$ 受体而收缩支气管黏膜血管、降低毛细血管通透性和减轻黏膜水肿；AD 还能激动 $β_2$ 受体，抑制肥大细胞释放组胺等过敏性介质。②胃肠道：AD 激动 α、$β_2$ 受体，使胃肠平滑肌的张力降低，自主收缩频率和幅度减少。

（5）代谢：AD 能提高机体基础代谢率，在治疗剂量下，可使机体耗氧量增加 20%～30%。

【临床应用】

（1）过敏性休克：可首选用于药物（如青霉素、链霉素、异体蛋白等）引起的过敏性休克，能迅速缓解过敏性休克临床症状，挽救患者生命。一般采用肌内注射，严重时可用生理盐水 10 倍稀释后缓慢静脉注射。

（2）心搏骤停：用于各种原因如器质性心脏病、电击和溺水、麻醉（药物）中毒和手术意外等所致心搏骤停的急救，可在有效心脏按压、人工呼吸、纠正酸中毒的同时，静脉注射 AD，必要时可采用心室腔内注射。对电击、心室颤动的心搏骤停者应配合使用心脏除颤器或利多卡因等。

（3）支气管哮喘：AD 可用于支气管哮喘发作的症状控制；对其他速发型变态反应性疾病如荨麻疹、血管神经性水肿、血清病、花粉症等也能迅速缓解症状。

（4）与局部麻醉药配伍使用及局部止血：将微量 AD 加入局部麻醉药注射液中，可延缓局部麻醉药吸收，延长局部麻醉药作用时间。但对肢体末端（手指、足趾、耳郭、阴茎等部位）进行局部麻醉不可加 AD，以防止血管收缩引起局部缺血坏死。局部止血用于鼻黏膜或牙龈出血。

【不良反应】

不良反应有焦虑、恐惧、不安、头痛及颤抖等。剂量过大时可急剧升高动脉血压,有引起脑血管破裂导致脑出血的危险。心脏过度兴奋可使心肌耗氧量增加,引起心肌缺血和心律失常,甚至心室颤动,尤其是对冠心病和充血性心力衰竭的患者,使用时应严格控制剂量。禁用于高血压、脑动脉硬化、器质性心脏病、甲状腺功能亢进症、糖尿病等患者。

【药物相互作用】

三环类抗抑郁药可干扰神经递质转运,抑制儿茶酚胺在神经末梢的再摄取,从而使得儿茶酚胺类如肾上腺素、去甲肾上腺素、异丙肾上腺素和多巴胺等对其受体的作用时间延长,增强这些药物的心血管效应。

多巴胺

多巴胺(dopamine)是去甲肾上腺素生物合成的前体,属儿茶酚胺类递质,也是多巴胺能神经递质。药用为人工合成品。

【体内过程】

多巴胺口服易在肠和肝中破坏而失效,消除迅速,不易透过血-脑屏障。静脉滴注给药,在体内迅速经 MAO 和 COMT 的催化而代谢失活,故作用时间短暂。

【药理作用】

多巴胺能激动 α 和 $β_1$ 受体及外周多巴胺(D_1)受体,并且可促进神经末梢释放 NA。

(1)心脏:多巴胺激动心脏 $β_1$ 受体,并促进神经末梢释放 NA,使心肌收缩力加强,心排血量增加。一般剂量对心率无影响,大剂量可加快心率。

(2)血管和血压:多巴胺低剂量时主要作用于肾、肠系膜和冠状动脉 D_1 受体,引起血管舒张。较高剂量时,多巴胺作用于心脏 $β_1$ 受体,心输出量增加,收缩压增大,但对舒张压无明显影响或轻微增加。高剂量时,可因激动 $α_1$ 受体产生血管收缩,外周阻力增加。

(3)肾:低剂量多巴胺激动肾血管 D_1 受体,使血管舒张,肾血流量、肾小球滤过率和钠的排出量增加;同时能直接抑制肾小管对钠的重吸收,产生排钠利尿作用。较高剂量时,除激动肾血管 D_1 受体外,还能作用于心脏 $β_1$ 受体,心排血量增加,肾小球滤过压增加,尿量生成增加。大剂量时则激动肾血管 $α_1$ 受体,收缩肾小球血管抵消对肾 D_1 受体的作用,尿量生成不再增加。超大剂量时则激动肾血管 $α_1$ 受体为主,收缩肾血管,肾血流量减少。

【临床应用】

多巴胺主要用于多种原因引起的休克(如感染中毒性休克、心源性休克、出血性休克等),尤其对伴有肾功能不全、心排血量降低、周围血管阻力增高的休克患者疗效较好,应注意补足血容量、纠正酸中毒。多巴胺常与利尿药合用于急性肾衰竭,也可用于急性心功能不全。

【不良反应】

不良反应一般较轻,偶见恶心、呕吐。如用量过大或滴注过快,可出现心动过速、心律失常、肾功能下降等。如合用 MAO 抑制剂或三环类抗抑郁药,多巴胺应酌情减量。

麻黄碱

麻黄碱(ephedrine)是从中药麻黄中提取的生物碱,属非儿茶酚胺类,药用的为人工合成品,化学性质稳定。麻黄碱口服易吸收,易透过血-脑屏障,小部分在体内经脱胺氧化而被代谢,60%~70% 以原形从肾缓慢排泄,作用较 AD 慢而持久,半衰期 3~6 h。

麻黄碱能直接激动 α 和 β 受体,促进去甲肾上腺素能神经释放 NA 而间接激动 α 和 β 受体。具有中枢兴奋作用,易产生快速耐受性。

麻黄碱激动心脏 β₁ 受体，心肌收缩力加强，心输出量增加。但在整体情况下，心率变化不大。麻黄碱可使皮肤和内脏血管收缩，而骨骼肌、冠状血管和脑血管舒张，故收缩压比舒张压升高明显，脉压增大。麻黄碱的升压作用缓慢，维持时间较长，可达 3~6 h。

麻黄碱舒张支气管平滑肌，效应比肾上腺素或异丙肾上腺素作用弱，起效缓慢而作用持久。临床主要用于预防支气管哮喘发作和轻症治疗，对于急性发作和严重哮喘效果较差。

麻黄碱还可用于减轻鼻黏膜充血，防治硬膜外和蛛网膜下腔麻醉等引起的低血压，缓解荨麻疹和血管神经性水肿的皮肤黏膜症状。

短时间内反复应用麻黄碱，其作用逐渐减弱，称为快速耐受性（tachyphylaxis），主要由于受体脱敏。一般停药数小时即可恢复。每日用药如不超过 3 次，快速耐受性不明显。

麻黄碱的禁忌证同 AD。

二、α、β 受体激动药的用药护理

（1）α、β 受体激动药主要用于休克、心搏骤停、支气管哮喘、局部止血等，要做好用药前评估，了解包括患者一般生命体征、实验室检查等资料；是否患有心脑血管疾病、甲状腺功能亢进、糖尿病等，严格把握适应证与禁忌证；关注液体进出量等情况。α、β 受体激动药多应避光保存，不宜与碱性药物合用，避光输注。在给药过程中，要随时监测患者的生命体征及情绪反应，有无相关不良反应症状发生，休克、哮喘等症状是否缓解等。

（2）肾上腺素根据不同适应证采用肌内、静脉和局部给药等给药途径，要注意给药剂量和速度，特别是静脉给药时。注意观察心率、血压、血糖的变化。

（3）多巴胺一般静脉给药，注意剂量和速度。根据用于休克还是防治急性肾功能患者不同，剂量有不同，如用于休克患者宜从 5 μg/（kg·min）逐渐增加到 20 μg/（kg·min）。要注意观察心率、血压改变，给药过程中要防止药液漏出。

（4）麻黄碱可以采用口服、肌内、静脉和局部给药等给药方式，要注意心率、血压改变，有无中枢兴奋症状，尽量避免睡前用药。

拓展阅读 β₃ 受体与米拉贝隆

思 考 题

1. 比较肾上腺素、去甲肾上腺素、异丙肾上腺素对血压的影响。
2. 肾上腺素、异丙肾上腺素、麻黄碱在临床哮喘的防治应用上有何不同？使用期间应该注意哪些问题？
3. 比较肾上腺素、去甲肾上腺素、异丙肾上腺素、多巴胺、麻黄碱作用的受体类型。

（杨俊卿）

更多数字资源详见新形态教材网

- 学习目标
- 思维导图
- 拓展阅读
- 微课
- 自测题
- 本章小结
- 教学课件

第七章 抗肾上腺素药

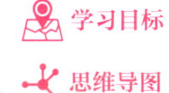
学习目标
思维导图

情景（案例）导入

患者，男，58岁。头晕、头胀10年，诊断为高血压，服用氨氯地平。近1个月来，劳累时出现胸闷、心痛，持续5 min左右，休息时能缓解。临床诊断为高血压、不稳定型心绞痛。治疗方案：增加美托洛尔。

问题与思考：
1. 增加美托洛尔的药理学依据是什么？
2. 服用美托洛尔时的护理注意事项有哪些？

抗肾上腺素药（antiadrenergic drugs）本身没有内在活性，但能与肾上腺素受体结合，拮抗去甲肾上腺素能神经递质或拟肾上腺素药对肾上腺素受体的激动作用，又称肾上腺素受体拮抗药（adrenoreceptor antagonists）。按其对α和β肾上腺素受体选择性的不同，分为α受体拮抗药、β受体拮抗药及α、β受体拮抗药三大类。

第一节 α受体拮抗药

α受体拮抗药能与肾上腺素α受体选择性结合，从而产生相应的拮抗效应。根据药物对α_1、α_2受体的选择性不同，可分为3类：非选择性α受体拮抗药（α_1、α_2受体拮抗药）、选择性α_1受体拮抗药、选择性α_2受体拮抗药。

本类药物由于能拮抗α_1受体，抑制去甲肾上腺素能神经递质或拟肾上腺素药的收缩血管、升高血压的作用，但对血管舒张有关的β_2受体没有影响，因而能将肾上腺素的升压作用翻转为降压，这个现象称为"肾上腺素作用翻转"（adrenaline reversal）（表7-1）。

一、非选择性α受体拮抗药

此类药物对α_1、α_2受体具有相似的亲和力。根据药物作用及维持时间不同，又将其分为短效类α受体拮抗药和长效类α受体拮抗药。

酚妥拉明

酚妥拉明（phentolamine）为咪唑啉衍生物，为人工合成药。

表 7-1　α、β 受体拮抗药对拟肾上腺素处理犬血压的作用

拟肾上腺素	不给拮抗药	先给 α 受体拮抗药	先给 β 受体拮抗药
肾上腺素			
去甲肾上腺素			
异丙肾上腺素			

【体内过程】

口服后 30 min 血药浓度达峰值，作用维持时间 3～6 h；肌内注射作用维持 30～45 min，口服生物利用度低，约为注射给药的 20%。大多以无活性的代谢物从尿液排泄。

【药理作用】

酚妥拉明竞争性拮抗 α_1、α_2 受体。

（1）血管：酚妥拉明拮抗血管平滑肌 α_1 受体，扩张血管，降低肺动脉压和外周血管阻力，血压下降。

（2）心脏：酚妥拉明增强心肌收缩力，加快心率，增加心排血量。

【临床应用】

（1）肾上腺嗜铬细胞瘤的术前用药：瘤细胞可分泌大量肾上腺素及去甲肾上腺素，引起高血压。酚妥拉明拮抗 α_1 受体，产生迅速而强大的降压作用，用于肾上腺嗜铬细胞瘤所致的高血压危象治疗或术前血压控制。

（2）去甲肾上腺素静滴外漏引起的局部皮肤缺血坏死：酚妥拉明 10 mg 溶于 20 mL 生理盐水，局部皮下浸润注射。

（3）外周血管痉挛性疾病：如肢端动脉痉挛性疾病（雷诺病）和血栓闭塞性脉管炎等。

（4）休克：酚妥拉明能扩张小动脉和小静脉，降低外周阻力和肺循环阻力，还能增加心肌收缩力，增加心排血量，从而改善休克状态时的内脏血液灌注，解除微循环障碍，防止肺水肿的发生，用于外周血管阻力高、心排血量低的休克患者治疗，但给药前必须补足血容量。

（5）顽固性充血性心力衰竭：心力衰竭时，因心排血量不足，交感张力增加，外周阻力增高，肺充血和肺动脉压力升高，易产生肺水肿。酚妥拉明可扩张血管、降低外周阻力；明显降低心脏后负荷、左心室舒张末期压与肺动脉压，心排血量增加，从而减轻心力衰竭症状。

（6）其他：酚妥拉明口服或阴茎海绵体内注射用于诊断或治疗阳痿。

【不良反应】

常见不良反应有直立性低血压，静脉给药过快可引起心率加快、心律失常和心绞痛。由于有拟胆碱作用，口服可有胃肠道反应如腹痛、腹泻、呕吐，胃酸分泌增加，诱发溃疡病。此外，还有组胺样作用，引起胃酸分泌增加，皮肤潮红等。

酚苄明

酚苄明（phenoxybenzamine）为人工合成药。

【体内过程】

本药口服吸收 20%～30%，因刺激性强，不采用肌内或皮下注射，仅做静脉注射。静脉

注射后 1 h 后可达最大效应。本药脂溶性高，可积蓄于脂肪组织中，作用维持 3～4 d。主要经肝代谢，肾及胆汁排泄。

【药理作用】

酚苄明属于非选择性 α 受体拮抗药，拮抗 $α_1$ 和 $α_2$ 受体，具有起效慢、强效、长效的特点。酚苄明能扩张血管，降低外周阻力和增加心输出量，加快心率。高浓度时，还具有抗 5-羟色胺及抗组胺作用。

【临床应用】

（1）肾上腺嗜铬细胞瘤。不宜手术患者的血压控制，或术前用药。

（2）良性前列腺增生引起的排尿困难。

（3）外周血管痉挛性疾病和休克。

【不良反应】

直立性低血压、心悸、鼻塞、嗜睡、疲乏等较常见，口服可致恶心、呕吐。

二、$α_1$ 受体拮抗药

本类药物能选择性拮抗动脉和静脉的 $α_1$ 受体，使外周血管阻力降低，血压下降。对突触前膜上 $α_2$ 受体无明显作用。代表药物有哌唑嗪（prazosin）、特拉唑嗪（terazosin）、多沙唑嗪（doxazosin）等，主要用于原发性高血压、慢性充血性心力衰竭。

$α_1$ 受体拮抗药也可用于良性前列腺增生的治疗，但可导致低血压，非选择性 α 受体拮抗药还可致心率加快。前列腺平滑肌主要分布 $α_{1A}$ 受体，而 $α_1$ 受体拮抗药坦洛新（tamsulosin）对 $α_{1A}$ 的作用明显强于 $α_{1B}$，故对良性前列腺肥大效果好，而对心率和血压几乎无影响。

三、$α_2$ 受体拮抗药

育亨宾（yohimbine）能选择性拮抗 $α_2$ 受体，可促进中枢去甲肾上腺素能神经末梢释放去甲肾上腺素，使交感神经张力增加，从而导致血压升高，心率加快。目前育亨宾主要作为科研实验研究的工具药。

四、α 受体拮抗药的用药护理

（1）酚妥拉明可有口服、肌内注射和静脉注射等多种给药方式；其有拟胆碱样作用，可导致胃肠道症状，餐后服用可能减轻此症状，消化性溃疡患者不能使用。用于休克治疗时，应注意充分补液；注意直立性低血压的发生，患者可出现眩晕、晕厥、跌倒，注意安全防护，并对患者进行相应的用药护理教育。

（2）酚妥拉明有组胺样作用，促进胃酸分泌，还可以引起皮肤潮红等过敏样反应。

（3）静脉给药可引起严重的心律失常和心绞痛，因此需要缓慢注射或滴注。

第二节　β 受体拮抗药

β 受体拮抗药能选择性与 β 受体结合，竞争性拮抗去甲肾上腺素能神经递质或拟肾上腺素药与 β 受体的结合，从而拮抗拟肾上腺素药对 β 受体的激动作用。

一、β 受体拮抗药的共性

【分类】

根据对 β 受体亚型作用的选择性，β 受体拮抗药分为非选择性的和选择性的两类。根据是否具有内在拟交感活性又可分为有内在拟交感活性及无内在拟交感活性两类（表 7-2）。

表 7-2 β 受体拮抗药的类型及药理学特性

药物名称	β 受体亚型		内在拟交感活性	膜稳定作用	脂溶性（lgKp）	口服生物利用度（%）	半衰期（h）	首关消除（%）	主要消除器官
	β_1	β_2							
1. 非选择性 β 受体拮抗药									
普萘洛尔	+	+	0	++	3.65	~30	2~5	60~70	肝
索他洛尔	+	+	0	0	−	~95	10~20	−	肾
噻吗洛尔	+	+	0	0	2.1	~75	3~5	25~30	肝
吲哚洛尔	+	+	++	±	1.75	~90	3~4	10~13	肝、肾
2. 选择性 β_1 受体拮抗药									
美托洛尔	+	−	0	±	2.15	~50	3~4	50~60	肝
阿替洛尔	+	−	0	0	0.23	~40	5~8	0~10	肾
艾司洛尔	+	−	0	0			0.13	−	红细胞中分解

【体内过程】

本类药口服后在小肠吸收，由于脂溶性高低不同及首关消除，其生物利用度差异较大。多数脂溶性高的药物主要在肝 CYP2D6 代谢，少量以原形从尿液排泄，脂溶性小的药物主要以原形从肾脏排泄。本类药的半衰期多数在 3~6 h，纳多洛尔的半衰期为 10~20 h（表 7-2）。

【药理作用】

（1）β 受体拮抗作用

1）心脏：本类药物对处于静息状态的正常心脏几乎没有影响，当心脏交感神经支配占优势时（如运动或病理情况），拮抗心脏 β_1 受体作用明显，产生负性频率和负性肌力作用，减慢心率，延缓心房和房室结的传导，延长 PR 间期，减弱心肌收缩力，减少心排血量，降低心肌氧耗量。

2）血管：β 受体拮抗药对正常人血压影响不明显，但长期使用 β 受体拮抗药可降低高血压患者的外周血管阻力。

3）支气管平滑肌：本类药拮抗支气管 β_2 受体，使支气管平滑肌收缩而增加呼吸道阻力，但对正常人影响较小，而对支气管哮喘或慢性阻塞性肺疾病患者能导致致命性支气管收缩。选择性 β_1 受体拮抗药收缩支气管平滑肌作用较弱。

4）代谢：β 受体拮抗药拮抗 β 受体，抑制交感神经兴奋所引起的三酰甘油分解。β 受体拮抗药对糖代谢的影响不明显，与 α 受体拮抗药合用时可拮抗肾上腺素的升高血糖作用。使用胰岛素的糖尿病患者，应警惕普萘洛尔延缓使用胰岛素后低血糖反应的恢复，易掩盖其心悸等低血糖反应。

5）肾素：本类药拮抗肾小球旁细胞的 β_1 受体而抑制肾素的释放，是其降低血压作用的机制之一。

（2）内在拟交感活性：有些β受体拮抗药如吲哚洛尔、醋丁洛尔与β受体结合后，既有拮抗β受体的作用，又有微弱的激动β受体的作用，称为内在拟交感活性（intrinsic sympathomimetic activity，ISA），由于激动作用较弱，一般被其β受体拮抗作用所掩盖而不表现出来。内在拟交感活性较强的药物在临床应用时，其抑制心收缩力、减慢心率和收缩支气管作用一般来说要比无内在拟交感活性的药物为弱。

（3）其他：普萘洛尔可抗血小板聚集，部分β受体拮抗药减少房水生成。

【临床应用】

（1）心律失常：本类药对多种原因引起的快速型心律失常（如窦性心动过速、全身麻醉药或拟肾上腺素药引起的心律失常等）有效，尤其是交感神经兴奋引起的心律失常。

（2）高血压：β受体拮抗药是治疗高血压的常用药物。

（3）心绞痛和心肌梗死：本类药拮抗心脏$β_1$受体，降低心肌氧耗量，增加缺血区供血，对心绞痛有良好的疗效。早期应用可降低心肌梗死患者的复发和猝死率。

（4）充血性心力衰竭：在心肌状况严重恶化之前早期应用本类药，对扩张型心肌病所致的心力衰竭治疗作用明显。

（5）甲状腺功能亢进：β受体拮抗药可降低机体对儿茶酚胺的敏感性，降低交感神经活性，而且抑制T_4转变为T_3，因而能有效控制甲亢的症状如激动不安、心动过速和心律失常等，能降低基础代谢率，用于甲状腺功能亢进辅助治疗。

（6）青光眼：噻吗洛尔等局部应用常用于青光眼的治疗。

（7）其他：普萘洛尔适用于偏头痛、减轻肌震颤等；也用于嗜铬细胞瘤和肥厚型心肌病。

【不良反应】

常见不良反应有头晕、失眠等中枢神经系统症状和恶心、呕吐、轻度腹泻等消化道系统症状。偶见过敏性皮疹和血小板减少等。

（1）心血管反应：拮抗$β_1$受体可出现心脏功能抑制，特别是心功能不全、窦性心动过缓和房室传导阻滞的患者。具有内在拟交感活性的β受体拮抗药较少引起心动过缓、心功能抑制。对血管平滑肌$β_2$受体的拮抗作用可使外周血管收缩甚至痉挛，可使外周血管疾病的症状进一步加重。

（2）诱发或加重支气管哮喘：由于拮抗支气管平滑肌$β_2$受体，非选择性β受体拮抗药可诱发或加重哮喘；选择性$β_1$受体拮抗药及具有内在拟交感活性的药物一般不引起哮喘，哮喘患者仍应慎用。

（3）反跳现象：长期应用无内在拟交感活性的β受体拮抗药后突然停药，可引起原来病情加重，如心绞痛加剧，甚至引起心肌梗死或猝死，血压升高，严重心律失常等。长期用药者在病情控制后应逐渐减量直至停药。

（4）其他：偶见眼-皮肤黏膜综合征，个别患者有幻觉、失眠和抑郁症状。糖尿病患者使用胰岛素同时应用β受体拮抗药，易掩盖降血糖药引起的心悸等低血糖症状，应警惕。

【禁忌证】

禁用于窦性心动过缓、重度房室传导阻滞、外周血管痉挛性疾病和支气管哮喘的患者。慎用于严重左心功能不全、心肌梗死及肝功能不良患者。

二、常用β受体拮抗药

β受体拮抗药是一类主要拮抗β受体，而对α受体无明显作用的药物，根据对β受体的选择性，又分为 $β_1$ 和 $β_2$ 受体拮抗药和选择性 $β_1$ 受体拮抗药。

（一）$β_1$ 和 $β_2$ 受体拮抗药

本类药物对 β 受体无选择性，对 $β_1$ 和 $β_2$ 受体均有拮抗作用，主要包括普萘洛尔、索他洛尔、吲哚洛尔等；有的还具有受体部分激动作用，如吲哚洛尔。

普萘洛尔

普萘洛尔（propranolol）是最早应用于临床的 β 受体拮抗药，仅左旋体有拮抗 β 受体的作用。

【体内过程】

口服吸收完全，但首关消除率为 60%～70%，生物利用度仅为 30%，血浆蛋白结合率 >90%，血浆药物达峰时间为 1～3 h，半衰期为 2～5 h。易于通过血-脑屏障和胎盘屏障，也可通过乳汁分泌。代谢产物 90% 以上从肾排泄。该药个体差异大，血浆药物浓度相差可达 25 倍，故用药剂量应个体化。

【药理作用和临床应用】

普萘洛尔非选择性拮抗 $β_1$ 和 $β_2$ 受体，没有内在拟交感活性。用药后使心率减慢，心收缩力减弱和心排血量减少，冠状动脉血流量下降，心肌氧耗量明显减少，对高血压患者可使血压降低，支气管阻力有一定程度的增高。

临床主要用于治疗心律失常、心绞痛、高血压、甲状腺功能亢进等。

【不良反应】

可出现眩晕、神志模糊（尤见于老年人）、精神抑郁、反应迟钝等中枢神经系统不良反应，支气管痉挛及呼吸困难、充血性心力衰竭较少见，偶尔可见发热和咽痛（粒细胞缺乏）、皮疹（过敏反应）、出血倾向（血小板减少）。

【禁忌证】

支气管哮喘，心源性休克，二、三度房室传导阻滞，重度或急性心力衰竭，窦性心动过缓。

索他洛尔

索他洛尔（sotalol）小剂量表现为 β 受体拮抗作用，延长窦房结周期和房室结不应期，减慢房室传导；较大剂量可延长心房、心室动作电位时程和有效不应期。口服吸收完全，生物利用度高，半衰期长，血浆蛋白结合率低，且首关消除率低，80%～90% 以原形从尿液排泄。临床用于各种心律失常，包括室性心律失常、室上性心律失常，以及心房颤动、心房扑动转律后正常窦性节律的维持治疗；也可用于高血压及心绞痛。

吲哚洛尔

吲哚洛尔（pindolol）生物利用度高，作用强度是普萘洛尔的 6～15 倍，在激动 $β_2$ 受体方面有较强的内在拟交感活性，激动血管平滑肌 $β_2$ 受体，使血管扩张，且减慢心率及减少心排血量的作用较弱，因此，适宜用于心脏储备力降低或易出现心动过缓的高血压患者。

（二）$β_1$ 受体拮抗药

本类药物主要选择性拮抗 $β_1$ 受体，对 $β_2$ 受体作用弱。

美托洛尔

美托洛尔（metoprolol）口服吸收几乎完全，首关消除率 25%～60%，生物利用度约 50%。食物可增加其吸收。血浆峰浓度的个体差异可达 17 倍。肝代谢，仅 10% 以原形从尿液排泄。美托洛尔无内在拟交感活性。对 $β_1$ 受体有较高的选择性，但较大剂量时对血管及支气管平滑肌 $β_2$ 受体也有作用。临床可用于治疗心律失常、心绞痛、高血压、心肌梗死、甲状腺功能亢进及嗜铬细胞瘤等。

阿替洛尔

阿替洛尔（atenolol）无内在拟交感活性，对 β_1 受体选择性高，对支气管及血管的 β_2 受体影响甚小。临床应用与美托洛尔相似。

艾司洛尔

艾司洛尔（esmolol）选择性拮抗 β_1 受体，拮抗 β_2 受体作用弱；起效快，维持时间很短，半衰期约 8 min，主要被红细胞羧酸酯酶代谢。主要用于房颤、房扑的心室率控制，以及围手术期高血压及室上性快速性心律失常。

三、β 受体拮抗药的用药护理

（1）β 受体拮抗药主要用于高血压、心绞痛、心律失常、某些心力衰竭、甲状腺功能亢进辅助治疗、青光眼等，可有口服、静脉、眼局部等给药方式。注意给药后易发生直立性低血压。非选择性 β 受体拮抗药由于拮抗 β_2 受体，可以诱发、加重哮喘，有哮喘、慢性阻塞性肺疾病患者要禁用，即使是选择性 β_1 受体拮抗药，由于个体差异大，应用也需要谨慎。

（2）β 受体拮抗药都可能加强心肌收缩力的抑制，用于充血性心力衰竭患者治疗要谨慎选择，同时用法用量等用药方法应合理，严重的心力衰竭患者禁用。

（3）β 受体拮抗药长期使用，会导致受体上调，药物耐受，剂量要适当增加或换用药物，停药会出现停药反应，因此停药要逐渐进行。

（4）β 受体拮抗药可以减慢心率，可掩盖糖尿病患者服用降血糖药后低血糖导致的心悸症状，而不易发现低血糖症状，应该对糖尿病患者进行相应监测。

（5）多数药物由肝 CYP2D6 代谢，首过消除大，且生物利用度的个体差异很大，可以差 10 倍以上，因此一方面要注意观察用药后的效应个体化特点，另一方面注意与其他 CYP2D6 底物、诱导剂/抑制剂合用时可能会产生的药物相互作用。

第三节　α、β 受体拮抗药

本类药对 α、β 受体的拮抗作用选择性不强，多数对 β 受体的拮抗作用强于 α 受体的拮抗作用，如拉贝洛尔；但有的对 α 受体拮抗作用强于 β 受体，如阿罗洛尔。

一、常用 α、β 受体拮抗药

临床常用的 α、β 受体拮抗药有拉贝洛尔、阿罗洛尔、卡维地洛等。临床主要用于高血压的治疗。不良反应一般较轻，主要是低血压。

拉贝洛尔

拉贝洛尔（labetalol）口服吸收迅速，生物利用度约 40%，血浆蛋白的结合率为 50%，99% 在肝代谢，只有少量以原形从肾脏排出，半衰期约 8 h。

【药理作用和临床应用】

拉贝洛尔化学结构上有两个手性中心，有 4 种立体异构体，即 R，R-、R，S-、S，R- 及 S，S- 拉贝洛尔。由于对受体的选择性不同，每一种异构体可有不同的活性，R，R- 型主要拮抗 β 受体，对 β_2 受体具有内在拟交感活性；S，R- 型几乎无 β 受体作用，而 α 受体拮抗作用最强；R，S- 型无 α、β 受体拮抗作用；S，S- 型无 β 受体作用。

临床应用的拉贝洛尔为4种异构体消旋混合物，主要拮抗 α_1 受体（$\alpha_1 > \alpha_2$）和 β_1 受体，对 β_2 受体有部分激动作用，对 β 受体拮抗的总效应为 α 受体的 5~10 倍。多用于中度和重度高血压、心绞痛，静脉注射可用于高血压危象；与单纯 β 受体拮抗药相比，能降低卧位血压和外周阻力，一般不降低心排血量，降低血压时也很少引起心率加快。对支气管平滑肌收缩作用较弱。

【不良反应】

不良反应常见直立性低血压、眩晕、乏力、幻觉、胃肠道症状等。哮喘及严重心功能不全患者禁用。儿童、孕妇及脑出血患者忌用静脉注射。

卡维地洛

卡维地洛（carvedilol）为非选择性 β 受体和 α_1 受体拮抗药，β 受体拮抗作用约为 α 受体的 10 倍，无内在拟交感活性；高浓度有钙拮抗作用。还具有抗氧化作用，抑制氧自由基引起的脂质过氧化和平滑肌增殖、改善心肌重构。药用为消旋体，口服首关消除明显，生物利用度约 30%，血浆蛋白结合率为 95%，经肝 CYP2D6/2C9 代谢，半衰期为 7~10 h。临床主要用于治疗高血压和充血性心力衰竭。

同类药物阿罗洛尔（arotinolol）对 α 受体拮抗作用约为 β 受体的 8 倍。口服生物利用度约 85%，半衰期约 10 h。主要用于高血压、心绞痛、室上性心动过速的治疗。

二、α、β 受体拮抗药的用药护理

（1）α、β 受体拮抗药主要用于高血压、心绞痛、心律失常、心力衰竭等，可有口服和静脉等给药方式。注意发生直立性低血压，并监测肝、肾功能变化。

（2）拉贝洛尔和卡维地洛首过消除大，且生物利用度的个体差异很大，因此要注意观察用药后的效应个体化特点。另一方面注意与其他 CYP2D6 底物、诱导剂/抑制剂合用时可能会产生药物相互作用影响。

（3）拉贝洛尔和卡维地洛虽然拮抗 β_2 受体作用弱于 β_1 受体，但仍可能诱发和加重哮喘，由于个体差异大，也需要谨慎；哮喘、慢性阻塞性肺疾病患者要禁用。

（4）由于 β_1 受体可能加强心肌收缩力的抑制，用于充血性心力衰竭患者治疗应谨慎选择，同时用法用量要合理，严重的心力衰竭患者禁用。

（5）α、β 受体拮抗可能降低血糖，掩盖糖尿病患者服用降糖血药后低血糖导致的心悸症状，而不易发现低血糖症状，应该对糖尿病患者进行相应监测。

拓展阅读 手术中心动过速性心律失常的药物控制

思 考 题

1. 阐述 β 受体拮抗药的临床应用和禁忌证。
2. 普萘洛尔用于高血压治疗，对患者的选择应考虑哪些内容？使用期间应该注意哪些问题？
3. 阐述卡维地洛治疗充血性心力衰竭的药理学基础。

（杨俊卿）

🌐 **更多数字资源详见新形态教材网**

- 学习目标
- 思维导图
- 拓展阅读
- 微课
- 自测题
- 本章小结
- 教学课件

第八章 拟胆碱药

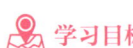

学习目标
思维导图

> **情境（案例）导入**
>
> 患者，女，23岁。半个月前出现双眼睑下垂，眼裂变小，逐渐吞咽困难，全身乏力，进食及活动后症状加重。就医经检查，被诊断为重症肌无力。
>
> 问题与思考：
> 1. 通过本章的学习，应该使用哪种药物进行针对性的治疗？
> 2. 在使用该种药物时，有哪些用药护理注意事项？

拟胆碱药（cholinomimetics）是一类与ACh作用相似或者与胆碱能神经兴奋效应相似的药物。按其作用性质及作用的受体类型不同可分为两种类型。

1. 胆碱受体激动药
（1）M、N受体激动药：乙酰胆碱、卡巴胆碱等。
（2）M受体激动药：毛果芸香碱等。
（3）N受体激动药：烟碱等。

2. 胆碱酯酶抑制药 根据对胆碱酯酶抑制程度分为以下两种类型。
（1）易逆性胆碱酯酶抑制药：新斯的明、毒扁豆碱等。
（2）难逆性胆碱酯酶抑制药：有机磷酸酯类等。

第一节 胆碱受体激动药

一、M、N受体激动药

本类药物可激动M、N受体，产生拟胆碱能神经兴奋的效应。激动M受体产生的作用称为M样作用，激动N受体产生的作用称为N样作用。

乙酰胆碱

【体内过程】

脂溶性低，口服不易吸收，也难以透过血-脑屏障。进入胃肠道的ACh易在AChE的作用下迅速被水解失效，故只有大剂量静脉注射才出现药理作用。但因其具有迅速灭活的特点，且其作用广泛，选择性差，故无临床实用价值，可作为药理学研究的工具药使用。

【药理作用】

（1）M样作用：体内的很多效应器上分布有M受体，ACh激动M受体会影响很多效应器的功能，产生广泛的M样作用。

1）心血管系统

舒张血管：静脉注射小剂量ACh可使全身血管扩张而造成血压短暂下降，并伴有反射性心率加快。ACh可引起许多血管扩张，如肺血管、冠状血管。其扩血管作用主要是激动血管内皮细胞M_3亚型，导致内皮依赖性舒张因子即NO释放，从而引起邻近血管平滑肌细胞松弛。如果血管内皮受损，则ACh的上述作用将不复存在，相反可引起血管收缩。

减慢心率：ACh能使窦房结舒张期自动除极延缓、复极化电流增加，使动作电位到达阈值的时间延长，导致心率减慢。

减慢传导：ACh可延长房室结和浦肯野纤维的不应期，使房室结和浦肯野纤维传导减慢。

减弱心肌收缩力：胆碱能神经主要分布于心房，而心室的胆碱能神经支配较少。因此，尽管ACh对心室肌有一定抑制作用，但它对心房收缩的抑制作用大于心室。除此之外，由于迷走神经末梢与交感神经末梢紧密相邻，迷走神经末梢所释放的ACh可激动去甲肾上腺素能神经末梢突触前膜M受体，使去甲肾上腺素能神经末梢NA释放减少，从而使心室收缩力减弱。

缩短心房不应期：ACh可使心房不应期及动作电位时程缩短。

2）胃肠道：ACh可明显兴奋胃肠道平滑肌，使其收缩幅度、张力、蠕动增加，并可促进胃肠道腺体分泌，引起恶心、嗳气、呕吐、腹痛及排便等症状。

3）泌尿道：ACh可使泌尿道平滑肌蠕动增加，膀胱逼尿肌收缩，使膀胱最大自主排空压力增加，降低膀胱容积，同时膀胱三角肌和外括约肌舒张，导致膀胱排空。

4）腺体：ACh可使泪腺、气管和支气管腺体、唾液腺、消化道腺体和汗腺分泌增加。

5）眼：ACh局部滴眼时，可致瞳孔收缩，调节近视状态。

6）支气管：ACh可使支气管收缩。

（2）N样作用：剂量稍大时，ACh也能激动N受体，产生与兴奋神经节和运动神经相似的作用。还能兴奋肾上腺髓质，使肾上腺素释放增加。许多器官组织是由胆碱能神经和去甲肾上腺素能神经双重支配，最终表现为所支配效应器的优势效应。例如，胃肠道、膀胱平滑肌和腺体是以胆碱能神经支配占优势，而心脏和小血管则以去甲肾上腺素能神经支配占优势。故在大剂量ACh导致神经节N_n受体兴奋时，机体表现为胃肠道和膀胱平滑肌兴奋、腺体分泌增加、心肌收缩力加强、小血管收缩及血压升高等。同时，ACh激动运动神经终板上的N_m受体，表现为骨骼肌兴奋。过大剂量的ACh使神经节从兴奋转入抑制。

卡巴胆碱

卡巴胆碱（carbachol）为人工合成的拟胆碱药，化学性质稳定，不易被AChE水解，作用时间较长。对M、N胆碱受体激动作用与ACh相似，但选择性差。对肠道和膀胱的兴奋作用明显，但由于作用广泛，副作用较多，且阿托品对它的解毒效果差，故较少全身给药。目前主要是眼科局部用药，可用于治疗开角型青光眼，禁用于闭角型青光眼、心脏病、支气管哮喘和溃疡病患者。

二、M受体激动药

本类药物主要激动M受体，产生M样作用，主要包括毛果芸香碱和毒蕈碱。

毛果芸香碱

【体内过程】

毛果芸香碱（pilocarpine）为叔胺类化合物，具有水溶和脂溶双相溶解性。1%毛果芸香碱滴眼后易透过角膜，10~30 min 开始缩瞳，作用可维持 4~8 h，调节痉挛作用约持续 2 h；降低眼内压作用的达峰时间约 1.5 h，作用可维持 4~14 h。半衰期为 1~2 h。

【药理作用】

毛果芸香碱能直接作用于副交感神经（包括支配汗腺交感神经）节后纤维支配的效应器官的 M 受体，尤其对眼和腺体作用最为明显。

（1）眼

1）缩瞳：毛果芸香碱激动瞳孔括约肌的 M 受体，瞳孔括约肌收缩，瞳孔缩小。

2）降低眼内压：毛果芸香碱通过缩瞳作用可使虹膜向眼球中心拉紧，虹膜根部变薄，从而使处于虹膜周围的前房角间隙扩大，房水易于经滤帘进入巩膜静脉窦，使眼内压下降。

3）调节痉挛：毛果芸香碱激动睫状肌 M 受体使环状肌纤维向瞳孔中心方向收缩，造成悬韧带放松，晶状体由于本身弹性变凸，屈光度增加，此时只适合于视近物，而难以看清远物。毛果芸香碱的这种作用称为调节痉挛。

（2）腺体：毛果芸香碱可明显增加汗腺、唾液腺的分泌。此外，其他腺体如泪腺、胃腺、胰腺、小肠腺体和呼吸道腺体分泌亦增加。

（3）平滑肌：毛果芸香碱兴奋肠道平滑肌，支气管平滑肌，子宫、膀胱及胆道平滑肌。

【临床应用】

（1）青光眼：该病的主要特征是由于眼内压升高而引起头痛、视力减退，严重时可致失明。青光眼可分为闭角型和开角型两种，毛果芸香碱主要用于治疗闭角型青光眼，但也适用于开角型青光眼。

（2）口腔干燥：口服可增加唾液分泌。

（3）阿托品中毒的解救。

【不良反应】

局部滴眼时，可因吸收而产生全身副作用，主要为 M 样症状，如流涎、出汗、恶心、呕吐等，可用 M 受体拮抗药阿托品拮抗。故滴眼时，应压迫眼内眦，避免药液流入鼻腔而吸收入血。

【用药护理注意事项】

遵医嘱用药，不能擅自换药和停药，注意观察药物的疗效和不良反应。如毛果芸香碱用药后瞳孔缩小及调节痉挛可使视力下降，产生暂时性近视，并可出现眼痛、眉弓部疼痛等症状。频繁点眼可因过量吸收引起全身毒性反应，如出汗、流涎、恶心、呕吐等。长期应用可引起强直性瞳孔缩小、虹膜后粘连、虹膜囊肿、白内障及近视程度加深等。

该品遇光易变质，应避光保存。滴眼时压住眼内眦，防止吸入中毒。不良反应轻者一般不需停药，严重反应时应减量或换药，以及使用阿托品解救。

三、N 受体激动药

本类药物主要激动神经节中的 N_n 受体和骨骼肌的 N_m 受体，产生 N 样作用。N 受体激动药有天然生物碱烟碱（nicotine，尼古丁）和山梗菜碱（lobeline，洛贝林），合成化合物四甲铵（tetramethylammonium，TMA）等。

第二节 胆碱酯酶抑制药

胆碱酯酶（cholinesterase）是一类糖蛋白，有两种不同类型，即乙酰胆碱酯酶（acetylcholinesterase，AChE）和丁酰胆碱酯酶（butyrylcholinesterase，BChE）。AChE 主要存在于胆碱能神经末梢突触间隙，是特异性水解 ACh 所需的酶，水解 ACh 的活性极高，且作用短暂。BChE 主要存在于肝、脑、血浆、胃肠道平滑肌、皮肤等，终止体内 ACh 作用弱，但可水解其他胆碱酯类物质。本文所提胆碱酯酶是指乙酰胆碱酯酶（AChE）。

AChE 通过 3 个步骤水解 ACh：① ACh 分子中带正电荷的季铵阳离子头，以静电引力与 AChE 的阴离子部位结合，同时 ACh 分子中的羰基碳与 AChE 酯解部位的丝氨酸的羟基以共价键结合，形成 ACh-AChE 的复合物；② ACh 与 AChE 复合物裂解为胆碱和乙酰化 AChE；③乙酰化 AChE 迅速水解，分离出乙酸，使酶的活性恢复。

胆碱酯酶抑制药的化学结构与 ACh 相似，能与胆碱酯酶结合，而且与酶的亲和力比 ACh 大得多，结合形成的复合物较牢固，水解亦较慢，有的甚至难水解。酶的结合部位被占领而失去活性，不能水解 ACh，使胆碱能神经末梢释放的 ACh 大量堆积，激动 M、N 受体，从而表现出 M、N 样作用。

胆碱酯酶抑制药根据与胆碱酯酶结合形成复合物后水解速度的快慢，可分为两类：一类是易逆性胆碱酯酶抑制药，如新斯的明、溴吡斯的明等；另一类为难逆性胆碱酯酶抑制药，如有机磷酸酯类等。

一、易逆性胆碱酯酶抑制药

新斯的明

【体内过程】

新斯的明（neostigmine）的结构中含有季铵基团，脂溶性低，口服吸收少且不规则，一般口服剂量为皮下注射量的 10 倍以上。生物利用度为 1%～2%，不易透过血-脑屏障，不易透过角膜进入前房。皮下或肌内注射给药后，经 10～30 min 出现显著疗效，可维持 2～4 h。本品静脉注射给药有一定的风险，除紧急情况需注射给药外，一般多采用口服给药。

【药理作用】

（1）兴奋骨骼肌：作用很强，这是因为除抑制胆碱酯酶外，还能直接兴奋骨骼肌运动终板上的 N_m 受体以及促进运动神经末梢释放 ACh。

（2）收缩平滑肌：对胃肠道和膀胱等平滑肌有较强的收缩作用。

（3）其他作用：对心血管、腺体、眼和支气管平滑肌有较弱的作用。

【临床应用】

（1）重症肌无力：是一种自身免疫病，体内产生抗 N_m 受体的抗体，使神经肌肉传递功能障碍，骨骼肌呈进行性收缩无力。表现为眼睑下垂、肢体无力、咀嚼和吞咽困难，严重者可出现呼吸困难。皮下或肌内注射新斯的明后，15 min 即可使症状减轻，维持 2～4 h。除紧急情况需注射外，一般口服给药，因需经常、反复给药，应掌握好剂量，以免引起胆碱能危象，使肌无力症状加重。

（2）手术后腹胀及尿潴留：能增加胃肠蠕动和膀胱张力，从而促进排气、排尿。

（3）阵发性室上性心动过速：通过拟胆碱作用使心室频率减慢，多用于压迫眼球或颈动脉窦等兴奋迷走神经措施无效时。

（4）肌松药过量的解救：用于非除极化型肌松药（如筒箭毒碱）过量时的解救。

【不良反应】

治疗量时副作用较小，过量时可引起胆碱能危象，产生恶心、呕吐、腹痛、心动过缓、肌肉震颤和肌无力加重等，甚至呼吸衰竭死亡。其中 M 样症状可用阿托品对抗。禁用于机械性肠梗阻、支气管哮喘、尿路阻塞等。

【护理用药注意事项】

遵医嘱用药，不能擅自换药和停药，注意观察药物的疗效和不良反应。特别关注新斯的明用药引起的胆碱能危象（胆碱能危象是重症肌无力危象的主要表现，由胆碱酯酶抑制药使用过量所引起，临床表现为呕吐、腹痛、腹泻、瞳孔缩小、多汗、流涎、气管分泌物增多、心率减慢、肌肉震颤、痉挛和紧缩感等），一旦发现胆碱能危象的发生，应立刻停止应用新斯的明，并立即使用胆碱受体拮抗药如阿托品、山莨菪碱等缓解症状。

注意药物的相互作用，如新斯的明（包括其他胆碱酯酶抑制药）和某些药物合用，如琥珀胆碱、酯类局部麻醉药，可使琥珀胆碱、酯类局部麻醉药的灭活减慢而出现毒性反应。新斯的明（包括其他胆碱酯酶抑制药）能拮抗全身麻醉药如异氟烷、乙醚等的肌松作用。奎宁肌内注射，林可霉素、多黏菌素、氨基糖苷类抗生素、利多卡因静脉注射，均能抑制神经-肌肉接头功能，使骨骼肌张力减弱，可拮抗新斯的明等胆碱酯酶抑制药的作用。

毒扁豆碱

毒扁豆碱（physostigmine）是从非洲出产的毒扁豆种子中提取的一种生物碱，现已能人工合成。其结构为叔胺类化合物，脂溶性较高，口服、注射和黏膜给药均易吸收，也易透过血-脑屏障进入中枢神经系统。

毒扁豆碱具有与新斯的明相似的可逆性抑制胆碱酯酶的作用，吸收后在外周可出现拟胆碱作用，即 M 样和 N 样作用。对中枢神经系统，小剂量兴奋，大剂量抑制，中毒时可引起呼吸麻痹。具有缩小瞳孔，降低眼内压，收缩睫状肌而调节痉挛等作用，现主要局部用药用于治疗青光眼。常用 0.005% 溶液滴眼，作用较毛果芸香碱强而持久，但刺激性较大。又由于收缩睫状肌的作用较强，可引起头痛、眼痛和视物模糊等副作用，长期给药时患者不易耐受，可先用毒扁豆碱滴眼数次，后改用毛果芸香碱维持疗效。滴眼后 5 min 即出现缩瞳，眼内压下降作用可维持 1~2 d，调节痉挛现象消失较快。

毒扁豆碱全身中毒反应较新斯的明严重，且可进入血-脑屏障，药液眼内使用时可经角膜吸收而出现全身作用，故滴眼时应压迫眼内眦，避免药液流入鼻腔后经鼻黏膜大量吸收入血而产生中枢神经系统作用。

本类药物还有吡斯的明（pyridostigmine）、加兰他敏（galanthamine）、依酚氯铵（edrophonium）、安贝氯铵（ambenonium）、溴吡斯的明（distigmine bromide）、依斯的明（eptastigmine）、依舍立定（eseridine）等，它们的药理作用及临床应用均相似（表 8-1）。

二、难逆性胆碱酯酶抑制药

难逆性胆碱酯酶抑制药主要为有机磷酸酯类（organophosphates），是一类脂溶性高，挥发性强的化合物，可经呼吸道、消化道黏膜、皮肤吸收进入体内，并通过血-脑屏障呈现强大的中枢作用，主要用作农业及环境杀虫剂，包括甲拌磷（phorate，3911）、对硫磷（parathion，1605）、内硫磷（systox，1059）、乐果（rogor）、敌敌畏（dichlorvos）、敌百虫和化学毒气如沙

表 8-1　其他易逆性胆碱酯酶抑制药

药名	药理作用和体内过程	临床应用	不良反应
加兰他敏	作用较弱，易透过血-脑屏障，可直接激动骨骼肌运动终板上的 N_m 受体	重症肌无力，脊髓前角灰白质炎（小儿麻痹症）后遗症	同新斯的明
二氢加兰他敏	与加兰他敏相似，但作用较弱	脊髓灰质炎后遗症，坐骨神经痛	同新斯的明，但较轻
安贝氯铵	作用较新斯的明强，持续时间亦长	重症肌无力，尤其是不能耐受新斯的明或吡斯的明的患者	副作用较少
吡斯的明	作用与新斯的明相似，起效缓慢，作用时间较长	重症肌无力，术后腹胀气和尿潴留	副作用较少，很少引起胆碱能危象
溴吡斯的明	与新斯的明相似，但作用时间较长	防治术后小肠弛缓、尿潴留、神经源性膀胱弛缓症	同新斯的明
依斯的明	与新斯的明相似，但作用时间较长	阿尔茨海默病	同新斯的明
依舍立定	与新斯的明相似	消化不良、阿尔茨海默病	同新斯的明

林（sarin）、塔朋（tabun）、梭曼（soman）等，还可被用作神经毒剂。有机磷酸酯类中仅少数外用作为缩瞳药治疗青光眼，如二乙氧磷酰硫胆碱（echothiophate）和异氟磷（isoflurophate）。本类药物对人畜均有毒性，临床治疗价值不大，主要用于毒理学领域。

【中毒机制】

有机磷酸酯类其亲电子性的磷原子与 AChE 的酯解部位丝氨酸上的羟基以共价键结合，生成难以水解的磷酰化 AChE 复合物，失去水解 ACh 的能力，造成 ACh 在体内大量堆积，引起中毒症状。如中毒时间过久，则磷酰化 AChE 复合物的磷酰化基团上的一个烷氧基断裂，生成更稳定的单烷氧基磷酰化 AChE，使酶的活性更难以恢复，这种现象称为"老化"，此时即使用 AChE 复活药也难以恢复 AChE 的活性，必须等待新生的 AChE 出现才具有水解 ACh 的能力。一般需要 15～30 d 才能恢复。因此，有机磷酸酯类中毒必须及时抢救。

【中毒症状】

有机磷酸酯类中毒症状表现广泛而多样，可分为急性中毒和慢性中毒。

（1）急性中毒：主要表现在对胆碱能神经突触、胆碱能神经肌肉接头和中枢神经系统的毒性。轻度中毒以 M 样症状为主，中度中毒者同时有 M 样和 N 样症状，严重中毒者除 M、N 样症状加重外，还出现中枢神经系统症状（表 8-2）。呼吸中枢麻痹是死亡的主要原因。

1）M 样症状：由于兴奋虹膜环状肌上 M 受体，使瞳孔缩小，视物模糊，增加腺体分泌，特别是汗腺和唾液腺分泌增加，出现流涎、出汗，支气管平滑肌收缩和腺体分泌增加引起呼

表 8-2　有机磷酸酯类急性中毒症状

分类	中毒部位	中毒症状
M 样症状	呼吸、循环、消化系统	呼吸困难、气管分泌物增多；血压下降，心率减慢；腹痛、呕吐、腹泻、流涎
	膀胱	尿失禁
	眼、汗腺	瞳孔缩小，视物模糊，流泪；多汗
N 样症状	骨骼肌	全身肌束颤动、痉挛
中枢症状	交感神经节	血压升高、心率加快，不安、谵语、昏迷、呼吸中枢麻痹

困难，兴奋胃肠道平滑肌引起恶心、呕吐、腹痛、腹泻及小便失禁，抑制心脏致心动过缓、血压下降等。

2）N样症状：兴奋神经节N_n受体，使心动过速，血压先升高后下降，兴奋骨骼肌N_m受体，出现全身肌束颤动，严重者可导致肌无力甚至呼吸肌麻痹而死亡。

3）中枢症状：有机磷酸酯类可抑制脑内AChE，使脑内ACh的含量升高，兴奋脑内的胆碱受体，先出现兴奋、不安、谵语、幻觉及全身肌肉抽搐，进而由过度兴奋转入抑制，出现昏迷，血压下降及呼吸中枢麻痹。

（2）慢性中毒：多见于长期接触有机磷酸酯类的人员，因体内AChE活性长期受到抑制，而出现慢性中毒症状，如头痛、头晕、视物模糊、记忆力减退、思想不集中、腹胀、多汗、失眠、乏力等，类似于神经衰弱综合征。偶见肌束颤动和瞳孔缩小等。部分有机磷酸酯类严重中毒患者，经治疗恢复后数周至月余，可出现进行性上肢或下肢麻痹，其产生机制不明。

【解救原则】

有机磷酸酯类中毒防治以预防为主，要严格执行有机磷酸酯类生产和管理制度，加强相关人员劳动保护措施和安全性教育，预防有机磷酸酯类中毒。

（1）急性中毒：按一般的急性中毒解救原则处理，同时使用阿托品。对于中度和重度有机磷酸酯类中毒的治疗，遵循"及早、足量、反复、联合"的用药原则。

1）消除毒物：一旦发现中毒，立即将患者移离中毒现场。经皮肤中毒者，用温水、肥皂水清洗皮肤。经口中毒者，用1%盐水、1∶5 000高锰酸钾或2%~5%碳酸氢钠洗胃至无有机磷酸酯类气味，之后再用硫酸镁导泻。敌百虫中毒时禁用肥皂水及其他碱性溶液，因敌百虫在碱性溶液中可生成毒性更强的敌敌畏。对硫磷中毒时忌用高锰酸钾溶液，否则氧化生成毒性更强的对氧磷。眼部染毒患者，可以使用0.9%盐水或2%碳酸氢钠冲洗数分钟。

2）应用解毒药：①阿托品。及早、足量、反复使用阿托品，以解除体内ACh产生的M样症状。阿托品的用量视中毒轻重而定。轻度中毒，肌内注射阿托品0.5~1 mg，每日2~3次；中度中毒，肌内注射或静脉注射阿托品1~2 mg，每0.5~1小时重复1次，待病情好转后酌情减量；重度中毒，静脉注射阿托品1~3 mg，每15~30分钟重复1次，直到M样症状缓解出现阿托品化（如口干、皮肤干燥、颜面潮红、散瞳、心率加快等）。阿托品为解救急性有机磷酸酯类中毒的特效药物，能迅速解除有机磷酸酯类中毒M样症状，也能部分解除中枢神经系统中毒症状，使患者清醒。②胆碱酯酶复活药。是一类使被有机磷酸酯类抑制的AChE恢复活性的药物，不但能解救单用阿托品所不能控制的严重中毒患者，而且可显著缩短一般中毒患者的病程。常选用氯解磷定、碘解磷定和双复磷。

当发生有机磷酸酯类急性中毒时，除一般对症治疗如吸氧、人工呼吸、补液等处理外，须及早、足量、反复注射阿托品以缓解中毒症状和体征。对有机磷酸酯类中度中毒和重度中毒患者，必须采用阿托品与胆碱酯酶复活药合用。当AChE恢复活性后，阿托品易出现过量中毒，故两类药合并使用时，阿托品的剂量要控制好。

（2）慢性中毒：阿托品及胆碱酯酶复活药治疗效果都不满意时，可通过定期测定血中AChE活性，如其下降至正常值50%以下时，应暂时避免与有机磷酸酯类再接触，加强防护，对症治疗。

拓展阅读 易逆性胆碱酯酶抑制药研究简史

思 考 题

1. 简述毛果芸香碱对眼的作用和用途。
2. 简述新斯的明的临床用途。
3. 简述有机磷酸酯类急性中毒的机制、中毒症状及解救原则。
4. 什么是胆碱能危象？

（刘　明）

更多数字资源详见新形态教材网

- 学习目标
- 思维导图
- 拓展阅读
- 微课
- 自测题
- 本章小结
- 教学课件

第九章 抗胆碱药

学习目标

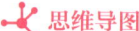思维导图

情境（案例）导入

患者，女，46岁。误服乐果约50 mL，2 h后被紧急送到医院。检查发现：患者神志不清，双侧瞳孔缩小，面色苍白，流涎，多汗，呼吸急促，两肺可闻及湿啰音。诊断为有机磷酸酯类急性中毒。当即洗胃，用阿托品15 mg静脉注射，每10分钟重复1次。静脉注射5次后汗止，面色转红，瞳孔散大，肺部啰音消失，但因神志仍不清，阿托品按原量继续使用，总量达到300 mg时，体温40℃，昏迷，且每次静脉注射阿托品后，四肢强直性抽搐。考虑阿托品过量，停药观察，6 h后，神志清醒，12 h后体温正常，18 h后面色不红，出汗，用阿托品1 mg肌内注射，1次/时，面色转红后逐渐减量至停药，痊愈出院。

问题与思考：
1. 什么是阿托品化？
2. 在使用阿托品治疗疾病时，有哪些用药护理注意事项？

抗胆碱药（anticholinergics），又称为胆碱受体拮抗药（muscarinic receptor antagonists），对胆碱受体亲和力强而无内在活性，阻碍了ACh或胆碱受体激动药与受体的结合，阻断了ACh的作用，表现出与ACh作用相反的效应。根据对M受体和N受体选择性的不同，可分为M受体拮抗药和N受体拮抗药。

第一节 胆碱受体拮抗药

一、M受体拮抗药

M受体拮抗药能选择性地与M受体结合，主要表现为副交感神经阻断的效应，也可阻断支配汗腺和骨骼肌血管的交感神经末梢的M受体。

M受体拮抗药包括天然生物碱类和半合成及合成衍生物。天然生物碱为叔胺类生物碱，脂溶性高，半合成或合成季胺类衍生物极性增大。

（一）阿托品类生物碱

阿托品类生物碱主要包括阿托品、东莨菪碱和山莨菪碱，多从茄科植物颠茄、曼陀罗和洋金花及唐古特莨菪等植物中提取。

阿托品

【体内过程】

阿托品（atropine）口服吸收迅速，1 h 后血药浓度达峰值，在体内迅速消除，半衰期为 2～4 h，作用维持 3～4 h。阿托品也可经黏膜吸收，但皮肤吸收较差。吸收后分布于全身组织，可透过血-脑屏障和胎盘屏障。阿托品通过房水循环排出较慢，故滴眼后其作用可持续 72 h 或更久。肌内注射约 80% 的药物在 12 h 内经肾排泄。

【药理作用】

阿托品对 M 受体具有较高的特异性，但对 M 受体的亚型选择性较低，故作用广泛。不同效应器上的 M 受体对阿托品的敏感性不同，位于腺体或眼的 M 受体更容易被阿托品阻断，随着剂量的增加，可依次出现腺体分泌减少，瞳孔扩大和调节麻痹，心率加快，胃肠道及膀胱平滑肌抑制等效应，大剂量对神经节的 N_N 受体也有阻断作用，之后可出现中枢症状。

（1）M 受体拮抗作用

1）腺体：阿托品阻断 M 受体而使腺体分泌减少。其对不同腺体分泌的抑制作用强度不同，依次为唾液腺、汗腺、泪腺、支气管腺体等。应用小剂量即可引起口干、皮肤干燥、眼干涩和呼吸道分泌减少；随剂量增大，抑制作用增强，大剂量时可因为汗腺分泌的抑制使体温升高；较大剂量也可减少胃液分泌，但胃液的分泌不完全受迷走神经活性的调节。阿托品并不能阻断促胃液素、组胺等对胃酸分泌的调节作用，故对胃酸分泌的影响较小。

2）眼：一般剂量（0.6 mg）全身应用阿托品对眼的影响很小，局部应用阿托品可对眼产生持续影响。阿托品对眼的作用与毛果芸香碱相反。

扩瞳：阿托品可阻断瞳孔括约肌上的 M 受体，去甲肾上腺素能神经支配的瞳孔开大肌功能占优势，使瞳孔扩大。

升高眼内压：由于瞳孔扩大，瞳孔括约肌收缩后虹膜退向边缘，其根部变厚，前房角间隙变窄，妨碍房水回流入巩膜静脉窦，眼内压升高，故禁用于青光眼患者。

调节麻痹：阿托品还可阻断睫状肌上的 M 受体，使睫状肌松弛，悬韧带拉紧，晶状体处于扁平状态，屈光度降低，使眼调节于视远物状态，而不能将近物清晰地成像于视网膜上，造成看近物模糊不清，称为调节麻痹。

3）平滑肌：阿托品通过阻断内脏平滑肌上的 M 受体，对多种内脏平滑肌均有松弛作用，尤其对过度活动或痉挛状态的平滑肌作用更为显著。抑制胃肠道平滑肌痉挛，降低蠕动的幅度和频率，缓解胃肠绞痛。也可降低尿道和膀胱逼尿肌的张力和收缩幅度，常可解除由药物引起的输尿管张力增高。阿托品对胆管和支气管平滑肌的作用较弱，对子宫平滑肌影响较小，因子宫平滑肌还受性激素分泌的影响。

4）心脏：小剂量（0.4～0.6 mg）阿托品可使部分患者心率短时轻度减慢，但不伴有血压和心排血量的变化。目前认为，阿托品减慢心率的作用是由于其阻断副交感神经节后纤维上的 M_1 受体（即突触前膜 M_1 受体），从而减弱了突触中 ACh 对递质释放的负反馈抑制作用，ACh 释放增加所致。较大剂量（1～2 mg）阿托品可阻断心脏 M 受体，解除迷走神经对心脏的抑制作用，使心率加快。心率加快的程度取决于迷走神经对心脏抑制的程度，对于迷走神经张力高的青壮年，心率加快作用明显，如肌内注射阿托品 2 mg，静息心率可增加 35～40 次/分，而阿托品对运动状态的心率及婴幼儿、老年人和心力衰竭的患者的心率影响小。

阿托品可拮抗迷走神经过度兴奋造成的房室传导阻滞，可缩短房室结有效不应期，并可提高心房颤动或心房扑动患者的心室率。

（2）血管：大多数血管缺乏胆碱能神经支配，故阿托品在治疗量时对血管和血压无明显影响。但治疗量阿托品可以完全抵消胆碱酯类引起的外周血管扩张和血压急剧下降。大剂量阿托品能扩张外周及内脏血管，解除小血管痉挛，特别是对处于痉挛状态的皮肤血管有明显的解痉作用，表现为皮肤潮红、温热，尤以面颈部更为显著。因此，在微循环痉挛时，大剂量阿托品可明显改善微循环，增加重要脏器的血液灌流，迅速缓解组织缺氧状态。阿托品的血管扩张作用机制尚未阐明，但与阻断 M 胆碱受体无关，可能是机体对阿托品引起的体温升高后的代偿性散热反应，也可能是大剂量的阿托品对血管的直接舒张作用。

（3）中枢神经系统：阿托品可通过血-脑屏障，引起中枢兴奋。治疗量（0.5~1.0 mg）时可轻度兴奋迷走神经中枢，使呼吸频率加快；较大剂量（1~2 mg）时可兴奋延髓和大脑；阿托品 2~5 mg 时，中枢兴奋作用明显加强，可出现烦躁不安、多言、谵妄；中毒剂量（10 mg 以上）时中枢兴奋症状更加严重，出现幻觉、定向障碍、运动失调和惊厥等；继续增加剂量则由兴奋转为抑制，发生昏迷、呼吸麻痹，甚至死于循环与呼吸衰竭。

【临床应用】

（1）缓解各种内脏绞痛：可解除平滑肌痉挛，适用于各种内脏绞痛。作用特点是：①抑制胃肠道平滑肌痉挛的作用最强，可降低平滑肌蠕动的幅度和频率，缓解胃肠绞痛。②缓解尿道和膀胱逼尿肌的痉挛，改善膀胱刺激症状（如尿频、尿急）；也可用于儿童遗尿症，增加膀胱容量，减少小便次数。③对胆囊和胆管、输尿管的解痉作用较弱，故对胆绞痛和肾绞痛效果较弱，常需与阿片类镇痛药合用以增强疗效。④阿托品可引起支气管扩张和分泌减少，对有气道疾病的患者更明显，然而因其抑制呼吸道腺体分泌，使痰液变稠不易排出，故不能用作平喘药。季胺类合成衍生物异丙托溴铵对黏液纤毛清除的抑制作用小，常与吸入型长效 $β_2$ 肾上腺素受体激动剂一起用于慢性阻塞性肺疾病。

（2）眼科应用：用于检查眼底、验光、虹膜睫状体炎和角膜炎。但由于阿托品作用持续时间较长，其调节麻痹作用可维持 2~3 d，视力恢复较慢，现已少用。儿童验光时仍需使用阿托品，因为儿童的睫状肌调节功能较强，需用阿托品发挥其充分的调节麻痹作用，才能正确地检验屈光异常情况。阿托品可松弛虹膜括约肌和睫状肌，使之充分休息，有助于炎症消退；预防虹膜与晶状体的粘连，常与缩瞳药交替使用。

（3）抑制腺体分泌：用于麻醉前给药，可以减少呼吸道腺体及唾液腺分泌，防止分泌物阻塞呼吸道及吸入性肺炎的发生。防止手术过程中迷走神经对心脏、胃、呼吸道的反射性影响，防止出现恶心、呕吐及呼吸抑制。也可用于严重的盗汗、帕金森病的流涎症及食管机械性阻塞（肿瘤或狭窄）所造成的吞咽困难等。

（4）缓慢型心律失常：用于治疗迷走神经过度兴奋所致的窦性心动过缓、房室传导阻滞等缓慢型心律失常。窦性心动过缓是急性心肌梗死早期和下壁或后壁急性心肌梗死时最常见的心律失常。应用阿托品治疗是由于其可以通过恢复心率以维持血流动力学稳定，消除迷走神经张力过高引起的房室传导阻滞。剂量必须适当，剂量过低可引起心动过缓加重，而剂量过大则会引起心动过速，心肌对氧的需求增加导致心肌梗死范围扩大。

（5）抗休克：用于暴发型流行性脑脊髓膜炎、中毒性细菌性痢疾、中毒性肺炎等所致感染中毒性休克的治疗。大剂量阿托品能解除血管痉挛，舒张外周血管，改善微循环，但对休克伴有高热或心率过快者不宜应用。由于阿托品副作用较多，目前多用山莨菪碱取代之。

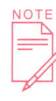

（6）其他：阿托品可用于解救有机磷酸酯类中毒。

【不良反应】

常见不良反应有口干、视物模糊、心率加快、瞳孔扩大及皮肤潮红等。随剂量增大，不良反应加重，甚至出现明显中枢中毒症状。

青光眼、反流性食管炎、幽门梗阻及前列腺肥大患者禁用，阿托品可能加重排尿困难。

【用药护理注意事项】

（1）遵医嘱用药，不能擅自换药和停药，注意观察药物的疗效和不良反应。不良反应轻者一般不需停药，严重反应时应减量或换药。

（2）过量摄入阿托品的中毒症状表现为口干、瞳孔散大、心动过速、皮肤发热发红、躁动和可能长达1周的谵妄等。儿童尤其敏感，儿童中毒可能发生在眼科应用时，药物经过鼻泪管由鼻黏膜吸收或者误食过量含有颠茄生物碱的果实时。

（3）对口服中毒者应立即洗胃、导泻，以促进毒物排出。中毒的解救主要为对症治疗。如有必要可以缓慢静脉注射毒扁豆碱迅速对抗阿托品的中毒症状，由于毒扁豆碱体内代谢迅速，需反复给药。如患者有明显中枢兴奋症状，可用地西泮对抗。不可使用吩噻嗪类药物，因这类药物具有M受体阻断作用而加重阿托品中毒。此外，呼吸抑制可采用人工呼吸及吸氧，还可采用物理降温（冰袋或乙醇擦浴），对儿童患者更为重要。

（4）注意药物的相互作用，一些具有抗胆碱作用的中枢神经系统药物如三环类抗抑郁药、选择性5-羟色胺再摄取抑制剂、抗焦虑药及抗组胺药等可能损害老年患者的记忆和认知能力。

东莨菪碱

东莨菪碱（scopolamine）是从茄科植物洋金花、颠茄和莨菪等提取得到的一种左旋生物碱。与阿托品相比，东莨菪碱在低剂量时即具有显著的中枢抑制作用。治疗剂量的东莨菪碱可引起抑郁、嗜睡、遗忘、疲劳和少梦睡眠、快动眼睡眠时相缩短等。东莨菪碱可产生欣快感，因此易造成药物滥用。

东莨菪碱用于麻醉前给药，除具有镇静和遗忘等中枢抑制作用外，还可兴奋呼吸中枢、减少唾液和支气管腺体分泌，疗效优于阿托品。然而需要注意，在机体剧烈疼痛的情况下，同样剂量的东莨菪碱偶尔会引起兴奋、不安、幻觉或谵妄。这些兴奋作用类似于中毒剂量的阿托品。东莨菪碱也能有效预防晕动病，与苯海拉明合用可增强其作用。预防晕车可用其经皮吸收制剂。此外，东莨菪碱也可用于抗帕金森病（震颤麻痹），对早期或年轻患者疗效好，能改善患者的流涎、震颤和肌强直等症状，与其中枢抗胆碱作用有关。

不良反应与阿托品相似，主要有口干、腹胀、瞳孔扩大、眼内压升高、尿潴留及心动过速等。禁用于青光眼。可能引起中毒性精神病，儿童或老年人更敏感。

山莨菪碱

山莨菪碱（anisodamine）是从茄科植物山莨菪中提取的生物碱，为左旋体，其天然品称为654-1，人工合成品（为消旋体）称为654-2。

山莨菪碱能阻断M受体，其对抗ACh所致平滑肌痉挛及心血管系统抑制作用与阿托品相似而稍弱。大剂量可用于解除小血管痉挛，增加组织血液灌流量，改善微循环。抑制腺体分泌或扩瞳作用较弱，仅为阿托品的1/20～1/10。因不易通过血-脑屏障，故极少引起中枢兴奋症状。由于山莨菪碱解除平滑肌痉挛作用和改善微循环作用显著，目前临床上主要替代阿托品用于胃肠痉挛和感染中毒性休克的治疗。

（二）阿托品的合成代用品

由于阿托品作用广泛、不良反应多，用于眼部作用持续时间过久，用于内科疾病时副作用广泛。通过改变其化学结构合成的代用品主要有合成扩瞳药和合成解痉药两类。

1. 合成扩瞳药　目前临床常用合成扩瞳药有后马托品（homatropine）、环喷托酯（cyclopentolate）、尤卡托品（eucatropine）等，均为短效 M 胆碱受体阻断药，与阿托品相比扩瞳作用维持时间明显缩短，适用于一般眼科检查。阿托品与几种合成扩瞳药滴眼作用的比较见表 9-1。

表 9-1　阿托品与几种合成扩瞳药滴眼作用的比较

药物	浓度（%）	扩瞳作用		调节麻痹作用	
		高峰（min）	消退（d）	高峰（h）	消退（d）
阿托品	1.0	30~40	7~10	1~3	7~12
氢溴酸后马托品	1.0	40~60	1~3	0.5~1	1~3
托吡卡胺	1.0	20~40	0.25	0.5	<0.25
环喷托酯	0.5	30~50	1	1	0.25~1
尤卡托品	2.0~5.0	30	1/12~1/14	无作用	

2. 合成解痉药

（1）季铵类解痉药

溴丙胺太林

溴丙胺太林（propantheline bromide）又名普鲁本辛，非选择性 M 受体阻断药，治疗剂量可明显抑制胃肠道平滑肌，不同程度地减少胃液分泌。主要用于胃及十二指肠溃疡的辅助治疗，还可用于胃肠痉挛、妊娠呕吐、多汗症及遗尿症等。口服吸收不完全，食物可妨碍其吸收，宜在饭前 0.5~1 h 服用。不良反应与阿托品相似，中毒剂量也可阻断神经肌肉接头而引起呼吸麻痹。青光眼患者禁用。

噻托溴铵（tiotropium bromide）属于长效季铵类人工合成品，作用和应用与异丙托溴铵类似。其他季铵类解痉药还有甲溴东莨菪碱（scopolamine methobromide）、格隆溴铵（glycopyrronium bromide）、奥芬溴铵（oxyphenonium bromide）、奥替溴铵（otilonium bromide）等，均可用于缓解内脏平滑肌痉挛，作为消化道溃疡的辅助用药。依美溴铵（emepronium bromide）主要用于尿频、尿失禁。

（2）叔铵类解痉药

贝那替嗪

贝那替嗪（benactyzine）口服易吸收，易透过血-脑屏障，有镇静作用。有较强的胃肠道平滑肌解痉作用，还可抑制胃酸分泌，减轻胃及十二指肠溃疡患者胃痛、恶心、呕吐及消化不良等症状。抑制胃液分泌过多和胃蠕动过度，使胃肠功能趋于正常。适用于伴有焦虑症的溃疡病患者，也可用于治疗胃酸过多、肠蠕动亢进或膀胱刺激症状。青光眼患者禁用。不良反应有口干、头晕及嗜睡等。

其他叔铵类解痉药还有双环维林（dicyclomine）、羟苄利明（oxyphencyclimine）、阿地芬宁（adiphenine）和甲卡拉芬（metcaraphen）等，均有非特异性内脏平滑肌解痉作用。

（3）选择性 M 受体阻断药：选择性 M 胆碱受体阻断药对 M 胆碱受体的主要亚型有一定选择性，使其起效时不良反应相对较少。不同亚型的 M 胆碱受体主要分布部位不同，M_1 受体主要分布在神经节、胃壁细胞、唾液腺和中枢神经系统等部位；M_2 受体主要分布在心脏和中枢等；M_3 受体主要分布在腺体、胃壁细胞、平滑肌、血管内皮等部位；M_4 受体和 M_5 受体主要分布在中枢。

哌仑西平

哌仑西平（pirenzepine）是一个结构类似于丙米嗪的三环类药物，对 M_1 胆碱受体有一定的选择性阻断作用。治疗剂量时能抑制胃酸分泌，但较少出现口干和视物模糊等反应，且无阿托品样中枢兴奋作用。其对十二指肠和胃溃疡的愈合率与 H_2 受体拮抗剂西咪替丁或雷尼替丁相当，预防溃疡复发也有效。不良反应多见，目前消化性溃疡已少用。

苯环喹溴铵（bencycloquidium bromide）是 2020 年获批的我国自主研发的新药，为选择性 M_1 和 M_3 胆碱能受体阻断药，用于改善变态反应性鼻炎引起的流涕、鼻塞、鼻痒和打喷嚏症状。该药也试用于缓解慢性阻塞性肺疾病症状。

二、N 受体拮抗药

N 受体拮抗药根据其作用部位不同，可分为 N_N 胆碱受体阻断药和 N_M 胆碱受体阻断药两大类。

（一）N_N 受体拮抗药（神经节阻断药）

N_N 受体拮抗药也称神经节阻断药，能与神经节的 N_N 受体结合，竞争性地阻断 ACh 与受体结合，使 ACh 不能引起神经节细胞除极化，从而阻断了神经冲动在神经节中的传递。该类药物作用广泛，不良反应多且严重。

美卡拉明（mecamylamine）和樟磺咪芬（trimetaphan camsilate）可用于外科手术麻醉时控制性低血压。此类药物易引起嗜睡、口干、便秘、排尿困难及视物模糊等不良反应，目前已少用。

（二）N_M 受体拮抗药（骨骼肌松弛药）

N_M 受体拮抗药也称骨骼肌松弛药，作用于神经肌肉接头后膜的 N_M 受体，产生神经肌肉阻滞的作用，故亦称为神经肌肉阻滞药，为全身麻醉中的重要辅助用药。按其作用机制不同，分为除极化型肌松药和非除极化型肌松药。肌松药只能使骨骼肌麻痹，而不产生麻醉作用，不能使患者的神志和感觉消失，也不产生遗忘作用。

1. 除极化型肌松药 又名非竞争性肌松药，目前临床应用的有琥珀胆碱（succinylcholine）。该类药物的分子结构与 ACh 相似，与神经肌肉接头后膜的 N_M 胆碱受体有较强的亲和力，且在神经肌肉接头处不易被胆碱酯酶分解，产生与 ACh 相似但较持久的除极化作用，终极长期处于不应期状态，使 N_M 胆碱受体不能对 ACh 起作用，从而使骨骼肌松弛。

琥珀胆碱

【体内过程】

琥珀胆碱进入体内后即可被血液和肝中的假性胆碱酯酶迅速水解为琥珀酰单胆碱，肌松作用明显减弱；进一步水解为琥珀酸和胆碱，肌松作用消失。约 2% 药物以原形经肾排泄，其余以代谢产物的形式从尿液中排出。

【药理作用】

琥珀胆碱的肌松作用快而短暂。肌松作用从颈部肌肉开始逐渐波及肩胛、腹部和四肢。肌松部位以颈部和四肢肌肉最明显，面、舌、咽喉和咀嚼肌次之，最后导致呼吸肌麻痹。静脉注射 10～30 mg 琥珀胆碱后 1～1.5 min 即起效，可见短暂的肌束颤动，尤以胸腹部肌肉明显。约 2 min 作用达到高峰，持续时间为 5～8 min。

【临床应用】

（1）气管内插管、气管镜、食管镜检查等短时操作：对喉肌松弛作用较强，故静脉注射给药适用于气管内插管、气管镜及食管镜检查等短时操作。

（2）辅助麻醉：静脉滴注可维持较长时间的肌松作用，便于在浅麻醉下进行外科手术，减少麻醉药用量。但其可能引起强烈的窒息感，故对清醒患者禁用，可先用硫喷妥钠行静脉麻醉后再给予琥珀胆碱。

【不良反应】

（1）窒息：过量可致呼吸肌麻痹。遗传性胆碱酯酶活性低下者可能严重窒息，用时需备有人工呼吸机。

（2）肌束颤动：琥珀胆碱产生肌松作用前有短暂肌束颤动，部分患者（有25%～50%）出现术后肩胛部、胸腹部肌肉疼痛，3～5 d可自愈。

（3）血钾升高：由于肌肉持久性除极化而释放钾离子，使血钾升高。伴有大面积软组织损伤如烧伤、恶性肿瘤、肾功能损害及脑血管意外等的患者，则血钾可升高20%～30%，应禁用琥珀胆碱。

（4）心血管反应：其胆碱样作用可引起心动过缓和各种心律失常。

（5）眼内压升高：能使眼外骨骼肌短暂收缩，引起眼内压升高。禁用于青光眼、白内障晶状体摘除术。

（6）恶性高热：特异质反应尚可表现为恶性高热，为常染色体异常的遗传性疾病，为麻醉的主要死因之一，特异性解救药物为丹曲林（dantrolene）。

（7）其他：尚有增加腺体分泌，促进组胺释放等作用。

2. 非除极化型肌松药 又名竞争性肌松药（competitive muscular relaxant），能与ACh竞争神经肌肉接头的N_M胆碱受体结合，但不激动受体，竞争性阻断ACh的除极化作用，使骨骼肌松弛。抗胆碱酯酶药可拮抗其肌松作用，故过量可用适量的新斯的明解救。

本类药物中，筒箭毒碱（tubocurarine）为经典药物，但作用时间较长，用药后作用不易逆转，副作用多，现已少用。

筒箭毒碱

筒箭毒碱是南美印第安人用数种植物制成的植物浸膏箭毒（curare）中提取的生物碱，1942年首次应用于临床，是临床应用最早的典型非除极化型肌松药。

【药理作用】

（1）肌松作用：静脉注射筒箭毒碱后，快速运动肌如眼部肌肉首先松弛，然后四肢、颈部和躯干肌肉松弛，继之肋间肌松弛，出现腹式呼吸，最终可导致膈肌麻痹，呼吸停止。肌肉松弛恢复时的次序与肌松时相反，即膈肌麻痹恢复最快。

（2）组胺释放作用：可促进体内组胺的释放，表现为组胺样皮疹、支气管痉挛、低血压和唾液分泌等症状。

（3）神经节阻滞作用：常用量既有自主神经节阻滞作用，又可部分抑制肾上腺髓质的分泌，故可造成血压下降。

【临床应用】

为麻醉辅助药，适用于胸腹部手术及气管内插管等。

【禁忌证】

重症肌无力、支气管哮喘和严重休克患者禁用。

其他非除极化型肌松药还有米库氯铵（mivacurium）、维库溴铵（vecuronium）、哌库溴铵（pipecuronium）、罗库溴铵（rocuronium）、阿曲库铵（atracurium）和泮库溴铵（pancuronium）等，它们在起效时间和维持时间上存在差异，目前已基本上取代了筒箭毒碱，用做麻醉辅助药。

第二节 胆碱酯酶复活药

胆碱酯酶复活药属于肟类化合物，常用的药物有氯解磷定、碘解磷定、双复磷等。该类药的药理作用、作用机制、临床应用均相似。

氯解磷定

【体内过程】

氯解磷定（pralidoxime chloride）水溶性高，水溶液稳定，无刺激性，可以制成注射剂供肌内注射或静脉注射。肌内注射易吸收，迅速分布至全身。在肝代谢，肾排泄较快，体内无蓄积作用。$t_{1/2} < 1\,h$，临床需多次重复给药。

【药理作用】

氯解磷定可使被有机磷酸酯类抑制的 AChE 恢复活性，解除有机磷酸酯类中毒症状。氯解磷定分子中带正电荷的季铵氮与磷酰化 AChE 的阴离子以静电引力结合，使氯解磷定的肟基（=N–OH）与中毒酶的磷酰基呈共价键结合形成复合物，然后裂解产生无毒的磷酰化氯解磷定由尿中排出，同时使 AChE 游离而恢复其活性。氯解磷定还能与体内游离的有机磷酸酯类直接结合，形成无毒的磷酰化氯解磷定由尿中排出，阻断游离的有机磷酸酯类再与 AChE 结合，从而阻断中毒的继续发展。

【临床应用】

氯解磷定主要用于中度和重度有机磷酸酯类中毒的解救。其对 AChE 的复活效果随不同有机磷酸酯类而异，对内吸磷、马拉硫磷和对硫磷中毒的疗效较好；对敌百虫、敌敌畏中毒的疗效稍差；对乐果中毒则无效，因乐果中毒时所形成的磷酰化 AChE 比较稳定，AChE 活性不易恢复，加之乐果乳剂含有苯，可能同时有苯中毒。

氯解磷定对骨骼肌作用明显，可使中毒引起的肌束颤动明显减轻或消失。不易透过血-脑屏障，对中枢中毒症状疗效不佳；不能直接对抗体内已积聚的 ACh，故必须与阿托品合用。由于对"老化"酶解毒效果差，故应及早使用。其半衰期约 1.5 h，抢救时需要反复用药。

【不良反应】

较少，偶见轻度头痛、头晕、恶心、呕吐等。注射速度过快可出现眩晕、视物模糊、动作不协调等。剂量过大，可引起神经肌肉接头阻滞，甚至导致呼吸抑制。

拓展阅读 颠茄扩瞳的秘密

思 考 题

1. 简述阿托品的药理作用和临床应用。
2. 简述阿托品的不良反应。
3. 简述琥珀胆碱的不良反应。

（刘 明）

第九章 抗胆碱药

更多数字资源详见新形态教材网

- 学习目标
- 思维导图
- 拓展阅读
- 微课
- 自测题
- 本章小结
- 教学课件

第十章
局部麻醉药

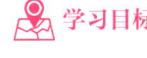

学习目标

思维导图

情境（案例）导入

患者，男，40岁。因右手示指切割伤，伤口较深且出血，被紧急送往医院就诊。查体：右手示指近节指腹处有一长约3厘米的斜行开放性伤口，伤口边缘不整齐，肌腱部分外露，需进行清创缝合手术。考虑手术范围较小，采用局部麻醉方式实施手术。局麻药物选用2%利多卡因溶液，并按1：200 000的比例加入肾上腺素。麻醉时边注药边询问患者感受，观察有无异常反应。患者在注射时诉有轻微胀痛感，无其他不适症状。2~3分钟后，手术区域痛觉明显减退，仅感觉到轻微触碰感。术中患者意识清醒，能正常交流，未诉手术部位疼痛，手术共缝合5针，历时约30分钟。

问题与思考：

1. 在该病例中，为什么局部麻醉药物利多卡因中要加入肾上腺素呢？
2. 针对该病例局部麻醉的护理用药注意事项有哪些？

第一节 局部麻醉药的共性

麻醉是由药物或其他方法产生的一种中枢神经和（或）周围神经系统的可逆性的功能抑制，以达到无痛的目的，为手术治疗或者医疗检查等提供必要的条件。麻醉药（anesthetics）是指暂时、可逆性抑制整个机体或机体局部神经传导和（或）引起意识消失，消除或减轻手术等伤害性刺激引起的感受和反应，以利于手术进行的药物。根据药物作用的范围，可将麻醉药分为局部麻醉药和全身麻醉药。

局部麻醉药（local anesthetics）简称局麻药，是一类能在用药局部可逆地阻断感觉神经冲动发生与传递的药物，在意识清醒的条件下，引起局部感觉尤其是痛觉暂时消失，而药效消失后，神经功能可恢复正常。

一、局部麻醉药的作用机制

目前公认的学说认为局麻药主要是通过与神经细胞膜Na^+通道上的一个或多个位点结合而发挥作用。神经细胞膜的Na^+通道属于电压门控性离子通道，其开放和关闭受控于细胞膜电位的变化。局麻药可直接与神经细胞膜上的Na^+通道相互作用而抑制Na^+内流，通过阻止动作电

表 10-1　各类神经纤维对局麻药阻滞作用的敏感性

神经纤维类型	解剖学定位	髓鞘	直径（μm）	传导速度（m/s）	功能	阻滞敏感性
A 型						
α	肌肉的传出纤维	丰富	6～22	10～85	运动	+
β	皮肤关节的传入纤维	丰富	5～12	30～70	本体感觉	++
γ	肌梭的传出纤维	丰富	3～6	15～35	肌张力	++
δ	感觉神经传入纤维	丰富	1～4	5～25	痛觉 温度觉 触觉	+++
B 型	交感神经节前纤维	少	<3	3～15	血管舒缩 内脏运动 汗腺分泌 竖毛	++++
C 型						
交感神经	交感神经节后纤维	无	0.3～1.3	0.7～1.3		++++
背根	感觉神经和外周神经传入纤维	无	0.4～1.2	0.1～2	痛觉	++++

位的产生和神经冲动的传导，干扰神经除极来阻止疼痛信号传导。同时使神经纤维兴奋阈升高、传导速度减慢、动作电位幅度降低，直至完全丧失产生动作电位的能力，从而产生局麻作用。

局麻药以非解离型状态进入细胞内，然后解离型与细胞膜内侧的 Na^+ 通道结合，从而阻断 Na^+ 通道。不同局麻药的作用强度与其解离速率、解离常数（pK_a）及体液 pH 密切相关。各类神经纤维对局麻药的敏感性不同，其中自主神经纤维、直径小的无髓鞘 C 型纤维（介导痛觉）和有髓鞘的 Aδ 纤维（介导痛觉和温度觉）对局麻药的作用敏感，首先被阻滞；而直径大的有髓鞘 Aγ、Aβ 和 Aα 纤维（分别介导本体感觉、触觉、压觉和运动觉）敏感性较前者差（表 10-1）。因此，局麻药首先引起痛觉消失，其次是温度觉、触觉和深部压觉，最后才是运动功能消失，而神经冲动传导的恢复则按相反的顺序进行。

二、局部麻醉药的药理作用

1. 局麻作用　低浓度局麻药能阻断感觉神经冲动的产生和传导，使局部感觉、痛觉、触觉和压觉等逐渐消失；较高浓度对神经系统的任何部分和外周神经、中枢神经、自主神经、运动神经等各类神经纤维都有阻断作用，使其失去兴奋性和传导性，动作电位消失。在局麻药作用下，首先消失的是持续性钝痛（如压痛），其次是短暂性锐痛，然后是温觉、触觉、压觉，最后受阻滞的是运动功能。局麻效果消失后，神经冲动恢复的顺序则相反。

2. 吸收作用　如果应用剂量适当，给药部位准确，局麻药的应用是相对安全的，但剂量过大、浓度过高或将药物误注入血管内，当血中药物达到一定浓度时可诱发严重的全身毒性反应。

（1）中枢神经系统：局麻药脂溶性高，易进入中枢神经系统。其导致中枢神经系统毒性既有抑制作用也有兴奋作用。中枢抑制性神经元对局麻药比兴奋性神经元更为敏感，抑制性神经元被抑制后导致中枢神经系统脱抑制，而出现兴奋症状，初期表现为兴奋、寒战、眩晕、惊恐不安、多言、震颤、焦虑和听觉异常，甚至发生神志错乱和阵挛性惊厥。如果局麻药剂量过大或静脉注射过快，可以从最初的兴奋症状迅速进入抑制状态，表现为抽搐发作停止、呼吸抑制甚至呼吸停止。若剂量继续增加，可引发整个中枢神经系统的抑制，导致昏迷，甚至造成死亡。静脉注射地西泮可防止惊厥发作。中毒晚期注意维持呼吸。普鲁卡因易影响中枢神经系统，因此常被利多卡因取代。

（2）心血管系统：局麻药吸收后均对心肌产生剂量依赖性的负性肌力作用，中毒浓度时导致心肌收缩力降低、舒张期容积增加、室内压力下降和心排血量降低。极高的局麻药浓度会使PR间期延长、QRS波增宽，导致窦性心动过缓和窦性停搏。少数患者应用小剂量局麻药会引起心室颤动导致心搏骤停。布比卡因较易发生室性心动过速和心室纤颤，而利多卡因则具有抗室性心律失常作用。高浓度的局麻药也能阻滞神经节，加重心血管毒性反应。

（3）变态反应：少数患者应用局麻药后会出现荨麻疹、支气管痉挛、喉头水肿等变态反应，酯类局麻药引起变态反应远比酰胺类多，可改用酰胺类局麻药。

（4）高敏反应：指患者接受小剂量或其用量低于常用剂量发生晕厥、呼吸抑制、循环衰竭等毒性反应初期症状，应该考虑为高敏反应，一般与个体差异有关。

三、影响局部麻醉药作用的因素

1. 体液pH 局麻药为弱有机碱（pH多在8~9），在体内呈离子型和非离子型两种形式，在非解离状态下为微溶于水的胺类。只有非解离碱基的亲脂性高，易透过细胞膜，可通过间质组织扩散，并穿过神经膜，故临床多应用其水溶性盐，即盐酸盐。体液pH高时，非离子型较多，脂溶性高，易穿透细胞膜进入神经细胞而起作用，局麻效果较强；体液pH低时，离子型较多，局麻效果降低。炎症区域和坏死组织的pH降低，局麻药的作用减弱，所以在切开脓肿术前，如将局麻药直接注入脓腔就不易取得局麻效果，必须在脓腔周围做环形浸润才能生效。在对离体神经进行阻滞时，在局麻药溶液中加入碳酸氢钠后阻滞起效更迅速，最低有效阻滞浓度有所降低。

2. 药物剂量 药物剂量的大小是影响局麻药作用潜伏期、阻滞深度和持续时间的重要因素。通过增加药液容积或药液浓度都可以增加药物剂量。麻醉药溶液容积可能会影响局麻药扩散的范围。超声引导下神经阻滞技术的出现使进针位置极其精准，在相同扩散范围下，更易阻滞神经纤维，使用较常规神经阻滞技术时所推荐的局麻药剂量更小的量即可获得满意的阻滞效果。但局麻药按照一级消除动力学消除，半衰期保持不变，增加药物浓度与延长局麻药时间不成正比，故单纯增加局麻药的浓度并不能延长局麻药作用时间，反而加快吸收，易引起毒性反应。此外，局麻药的给药部位不同，在体内的吸收速度也不一样，主要与给药部位的血供成正比。不同给药途径后局麻药物的血药浓度呈下列递减顺序：气管内（吸收快）、肋间神经、骶丛、硬膜外、臂丛、坐骨神经、皮下注射（吸收慢）。将局麻药做成控释制剂或缓释制剂可显著延长药物作用时间。

3. 血管收缩药的使用 血管收缩可以减慢局麻药的吸收，既能延长局麻药作用时间，又防止局麻药发生累积，一般在应用局麻药时加入微量肾上腺素以收缩血管。临床上使用的溶液通常含有5 μg/mL或1∶200 000肾上腺素。肾上腺素明显延长短效局麻药（如利多卡因）局部浸润麻醉和外周神经阻滞的持续时间；应用长效局麻药（如布比卡因）行硬膜外及外周神经阻滞时，肾上腺素仅可轻度加强阻滞效果，而对延长阻滞时间则几乎没有作用。在侧支循环较差的解剖部位，如手指、足趾及阴茎等，将血管收缩药与局麻药配伍使用，可能产生局部组织坏死和坏疽，应禁用肾上腺素。

4. 局麻药混用 一般将起效较快的短效局麻药与起效慢的长效局麻药合用。临床上多采用顺序注药法，即按照先后顺序先注入显效快的药物，再在适当时机给予长效药物。例如将利多卡因与丁卡因合用进行硬膜外麻醉。

四、局部麻醉药的临床应用

局部麻醉是指患者在不伴有意识消失或重要生命体征损害的情况下使部分身体失去感觉的一种麻醉方法。不同局麻药的作用特点不同，临床应用亦不相同，其应用与选择见表10-2。

表 10-2 常见局麻药的临床应用

药物	表面麻醉	浸润麻醉	阻滞麻醉	蛛网膜下腔麻醉	硬膜外麻醉
普鲁卡因		√	√	√	√
丁卡因	√		√	√	√
利多卡因	√	√	√	√	√
布比卡因			√	√	√
甲哌卡因	√	√	√		√
罗哌卡因		√	√	√	√
依替卡因		√	√		√

1. **表面麻醉（surface anesthesia）** 将穿透性较强的局麻药涂于黏膜表面，使其透过黏膜而阻滞位于黏膜下的神经末梢，产生麻醉。适用于眼、鼻、口腔、喉、气管、支气管、食管、生殖泌尿道等黏膜部位的浅表手术。常用药物为丁卡因（1%～2%）、利多卡因（2%～4%）。其余的局麻药则需要加入低浓度血管收缩药来加以辅助。由于局麻药黏膜吸收的速度不亚于静脉注射，因此用药过程中要分次给药，用量不得超过常用量。

2. **浸润麻醉（infiltration anesthesia）** 将局麻药注入皮下或手术切口部位，使局部的神经末梢麻醉，适用于浅表小手术，优点是麻醉效果好，对机体的正常功能无影响。缺点是较小的麻醉区域也需较大的用量，在做较大的手术时，因所需药量较大而易产生全身毒性反应。常用药物为利多卡因（0.5%～1.0%）、普鲁卡因（0.5%～1.0%）。在溶液中加少量肾上腺素可延长浸润麻醉的时间，且合用后局麻药剂量可有所增加。

3. **阻滞麻醉（block anesthesia）** 又称为传导麻醉（conduction anesthesia），将局麻药注射到外周神经干附近，阻断神经冲动传导，使该神经所支配的区域麻醉。阻断神经干所需的局麻药浓度较麻醉神经末梢所需的浓度高，但用量较后者少，麻醉区域大，常用四肢、面部及口腔手术。常用药物为普鲁卡因（0.5%～2%）、利多卡因（1%～2%）或布比卡因（0.25%～0.5%）。

4. **蛛网膜下腔麻醉（subarachnoidal anesthesia）** 又称脊髓麻醉或腰麻（spinal anesthesia），是指将局麻药注入腰椎蛛网膜下腔，多见于下腹部、下肢和会阴部手术。常用药物为普鲁卡因、丁卡因和布比卡因。为了控制药物扩散，通常将药物配成高比重或低比重溶液。普鲁卡因溶液通常比脑脊液比重大，如将其溶解在脑脊液或10%葡萄糖溶液中，其比重高于脑脊液，如用注射用水溶解其比重低于脑脊液。患者取坐位或头高位时，高比重溶液可扩散到硬脊膜腔的最低部位，相反，低比重溶液有扩散到颅腔的危险。

蛛网膜下腔麻醉术中并发症有呼吸麻痹和血压下降，后者主要是由于麻醉平面以下血管失去神经支配后血管舒张所致，因此维持足够的血容量至关重要。可先快速静脉输液

200～300 mL 以扩充血容量，静脉注射麻黄碱可以纠正低血压。

5. **硬膜外麻醉（epidural anesthesia）** 将药液注入硬膜外腔，麻醉药沿着硬膜外腔扩散，穿过椎间孔阻断神经根。硬膜外腔位于黄韧带后方和硬脊膜前方，上止于枕骨大孔，不与颅腔相通，故药液不扩散至脑组织，无腰麻时头痛或脑脊膜刺激现象。临床上最常用的方法是插入硬膜外导管，以便持续或反复多次给药。硬膜外麻醉可通过穿刺骶裂孔（骶管麻醉）、腰段、胸段或颈段硬膜外腔完成。常用药物为利多卡因（1.5%～2%）、丁卡因（0.25%～0.33%）、布比卡因（0.5%～0.75%）和罗哌卡因（0.75%）。对于肌松要求高的腹部手术，常用浓度较高的丁卡因（0.33%）和布比卡因（0.5%～0.75%），此时可以产生交感、躯体感觉和躯体运动神经的阻滞。对于肌松要求不高的下肢和腰部手术，可用中等浓度丁卡因（0.25%）、利多卡因（1.6%）和布比卡因（0.375%），此时主要产生躯体感觉神经的阻滞。

硬膜外麻醉和蛛网膜下腔麻醉的不同之处在于两者所用的药物剂量相差较大，硬膜外麻醉的药物剂量较蛛网膜下腔大 5～10 倍。如将硬膜外腔的药物误入蛛网膜下腔，可导致全脊髓麻醉，很快引起呼吸和心跳停止，故应十分谨慎。此外，硬膜外腔给予局麻药后，由于血供丰富，血浆中局麻药浓度会明显升高而易产生毒性症状。局麻药中加入微量肾上腺素会使硬膜外麻醉的时间延长，全身毒性反应减轻。

五、不良反应

1. **毒性反应** 主要表现为中枢神经和心血管系统的毒性。应以预防为主，包括：掌握药物浓度和一次允许的极量，使用局麻药物安全剂量；在局麻药液中加入血管收缩药延缓吸收；注药时注意回吸有无血液，避免血管内意外给药；警惕毒性反应先兆症状；麻醉前纠正患者的病理状态如高热、低血容量、贫血、酸中毒等，术中避免缺氧和 CO_2 蓄积；采用分次小剂量注射的方法等。小儿、孕妇、肾功能不全患者应适当减量。

2. **变态反应** 较为少见，在少量用药后立即发生类似过量中毒的症状，轻者出现皮肤斑疹、血管性水肿，重者表现为喉头水肿、支气管痉挛、呼吸困难乃至肺水肿、循环衰竭等。酯类比酰胺类变态反应发生率高。

3. **其他** 局麻药用于椎管内阻滞时浓度过高或时间过长可能诱发神经损害，原有神经系统疾病、脊髓外伤或炎症等神经细胞对麻醉药较为敏感，容易诱发或加重神经并发症。局麻药合用肾上腺素不宜用于缺乏侧支循环的部位。

第二节　常见局麻药

局麻药根据中间链不同分为酯类局麻药和酰胺类局麻药。依据局麻药作用时效的长短分为短效局麻药如普鲁卡因和氯普鲁卡因；中效局麻药如利多卡因、甲哌卡因和丙胺卡因；长效局麻药如布比因、丁卡因、罗哌卡因和依替卡因。

一、酯类局麻药

普鲁卡因

普鲁卡因（procaine）是最早合成的短效酯类局部麻醉药，其盐酸盐又称奴佛卡因（novocaine），毒性较小，应用较广。其盐酸盐水溶液不稳定，受热、见光、久贮易氧化变色，局麻效应下降。该药局部麻醉时效短，注射后 1～3 min 起效，作用可维持 45～60 min，加入少量肾上腺素可使作用时间延长到 1～2 h。普鲁卡因在血浆中能被酯酶水解，代谢速度快。普鲁卡因亲脂性低，pK_a高，在生理 pH 范围呈高离解状态，故其扩散和穿透力较差，不宜用于表面麻醉，较少用于硬膜外麻醉。

主要用于浸润麻醉、阻滞麻醉和蛛网膜下腔麻醉。局部注射液浓度多为 0.25%～1.0% 普鲁卡因溶液适用于局部浸润麻醉，其他神经阻滞可用 1.5%～2.0% 的溶液，一次入量以 1.0 g 为限。3%～5% 的浓度可用于蛛网膜下腔阻滞，但不可超过 1.5 g。其麻醉时间短，可加入 1∶200 000 肾上腺素以延长作用的时间。不宜与葡萄糖液配伍，因可使其局麻作用降低。

常用剂量很少引起不良反应，用药过量可出现中枢神经系统和心血管系统毒性。少数患者出现过敏反应，有时出现过敏性休克，故用药前应询问患者过敏史，对有过敏性体质的患者应做皮内试验。对本品过敏者可用利多卡因代替。

丁卡因

丁卡因（tetracaine）又称为地卡因（dicaine）或潘妥卡因（pontocaine），是最早应用的长效酯类局麻药。化学结构与普鲁卡因相似，麻醉效能比普鲁卡因强 8～10 倍，毒性强 10～12 倍。具有较强的穿透黏膜的能力，常用于表面麻醉。临床常用于眼、耳、鼻、喉等手术的表面麻醉。眼科常以 1% 等渗液做角膜表面麻醉，鼻腔黏膜和气管表面麻醉常用 2% 的溶液。与神经组织结合快而牢固，且作用迅速，1～3 min 起效，作用可维持 2～3 h，故可用于硬膜外阻滞、蛛网膜下腔阻滞、神经传导阻滞、黏膜表面麻醉。可与利多卡因混合应用于传导麻醉和硬膜外麻醉，以延长作用时效并减小毒性反应。

丁卡因毒性大，一般不用于浸润麻醉。本品与普鲁卡因可能有交叉过敏反应，故对普鲁卡因或具有对氨基苯甲酸结构的药物过敏者慎用。与其他局麻药合用时，本品应减量。

二、酰胺类局麻药

利多卡因

利多卡因（lidocaine）又称塞罗卡因（xylocaine），是酰胺类局麻药的原形药，属中效局麻药。其盐酸盐水溶液稳定，长时间贮存不分解。与相同浓度的普鲁卡因相比，利多卡因起效快，经胃肠外途径给药后迅速吸收，也能经胃肠道和呼吸道吸收。同时，该药穿透力强、弥散广、起效快、作用强而持久，且安全范围大，能透过黏膜，无明显扩张血管作用的特点，故可用于各种局麻方法。主要用于浸润麻醉、硬膜外麻醉、表面麻醉（包括在胸腔镜检查或腹腔手术时作黏膜麻醉用）及神经传导阻滞，是酯类局麻药过敏患者的替代选择。蛛网膜下腔阻滞范围不易调节，临床并不常用。

利多卡因易通过胎盘进入胎儿体内，故分娩前使用时应注意用药剂量。利多卡因经血液吸收后或静脉给药，对中枢神经系统有明显的兴奋和抑制双相作用。利多卡因还可用于治疗心律失常，是治疗室性心律失常的常用药物（详见抗心律失常药物）。利多卡因一般不引起过敏反应；但毒性反应发生率比普鲁卡因高，剂量过大，有致心脏停搏的危险，使用时要严格控制用量。

布比卡因

布比卡因（bupivacaine）为长效酰胺类局麻药，局麻作用比利多卡因强 3～4 倍，维持时间为 5 h。渗透力与弥散不如利多卡因，主要用于浸润麻醉、阻滞麻醉、硬膜外麻醉和蛛网膜下腔麻醉。胎儿/母亲血的浓度比例为 0.3 左右，所以产科应用较安全，对新生儿无明显抑制。也可用于酯类局麻药过敏患者。布比卡因心血管毒性较强，严重时可导致室性心律失常和

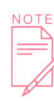

致死性心室颤动，特别在酸中毒、低氧血症时尤为严重，使用时要格外注意。

左旋布比卡因（levobupivacain）是布比卡因的左旋体，比布比卡因有更好的安全性和较少的中枢神经系统和心脏毒性。用于外科和产科局部或区域麻醉，以及手术后疼痛的控制。

罗哌卡因

罗哌卡因（ropivacaine）为单一对映体结构（S-罗哌卡因），对神经阻滞效能大于利多卡因，小于布比卡因，作用维持时间长，为长效局麻药。罗哌卡因的中枢神经系统毒性和心血管系统毒性均比布比卡因小。主要用于急性疼痛、硬膜外麻醉、神经阻滞麻醉等。

第三节　局部麻醉药的用药护理

一、一般护理

局麻药对机体影响小，一般无须特殊护理；门诊手术者若术中用药多、手术过程长，应于术后休息经观察无异常后方可离院，并告诉患者若有不适，即刻求诊。

二、局麻药物不良反应及护理

局麻药不良反应包括局部和全身性不良反应。局部不良反应多为局麻药和组织直接接触所致，若局麻药浓度高或与神经接触时间过长可造成神经损害，故用药必须遵循最小有效剂量和最低有效浓度的原则。

全身不良反应包括高敏反应、变态反应、中枢神经毒性和心脏毒性反应。应用小剂量局麻药即发生毒性反应者，应疑为高敏反应。一旦发生立即停药，并积极治疗。绝大部分局麻药过敏者是对酯类药过敏，对疑有变态反应者可行结膜、皮内注射或嗜碱粒细胞脱颗粒试验。为防止过敏反应发生，建议选用不易过敏的酰胺类局麻药。

中枢毒性按程度依次表现为舌或口唇麻木、头痛、头晕、耳鸣、视物模糊、眼球震颤、言语不清、肌颤搐、语无伦次、意识不清、惊厥、昏迷、呼吸停止；心血管毒性表现为心肌收缩力降低、传导速度减慢、外周血管扩张。

麻醉过程中注意患者的呼吸、血压及皮肤改变等，注意有无呼吸困难、低血压和荨麻疹等过敏反应的表现。患者一旦发生过敏反应，应首先停药，保持呼吸道通畅并予以吸氧。低血压者应适当补充血容量，紧急情况下可应用血管活性药物，同时应用皮质激素和抗组胺药物治疗。可静脉注射地西泮控制惊厥的发作。

局麻药护理原则重点在于预防，如注射局麻药前须反复进行"回抽试验"，证实无气、无血、无脑脊液后方可注射。控制药物用量，对体质衰弱者及血液循环丰富的注药部位予以酌减用量。麻醉前预防性应用巴比妥类或苯二氮䓬类药物，并加强观察和积极处理毒性反应，可采取吸氧、镇静，必要时气管内插管。药液内加入适量肾上腺素，但不能用于指（趾）、阴茎神经阻滞（易导致缺血而发生坏死），且高血压、心脏病、老年患者忌用。

拓展阅读　局部麻醉药的历史

思 考 题

1. 局麻药的作用机制是什么？
2. 局麻药的中枢神经系统毒性和心血管系统毒性如何防治？
3. 简述局麻药的临床应用。

（班　涛）

更多数字资源详见新形态教材网

- 学习目标
- 思维导图
- 拓展阅读
- 微课
- 自测题
- 本章小结
- 教学课件

第三篇

中枢神经系统药物

第十一章

全身麻醉药

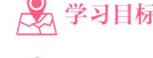

情境（案例）导入

患者，女，34岁。因子宫肌瘤需行腹腔镜下子宫肌瘤剔除术。进入手术室后，开放静脉通路，监测心率等生命体征，先给予咪达唑仑进行诱导前镇静，随后依次静脉注射丙泊酚、舒芬太尼、顺阿曲库铵进行麻醉诱导，待患者意识消失、肌肉松弛良好后，气管插管连接麻醉机行机械通气。手术进行中采用持续静脉输注丙泊酚及间断追加舒芬太尼维持麻醉深度。术中约40分钟，心电监护显示患者心率突然加快（75次/分上升至120次/分），收缩压从120 mmHg左右降至80 mmHg以下，血氧饱和度维持在90%左右。经评估考虑是全身麻醉药过量所致。迅速暂停丙泊酚的输注，加快输液速度扩容，静脉注射麻黄碱提升血压、阿托品调节心率，患者心率逐渐回稳，血压回升，血饱和度恢复95%以上，手术得以继续进行，患者苏醒后返回病房。

问题与思考：
1. 为什么会出现心率加快、血压下降等麻醉药过量的不良反应？
2. 在全身麻醉过程中需要注意哪些用药护理的问题？

第一节 概 述

全身麻醉药（general anesthetics）简称全麻药，是具有麻醉作用，能可逆性抑制中枢神经系统功能，引起暂时性感觉、意识和反射消失，骨骼肌松弛，以便进行外科手术的药物。

全身麻醉药分为吸入性麻醉药和静脉麻醉药。为了获得满意的麻醉效果，通常将吸入麻醉药和静脉麻醉药联合使用，此外常根据患者情况和手术要求加入一定剂量的麻醉辅助药。

1. 作用机制 全麻药可通过呼吸吸入或静脉给药。其作用机制尚未完全阐明，比较重要的理论是配体门控离子通道学说和脂质学说。

配体门控离子通道学说研究表明，全麻药可通过抑制兴奋性递质（如N-甲基-D-天冬氨酸，NMDA）和增强抑制性神经递质（如γ-氨基丁酸，GABA）两种途径发挥作用。$GABA_A$受体是一种配体门控离子通道，激活后能增加氯离子内流进而产生超极化。全麻药（除氯胺酮、氙气和氧化亚氮外）作用于$GABA_A$受体上的不同位点，显著增强GABA介导的电流，抑制中枢传导。氯胺酮、氙气和氧化亚氮可通过非竞争性方式阻断NMDA受体，降低中枢兴奋性，从而产生麻醉效应。NMDA 受体也参与疼痛传导的终止，有些麻醉药具有镇痛效应。

2. 药物间相互作用 阿片类镇痛药、镇静催眠药均能增强本类药的麻醉作用，合用时麻醉药用量应适当减少。骨骼肌松弛药亦可增强本类药的肌松效果，合用时肌松药剂量宜减半。氧化亚氮和氟烷可增加心肌对儿茶酚胺的敏感性，而 β 受体阻断药能增强含氟麻醉药对心脏的抑制作用。

第二节 吸入性麻醉药

麻醉药经呼吸道吸入，产生中枢神经系统抑制，使患者意识消失而不感到周身疼痛，称为吸入麻醉。吸入麻醉容易控制，比较安全、有效，是全身麻醉的主要方法，其麻醉深浅与药物在脑组织中的分压有关。吸入性麻醉药（inhalational anesthetics）是一类挥发性液体或气体药物，主要通过呼吸道吸入而达到麻醉效果。

一、吸入麻醉药特点

气体类吸入麻醉药主要是氧化亚氮，因麻醉效价低，现被其他更安全的药物代替。

1. 体内过程

（1）吸收：吸入麻醉药是挥发性液体或气体，具有高脂溶性，易透过生物膜，通过肺泡扩散吸收入血，转运进入脑组织，从而产生麻醉效应。肺通气量和血流量越大，药物吸收速率越快；肺泡与静脉血间的分压差越大，血液摄取速度也越快。血气分配系数是指血中药物浓度与吸入气体中药物浓度达到平衡时浓度的比值。高血气分配系数的药物（如甲氧氟烷、乙醚）在血中的溶解度较大，导致麻醉诱导时间延长，因其在血中溶解较多，达到平衡状态较慢。提高吸入气中药物浓度可以缩短诱导期，而这些药物停止给药后，血中浓度下降也较慢，因此苏醒期较长。血气分配系数小的药物（如氧化亚氮）则诱导和苏醒较为迅速。吸入麻醉药的吸收及其作用的深浅快慢，取决于最低肺泡有效浓度（minimum alveolar concentration，MAC），即能使 50% 患者痛觉消失的肺泡气体中的药物浓度，单位为 Vol%。每种吸入麻醉药均有恒定的 MAC 值，其值越低，该药的麻醉作用越强。

（2）分布：吸入麻醉药吸收入血后在组织中的分布速度主要取决于该组织的血流速度，中枢神经系统血流快且血供丰富，吸入麻醉药脂溶性高，易透过血-脑屏障进入脑组织而发挥作用。脑中药物浓度与血中药物浓度达平衡时的比值称为脑血分配系数。脑血分配系数越大，药物越容易进入脑组织，麻醉作用发挥越快。

（3）消除：吸入麻醉药主要经肺呼出而消除，肺通气量大、脑血和血气分配系数较低的药物消除越快，患者从麻醉状态苏醒的时间越短；反之，消除越慢，苏醒的时间越长。各药的特点见表 11-1 所示。

2. 药理作用

（1）中枢神经系统作用：吸入麻醉药对中枢神经系统具有抑制作用。中枢神经系统的不同部位对全麻药的敏感性不同，先抑制大脑皮质，最后是延脑。延髓呼吸中枢和血管运动中枢对全麻药最不敏感，故高浓度才能导致呼吸和循环衰竭。

（2）心血管系统作用：除氧化亚氮外，含氟吸入麻醉药均能使全身动脉血压下降。氟烷和氧化亚氮可增加心肌对儿茶酚胺的敏感性。

（3）呼吸系统作用：吸入麻醉药均有扩张支气管和降低呼吸中枢对 CO_2 敏感性的作用，

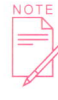

表 11-1　常见吸入性麻醉药特性

药物	血气分配系数	脑血分配系数	MAC（Vol%）	诱导期	骨骼肌松弛
氟烷	2.3	2.9	0.75	短	差
异氟烷	1.4	2.6	1.15	短	好
恩氟烷	1.8	1.4	1.68	短	好
七氟烷	0.65	1.7	2.0	短	好
氧化亚氮	0.47	1.06	100	短	很差
乙醚	12.0	1.14	1.92	长	很好

以恩氟烷最强。

（4）骨骼肌松弛作用：除氧化亚氮外，含氟吸入麻醉药产生不同程度的骨骼肌松弛作用。

（5）子宫松弛作用：除氧化亚氮外，吸入麻醉药均能明显松弛子宫平滑肌，使产程延长，产后出血增多。

3. 不良反应

（1）呼吸和心脏抑制：几乎所有的全身麻醉药均明显抑制或阻断呼吸功能。全麻时使用气管内插管是减少患者窒息死亡的主要手段。

（2）胃内容物被吸入肺：麻醉时呕吐反射消失，咳嗽反射减弱，食管下段括约肌张力降低，食管反流并被吸入至肺的危险增加，导致支气管痉挛和手术后肺部炎症。

（3）恶性高热（malignant hyperthermia）：恶性高热是麻醉期极为罕见的严重并发症，表现为心动过速、血压升高、酸中毒、高血钾、肌肉僵直和体温异常升高。以氟烷和琥珀胆碱合用引起最多。应立即停用麻醉药物并使用丹曲林（dantrolene）进行对症处理，同时降低体温以及纠正电解质紊乱和酸碱平衡失调。

（4）肝、肾损害：氟烷减少肝脏及其他内脏的血流，在少数患者可导致爆发性肝坏死，称氟烷性肝炎（halothane hepatitis），发生率在 0.01% 左右。重症典型患者在氟烷全麻后 2~5 d 出现发热、食欲缺乏、恶心、呕吐，有时伴有皮疹和外周嗜酸性粒细胞增多。病情快速进展导致暴发性肝坏死，肝功能衰竭，病死率高达 50% 以上。对肾损害仅见于甲氧氟烷，表现为多尿、尿渗透压降低和尿比重低、尿素清除率低，升压素一般难以纠正。

（5）局部刺激性：乙醚的局部刺激性很强，可引起呛咳、喉头痉挛和反射性呼吸停止，并引起呼吸道分泌增加。

（6）心律失常：氟烷麻醉时，常见窦性心动过缓和房室交界心律，但通常转归良好。还可引起室性心律失常，尤其在缺氧和呼吸性酸中毒时更易发生。

（7）对手术室工作人员的影响：手术室工作人员长期吸入全麻药有可能致头痛、警觉性降低和孕妇流产。

二、常见吸入麻醉药

氟烷

氟烷（fluothane）为临床最早使用的含氟吸入麻醉药，室温下为无色透明液体，略带水果香味。对光敏感，易自行降解。

本药麻醉效能高，诱导迅速、舒适、平稳、苏醒快，最常用于儿童及术前难以静脉置管者。麻醉深度较易调节，但分期不够明显，安全范围较小。本药镇痛和肌肉松弛作用都较弱，一般需加用阿片类镇痛药或肌肉松弛药。当与拟肾上腺素药合用且患者处于酸血症或缺氧状态时，易诱发心律失常。

恩氟烷

恩氟烷（enflurane）全身麻醉效能高，有中等镇痛作用。对循环系统有抑制作用，血压下降与麻醉深度呈平行关系，可作为麻醉深浅的标志。对呼吸有明显抑制作用，对子宫平滑肌有一定抑制作用，深麻醉时可增加分娩和剖宫产的出血。可降低眼内压，故适用于眼科手术。用于全身麻醉的各类手术，但癫痫和颅内压增高者一般不宜使用。不良反应为抑制呼吸循环、兴奋中枢及肝肾损害。

异氟烷

异氟烷（isoflurane）为恩氟烷的异构体，麻醉诱导和复苏均较快。适应证为全身麻醉的诱导及维持。诱导时出现咳嗽，可刺激喉痉挛，可发生呼吸抑制及低血压。复苏期可出现寒战、恶心以及呕吐。对本品或其他卤化麻醉药过敏者、使用本品后发生恶性高碳酸血症者及孕妇（剖宫产除外）禁用。

地氟烷

地氟烷（desflurane）为异氟烷的氟代氯化合物，麻醉的诱导及苏醒均迅速，易于调节麻醉深度。因对气道有刺激性，临床上很少单独加氧用于麻醉诱导，一般静脉麻醉诱导后，单独吸入地氟烷或加用60%氧化亚氮进行麻醉。适用于心脏手术及严重肝、肾功能障碍患者，以及门诊手术和一些特殊类型的要求术后快速苏醒的手术。对婴儿和儿童只可作维持麻醉，不可作为诱导麻醉。

七氟烷

七氟烷（sevoflurane）为澄清、无色透明液体，无恶臭味。麻醉深度可随吸入浓度而快速改变，易于控制，对心脏影响小。应用广泛，特别适用于门诊患者的麻醉。对呼吸道无刺激，适用于儿童及成人诱导麻醉和维持麻醉。对严重缺血性心脏病而施行高危心脏手术者尤为适合。主要不良反应为血压下降、心律失常、恶心及呕吐等，可产生重症恶性高热。

氧化亚氮

氧化亚氮（nitrous oxide）又称笑气，为无色有甜味气体，化学式 N_2O。室温下稳定，麻醉诱导迅速，作用弱，但镇痛作用较强。吸入含20%氧化亚氮气体即有镇痛作用。氧化亚氮主要作为其他麻醉药物的辅助用药，可显著降低其他吸入性麻醉药的用量。

第三节　静脉麻醉药

凡经静脉途径给予的全身麻醉药，为静脉麻醉药（intravenous anesthetics）。静脉麻醉药起效快，对呼吸道无刺激，故常用于诱导麻醉；而吸入麻醉药具有较易控制麻醉深度和术后易恢复等特点，故常用于全身麻醉的维持。在全身麻醉的维持中，可同时使用静脉麻醉药和吸入麻醉药，多用丙泊酚和七氟烷，也可辅以阿片类镇痛药如芬太尼、镇静催眠药和肌松药如琥珀酰胆碱。

一、巴比妥类静脉麻醉药

临床上巴比妥类药主要以硫喷妥钠为主。

硫喷妥钠

硫喷妥钠（thiopental sodium）是超短（速）效静脉麻醉药，静脉注射后15～30 s使患者意识消失，约1 min可达其最大效应，但由于该药脂溶性高，迅速从脑内再分布到其他组织，单次注药后15～20 min患者苏醒。体内多次或持续给药后，药物容易在脂肪蓄积，从脂肪组织再向脑内分布，患者苏醒期伴随的躁动、矇眬、谵妄等精神症状持续时间延长。临床用硫喷妥钠制剂为淡黄色粉剂，易溶于水，药液呈强碱性，不可与酸性药物混合，否则可出现沉淀。配制好的溶液室温可放置24 h，受光线和温度影响而破坏，应现配现用。

硫喷妥钠麻醉作用迅速，镇痛效果差，肌松作用不完全，故临床主要用于诱导麻醉和基础麻醉，单独应用仅适用于小手术或抗惊厥、癫痫持续状态具有良好的疗效。

易出现血压骤降、呼吸抑制、喉痉挛等并发症，个别患者可出现过敏反应或类过敏反应，且与巴比妥药物间存在交叉过敏。与吗啡等中枢神经抑制药合用时抑制呼吸作用加强，应适当减量；与降压药合用易引起血压剧降、心血管虚脱或休克；与大剂量氯胺酮并用，易出现呼吸浅慢。

禁忌证：呼吸道梗阻或难以保证呼吸道通畅的患者；支气管哮喘；卟啉症（紫质症）；严重失代偿性心血管疾病和其他心血管功能不稳定患者，如未经处理的休克、脱水等。

二、非巴比妥类静脉麻醉药

氯胺酮

氯胺酮（ketamine）是唯一具有确切镇痛作用的静脉麻醉药。单独注射后该药可迅速产生分离麻醉（dissociative anesthesia）状态。氯胺酮注射药物后15 s内出现感觉分离，45 s内出现明显意识丧失、镇痛和记忆缺失。单剂给药意识丧失长达10～15 min，镇痛达40 min，记忆缺失达1～2 h；数小时后患者才从麻醉状态下完全恢复。

氯胺酮单独应用主要适用于小儿麻醉、静脉复合麻醉及血流动力学不稳定患者的麻醉诱导。但因其苏醒较慢，苏醒期会出现精神激动和梦幻现象，有谵妄、肢体乱动等表现，所以应用较少。严重高血压、肺源性心脏病、肺动脉高压、颅内压增高、心功能不全、甲状腺功能亢进、精神病等患者禁用。与氟烷等全麻药合用时，氯胺酮的作用时间延长，苏醒迟延；与抗高血压药或中枢神经抑制药合用时，可能导致血压剧降和（或）呼吸抑制；氯胺酮能引起服用甲状腺素患者的血压升高和心动过速，需慎用。

依托咪酯

依托咪酯（etomidate）为强效超短时非巴比妥类催眠药。静脉注射后很快进入脑和其他血流丰富的器官，约1 min脑内浓度达峰值，3 min后达最大效应。无明显镇痛作用，注射时发生疼痛和肌肉阵挛的概率较高。适用于冠心病、心脏瓣膜病和其他心脏储备功能差的患者，以及脑血管、呼吸系统疾病、颅内高压及不宜采用硫喷妥钠的患者。一次静脉注射可用于全麻的诱导，全麻维持则需静脉滴注。作诱导麻醉时，常需加用镇痛药、肌松药和（或）吸入麻醉药。容易引起恶心、呕吐，发生率高达50%。较大剂量可引起呼吸暂停，可致肌肉痉挛，个别患者注射部位疼痛和发生局部静脉炎。

丙泊酚

丙泊酚（propofol）属于烷基酚类化合物，是目前最常用的静脉麻醉药。静脉注射约经一次臂－脑循环时间便可发挥作用，90～100 s作用达峰效应，持续5～10 min，苏醒快而无宿醉感，无兴奋现象。对颅内压较高的患者，尽管颅内压有所降低，但因伴有脑血流量减少，故对患者不利。在人工流产、内镜检查等短小手术应用时,需备有氧源及人工呼吸用具。

丙泊酚普遍用于麻醉诱导、麻醉维持及镇静。特别适用于门诊胃、肠镜诊断性检查,人工流产等短小手术的麻醉,也常用于ICU病房患者的镇静。老年人、危重患者或与其他麻醉药合用时应减量。诱导时最明显的副作用是呼吸与循环抑制,也可发生变态反应,对有药物过敏史、大豆、鸡蛋清过敏者应慎用。可引起注射部位疼痛和局部静脉炎。与地西泮、咪达唑仑合用可延长睡眠时间,阿片类药物增加其呼吸抑制作用。

第四节 复合麻醉

复合麻醉是指同时或先后应用两种以上麻醉药物或其他辅助药物,以达到满意的术中和术后镇痛效果以及满意的手术条件。目前临床上使用的全麻药单独应用都不够理想,为了克服全麻药的不足,减少其不良反应和增加麻醉的安全性,常采用复合麻醉(表11-2)。

表11-2 复合麻醉药

常用药物	用药目的
巴比妥类、地西泮	镇静、解除精神紧张
苯二氮䓬类、氯胺酮、东莨菪碱	短暂性记忆缺失
巴比妥类、水合氯醛	基础麻醉
硫喷妥钠、氧化亚氮	诱导麻醉
阿片类	镇痛
琥珀胆碱、筒箭毒碱类	骨骼肌松弛
阿托品类	抑制迷走神经反射
氯丙嗪	降温
硝普钠、钙通道阻滞药	控制性降压

常用的复合麻醉有以下几种。

1. **麻醉前给药(premedication)** 术前夜常用地西泮消除患者紧张情绪。术前服用地西泮使患者产生短时记忆缺失。用阿托品或东莨菪碱抑制唾液和呼吸道分泌物增加,保持呼吸道通畅,防止术后吸入性肺炎,并防止反射性心律失常。同时注射阿片类镇痛药增强麻醉效果或减少麻醉药的用量。

2. **诱导麻醉(induction of anesthesia)** 应用诱导期短的全麻药如硫喷妥钠或氧化亚氮等,可以缩短乙醚等全麻药的诱导期,使患者迅速进入外科麻醉期,然后再改用其他药物维持麻醉。

3. **基础麻醉(basal anesthesia)** 常用于小儿麻醉。可在进入手术室前给予大剂量催眠药,如巴比妥类等,使患者进入深睡状态,称为基础麻醉。在此基础上进行麻醉,可减少麻醉药量。

4. **合用肌松药** 合用琥珀胆碱等,以满足手术时肌肉松弛的要求。

5. **神经安定镇痛术和神经安定麻醉** 神经安定镇痛术(neuroleptanalgesia,NLA)是一种复合镇痛方法,常用安定药氟哌利多(droperidol)和镇痛药芬太尼(fentanyl)按50∶1组成氟芬合剂作静脉注射,患者达到意识模糊、自主动作停止、痛觉消失状态,适用于外科小手术。如在NLA基础上合用全麻药(如氧化亚氮)和肌松药(如琥珀胆碱)则可达到满意的外科麻醉效果，称为神经安定麻醉（neuroleptanesthesia，NLAN）。

6. 控制性降压（controlled hypotension） 加用短效血管扩张药硝普钠或钙通道阻滞药使血压适度适时下降，并抬高手术部位，以减少出血。常用于止血难度大的脑科手术。

第五节 麻醉药的用药护理

1. 麻醉前一般准备 开展麻醉前评估；选择适宜的麻醉方法和合理的麻醉前用药根据吸入麻醉诱导本身的特点向患者做好解释工作及呼吸道的准备。成年人术前禁食 8～12 h，禁饮 4～6 h，防止麻醉后呼吸道误吸或呕吐。一般情况欠佳、年老、体弱、恶病质、休克和甲状腺功能减退的患者，吗啡、哌替啶、巴比妥类等药物应酌减剂量；呼吸功能不全、颅内压增高或临产妇禁用吗啡和哌替啶。年轻、体壮、情绪紧张或甲状腺功能亢进症的患者，麻醉前用药应适当增加剂量；创口剧痛者应给予镇痛药。心动过速或甲状腺功能亢进症者，或周围环境温度高时，可不用或少用抗胆碱药，必须用者以东莨菪碱为宜。施行硫喷妥钠或含卤素吸入麻醉时，阿托品剂量增大，可减低迷走神经张力，对硫喷妥钠麻醉时迷走神经兴奋所引起的喉痉挛有一定的预防效果，且能对抗心率减慢作用。小儿对吗啡的耐量小，剂量应酌减。但因小儿腺体分泌旺盛，全麻前抗胆碱药的剂量应略大。多种麻醉前用药复合给药时，剂量应酌减。

2. 麻醉中护理 巡回护士协助麻醉师观察病情，执行医嘱，预防和抢救麻醉意外。

3. 全麻苏醒期的护理 全麻手术操作结束后，用高流量纯氧来快速冲洗患者及回路里的残余麻醉药。过多的残余可导致患者烦躁、呕吐，甚至抑制呼吸。在洗出吸入性麻醉药的同时，经静脉给予少量的麻醉性镇痛药可增加患者对气管导管的耐受，并有利于吸入药尽早排出，同时还可减轻拔管时的应激反应，对防止苏醒早期躁动也有良好效果。

4. 全身麻醉常见并发症的防治

（1）呼吸系统

1）呼吸暂停：临床表现为胸腹部无呼吸动作，发绀。一旦发生，务必立即施行人工呼吸。麻醉中用药尽可能采用注射泵缓慢推注。

2）上呼吸道梗阻：患者往往在自主呼吸时出现"三凹征"。一旦发生则应立即处理，置入口咽、鼻咽通气道或立即人工呼吸。舌下坠所致梗阻者，托起下颌，头偏向一侧；喉痉挛或反流物所致者，注射肌松药同时行气管内插管。

3）急性支气管痉挛：呼吸阻力极大，两肺下叶或全肺布满哮鸣音，严重者气道压异常增高。应避免使用易诱发支气管痉挛的药物，如吗啡、箭毒、阿曲库铵等；选用较细的气管导管，避免插管过深或在插管后经气管导管注入利多卡因。

4）肺不张：持续性低氧血症；听诊肺不张区域呼吸音遥远、减低以致完全消失，X线检查可见肺影缩小。应避免支气管插管，术后有效镇痛，鼓励患者咳痰和深呼吸。

5）肺梗死：患者于麻醉后翻身时出现血压急剧下降、心搏减慢至停止、颈静脉怒张、发绀等症状，往往是深静脉血栓阻塞于肺动脉所致。抢救极为困难，应及时开胸做心脏按压，并行肺动脉切开取栓。对原有血脂高、血液黏稠度大的老年患者，术前需口服阿司匹林；麻醉诱导后翻身时动作宜轻柔。

（2）循环系统

1）高血压：多与麻醉浅、镇痛药用量不足、未能及时控制手术刺激引起的强烈应激反应有关。

2）低血压：应根据手术刺激强度，调整麻醉状态；根据失血量，快速输注晶体和胶体液，酌情输血。血压急剧下降者，快速输血输液仍不足以纠正低血压时，应及时使用升压药。一般施行全麻前后应给予一定量的容量负荷，并采用联合诱导、复合麻醉，避免大剂量、长时间使用单一麻醉药。

3）室性心律失常：对频发室性早搏以及室颤者，应予药物治疗同时电击除颤。术前需积极纠正电解质紊乱，特别是严重低钾者；麻醉诱导气管内插管过程中，注意维持血流动力学平稳，避免插管操作所致心血管反应引起的心肌负荷过度；对术前有偶发或频发室性期前收缩者，可于诱导的同时静脉注射利多卡因；麻醉中避免低氧、过度通气或通气不足。心搏停止需立即施行心肺复苏。

（3）术后恶心、呕吐：恶心、呕吐为最常见的并发症，术前经肌内或静脉注射甲氧氯普胺、氟哌利多等均有一定效果。

（4）术后苏醒延迟与躁动：应正确施行苏醒期操作并于拔管前应用肌松药拮抗剂、补充镇痛药及避免低体温。

拓展阅读 麻醉作用的分期

思 考 题

1. 静脉麻醉药与吸入麻醉药相比，具有哪些优点？
2. 简述吸入麻醉药的药理作用及不良反应。
3. 麻醉药可以与哪些药物合用麻醉？为什么？

（班　涛）

更多数字资源详见新形态教材网

- 学习目标
- 思维导图
- 拓展阅读
- 微课
- 自测题
- 本章小结
- 教学课件

第十二章
镇静催眠药

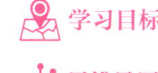

情境（案例）导入

患者，女，大三学生。失眠已有5年。自述在高中时由于学习压力大，出现晚上入睡困难，睡后容易惊醒，噩梦较多，白天精神不佳，影响学习。入大学后虽有缓解，但失眠症状仍然困扰。现经常耳鸣、记忆力减退、乏力、体质差、容易感冒。

问题与思考：
1. 通过本章的学习，应该使用哪种药物进行针对性的治疗？
2. 在使用该种药物时，有哪些用药护理注意事项？

镇静催眠药（sedative-hypnotics）是一类选择性抑制中枢神经系统，引起镇静催眠作用的药物。能使患者由激动、兴奋和躁动转为安静的药物称为镇静药（sedatives）；能促进和维持近似生理睡眠的药物称为催眠药（hypnotics）。镇静和催眠是同一药物在不同剂量时产生的不同作用，小剂量镇静催眠药表现为镇静作用，加大剂量产生催眠作用。本章介绍的镇静催眠药包括4类：苯二氮䓬类、巴比妥类、新型非苯二氮䓬类和其他镇静催眠药。

正常生理睡眠分为非快速眼动睡眠（nonrapid eye movement sleep，NREMS）和快速眼动睡眠（rapid eye movement sleep，REMS）两个时相。非快速眼动睡眠时相包括入睡期（N1）、浅睡期（N2）和慢波睡眠期（N3）。在快速眼动睡眠时相，眼球呈现阵发性快速运动，各种感觉功能进一步减退，肌肉几乎完全松弛，并伴有躯体抽动、血压增高、呼吸和心率加快等间断的阵发性表现，脑电波呈现快波，故又称为快波睡眠（fast wave sleep，FWS）。快速眼动睡眠和非快速眼动睡眠是两个交替进行的睡眠时相，入睡后首先进入非快速眼动睡眠，持续80~120 min后进入快速眼动睡眠，快速眼动睡眠平均持续20~30 min，再次进入非快速眼动睡眠。成人一夜睡眠两个时相交替4~5次。

不同的镇静催眠药对睡眠时相的影响有所不同，巴比妥类明显缩短快速眼动睡眠和SWS，长期用药可引起快速眼动睡眠反跳性延长，出现多梦和噩梦增加，导致停药困难。苯二氮䓬类则延长非快速眼动睡眠Ⅱ期，缩短SWS，对快速眼动睡眠影响小，停药后代偿性反跳轻。苯二氮䓬类安全范围大，在非常高的剂量下可能会发生昏迷，但几乎无麻醉和致死作用。且苯二氮䓬受体拮抗剂如氟马西尼，可用于苯二氮䓬类和新型非苯二氮䓬类药物中毒的解救。故苯二氮䓬类和新型非苯二氮䓬类基本取代了巴比妥类和水合氯醛的镇静催眠作用，是目前临床上最常用的药物。镇静催眠药长期使用可产生耐受性、成瘾性和依赖性，突然停药或减量过快出现戒断症状,故属于精神药品管理范围。

第一节 苯二氮䓬类

苯二氮䓬类(benzodiazepines,BZ)药物的基本化学结构为1,4-苯并二氮䓬,目前在临床应用的有20多种。根据其半衰期长短可分为:①长效类,如地西泮(diazepam)等;②中效类,如艾司唑仑(estazolam)等;③短效类,如三唑仑(triazolam)等。常用苯二氮䓬类药物特点见表12-1。

表12-1 常用苯二氮䓬类药物的分类及作用比较

分类	药物	达峰时间(h)	$t_{1/2}$(h)	主要作用特点
长效类	地西泮(diazepam)	1~2	20~80	抗焦虑、催眠作用强而持久,不易产生耐受性
	氟西泮(flurazepam)	1~2	40~100	催眠作用强而持久
	氯氮䓬(chlordiazepoxide)	2~4	15~40	与地西泮相似,但作用较弱
中效类	艾司唑仑(estazolam)	3	10~24	抗焦虑、镇静催眠、抗惊厥、抗癫痫作用较强,起效快
	氯硝西泮(clonazepam)	1	24~48	抗惊厥、抗癫痫作用较强
	劳拉西泮(lorazepam)	2	10~20	作用为地西泮的5~10倍,抗焦虑作用较强
短效类	三唑仑(triazolam)	1	2~3	可迅速诱导入睡、催眠作用强而短,宿醉反应轻,依赖性较强
	奥沙西泮(oxazepam)	2~4	10~20	抗焦虑、抗惊厥作用较强

【体内过程】

口服吸收迅速而完全,0.5~1.5 h达峰值,肌内注射吸收慢而不规则。临床上亟需发挥疗效时应静脉注射给药。地西泮与血浆蛋白结合率高达95%以上,因脂溶性高,易透过血-脑屏障,可迅速发挥作用。需注意的是,地西泮能透过胎盘屏障,且能通过乳汁排泄,故孕妇及哺乳期女性禁用。大多数苯二氮䓬类药物在肝代谢,代谢产物仍有活性,如地西泮主要活性代谢物为去甲西泮、奥沙西泮和替马西泮,最终与葡萄糖醛酸结合由尿排出。

【药理作用】

(1)抗焦虑:焦虑症是多种精神疾病的常见症状,又称为焦虑性神经症。患者多有紧张、忧虑、恐惧、失眠并伴有心悸、头晕、出汗、震颤、呼吸困难等症状。苯二氮䓬类药物能够选择性激动与情绪活动有关的边缘系统的苯二氮䓬受体,在小于镇静剂量时就可以改善焦虑症状。

(2)镇静催眠:随剂量增大,能明显缩短入睡潜伏期,显著延长睡眠持续时间,减少觉醒次数。苯二氮䓬类药物基于以下特点已基本取代了巴比妥类药的催眠作用:①治疗指数高,安全范围大;②延长非快速眼动睡眠的N2期,缩短N3期,对快速眼动睡眠影响小,停药后出现快速眼动睡眠反跳性延长作用轻,减少梦魇的发生;③依赖性、戒断症状较轻;④对肝药酶几无诱导作用。

(3)抗惊厥、抗癫痫:苯二氮䓬类药物均有抗惊厥作用,在较小剂量即可明显对抗戊四氮、印防己毒素等药物引起的惊厥,其中地西泮和三唑仑的作用尤为明显。虽不能阻止癫痫病灶的异常放电,但可抑制其异常放电的扩散,表现出明显的抗癫痫作用。

（4）中枢性肌肉松弛作用：对动物的去大脑强直有明显肌肉松弛作用。对人类大脑损伤所致肌肉僵直也有缓解作用，产生较强的肌肉松弛和降低肌张力作用，但不影响正常活动。其机制与抑制脊髓多突触反射有关。

（5）暂时性记忆缺失：大剂量用药可引起暂时性记忆缺失。

【临床应用】

（1）焦虑症：起效快，能快速控制焦虑症状，可早期应用于各种原因引起的焦虑症，但一般不超过4周，目前不推荐作为一线药物，临床常用的药物有艾司唑仑、氯硝西泮、劳拉西泮等。

（2）失眠：短效类药物主要用于改善入睡困难，中效类药物用于改善睡眠维持障碍，长效类药物主要用于改善睡眠维持障碍和早醒。临床常用地西泮、艾司唑仑、阿普唑仑、劳拉西泮、三唑仑等药物。

（3）惊厥、癫痫：辅助用于破伤风、子痫、小儿高热等引起的惊厥及药物中毒性惊厥。地西泮静脉注射是目前治疗癫痫持续状态的首选药物。硝西泮和氯硝西泮可用于其他类型的癫痫发作。

（4）肌肉僵直：治疗脑血管意外、脊髓损伤等中枢神经病变所引起的肌肉僵直，也可缓解腰肌劳损等局部病变引起的肌肉痉挛。

（5）麻醉前给药及心脏电击复律或内镜检查前用药：可缓解患者对手术的恐惧情绪，减少麻醉药的用量，并使患者忘记术中的不良刺激。

【作用机制】

苯二氮䓬类的中枢抑制作用主要与其加强 γ- 氨基丁酸（GABA）功能有关。GABA 是脑内最重要的抑制性神经递质，脑内约 30% 的突触以 GABA 为神经递质，GABA 能神经元主要分布在大脑皮质、海马和小脑。脑内的 GABA 受体主要是 $GABA_A$ 受体，$GABA_A$ 受体是大分子复合物，由 α、β、γ、δ 亚基围绕形成中空的氯离子通道，属于配体门控性氯离子通道。在 β 亚基上有 GABA 的结合位点，在氯离子通道周围还有苯二氮䓬类、巴比妥类、印防己毒素和乙醇等结合位点，其中苯二氮䓬类的结合位点在 α 亚基上。GABA 与 $GABA_A$ 受体结合后，细胞膜对氯离子通透性增加，氯离子进入细胞内，引起膜超极化，神经元兴奋性降低。苯二氮䓬类药物与 $GABA_A$ 受体复合物上的苯二氮䓬结合部位结合后，促进 GABA 与 $GABA_A$ 受体结合，增加氯离子通道开放频率，使氯离子内流增加，增强 GABA 的中枢抑制效应（图 12-1）。

【不良反应】

毒性较小，安全范围大。

（1）中枢神经系统：治疗量连续用药引起头晕、乏力、嗜睡、记忆力下降等，对从事技巧动作、高空作业者及驾驶员等慎用。大剂量用药可引起共济失调、震颤等。个别患者出现兴奋，多语，睡眠障碍，甚至幻觉。停药后，上述症状很快消失。

（2）耐受性和依赖性：长期用药可出现耐受性，亦可出现依赖性和成瘾性。突然停药后会出现戒断症状，表现为激动、忧郁、失眠、心动过速、惊厥等，停药时宜缓慢减量。

（3）急性中毒：静脉注射速度过快或剂量过大时，抑制呼吸和循环系统，甚至引起呼吸及心

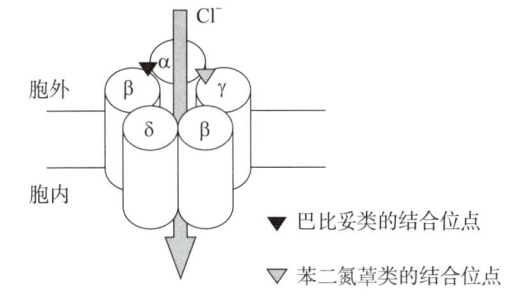

图 12-1 苯二氮䓬类药物作用机制

跳停止。与其他中枢抑制药、乙醇等合用时，可增强中枢抑制作用，增加毒性；老年人机体代谢原因，常发生蓄积，易于过量，推荐剂量减半使用，同时应尽量避免使用长半衰期药物，服药期间密切观察药物不良反应。急性中毒时，除加速药物排出及对症治疗外，可给予特异性苯二氮䓬受体阻断药氟马西尼（flumazenil）治疗。

（4）其他：个别患者可出现皮疹、白细胞减少等。可通过胎盘屏障和乳汁分泌使新生儿肌张力降低、低体温及呼吸轻度抑制，孕妇和哺乳期女性禁用。过度镇静最为常见，因此禁用于重症肌无力、睡眠呼吸暂停综合征、慢性呼吸衰竭、共济失调、闭角型青光眼及中枢神经抑制剂急性中毒者。

【药物相互作用】

苯二氮䓬类药物与乙醇、其他中枢抑制药等合用时，中枢抑制作用增强，出现嗜睡、昏睡、呼吸及循环的抑制、昏迷、休克甚至死亡。

第二节 巴比妥类

巴比妥类（barbiturates）是巴比妥酸的衍生物。根据其脂溶性高低、起效快慢和作用时间长短分为长效、中效、短效和超短效共4类，见表12-2。

表12-2 巴比妥类药物分类及药动学特点

类别	药物	油/水分配系数	起效时间（h）	作用维持时间（h）	消除方式
长效	苯巴比妥（phenobarbital）	3	0.5~1	6~8	部分在肝代谢，主要由肾排泄
	巴比妥（barbital）	1	0.5~1	6~8	部分在肝代谢，主要由肾排泄
中效	戊巴比妥（pentobarbital）	39	0.25~0.5	3~6	主要在肝代谢，经肾排泄
	异戊巴比妥（amobarbital）	42	0.25~0.5	3~6	主要在肝代谢，经肾排泄
短效	司可巴比妥（secobarbital）	52	0.25	2~3	主要在肝代谢，经肾排泄
超短效	硫喷妥钠（thiopental sodium）	580	i.v. 立即	0.25	几乎全部在肝代谢，经肾和肠道排泄

注：油/水分配系数越大，药物的脂溶性越高。

【体内过程】

口服、注射均易吸收，并迅速分布到全身组织和体液，易通过胎盘屏障进入胎儿体内。脂溶性高的药物如硫喷妥钠，极易透过血-脑屏障，故静脉注射后立即起效，然后迅速分布至肌肉与脂肪组织，实现再分布，故作用仅能维持15 min左右。脂溶性低的苯巴比妥，进入脑组织的速度较慢，静脉注射后0.5~1 h起效，约65%在肝代谢，转化为羟基苯巴比妥，大部分经肾随尿排出；27%~50%以原形从尿中排出，部分在肾小管重吸收，使其作用时间延长。

【作用机制】

巴比妥类与$GABA_A$受体复合物上的巴比妥结合位点结合后，延长氯离子通道的开放时间，增加氯离子内流，引起细胞膜超极化。在较高浓度时，即使没有GABA，巴比妥类直接激活氯离子通道，增加氯离子内流，还可通过影响电压激活的Ca^{2+}通道抑制谷氨酸的释放。麻醉剂量巴比妥类可拮抗电压依赖性的Na^+通道和K^+通道，抑制神经元高频放电。

【药理作用及临床应用】

（1）镇静催眠：1/4～1/3 的催眠量产生镇静作用，剂量加大出现催眠作用。作为传统的镇静催眠药，巴比妥类药现已少用：①易产生耐受性和依赖性，可明显缩短快速眼动睡眠时相。②久用后突然停药可导致快速眼动睡眠时相反跳性延长，并伴有多梦，引起睡眠障碍，造成戒断症状和停药困难。

（2）抗惊厥、抗癫痫：巴比妥类具有较强的抗惊厥作用，临床可用于小儿高热、破伤风、脑炎、脑膜炎、子痫及中枢神经兴奋药中毒引起的惊厥。一般肌内注射苯巴比妥，危重患者可用起效快的异戊巴比妥钠。苯巴比妥和异戊巴比妥还具有抗癫痫作用，用于癫痫大发作或癫痫持续状态的治疗。

（3）麻醉及麻醉前给药：超短效的硫喷妥钠静脉注射可用于短暂的麻醉或诱导麻醉。

【不良反应】

（1）后遗效应：服用催眠剂量的巴比妥类药物后，次晨患者出现眩晕、困倦，精神不振、精细运动不协调等症状，称为后遗效应，亦称宿醉现象。可能与巴比妥类消除缓慢，作用持续时间长有关。

（2）耐受性及依赖性：多次用药后巴比妥类药物疗效逐渐降低，产生原因可能与其诱导肝药酶加速代谢及神经组织产生适应性有关。长期连续用药机体产生精神和躯体依赖，一旦停药，患者出现激动、失眠、焦虑，甚至惊厥等戒断症状。

（3）对呼吸等系统的影响：对呼吸的抑制程度与剂量成正比。催眠量对正常人呼吸影响不明显，但若注射过快，治疗量也可引起呼吸抑制。服用 10 倍催眠剂量可引起中毒，15～20 倍出现严重中毒，表现为瞳孔扩大、呼吸抑制、深度昏迷、血压下降甚至呼吸循环衰竭。呼吸衰竭是巴比妥类中毒致死的主要原因。对急性中毒应积极采取综合措施进行治疗，为加速巴比妥类药物排泄，用 5% 碳酸氢钠碱化血液和尿液。

（4）其他：少数患者可出现荨麻疹、血管神经性水肿及哮喘等过敏反应，偶可引起剥脱性皮炎等。

【药物相互作用】

巴比妥类药物与乙醇、其他中枢抑制药等合用时，增加对中枢的抑制作用，加重毒性，不宜联合用药。苯巴比妥是肝药酶诱导剂，不但加快自身代谢，也可加速其他药物的代谢，如与苯妥英钠、双香豆素、口服避孕药、强心苷、皮质激素类、氯霉素等药物合用时，应加大这些药物的用量方能达到疗效，停用巴比妥类药物后，应及时减少这些药物的用量。

第三节　新型非苯二氮䓬类镇静催眠药

唑吡坦

唑吡坦（zolpidem）属于咪唑吡啶类化合物，口服吸收迅速，存在首关效应，生物利用度约 70%，血浆蛋白结合率约 92%，半衰期约 2 h。唑吡坦选择性激动 $GABA_A$ 受体上的 BZ_1 位点，调节 Cl^- 通道。能缩短入睡时间，延长非快速眼动睡眠的 N2 期，对 N3 期和快速眼动睡眠无明显影响。抗焦虑、抗惊厥和中枢性骨骼肌松弛作用很弱，临床主要用于短暂性、偶发性失眠患者的治疗。长期用药可以导致身体和精神依赖，依赖的风险随着剂量和治疗时间的增加而提高，因此治疗时间应尽可能短，最长不超过 4 周，包括逐渐减量期。常见不良反应主要有嗜睡、头晕、头痛、恶心、腹泻和眩晕等，老年人更易发生。

佐匹克隆

佐匹克隆（zopiclone）属于环吡咯酮类化合物，口服吸收迅速，15~30 min起效，1.5~2 h后血药浓度达峰值，作用可持续6 h，血浆蛋白结合率为45%左右，体内分布广泛，主要在肝代谢，经肾排泄。佐匹克隆催眠作用迅速，并可延长睡眠时间，减少夜间觉醒次数和早醒次数，最大优点是后遗效应低。临床主要用于不能耐受次晨残存作用的失眠患者。不良反应较少，偶见日间嗜睡、口苦、口干、肌无力等。15岁以下儿童及哺乳期妇女禁用。右佐匹克隆是佐匹克隆的右旋异构体，药效是母体的2倍，毒性小于母体的一半。

扎来普隆

扎来普隆（zaleplon）属于新型非苯二氮䓬类，通过选择性激动$GABA_A$受体复合物上的BZ_1、BZ_2（ω_1、ω_2）受体，抑制中枢神经系统。具有镇静催眠、抗焦虑、抗惊厥和肌肉松弛作用。临床研究显示扎来普隆能缩短入睡时间，但未表明能增加睡眠时间和减少清醒次数，故适用于入睡困难失眠症的短期治疗。具有良好的耐受性，长期使用几无依赖性且后遗效应轻。

第四节 其他镇静催眠药

水合氯醛

水合氯醛（chloral hydrate）是三氯乙醛的水合物。口服易吸收，约15 min生效，持续6~8 h。催眠作用温和，缩短快速眼动睡眠不明显，无明显后遗效应，大剂量还有抗惊厥作用。主要用于顽固性失眠，以及子痫、破伤风、小儿高热等引起的惊厥。对黏膜有较强刺激性，口服可引起恶心、呕吐、上腹部不适，可采用稀释后口服或灌肠给药。大剂量引起昏迷或麻醉，并导致呼吸及循环衰竭，引起死亡，现已少用。

雷美替胺

雷美替胺（ramelteon）是褪黑素受体激动剂。口服后有较强的首过效应，空腹给药吸收迅速，达峰浓度约为0.75 h，血浆蛋白结合率达70%~82%，主要在肝代谢，经肾排泄。褪黑素受体有MT_1、MT_2、MT_3三种亚型。雷美替胺对褪黑素MT_1和MT_2受体具有高亲和力，对MT_3受体具有相对选择性，能够促进睡眠，维持正常睡眠-觉醒周期的昼夜节律。临床用于治疗以入睡困难为主的失眠及昼夜节律失调性睡眠障碍，因不与GABA等神经递质受体结合，故能减少与GABA相关药物的成瘾和依赖性。

苏沃雷生

苏沃雷生（suvorexant）是第一个用于临床的食欲素受体拮抗剂。食欲素又称下丘脑分泌素，是1998年在下丘脑侧部和后部发现的小分子神经多肽，在睡眠觉醒状态的维持中发挥重要作用。苏沃雷生对人食欲肽-1受体（orexin-1 receptor，OX_1R）和食欲肽-2受体（orexin-2 receptor，OX_2R）具有高度选择性拮抗作用，抑制觉醒，使机体迅速进入睡眠状态，治疗入睡困难和睡眠维持障碍的失眠症。

第五节 镇静催眠药的用药护理与注意事项

用药前了解患者心脏、肺、肝、肾等功能是否正常；明确患者失眠的原因（环境因素、不良生活习惯、社会心理因素、躯体疾病或精神疾病等）、性质（入睡困难、睡眠维持困难或早醒），女性患者是否处于妊娠期或哺乳期；是否用过镇静催眠药、应用的种类、剂量、时长、疗效等；是否吸烟、酗酒、经常饮用咖啡或浓茶；有无药物依赖性或滥用现象；有无青光眼、睡眠呼吸暂停综合征、重症肌无力、孕妇或哺乳期妇女等禁忌证。

用药期间根据医嘱准确给药，严格执行查对制度，做到"四查八对一注意"，密切观察并记录药物疗效及不良反应，呼吸、心率、血压等出现明显抑制时，应及时通知医生，采取应对措施。

告知患者用药需要注意的事项如下。

（1）长期使用苯二氮䓬类药物，尤其使用剂量较大者，突然停药会引起"反跳现象"，即在停药后短期内睡眠质量比未治疗前更差，而且长期用药易产生依赖性，因此，患者应严格按照医嘱用药，不要骤然停药而应逐渐减量，不可滥用。

（2）用药期间不可饮茶、咖啡及具有兴奋性的饮料或食品，禁酒；改变不利于睡眠的生活方式，加强锻炼，调整心理状态，养成按时就寝的习惯，尽量使用非药物方法缓解失眠问题。

（3）用药期间不驾驶汽车，不从事高空作业和操纵机器等作业，以免发生事故。

（4）静脉注射地西泮不宜超过 5 mg/min，宜深部肌内注射，口服给药应看到患者服药后再离开，以防患者囤积药物发生意外。地西泮不宜与其他注射液混合使用，以免因溶媒的改变析出结晶和沉淀。苯二氮䓬类药物中毒可用氟马西尼鉴别和抢救。

拓展阅读 镇静催眠药的发展史

思 考 题

1. 比较苯二氮䓬类和巴比妥类药物的作用特点和临床应用。
2. 治疗失眠用苯二氮䓬类药物取代巴比妥类的原因有哪些？

（齐汝霞）

更多数字资源详见新形态教材网

- 学习目标
- 思维导图
- 拓展阅读
- 微课
- 自测题
- 本章小结
- 教学课件

第十三章 抗癫痫药和抗惊厥药

 学习目标

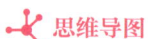 思维导图

情境（案例）导入

患者，女，21岁。患癫痫大发作4年余，某日大发作后持续处于痉挛、抽搐和昏迷状态，医生诊断为癫痫持续状态。

问题与思考：
1. 通过本章的学习，应该使用哪种药物进行针对性的治疗？
2. 在使用该种药物时，有哪些用药护理注意事项？

第一节 抗癫痫药

一、概述

癫痫（epilepsy）是一种慢性中枢神经系统疾病，是由脑局部病灶的神经元异常高频放电并向周围组织扩散引起的大脑功能短暂失调综合征。临床表现为不同程度的运动、感觉、意识及精神异常，具有突发性、短暂性和反复性的特点，发作时可伴有脑电图异常。临床常见癫痫分为局限性发作和全身性发作两大类。局限性发作是指大脑局部异常放电并扩散至大脑半球某个部位所引起的发作，只表现为大脑局部功能紊乱的症状，主要包括单纯局限性发作（局灶性癫痫）、复合局限性发作（精神运动性发作）和局限性发作继发全身强直-阵挛性发作。全身发作是异常放电涉及全脑，导致突然意识丧失，主要包括强直-阵挛性发作（大发作）、失神性发作（小发作）、肌阵挛性发作、癫痫持续状态。大发作连续发生，患者持续昏迷，称为癫痫持续状态。癫痫病因复杂，发病机制尚未完全阐明，因此，目前治疗手段仍以药物对症治疗为主，但药物并不能有效地预防和治愈此疾病，用药目的仅在于减少或防止发作，所以癫痫的治疗是长期甚至需终身服药。

抗癫痫药（anti-epileptic drugs）是指用于防治癫痫发作的药物。其主要作用机制有两方面：一是增强脑内 γ-氨基丁酸（GABA）介导的抑制性神经元活动，抑制兴奋性神经元活动；二是干扰 Na^+、Ca^{2+}、K^+ 等离子通道，降低细胞膜兴奋性。目前临床常用的抗癫痫药有传统抗癫痫药和新型抗癫痫药，传统抗癫痫药如苯妥英钠、卡马西平、丙戊酸钠、苯巴比妥、扑米酮和乙琥胺等，新型抗癫痫药如拉莫三嗪、奥卡西平、左乙拉西坦等。

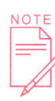

二、常用抗癫痫药

（一）传统抗癫痫药

苯妥英钠

苯妥英钠（phenytoin sodium，PHT）又称大仑丁，于 1908 年合成，是 1938 年用于临床的非镇静催眠性抗癫痫药。

【体内过程】

苯妥英呈弱酸性，难溶于水，其制剂是苯妥英钠，呈强碱性，刺激性大。口服吸收不规则，连续服药须经 6～10 d 才能达到有效血药浓度。肌内注射可在局部产生沉淀，吸收缓慢不规则，因而不宜作肌内或皮下注射。血浆蛋白结合率 85%～90%，主要在肝代谢为羟基苯妥英，再与葡萄糖醛酸结合后经肾排出，只有不足 5% 以原形由尿排出。消除速度与血药浓度有关，当血药浓度 < 10 μg/mL 时，按一级动力学消除，半衰期约 20 h；高于此浓度时，则按零级动力学消除，血浆半衰期可延至 60 h。苯妥英钠的血药浓度 > 10 μg/mL 时可控制癫痫发作，血药浓度 > 20 μg/mL 时则开始出现毒性反应，因此，最好在血药浓度监测下给药。

【药理作用及临床应用】

苯妥英钠不能抑制癫痫病灶异常放电，但可阻止它向正常脑组织扩散。因其抑制突触传递的强直后增强（posttetanic potentiation，PTP）。PTP 是指反复高频电刺激突触前神经纤维，引起突触传递的易化，使突触后纤维反应较未经强直刺激前增强的现象。它的抑制减弱了突触反应，从而防止或抑制神经细胞异常放电（癫痫放电）的传播。还具有膜稳定作用，可降低细胞膜对 Na^+ 和 Ca^{2+} 的通透性，抑制 Na^+ 和 Ca^{2+} 内流，降低细胞膜的兴奋性，减少病灶高频放电的扩散。

（1）抗癫痫：在不引起中枢神经系统全面抑制的作用下即可产生抗癫痫作用，对强直－阵挛发作、单纯或复杂部分性发作及癫痫持续状态有效，但可加重肌阵挛和失神发作。动物实验证明，苯妥英钠对超强电休克、惊厥的强直相有选择性对抗作用，而对阵挛相无效或反而加剧，故其对癫痫大发作有良效，而对失神性发作无效。

（2）抗神经痛：能减轻疼痛，减少发作次数，用于三叉神经痛的治疗。

（3）抗心律失常：对强心苷中毒引起的室性快速型心律失常效果好。

【不良反应】

（1）局部刺激：苯妥英钠碱性强，长期服用后或血药浓度达 30 μg/mL 可能引起恶心、呕吐甚至胃炎，饭后服用可减轻。静脉注射引起静脉炎。

（2）牙龈增生：儿童发生率高，与药物自唾液排出刺激胶原组织增生有关，用药期间应注意口腔卫生，按摩牙龈可减轻增生。

（3）神经系统反应：与剂量相关，常见眩晕、头痛，严重时可引起眼球震颤、共济失调、语言不清和意识模糊，调整剂量或停药可消失。

（4）血液系统反应：因抑制叶酸的吸收及二氢叶酸还原酶活性，并加速叶酸代谢，患者可出现巨幼细胞贫血，宜用甲酰四氢叶酸防治。

（5）过敏反应：常见皮疹伴高热，罕见严重皮肤反应，如剥脱性皮炎、系统性红斑狼疮和致死性肝坏死等，一旦出现症状立即停药并采取相应措施。

（6）骨骼系统反应：小儿长期服用可加速维生素 D 代谢，造成软骨病或骨质异常，必要时应用维生素 D 预防。

（7）其他：孕妇服用偶致畸胎；可抑制抗利尿激素和胰岛素分泌使血糖升高；有致癌的报道。

卡马西平

卡马西平（carbamazepine）又称酰胺咪嗪。

【体内过程】

口服吸收缓慢且不规则，2~4h达血药浓度峰值，血浆蛋白结合率约76%。主要在肝代谢，代谢产物10，11-环氧化卡马西平的药理活性与原形药相似，其在血浆和脑内的浓度可达原形药的50%。可诱导肝药酶活性，加速自身代谢，半衰期为10~20h。主要以无活性代谢物形式经尿和粪便排出。能通过胎盘，分泌入乳汁。

【药理作用及临床应用】

（1）抗癫痫：临床用于复杂部分性发作、大发作、上述两种混合性发作或其他部分性或全身性发作；对失神发作、肌阵挛发作无效。

（2）抗神经痛：用于治疗三叉神经痛和舌咽神经痛发作，亦用作三叉神经痛缓解后的长期预防性用药。对糖尿病性周围性神经痛、外伤后神经痛以及疱疹后神经痛等有效。

（3）抗躁狂-抑郁：改善某些精神疾病的症状，对锂盐、抗精神病药、抗抑郁药无效的或不能耐受的躁狂-抑郁症有效。

（4）抗利尿：促进抗利尿激素（ADH）的分泌或提高效应器对ADH的敏感性，产生抗利尿的作用，用于尿崩症的治疗。

【不良反应】

常见的不良反应有头晕、疲乏、嗜睡、共济失调、口渴、恶心、呕吐等。罕见中枢神经系统毒性反应、肝功能异常、过敏性肝炎、过敏性肺炎、房室传导阻滞、再生障碍性贫血、血小板减少性紫癜等。禁用于对本药过敏、心脏房室传导阻滞、血常规严重异常、有骨髓抑制病史、严重肝功能不全者及孕妇、哺乳期妇女。

丙戊酸钠

丙戊酸钠（sodium valproate）于1882年合成，1964年用于癫痫的治疗。

【体内过程】

口服吸收迅速而完全，1~4h达血药浓度峰值，生物利用度近100%，有效血药浓度为50~100μg/mL，血浆蛋白结合率约90%。主要分布在细胞外液、肝、肾、肠和脑组织等。大部分在肝代谢，经肾排出。

【药理作用及临床应用】

（1）抗癫痫：对各种类型的癫痫有效，属于广谱抗癫痫药。可作为原发性强直-阵挛发作合并失神小发作的首选药，对其他药物不能控制的顽固性癫痫亦有效。其作用机制主要有：提高脑内GABA浓度；增强突触后膜对GABA的反应性，从而增强GABA能神经突触后膜的抑制作用，阻止病灶异常放电的扩散，但不能抑制癫痫病灶的放电；还能抑制神经细胞膜的离子通道，减少Na^+内流和K^+外流，拮抗T型Ca^{2+}通道。

（2）抗躁狂：临床广泛用于躁狂症的治疗。

【不良反应】

常见的不良反应有恶心、呕吐、消化不良、腹泻、胃肠道痉挛等。长期服用偶见胰腺炎及急性肝重型肝炎等。

苯巴比妥

苯巴比妥（phenobarbital）又称鲁米那（luminal），1921年开始用于癫痫治疗，是巴比妥类中最有效的一种抗癫痫药物，既能抑制病灶的异常放电，又能抑制异常放电的扩散。其作用机制主要有：①延长GABA介导的Cl^-内流时间，导致膜超极化，降低膜兴奋性；②阻断突触前膜Ca^{2+}内流，减少Ca^{2+}依赖性神经递质（NE、ACh和谷氨酸等）的释放；③在较高浓度时可拮抗Na^+和Ca^{2+}通道。临床上是治疗小儿癫痫的常用药物，对癫痫大发作及局限性发作也有效。其他作用及不良反应参见第十二章。

乙琥胺

乙琥胺（ethosuximide）属琥珀酰亚胺类，1958年首次报道可用于治疗失神性发作。

【体内过程】

口服后吸收完全，3 h达血药浓度峰值，有效血药浓度为40~100 μg/mL，血浆蛋白结合率低，不在脂肪组织中蓄积，长期用药时脑脊液内的药物浓度可接近血浆药物浓度。儿童血浆半衰期约30 h，成人半衰期为40~50 h。约25%的乙琥胺以原形从尿排出，其余在肝代谢失活，经尿排出体外。

【药理作用及临床应用】

乙琥胺在治疗浓度时可抑制丘脑神经元T型Ca^{2+}通道；高于治疗浓度时，还可以抑制Na^+-K^+-ATP酶，抑制GABA转氨酶的作用。乙琥胺仅对失神性发作有效，对其他类型癫痫无效。

【不良反应】

毒性较小，常见的有恶心、呕吐、厌食、胃肠不适和腹痛等胃肠道反应，亦见头痛、嗜睡、眩晕、运动失调和欣快。偶见运动困难、人格改变、抑郁、精神病。有时可引起肝、肾功能异常。可能加重混合性癫痫发作患者的强直-阵挛性发作，故必须和其他抗癫痫药物合用。

苯二氮䓬类药物

地西泮静脉注射是治疗癫痫持续状态的首选药物，显效快，较其他药物安全，可使70%~80%的癫痫得到控制。静脉注射速度过快可引起呼吸抑制，宜缓慢注射。

硝西泮主要用于癫痫小发作，特别是肌阵挛性发作及婴儿痉挛等，也可用于抗惊厥。

氯硝西泮抗癫痫谱较广，对各型癫痫均有效，尤对小发作和肌阵挛发作疗效最佳，静脉注射治疗癫痫持续状态。

（二）新型抗癫痫药

新型抗癫痫药见表13-1。

表13-1 新型抗癫痫药

药物	作用及机制	临床应用	不良反应
拉莫三嗪	为苯三嗪类衍生物，是新型抗癫痫药。通过阻滞Ca^{2+}通道，减少谷氨酸的释放而抑制神经元过度兴奋；阻滞Na^+通道，减少Na^+内流而增加神经元的稳定性。抑制癫痫病灶异常高频放电和神经细胞膜去极化，从而阻止病灶异常放电，但不影响正常神经兴奋传导	单独用于12岁以上儿童和成人癫痫的治疗，对单纯性或复杂性部分性发作、全身性强直阵挛发作都有较好的疗效；与其他抗癫痫药合用于难治性癫痫	最常见的不良反应包括头痛、疲倦、皮疹、恶心、头晕、嗜睡和失眠等。与丙戊酸类合用，出现皮肤反应的风险增加。对本药过敏者禁用

续表

药物	作用及机制	临床应用	不良反应
托吡酯	是由氨基磺酸酯取代单糖的新型抗癫痫药，于1995年上市。其作用机制主要有：①阻断电压敏感性 Na^+ 通道，稳定细胞膜；②提高 GABA 激活 $GABA_A$ 受体的频率，增加 Cl^- 内流，降低神经细胞的兴奋性；③抑制中枢兴奋性氨基酸的 AMPA 亚型受体，降低谷氨酸介导的兴奋作用，还能减少谷氨酸的释放	用于局限性发作和强直阵挛发作，还可作为难治性癫痫的辅助用药。也用于12岁及以上患者偏头痛的预防	常见的不良反应有嗜睡、头晕、疲乏、易激惹、记忆损害、思想迟钝、眼球震颤、困倦、恶心、厌食、腹泻、食欲减退和体重下降。因抑制碳酸酐酶活性，患者发生肾结石的风险增加，用药期间保持足够的饮水量可减少风险。对托吡酯过敏者禁用
奥卡西平	抑制电压敏感性 Na^+ 通道，阻止病灶放电的扩布；也可抑制 K^+ 和 Ca^{2+} 通道	是治疗癫痫的一线药物，用于全身性强直阵挛发作和部分性发作，对顽固性三叉神经痛及情感性精神障碍也有效	常见的有嗜睡、头痛、头晕、复视、恶心、呕吐和疲劳等，过量可引起共济失调
加巴喷丁	是 GABA 的衍生物，通过改变 GABA 的代谢产生抗癫痫的作用	用于常规抗癫痫药不能取得满意疗效的局限性发作及继发性强直-阵挛发作的治疗	嗜睡、乏力、头晕、共济失调、蛋白尿、白细胞减少等
左乙拉西坦	与中枢神经突触囊泡蛋白有效结合，可阻断海马体神经回路和神经元 N 型 Ca^{2+} 通道，减少脑皮层 GABA 受体，抑制神经元兴奋性	用于成人及4岁以上儿童癫痫患者局限性发作的辅助治疗	最常见的不良反应有嗜睡、乏力和头晕，常发生在治疗的开始阶段。随时间的推移，中枢神经系统相关的不良反应发生率和严重程度会随之降低

三、抗癫痫药的用药护理与注意事项

（1）遵医嘱用药，不能擅自换药和停药，注意观察药物的疗效和不良反应。如苯妥英钠常可致牙龈增生、毛发增多、皮疹和眼球震颤；卡马西平可致眩晕、复视、皮疹、共济失调；丙戊酸钠可引起食欲减退、恶心、呕吐、消化不良等。不良反应轻者一般不需停药，从小剂量开始逐渐加量或与食物同服可以减轻。严重反应时应减量或换药。

（2）服药前应做血、尿常规和肝、肾功能检查。服药期间应定期做血药浓度监测，复查血常规和生化检查。

（3）嘱患者有发作先兆时立即平卧，避免摔伤。癫痫发作时，应解开患者的衣领和腰带，及时吸出口腔和气道分泌物，以保持呼吸道通畅，并给予吸氧。患者全身抽搐时，切勿用力按压患者的肢体，防止骨折及脱臼。及时使用牙垫或压舌板防止舌咬伤。患者出现癫痫持续状态时，应专人守护，床旁加床挡，移开一切可能对患者产生损伤的尖锐物品。极度躁动的患者必要时给予约束带，但注意勿约束过紧，以免影响血液循环。少数患者抽搐停止后，意识恢复的过程中有短时的兴奋躁动，应加强保护，防止自伤或他伤。

（4）告知患者生活应有规律，适当参加体力与脑力劳动，避免过度劳累、便秘、睡眠不足和情绪冲动。给予清淡、无刺激性、富于营养的饮食，避免饥饿或过饱，戒烟、酒。

（5）患者可因癫痫反复发作而变得消沉、忧郁、焦虑、冷漠，应关心、理解、尊重患者，避免出现损伤患者自尊心的言行；指导患者保持平衡心态，树立战胜疾病的信心，配合长期治疗。

第二节 抗惊厥药

惊厥（convulsion）是由多种原因导致中枢神经过度兴奋引起的全身骨骼肌不自主地强烈收缩。多见于小儿高热、破伤风、子痫、癫痫强直-阵挛发作和某些药物中毒等。强烈持续的惊厥多伴有意识障碍，可致呼吸及循环衰竭，应及时救治。常用的抗惊厥药有苯二氮䓬类中的部分药物、巴比妥类、水合氯醛及硫酸镁等。

硫酸镁

硫酸镁（magnesium sulfate）的特点：不同给药途径产生不同的药理作用。口服后很少吸收，具有泻下和利胆作用；外敷能够消炎去肿；注射给药具有抗惊厥和降血压的作用。

【药理作用及机制】

（1）抗惊厥：硫酸镁注射后能抑制中枢神经系统、松弛骨骼肌，产生抗惊厥的作用。神经化学传递和骨骼肌收缩均需 Ca^{2+} 参与，Mg^{2+} 与 Ca^{2+} 化学性质相似，可以特异性地竞争 Ca^{2+} 结合位点，拮抗 Ca^{2+} 的作用，抑制运动神经末梢突触前膜乙酰胆碱（Ach）释放，导致骨骼肌松弛。Mg^{2+} 也可抑制中枢神经系统的突触传递，从而抑制中枢的功能活动，引起感觉和意识暂时消失。

（2）降血压：Mg^{2+} 拮抗 Ca^{2+} 的作用，使血管平滑肌细胞内 Ca^{2+} 含量减少，引起血管扩张，血压降低。

【临床应用】

注射给药用于子痫、破伤风等所致惊厥的治疗，是治疗子痫的首选药物，也可用于高血压危象的抢救。

【不良反应】

肾功能不全或用药剂量大，可发生血镁蓄积，血镁浓度达 5 mmol/L 时，可出现膝腱反射消失，呼吸开始受抑制。血镁浓度达 6 mmol/L 时可发生呼吸停止和心律失常，心脏传导阻滞，浓度进一步升高，可使心跳停止。其中腱反射消失常为呼吸抑制的先兆。急性 Mg^{2+} 中毒应立即进行人工呼吸，缓慢静脉注射氯化钙或葡萄糖酸钙抢救。

拓展阅读 抗癫痫发作药物

思 考 题

1. 比较苯妥英钠、卡马西平和丙戊酸钠的药理作用及临床应用。
2. 硫酸镁作为子痫治疗首选药物的原因是什么？

（齐汝霞）

 更多数字资源详见新形态教材网

- 学习目标
- 思维导图
- 拓展阅读
- 微课
- 自测题
- 本章小结
- 教学课件

第十四章
抗精神失常药

  学习目标

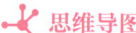 思维导图

情境（案例）导入

患者，女，37岁。服用甲巯咪唑和普萘洛尔治疗甲状腺功能亢进。1周前患上呼吸道感染，出现畏寒、高热、恶心、呕吐、意识不清症状，入院后诊断为甲状腺危象和肺炎。医生采用了人工冬眠疗法帮助患者度过危险期。

问题与思考：
1. 人工冬眠法的目的是什么？
2. 人工冬眠法时应该使用何种药物？主要作用机制是什么？

精神失常是由多种因素引起的情感、思维、意志、行为等出现异常的精神活动障碍性疾病，包括精神分裂症、躁狂症、抑郁症和焦虑症。用于治疗精神失常的药物称为抗精神失常药，包括抗精神病药、抗躁狂症药、抗抑郁症药、抗焦虑症药。

第一节 抗精神病药

抗精神病药主要用于治疗精神分裂症，精神分裂症是一组以情感、思维、意志、行为之间不协调，精神活动与现实脱离为主要特征的精神疾病，根据临床症状分为以躁狂、幻觉和妄想为主的Ⅰ型和以情感淡漠、主动性缺乏为主的Ⅱ型。目前认为精神分裂症的主要发病机制是中脑-皮质通路和中脑-边缘系统通路DA受体活性亢进导致，5-HT也与精神分裂症发病有关。抗精神分裂症药物分为典型抗精神分裂症药和非典型抗精神分裂症药，典型药物包括吩噻嗪类、硫杂蒽类、丁酰苯类，非典型药物副作用小。

一、典型抗精神分裂症药

（一）吩噻嗪类

吩噻嗪是由硫、氮连接两个苯环的三环结构，其2、10位被不同基团取代生成其他抗精神分裂症药物，统称为吩噻嗪类抗精神分裂症药物。根据C10侧链不同，分为二甲胺类、哌嗪类和哌啶类。

氯丙嗪

氯丙嗪（chlorpromazine），又称冬眠灵，是吩噻嗪类的典型代表药物，属二甲胺类，是

DA受体拮抗剂，同时可拮抗α受体、M胆碱受体。

【体内过程】

氯丙嗪口服吸收慢而不规则，肌内注射吸收快，进入血液后90%与血浆蛋白结合，分布广泛，脑内浓度达血浆浓度的10倍，脂溶性强，易蓄积于脂肪组织，经肝药酶代谢，经肾排泄。氯丙嗪个体差异较大，治疗应自小剂量开始，缓慢加量，老年人因肝、肾功能下降应减量。

【药理作用及作用机制】

（1）对中枢神经系统的影响

1）抗精神分裂作用：氯丙嗪对中枢有抑制作用，也称神经安定作用，能显著控制Ⅰ型精神分裂症患者的躁狂、幻觉和妄想症状，患者情绪安定。正常人口服治疗剂量氯丙嗪可出现安静、活动减少、情感淡漠、对周围事物不感兴趣，易入睡，但易唤醒。氯丙嗪通过阻断中脑-皮质、中脑-边缘系统DA神经通路产生抗精神分裂作用。

2）镇吐作用：小剂量阻断延髓第四脑室底部催吐化学感受区D_2受体，可对抗DA受体激动剂阿扑吗啡引起的呕吐，大剂量抑制呕吐中枢。氯丙嗪通过抑制延髓与催吐化学感受区旁呃逆中枢调节部位，用于治疗顽固性呃逆。

3）对体温调节的作用：氯丙嗪可抑制体温调节中枢，体温随环境温度变化而变化，与物理降温同时应用，可协同降温，不仅可降低发热者的体温，也可降低正常体温，解热镇痛药只能降低发热者的体温。

（2）对自主神经系统的作用：氯丙嗪拮抗α受体，引起血管扩张，血压下降。拮抗M受体作用较弱，可引起口感、便秘、视物模糊。

（3）对内分泌系统的影响：结节-漏斗系统DA通路可促进催乳素释放抑制因子、卵泡刺激素释放因子、黄体生成素释放因子和促肾上腺皮质激素的释放，氯丙嗪通过拮抗该通路D_2受体影响激素的分泌。

【临床应用】

（1）精神分裂症：主要用于治疗以兴奋躁动、幻觉妄想、思维障碍及行为紊乱为特征的Ⅰ型精神分裂症。对急性期效果显著，需长期用药；对躁狂症有效；对Ⅱ型精神分裂症患者无效。

（2）呕吐和顽固性呃逆：氯丙嗪可用于强心苷、吗啡、抗肿瘤药等引起的呕吐，对晕动病所致呕吐无效，对顽固性呃逆疗效明显。

（3）低温麻醉与人工冬眠：低温麻醉是指应用物理降温（冰袋、冰浴）配合氯丙嗪降低患者体温。氯丙嗪与其他中枢抑制药（异丙嗪、哌替啶）合用使患者深睡，体温、基础代谢率及组织耗氧降低，增强患者对缺氧的耐受力，减轻机体对伤害性刺激的反应，这种状态称为"人工冬眠"。人工冬眠多用于严重创伤、感染性休克、高热惊厥、甲状腺危象等病症的辅助治疗，有利于机体度过危险期，为其他有效的对因治疗争取时间。

【不良反应】

（1）神经系统反应

1）锥体外系反应：阻断黑质-纹状体系统D_2受体，使纹状体DA功能减弱，ACh功能增强，表现为：①帕金森综合征。肌张力增高、肌肉震颤、僵直、流涎、运动迟缓。②静坐不能。坐立不安、手足无措、来回踱步、烦躁不安、紧张焦虑。③急性肌张力障碍。强迫性张口、伸舌、斜颈、吞咽困难。

2）长期应用引发迟发型运动障碍：不自主、有节律的刻板运动，如舔舌、咀嚼、歪颌等。

3）惊厥或癫痫发作：少数患者在用药过程中出现局部或全身抽搐。

（2）精神异常：因中枢抑制出现嗜睡、淡漠、无力、意识障碍、萎靡、抑郁、躁动、幻觉、妄想。

（3）内分泌反应：女性出现泌乳增多、停经，男性出现女性化乳房，儿童生长抑制。

（4）过敏反应：可出现药疹、光敏反应、接触性皮炎，肝损伤，粒细胞减少、溶血性贫血和再生障碍性贫血。

（5）其他不良反应：拮抗 M 受体引起口干、便秘、食欲降低，视物模糊、眼内压升高症状。拮抗 α 受体引起直立性低血压、心悸。

（6）过量及急性中毒：轻者嗜睡，重症发生意识障碍、昏迷、血压下降、心动过速，严重者出现低血压休克、呼吸循环衰竭。

【用药注意事项】

（1）由于局部刺激性强，可用深部肌内注射。静脉注射可致血栓性静脉炎，应以生理盐水或葡萄糖注射液稀释后缓慢注射，避免漏药。注射给药后应卧床休息，避免直立性低血压。

（2）氯丙嗪有中枢抑制作用，与其他中枢抑制药如镇静催眠药、镇痛药合用时，应调整剂量，避免呼吸抑制。苯妥英钠、卡马西平等肝药酶诱导剂可加速氯丙嗪的代谢，减弱其抗精神病作用，合用时应调整剂量。

（3）癫痫患者慎用，青光眼患者禁用，乳腺增生症和乳腺癌患者禁用。

（4）提前告知患者家属可能的不良反应，指导患者和家属减轻、避免不良反应。

其他吩噻嗪类抗精神病药物有哌嗪类如奋乃静、氟奋乃静、三氟拉嗪，哌啶类如硫利达嗪。奋乃静的镇静作用、抗精神分裂作用弱于氯丙嗪，对慢性精神分裂症疗效优于氯丙嗪，心血管副作用小，锥体外系副作用明显。氟奋乃静和三氟拉嗪镇静作用弱，对行为退缩、情感淡漠等症状效果好，锥体外系副作用明显。

（二）硫杂蒽类

氯普噻吨

氯普噻吨（chlorprothixene）又名泰尔登，拮抗脑内 D_2 受体发挥作用，药理作用与氯丙嗪相似，抗精神病作用不及氯丙嗪，适用于伴有焦虑或抑郁症的精神分裂症、焦虑性神经官能症及更年期抑郁症，镇静作用强，锥体外系反应小。

氟哌噻吨抗精神病作用强，镇静作用较弱，有抗焦虑、抗抑郁作用，对意志减退、抑郁症的精神分裂症有效，临床用于急、慢性精神分裂症及抑郁、焦虑症。

（三）丁酰苯类

氟哌啶醇

氟哌啶醇（haloperidol）拮抗 D_2 受体，是高效抗精神病药，抗精神病作用强而持久，镇吐作用强，镇静作用弱，适用于以躁动、幻觉、妄想为主的精神分裂症，临床用于急、慢性精神分裂症、躁狂症、抽动秽语综合征。锥体外系反应严重，心血管副作用轻，对肝脏影响小。

氟哌利多

氟哌利多（droperidol）又名氟哌啶，作用与氟哌啶醇相似，在体内代谢快，作用维持时间短，可显著控制精神运动兴奋性的精神分裂症、躁狂症，锥体外系反应严重。可与镇痛药芬太尼合用于神经安定镇痛术，使患者处于一种特殊的麻醉状态，痛觉消失，精神恍惚，对环境淡漠，可用于小的手术，如烧伤清创、内镜检查、造影等。

（四）其他抗精神分裂症药

五氟利多

五氟利多（penfluridol）属二苯基丁酰哌啶类，是长效口服制剂，一次用药疗效可持续一周，阻断 D_2 受体，具有较强的抗精神分裂症作用和镇吐作用，适用于急、慢性精神分裂症，对幻觉、妄想、淡漠、退缩效果好，常见的副作用是锥体外系反应。

二、非典型抗精神病药

非典型抗精神病药，又称第二代抗精神病药，对 DA、5-HT 有拮抗作用，锥体外系反应和高催乳素血症反应轻，对阳性和阴性精神分裂症患者都有效，成为治疗精神分裂症的一线药物。代表药物有氯氮平、奥氮平、利培酮、齐拉西酮、阿立哌唑，对代谢产生一定影响，如血糖、血脂，体重增加。

氯氮平

氯氮平（clozapine）属苯二氮䓬类，阻断中脑-皮层、中脑-边缘系统 D_4 受体，有较强的抗精神病作用。对黑质-纹状体通路、结节-漏斗通路作用小，锥体外系和内分泌反应轻。可拮抗 5-HT 作用，见效迅速，可用于治疗各种精神分裂症，对兴奋躁动和淡漠抑郁精神分裂症都有效，多用于难治性精神分裂症和其他药物治疗无效的精神分裂症患者。氯氮平具有抗胆碱、抗组胺、抗 α 受体作用，可引起粒细胞减少。

利培酮

利培酮（risperidone）对 D_2 和 5-HT 受体均有拮抗作用，对精神运动兴奋型和淡漠症状精神分裂都有效，用于急性、慢性精神分裂症。锥体外系反应轻、镇静作用、抗胆碱作用弱。

第二节　抗躁狂症药

躁狂症以情感高涨、思维奔逸、言语活动增多为临床表现，发病机制主要与中枢 NA 升高和 5-HT 低下有关。锂盐、某些抗癫痫药和抗精神分裂症药物可治疗躁狂症。

碳酸锂

【体内过程】

碳酸锂（lithium carbonate）口服吸收快，通过血-脑屏障进入脑组织和神经细胞慢，显效慢，经肾排泄，锂离子在肾小管与钠离子竞争重吸收，增加钠盐摄入可增加其排泄，体内钠减少或肾小球滤出减少时，可导致体内锂潴留，引起中毒。

【药理作用及作用机制】

对躁狂有显著疗效，主要是锂离子发挥作用，作用机制不明确。

【临床应用】

对急性躁狂和轻度躁狂疗效显著，也可治疗躁狂抑郁症。

【不良反应及用药注意事项】

（1）可引起恶心、呕吐、腹痛、腹泻、多尿等不良反应，严重时可出现精神紊乱、反射亢进、震颤、惊厥等。

（2）治疗安全范围小，应对血中锂浓度进行检测，血药浓度升至 1.6 mmol/L 时，应立即停药，肾衰竭时可调整给药剂量。

第三节 抗抑郁药

抑郁症属于情感性精神障碍，以心境低落、兴趣减退、快感缺失为核心症状，临床表现为情绪低落、思维迟缓、认知功能损害、精神运动性迟滞或激越、焦虑，也可出现睡眠障碍和自主神经系统功能紊乱相关症状、精神病性症状。

目前认为抑郁症发病机制主要是中枢单胺类神经递质 NA、5-HT、DA 不足导致。其中 NA、5-HT 在抑郁症的发生中发挥主要作用。NA 可激动中枢 α_1 受体引起觉醒、精力旺盛，激动 α_2 受体改善认知，激动 β 受体抗抑郁；NA 降低时可引起嗜睡、精力下降、意志活动减退、认知下降、思维迟缓、情感低落，引起阻滞性抑郁。5-HT 升高时，情感迟钝、心境稳定，5-HT 降低时，情感敏感，易引起焦虑和抑郁，发生焦虑性抑郁。DA 升高时，认知改善、增加快感、精神运动灵活；DA 下降时，认知下降、思维迟缓、快感缺失、情感低落，精神运动迟钝、意志活动减退，发生阻滞性抑郁。抗抑郁药包括新型抗抑郁药和传统抗抑郁药，新型抗抑郁药因其高选择性，产生较好疗效且副作用小而成为一线药物。

一、非选择性 5-HT 和 NA 再摄取抑制药

这些药物结构中都有 2 个苯环和 1 个杂环，故统称为三环类抗抑郁药（tricyclic antidepressants，TCAs），是传统抗抑郁药，主要抑制 NA 和 5-HT 的再摄取，增加突触间隙内两种递质的浓度发挥抗抑郁作用。大多数 TCAs 具有抗胆碱作用，阻断 M 受体引起口干、便秘、排尿困难等副作用。此外，还阻断 α_1 肾上腺素受体和组胺 H_1 受体引起镇静。

丙米嗪

【体内过程】

丙米嗪（imipramine）又名米帕明，口服吸收迅速，蛋白结合率 76%～95%，血浆半衰期为 9～24h，广泛分布于各组织，以脑、肝、肾及心脏分布较多。丙米嗪主要经肝药酶代谢为去甲丙米嗪，与葡萄糖醛酸结合，自肾脏排出，部分自粪便排泄，也可分泌入乳汁。老年人代谢和排泄能力降低，应减少剂量。

【药理作用及作用机制】

（1）对中枢神经系统的作用：正常人服用后出现安静、嗜睡、头晕目眩，甚至出现注意力不集中、思维能力下降。抑郁症患者服用后精神振奋、情绪高涨，明显改善抑郁症状，用药 2～3 周后疗效明显。丙米嗪抗抑郁的主要作用机制是阻断 NA、5-HT 在突触间隙的再摄取，使突触间隙内递质浓度升高。

（2）对自主神经系统的作用：丙米嗪阻断胆碱 M 受体引起口干、便秘、尿潴留和视物模糊等反应。

（3）对心血管系统的作用：可引起血压降低，可能与阻断 α_1 肾上腺素受体有关。抑制心肌，可引起心律失常。

【临床应用】

（1）治疗抑郁症：用于各种原因引起的抑郁症，对内源性抑郁症、更年期抑郁症疗效显著。对反应性抑郁症次之，对精神分裂症的抑郁效果差。

（2）治疗遗尿症：对于儿童遗尿可试用丙米嗪治疗。剂量依年龄而定，睡前口服，疗程为 3 个月，其机制可能和刺激大脑皮质，增强尿意唤醒有关。

（3）治疗焦虑和恐惧症：对伴有焦虑的抑郁症疗效明显，此外用于强迫障碍和恐惧障碍的治疗。

【不良反应】

（1）抗胆碱作用引起的不良反应，有口干、便秘、扩瞳、视物模糊、排尿困难和心动过速。因导致尿潴留和眼内压升高，前列腺肥大和青光眼患者禁用。

（2）头晕、多汗、皮疹、直立性低血压、反射亢进、共济失调、肝功能异常、粒细胞缺乏症等。长期用药应检查血常规和肝功能。

（3）大剂量可引起心脏传导阻滞、心律失常，也可诱发癫痫发作，有严重心脏病和癫痫史的患者禁用。

（4）苯妥英钠、保泰松、阿司匹林、东莨菪碱和吩噻嗪类可与丙米嗪竞争血浆蛋白，导致丙米嗪蛋白结合率降低，游离血药浓度增加。与以上药物合用时应注意调整剂量。

【用药注意事项】

（1）三环类抗抑郁药抑制 NA、5-HT 再摄取，与 MAOI 合用时可使递质浓度升高，引起血压明显升高、高热和惊厥，与肾上腺素受体激动药合用也可引起血压严重升高；与其他中枢抑制药合用中枢抑制作用加强。

（2）用药期间不宜驾驶车辆，不宜进行机械操作和高空作业。孕期、哺乳期禁用。

氯米帕明

氯米帕明（clomipramine）又名氯丙米嗪，起效快，药理作用和临床应用与丙米嗪相似，对 5-HT 的再摄取抑制作用更强，其代谢产物对 NA 再摄取抑制较强。临床用于各种病因和症状表现的抑郁状态、强迫症、恐惧症和继发性焦虑等。不良反应有口干、便秘、排尿困难、扩瞳、视物模糊、眼内压升高、心动过速等，也可出现头晕、皮疹、直立性低血压、粒细胞缺乏症。老年患者对药物敏感性增强，对药物的清除和代谢能力减弱，应注意调整剂量。

阿米替林

阿米替林（amitriptyline）又名依拉维，是临床常用的三环类抗抑郁药，对 5-HT 的再摄取抑制作用强于对 NA 的再摄取抑制作用。镇静作用和抗胆碱作用较强，临床用于各种抑郁症，对焦虑性抑郁和激动性抑郁效果更好，常用于焦虑性抑郁症。鉴于较强的镇静催眠作用，建议睡前服用。口服吸收好，蛋白结合率 82%～96%，半衰期为 31～46 h，主要在肝代谢，活性代谢产物为去甲替林，经肾排泄，可分泌入乳汁。老年患者由于代谢和排泄能力下降，对本品敏感性增强，应减少用量。不良反应与丙米嗪相似。

多塞平

多塞平（doxepin）又名多虑平，作用及机制与丙米嗪相似，具有抗焦虑、抗抑郁、镇静催眠、肌肉松弛、抗消化性溃疡作用。抗焦虑作用强，抗抑郁作用稍弱，对伴有焦虑的抑郁症状疗效最佳。服药后可使患者感到精神愉快、思维敏捷，改善焦虑及睡眠障碍。焦虑和抑郁症状缓解需 1～2 周。不良反应及用药注意事项与丙米嗪相似。

二、NA 再摄取抑制药

该类药物选择性抑制 NA 再摄取，用于以脑内 NA 缺乏为主的抑郁症，起效快，抗胆碱作用和降压作用均比 TCAs 弱。尤其适用于尿检 3-甲基-4-羟基苯乙二醇（MH-PG，NA 的代谢产物）明显减少的患者。这类药物起效快，镇静作用、抗胆碱作用和降压作用比 TCAs 弱，不良反应少。

地昔帕明

地昔帕明（desipramine）又名去甲丙米嗪，是丙米嗪的代谢产物。

【体内过程】

口服吸收迅速，2~6 h达血浆药物浓度峰值，起效快，用药1周起效。血浆蛋白结合率90%，被氧化成无活性的羟化物或与葡萄糖醛酸结合后自尿中排出。

【药理作用及作用机制】

地昔帕明抑制NA再摄取作用为抑制5-HT再摄取的100倍以上，对DA的摄取亦有一定的抑制作用。对H_1受体拮抗作用强，对α和M受体拮抗作用弱。有轻度镇静作用，有时会出现直立性低血压。

【临床应用】

对轻、中度抑郁症疗效较好。

【不良反应】

与丙米嗪相比，不良反应小，过量可导致血压降低、心律失常、镇静、惊厥、口干、便秘。

马普替林

马普替林（maprotiline）为第二代抗抑郁药。

【体内过程】

口服吸收缓慢但吸收完全，广泛分布于全身组织，肺、肾、心脏、脑组织中药物浓度高于血液。蛋白结合率约90%，血浆半衰期平均为43 h，活性代谢产物为去甲马普替林。主要经尿液排泄，部分可随粪便排泄，也可进入乳汁。

【药理作用及作用机制】

选择性NA再摄取抑制剂，对5-HT再摄取几乎无影响。抗抑郁作用起效较快，一般5~7 d生效，少数人则需2~3周。抗组胺作用、抗胆碱作用和镇静作用较轻。

【临床应用】

用于治疗各种类型的抑郁症，也可用于伴有抑郁或激越行为的儿童和夜尿者。

【不良反应及用药注意事项】

不良反应与TCAs相似且轻微，可引起口干、便秘、排尿困难、眩晕、心悸等抗胆碱反应，也可出现皮炎、皮疹、癫痫，偶见皮肤过敏反应和粒细胞缺乏。前列腺肥大、青光眼患者禁用，儿童、孕妇、哺乳期慎用。

去甲替林

去甲替林（nortriptylne）又称去甲阿米替林，是阿米替林的活性代谢产物。抑制NA再摄取强于5-HT，镇静、抗胆碱、降低血压作用较弱。显效快，临床用于内源性抑郁症的治疗。阻断$α_1$受体可导致直立性低血压，抗胆碱作用致心率加快，也可降低癫痫发作阈值，癫痫患者慎用。口服吸收完全，蛋白结合率90%~95%，血浆半衰期为18~60 h，主要从尿中排泄。

三、新型抗抑郁药物

（一）选择性5-HT再摄取抑制剂

选择性5-HT再摄取抑制剂（selective serotonin reuptake inhibitors，SSRIs）可选择性抑制5-HT再摄取，保留了传统药物相似的疗效，基本不具有抗胆碱、抗组胺及抗α肾上腺素受体引起的副作用，具有高效、安全、良好的耐受性而被广泛应用。包括氟西汀、舍曲林、帕罗西汀、氟伏沙明、西酞普兰和艾司西酞普兰。

氟西汀

氟西汀（fluoxetine）又名百忧解，是上市最早的选择性 5-HT 再摄取抑制剂。

【体内过程】

口服吸收良好，血浆蛋白结合率 80%～95%，血浆半衰期为 48～72 h。经肝代谢为有活性产物去甲氟西汀，易通过血-脑屏障，少量分泌入乳汁。

【药理作用及作用机制】

可选择性地抑制 5-HT 转运体，阻断突触前膜对 5-HT 的再摄取，延长和增加 5-HT 的作用，从而产生抗抑郁作用。其抑制 5-HT 再摄取比抑制 NA 再摄取作用强 200 倍。对肾上腺素受体、组胺受体、胆碱能受体的亲和力低，作用较弱，因而产生的不良反应少，耐受性和安全性优于传统药物。

【临床应用】

（1）治疗各型抑郁症，对伴有焦虑的抑郁症疗效较好，在儿童和青少年的抗抑郁药选择上，氟西汀的疗效和耐受性较为平衡。

（2）用于治疗惊恐状态、广泛性焦虑障碍、强迫障碍。

（3）治疗神经性贪食症。

【不良反应及用药注意事项】

（1）不良反应轻微，偶有恶心呕吐、头痛头晕、乏力失眠、厌食、震颤、体重下降等。因药物半衰期较长，故肝、肾功能较差者或老年患者，应适当减少剂量。

（2）有癫痫史者、妊娠期或哺乳期妇女慎用，有出血倾向患者慎用。

（3）不宜与 MAOI 并用，可能发生 5-HT 综合征。初期表现为不安、激越、恶心呕吐或腹泻，随后高热、强直、肌阵挛或震颤、自主神经功能紊乱、心动过速、高血压、意识障碍，严重者可导致死亡。必要时，应停用本药 5 周后，才可换用 MAOI。

帕罗西汀

帕罗西汀（paroxetine）又名塞洛特，为强效 5-HT 再摄取抑制剂，口服吸收良好，血浆蛋白结合率 95%，分布于全身各组织，血浆半衰期为 24 h，起效快。用于治疗抑郁症，也可用于惊恐障碍和强迫障碍的治疗。不良反应轻微，常见不良反应为口干、便秘、视物模糊、震颤、头痛、恶心等。

（二）选择性 5-HT 和 NA 再摄取抑制剂

选择性 5-HT 和 NA 再摄取抑制剂（selective serotonin-norepinephrine reuptake inhibitors, SSNRIs）具有 5-HT 和 NA 双重抑制作用，高剂量时对 DA 摄取也有抑制作用，抗胆碱、抗肾上腺素、抗组胺作用弱，不良反应少。代表药物有文拉法辛和度洛西汀，低剂量时疗效和不良反应与 SSRIs 相似，高剂量时不良反应相应增多。

文拉法辛（venlafaxine）代谢产物能有效拮抗 5-HT 和 NA 的再摄取，对 DA 摄取也有一定抑制作用，可用于各种抑郁症和广泛焦虑症的治疗。度洛西汀（duloxetine）主要用于重症抑郁或伴有糖尿病周围神经炎的抑郁患者。

四、其他抗抑郁药

曲唑酮（trazodone），拮抗 5-HT 受体，抑制 5-HT 再摄取，用于治疗抑郁症，具有镇静作用。不阻断 M 受体，不影响 NA 再摄取，对心血管系统影响小，抗胆碱副作用少，是较安全的抗抑郁药。

米氮平（mirtazapine）通过阻断突触前 α_2 受体而增加 NA 释放，对抑郁障碍患者的食欲减退和睡眠紊乱症状改善明显，较少引起性功能障碍。

吗氯贝胺（moclobemide）属于 MAOIs，通过可逆性地抑制脑内 A 型单胺氧化酶，抑制突触前膜内囊泡或突触间隙的儿茶酚胺类递质降解，提高脑内 NA、DA 和 5-HT 水平，发挥抗抑郁作用。起效快，但停药后单胺氧化酶恢复快。MAOIs 禁止与其他抗抑郁药合用，避免引起"5-HT 综合征"。

拓展阅读 抑郁症现状

思 考 题

1. 简述氯丙嗪的药理作用和不良反应。
2. 临床应用氟西汀应该注意哪些不良反应？

（王瑞婷）

更多数字资源详见新形态教材网

- 学习目标
- 思维导图
- 拓展阅读
- 微课
- 自测题
- 本章小结
- 教学课件

第十五章
治疗中枢神经系统退行性疾病药

学习目标

思维导图

> **情境（案例）导入**
>
> 患者，男，69岁。2年前左手无明显诱因出现不自主抖动，运动时减轻，安静休息时较为明显，症状逐渐加重。1个月前家人发现其面部表情少，肢体僵硬。入院检查后，诊断为"帕金森病"。给予心宁美治疗。
>
> **问题与思考：**
> 1. 心宁美由哪两种药物组成？其治疗机制是什么？
> 2. 使用该类药物时，有哪些用药护理注意事项？

中枢神经系统退行性疾病是一组由慢性进行性中枢神经组织退行性变性而产生的疾病的总称，主要包括帕金森病（Parkinson's disease，PD）、阿尔茨海默病（Alzheimer's disease，AD）、亨廷顿病（Huntington disease，HD）、肌萎缩侧索硬化症（amyotrophic lateral sclerosis，ALS）等。随着人口老龄化问题日益突出，神经退行性疾病已成为仅次于心血管疾病和癌症的第三位因素。该类疾病的发病原因、发病机制尚不清楚，但神经细胞发生退行性病理学改变是其共同的特征。

第一节 治疗帕金森病药

一、概述

帕金森病（Parkinson's disease，PD）又称震颤麻痹，是一种主要表现为进行性锥体外系功能障碍的中枢神经系统退行性疾病。因英国人James Parkinson于1817年首先描述而得名。其典型症状为静止性震颤、肌肉强直、运动迟缓和共济失调。原发性动脉硬化性脑炎后遗症和化学药物中毒（Mn^{2+}、CO、抗精神病药物中毒）等病因均可出现相同症状，总称为帕金森综合征（Parkinsonism）。帕金森病的发病原因及机制尚不清楚，目前得到大多数学者公认的是"多巴胺学说"，该学说认为：PD是因黑质中多巴胺能神经元退行性病变，纹状体内多巴胺（dopamine，DA）减少或缺乏所致。锥体外系控制运动功能与纹状体和黑质中DA和乙酰胆碱（acetylcholine，ACh）两个系统有关。一方面，黑质中多巴胺能神经元发出上行纤维到达纹状体，其末梢与尾-壳核神经元形成突触，以DA为递质，对脊髓前角运动神经元起抑制作用；另一方面，尾核中的胆碱能神经元与尾-壳核神经元形成突触，以 ACh 为递质，对脊髓前角运动神经元起兴奋作用。正常时这两种递质的作用处于动态平衡状态，共同调节运动功能。PD 患者因黑质病变，DA 合成减少，造成黑质-纹状体通路多巴胺能神经功能减弱，胆碱能神经功能相对占优势，因而出现肌张力增高等症状。

目前治疗 PD 的药物不能阻止病情进展，更无法治愈疾病，但有效的治疗可以改善症状，提高生活质量。传统的治疗 PD 的药物主要包括拟多巴胺类药和抗胆碱药两类。前者通过直接补充 DA 前体药物或抑制 DA 降解而提高 DA 的功能，后者通过阻断中枢 M 胆碱受体，降低相对增高的胆碱能神经功能，从而恢复中枢神经系统内 DA 和 ACh 功能的平衡状态。

二、拟多巴胺类药

（一）多巴胺的前体药

左旋多巴

左旋多巴（L-DOPA，levodopa）是由酪氨酸形成儿茶酚胺的中间产物，即多巴胺的前体，可人工合成。

【体内过程】

口服后经小肠芳香族氨基酸转运体迅速吸收，0.5~2 h 达峰值。血浆半衰期较短，为 1~3 h。胃排空延缓、胃液 pH 偏低或抗胆碱药物等，均可降低其生物利用度。口服后绝大部分在肠黏膜、肝和其他外周组织被 L-芳香族氨基酸脱羧酶（L-amino acid decarboxylase，AADC）脱羧成为 DA，DA 难以通过血-脑屏障，仅 1% 左右的 L-DOPA 能进入中枢神经系统发挥疗效。外周 DA 的形成，既降低了 L-DOPA 的疗效，也是引起外周不良反应的原因。若同时合用 AADC 抑制药，可减少外周 DA 生成，使更多的 L-DOPA 进入脑内并转化为 DA，增强脑内 DA 的功能。L-DOPA 生成的多巴胺一部分经突触前膜摄取回多巴胺能神经末梢，另一部分被单胺氧化酶（MAO）或儿茶酚胺-O-甲基转移酶（COMT）代谢，经肾排泄。

【药理作用】

PD 患者的黑质多巴胺能神经元发生退行性变，酪氨酸羟化酶（tyrosine hydroxylase，TH）数量同步减少，使脑内酪氨酸转化为 L-DOPA 的量也减少，但 L-DOPA 转化为 DA 的能力仍存在。L-DOPA 是 DA 的前体，通过血-脑屏障后，补充纹状体中 DA 的不足而发挥治疗作用。而 DA 不易通过血-脑屏障，不能用于治疗 PD。

【临床应用】

治疗各种类型的 PD，但对吩噻嗪类等抗精神病药所引起的帕金森综合征无效。其作用特点为：①对轻症或较年轻患者疗效好，对重症或年老体弱者疗效较差；②对肌肉僵直和运动困难的疗效好，对静止性震颤的疗效差；③起效慢，用药 2~3 周出现体征改善，用药 1~6 个月后疗效最强。

【不良反应】

（1）早期反应

1）胃肠道反应：治疗早期约 80% 患者出现恶心、呕吐、厌食等症状，数周后能耐受，应用 AADC 抑制药后可明显减少。由于 L-DOPA 在外周和中枢脱羧生成 DA，直接刺激胃肠道，兴奋延脑催吐化学感受区 D_2 受体，D_2 受体阻断药多潘立酮可缓解恶心、呕吐。

2）心血管反应：治疗初期 30% 患者出现直立性低血压，其机制是外周生成的 DA 反馈性抑制交感神经末梢释放去甲肾上腺素，同时 DA 激动血管壁的 DA 受体。还有些患者出现心律失常、心绞痛等，主要是外周 DA 作用于心脏 β 受体的缘故。

（2）长期反应

1）精神症状：出现失眠、焦虑、幻觉、情感淡漠和强迫等精神病症状，可能与多巴胺作用于皮质下边缘系统有关。非经典抗精神分裂症药氯氮平可治疗，因其几乎不引起或加重 PD 患者的锥体外系反应。

2）开 – 关现象：服药 3~5 年后，有 40%~80% 的患者会出现症状快速波动，称为"开 – 关反应"。活动正常或几近正常即为"开"，突然出现严重的 PD 症状则为"关"。开 – 关现象的发生与 PD 的进展导致 DA 的储存能力下降有关，可合用 AADC 抑制药或 MAO 抑制药减轻。

3）运动过多症：也称为运动障碍，是异常动作舞蹈症的总称。由于纹状体内 DA 浓度过高，DA 受体过度激动，患者出现手足、躯体不自主运动及皱眉伸舌等，服用 2 年以上者发生率达 90%。

【药物相互作用】

（1）维生素 B_6 是多巴脱羧酶的辅酶，能加速 L-DOPA 在外周组织生成 DA。抗抑郁药能引起直立性低血压，合用后均可加重 L-DOPA 外周副作用。

（2）吩噻嗪类和丁酰苯类抗精神分裂症药阻断 DA 受体，降低黑质 – 纹状体多巴胺通路功能；利舍平耗竭黑质纹状体中的 DA，均引起锥体外系反应，降低 L-DOPA 疗效。

（二）左旋多巴的增效药

1. AADC 抑制药

卡比多巴

卡比多巴（carbidopa）又称 α- 甲基多巴肼。卡比多巴不能通过血 – 脑屏障，与 L-DOPA 合用时，仅能抑制外周 AADC，使更多的 L-DOPA 进入脑内，L-DOPA 用量减少 75%，并减轻"开 – 关现象"等不良反应。本药单用无效，需与 L-DOPA 组成复方制剂，以 1 : 4 或 1 : 10 混合的复方制剂称心宁美，用于 PD 的治疗。

苄丝肼

苄丝肼（benserazide）又称羟苯丝肼，作用及用途与卡比多巴类似，不易通过血 – 脑屏障，与 L-DOPA 以 1 : 4 制成的复方制剂称美多巴。

2. MAO-B 抑制药

司来吉兰

司来吉兰（selegiline）又称丙炔苯丙胺（deprenyl），能迅速通过血 – 脑屏障，选择性抑制中枢神经系统 MAO-B，降低脑内 DA 降解，增加 DA 浓度。与 L-DOPA 合用后，能增加疗效，减少 L-DOPA 用量，降低外周副反应，消除 L-DOPA 出现的"开 – 关现象"。

3. COMT 抑制药
L-DOPA 的代谢一方面被 AADC 脱羧转化为 DA，另一方面经 COMT 代谢转化成 3-O- 甲基多巴（3-O-methyldopa，3-O-MD），后者又可与 L-DOPA 竞争转运载体而影响 L-DOPA 的吸收和进入脑组织。COMT 抑制药既可减少 L-DOPA 的降解，又可降低 3-O-MD 对其转运入脑的竞争性抑制作用，提高 L-DOPA 的生物利用度和在纹状体中的浓度。硝替卡朋、托卡朋、恩他卡朋是近来发现的三种 COMT 抑制药。硝替卡朋和恩他卡朋不能通过血 – 脑屏障，只能抑制外周 COMT，而不影响脑内 COMT。托卡朋脂溶性高，容易通过血 – 脑屏障，对外周和中枢 COMT 均有抑制作用。既增加 L-DOPA 进入脑内的量，又能使更多的 L-DOPA 生成 DA。与 L-DOPA 合用，增强疗效，减少 L-DOPA 不良反应，缓解"开 – 关现象"。托卡朋能引起肝损害，甚至出现暴发性肝衰竭，故仅适用于其他抗 PD 药无效时，且应用时需严密监测肝功能。

（三）多巴胺受体激动药

溴隐亭

溴隐亭（bromocriptine）又称溴麦角隐亭、溴麦亭，为 D_2 样受体（D_2、D_3、D_4 受体）激动剂，对 D_1 样受体（D_1、D_5 受体）有部分拮抗作用，对外周 DA 受体、α 受体有较弱的激动作用。小剂量溴隐亭激动结节 – 漏斗通路 D_2 受体，抑制催乳素和生长激素分泌，用于治疗闭经、泌乳综合征和肢端肥大症；增大剂量可激动黑质 – 纹状体多巴胺通路的 D_2 受体。临床用于 L-DOPA 效果差或无效的 PD 患者，与 L-DOPA 合用能减轻"开 – 关现象"。溴隐亭不良反应较多，常见的是食欲减退、恶心、呕吐、便秘等胃肠道反应及直立性低血压。长期用药可出现无痛性手指血管痉挛，减少药量可缓解；也可诱发心律失常，一旦出现应立即停药。运动功能障碍与 L-DOPA 相似。精神系统症状可出现幻觉、错觉和思维混乱等，比 L-DOPA 更常见且严重，停药后可消失。

（四）促多巴胺释放药

金刚烷胺

金刚烷胺（amantadine）是人工合成的抗病毒药，1972 年发现其能缓解 PD 的症状。其治疗 PD 的作用机制有：①促进患者纹状体中残存的完整的 DA 能神经元释放 DA；②减少 L-DOPA 在外周的脱羧，更多地进入脑内；③增加 DA 合成、释放和减少 DA 再摄取；④激动 DA 受体及中枢抗胆碱作用。金刚烷胺用药后显效快，作用持续时间短，应用数天即可获得最大疗效，但连用 6~8 周后疗效逐渐减弱，对 PD 的肌肉强直、震颤和运动障碍的缓解作用较强，疗效不及 L-DOPA，但优于中枢抗胆碱药。长期用药患者下肢皮肤出现网状青斑，还可引起精神不安、失眠和运动失调等。偶致惊厥，癫痫患者禁用。

三、抗胆碱药

阿托品、东莨菪碱是最早用于治疗 PD 的 M 胆碱受体阻断药，但因外周抗胆碱作用引起的副作用大，因此现主要使用合成的中枢性 M 胆碱受体阻断药。

苯海索

苯海索（benzhexol）又名安坦。口服易吸收，通过阻断中枢的 M 受体，降低黑质 – 纹状体通路中 ACh 的作用，协调 DA 和 ACh 两种递质的功能平衡。抗震颤和肌肉强直效果好，对动作迟缓无效，临床用于不能耐受或禁用 L-DOPA 的 PD 患者及抗精神分裂症药所致的帕金森综合征。外周抗胆碱作用为阿托品的 1/3~1/10，副作用与阿托品相同，但症状较轻。禁用于青光眼和前列腺肥大患者。对帕金森病疗效有限，副作用较多，现已少用。

四、抗 PD 药的用药护理及注意事项

（1）心理护理　告知患者本病病程长、治疗周期长，需要长期或终身用药治疗；疾病进展缓慢，保持良好的情绪和心态有利于缓解病情。患者因行走困难，生活自理能力显著下降，会出现焦虑、抑郁等情绪。要给予患者充分的关心和爱护，帮助其树立战胜疾病的信心。

（2）观察疗效和不良反应　服药过程中要仔细观察起坐的速度、步行姿势、讲话的音调与流利程度、写字、系鞋带及进食动作等，以确定症状改善情况，观察患者疗效。服用含有 L-DOPA 的药物时，患者会出现不同程度的消化道症状，告知患者饭后服药，以减少药物对胃肠道的刺激；还会出现运动过多症或"开关现象"，注意观察患者出现"开关现象"与服药之

间的关系，寻找发作规律，并做好安全防范措施，嘱其不要单独外出。对于可能出现的直立性低血压，嘱患者多饮水，以维持有效体液量。由卧位改为立位时，要先坐一会儿，并要放慢速度，如果感觉头晕，及时用手抓住床挡坐在椅子上或蹲下。

（3）用药注意事项　服用含有 L-DOPA 的药物时，避免与牛奶、豆浆、鸡蛋等同食，以免影响药物吸收；禁与维生素 B_6 合用，防止降低 L-DOPA 的疗效和增加不良反应。

第二节　治疗阿尔茨海默病药

一、概述

阿尔茨海默病（Alzheimer's disease，AD）是一种起病隐匿、呈进行性发展的神经退行性疾病，临床特征主要为认知障碍、精神行为异常和社会生活功能减退，是老年期痴呆最常见的一种类型。AD 患者大脑的病理改变呈弥漫性脑萎缩，镜下病理改变以老年斑（由 β 淀粉样蛋白形成的斑块）、神经原纤维缠结（高度磷酸化的微管相关蛋白，即 tau 蛋白）和神经元减少为主要特征。目前比较公认的 AD 发病机制认为 β 淀粉样蛋白的生成和清除失衡是神经元变性和痴呆发生的始动因素，其可诱导 tau 蛋白过度磷酸化、炎症反应、神经元死亡等一系列病理过程。同时，AD 患者大脑中存在乙酰胆碱系统、单胺系统、氨基酸类及神经肽等神经递质异常。AD 可能的危险因素包括增龄、女性、社交孤独、低教育水平、吸烟、听力损害、脑外伤、中年高血压与肥胖、缺乏锻炼、糖尿病及抑郁障碍等。

目前 AD 的治疗尚无十分有效的方法，而海马组织结构的萎缩、胆碱能神经兴奋传递障碍和中枢神经系统内胆碱能神经元数目减少等，是引起 AD 认知和记忆障碍的基础。现有药物主要是胆碱酯酶（acetylcholinesterase，AChE）抑制药和 NMDA 受体阻断药，分别通过增加中枢胆碱能神经功能和拮抗谷氨酸能神经的功能，有效缓解认知功能下降的症状，但不能从根本上消除病因。

二、胆碱酯酶抑制剂

他克林（tacrine）是美国食品药品监督管理局（FDA）批准的第一个治疗 AD 的药物，为第一代可逆性中枢 AChE 抑制药，因可引起肝毒性，现已撤市。目前临床上使用的是第二代 AChE 抑制药。

多奈哌齐

多奈哌齐（donepezil）口服后吸收良好，饮食和服药时间对药物吸收无影响，3～4 h 达血药浓度峰值，半衰期约为 70 h，主要在肝代谢，代谢产物中 6-O- 脱甲基衍生物的体外抗胆碱酯酶活性与母体药物相同，主要经肾排泄，少量以原形药物随尿排出。通过抑制 AChE 增加中枢 ACh 的含量，与第一代他克林相比，多奈哌齐对中枢 AChE 有更高的选择性，半衰期较长，服用方便等特点，其肝毒性小，不良反应较少。临床用于改善轻、中度 AD 患者的认知功能。肝毒性及外周抗胆碱副作用较他克林轻。常见的有腹泻、肌肉痉挛、乏力、恶心、呕吐和失眠等。

加兰他敏

加兰他敏（galanthamine）对神经元中的 AChE 有高度选择性，抑制神经元中 AChE 的能力比抑制血液中 AChE 的能力强 50 倍。在胆碱能高度不足的区域（如突触后区域）活性最大。

对于轻、中度 AD 和脑器质性病变引起的记忆障碍有改善作用，疗效与他克林相当，但无肝毒性。治疗早期（2~3 周）患者可有恶心、呕吐及腹泻等胃肠道反应，稍后即消失。

石杉碱甲

石杉碱甲（huperzine A）又称哈伯因，是我国学者于 1982 年从石杉科植物千层塔中分离得到的一种生物碱，是强效、可逆性的 AChE 抑制药。对改善衰老性记忆障碍及 AD 患者的记忆功能有良好作用。常见不良反应有恶心、头晕、多汗、腹痛、视物模糊等，一般可自行消失，严重者可用阿托品拮抗。严重心动过缓、低血压及心绞痛、哮喘、肠梗阻患者慎用。

三、NMDA 受体非竞争性拮抗药

美金刚

美金刚（memantine）又称美金刚胺，是使用依赖性 NMDA 受体非竞争性拮抗药，可与 NMDA 受体上的苯环利定（phencyclidine）结合位点结合。当谷氨酸释放过多时，美金刚可减少谷氨酸的神经毒性作用，当谷氨酸释放过少时，美金刚可改善记忆过程所需谷氨酸的传递。该药对中、重度 AD 患者，可显著改善其认知障碍，延缓生活能力的进行性衰退。美金刚是第一个用于治疗晚期 AD 的 NMDA 受体阻断药，与 AChE 抑制药同时使用效果更好。服药后有轻微眩晕、不安、口干等，饮酒可能加重不良反应，肾功能不良者应减量。肝功能不良、意识紊乱患者及孕妇、哺乳期妇女禁用。

拓展阅读　阿尔茨海默病的治疗原则

思 考 题

1. 试述治疗帕金森病药物的分类及作用机制。
2. 治疗帕金森病时，L-DOPA 为何与卡比多巴合用？
3. 简述抗阿尔茨海默病药的分类及代表药物。

（齐汝霞）

更多数字资源详见新形态教材网

　　学习目标　　思维导图　　拓展阅读　　微课
　　自测题　　本章小结　　教学课件

第十六章
中枢兴奋药

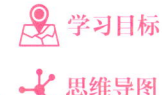

情境（案例）导入

一项研究发现，美国和英国的大学中有部分学生在考试之前服用"聪明药"。所谓的"聪明药"主要是指用于治疗注意力缺陷多动障碍（ADHD）的利他林和治疗睡眠障碍的莫达非尼，两者可以兴奋精神，改善短期记忆力，减轻疲惫感。在我国，两者均属于一类精神药品。根据第一类精神药品经营管理的有关规定，必须统一纳入麻醉药品经营渠道经营。

问题与思考：
1. 考试前服用"聪明药"的行为是否合法？为什么？
2. 为什么使用"聪明药"投机取巧的行为不可取？对自己有何伤害？

中枢兴奋药是一类能提高中枢神经系统兴奋性的药物，临床上主要用于治疗疾病及药物所致的中枢抑制、呼吸衰竭，并具有改善认知的作用。根据作用部位不同可分为兴奋大脑皮质的药物，直接兴奋延脑呼吸中枢、刺激颈动脉体和主动脉体化学感受器的药物，改善脑功能的药物。

第一节 主要兴奋大脑皮质的药物

咖啡因

咖啡因（caffeine）为咖啡豆和茶叶的主要生物碱，和茶碱类药物均属于甲基黄嘌呤类。药理作用相似，但咖啡因容易通过血-脑屏障，中枢作用更强，临床主要用作中枢兴奋药。茶碱类作用于外周，主要用作平喘药。

【药理作用及作用机制】

（1）可致睡意消失、疲劳减轻、精神振奋、思维敏捷：腺苷受体广泛地存在于突触前膜神经末梢，激活腺苷受体可以调控脑内许多神经递质的释放如谷氨酸、γ-氨基丁酸（GABA）、多巴胺及乙酰胆碱。咖啡因和腺苷的结构相似，通过抑制中枢腺苷受体而产生多种药理学效应。小剂量咖啡因可减轻疲劳和困意，同时可以对学习和记忆产生多种效果，通常可以增加反应能力，提升专注度和运动协调能力。腺苷被认为是内源性的睡眠激活物，通常激活腺苷受体导致从纹状体苍白球发出的GABA通路功能增强，从而抑制很多负责觉醒的脑区，如下丘脑、丘脑和大脑皮质。咖啡因可以阻断腺苷的作用而促进觉醒功能。

（2）呼吸兴奋、血压升高：大剂量咖啡因通过刺激延髓呼吸中枢，增加中枢对二氧化碳的敏感性，以及增强膈肌功能，增加每分通气量，改善呼吸模式，减少低氧性呼吸抑制。另外也可以兴奋血管运动中枢导致血压升高。

（3）惊厥：中毒剂量咖啡因可兴奋脊髓，导致惊厥。

（4）其他：收缩血管，舒张支气管平滑肌，利尿，刺激胃肠道腺体分泌。

【临床应用】

（1）对抗中枢抑制状态，用于新生儿 ICU 治疗和预防早产儿呼吸暂停。呼吸暂停可导致间歇性低氧血症发作，是早产儿致死和致残的重要危险因素。咖啡因可以通过刺激延髓呼吸中枢，治疗呼吸暂停，从而减少气管内插管和机械通气使用频率和时间，有效预防机械通气导致的支气管发育不良。

（2）偏头痛。咖啡因能收缩血管，可配伍麦角胺治疗因脑血管扩张引起的偏头痛。

（3）注意力缺陷多动症，但效果不如哌甲酯和安非他明。

（4）咖啡因可以增强其他解热镇痛抗炎药如布洛芬的镇痛效果，因此常和其他药物组成抗感冒药物复方制剂，缓解感冒引起的头痛。

（5）作为饮用品的成分可提神醒脑、利尿通便、控制体重。

【不良反应】

剂量较大可出现激动、不安、失眠、头痛、心悸等。剂量过大可引起反射亢进、心动过速、呼吸加快；更大剂量可引起惊厥。咖啡因可以刺激胃酸分泌，加重十二指肠溃疡。

哌甲酯

哌甲酯（methylphenidate）又名利他林（ritalin）。

【药理作用及作用机制】

中枢兴奋作用较为温和，小剂量使大脑皮质处于较为活跃状态，可以改善精神活动，解除疲劳，提高运动能力。

哌甲酯可以通过抑制多巴胺和去甲肾上腺素转运体，间接提升突触间隙内多巴胺和去甲肾上腺素的含量，从而兴奋神经中枢。脑内多巴胺能神经系统包括两条上行通路。从被盖核腹侧到达边缘系统和皮质区域，对于认知功能的维持非常重要。多巴胺能神经系统可以调节多种高级神经功能，包括注意的分配、工作记忆、认知的灵活性，以及推理和决策的能力。前额叶皮质对于多巴胺特别敏感，应用多巴胺受体拮抗剂，可以导致工作记忆的损害，而感觉和运动功能不受影响。去甲肾上腺素能神经从蓝斑核发出投射到边缘系统和新皮质区域，对于觉醒功能的维持非常重要，去甲肾上腺素能神经的激活可以增加机体对环境中新的刺激的反应能力，同时通过前额叶皮质影响认知功能。

【临床应用】

（1）注意缺陷多动障碍：该病主要表现为与年龄不相称的注意力易分散，注意广度缩小，不分场合的过度活动和情绪冲动，并伴有认知障碍和学习困难，智力正常或接近正常。哌甲酯增加纹状体基底节、背外侧顶叶皮质、前额叶皮质等脑区的多巴胺和去甲肾上腺素的含量，增加注意和认知，改善运动功能。

（2）小儿遗尿症：本品可兴奋大脑皮质，使其容易被尿意唤醒。

【不良反应】

治疗量时不良反应较少，偶有失眠和焦虑、厌食、口干等。大剂量注射给药导致血压升高、头痛、惊厥等。久用可产生耐受性，抑制儿童生长发育。

第二节　呼吸中枢兴奋药

多沙普仑

多沙普仑（doxapram）通过抑制细胞膜上 K^+ 通道，造成细胞膜去极化，从而兴奋主动脉体和颈动脉体的化学感受器，继而兴奋呼吸中枢，增加呼吸频率和潮气量，大剂量可直接兴奋呼吸中枢。临床上用于治疗早产儿呼吸暂停及药物导致的呼吸抑制。此药安全性较好，不良反应包括激动不安、肌肉抽搐、恶心呕吐、癫痫。

阿米三嗪

阿米三嗪（amizine）作为呼吸兴奋剂，作用于颈动脉体化学感受器，加强肺泡-毛细血管的气体交换，可增加潮气量和呼吸频率，增加每分钟通气量以及通过刺激化学感受器降低血液中二氧化碳分压。主要用于亚急性和慢性脑血管功能不全，脑卒中后遗症，老年性轻、中度痴呆和良性记忆障碍及缺血性耳蜗前庭功能失调等。阿米三嗪的常见副作用包括口干、嗜睡、体重增加和便秘等。

第三节　脑功能改善药

吡拉西坦

吡拉西坦（piracetam）是 GABA 的类似物，相似药物有奥拉西坦和茴拉西坦。

【药理作用及作用机制】

吡拉西坦可提高学习记忆及思维活动能力。吡拉西坦可激活腺苷酸激酶，提高大脑 ATP/ADP 值，增加大脑对氨基酸、蛋白质、葡萄糖的吸收和利用，促进脑细胞代谢，从而提高大脑皮质抵抗缺氧的能力，并加快大脑半球间经过胼胝体的信息传递速度。

【临床应用】

用于脑血管病导致的记忆减退，也用于阿尔茨海默病、酒精中毒、药物中毒、一氧化碳中毒引起的记忆和思维障碍、儿童脑功能发育迟缓。

莫达非尼

【药理作用及作用机制】

莫达非尼（modafinil）是一种觉醒促进剂，可结合多巴胺转运体，阻止多巴胺的再摄取，增加突触间隙内多巴胺的含量，继而提升视前区腹外侧核去甲肾上腺素和食欲素水平，促进觉醒功能。同时，莫达非尼也可激活谷氨酸通路并抑制 GABA 通路。此外，莫达非尼具有神经保护和抗氧化的效应。

【临床应用】

（1）发作性睡病：可以改善发作性睡病患者日间嗜睡症状，提升工作能力。

（2）ICU 危重患者：ICU 危重患者的睡眠极易受到影响和中断，因睡眠中断，出现日间嗜睡症状和疲劳，导致患者恢复延迟。神经兴奋剂，特别是莫达非尼可以减轻相关症状，促进患者的康复。

胞二磷胆碱

胞二磷胆碱（cytidiphosphate choline）为核苷衍生物，能解除催眠药对于网状结构系统的抑制作用及对抗纹状体和边缘系统多巴胺的作用。胞二磷胆碱提高线粒体呼吸功能，促进氧化磷酸化能力，促进氧的摄取。临床主要用于急性颅脑损伤、脑手术后的意识障碍，急性期意识障碍，也可用于缺血性脑血管病、血管性痴呆、耳鸣及神经性耳聋。适用于急性中毒、感染、大面积脑梗死所致的昏迷和意识障碍。

甲氯芬酯

甲氯芬酯（meclofenoxate）是一种中枢兴奋药，对于抑制状态的中枢神经系统有明显的兴奋作用。主要作用于大脑皮质，能促进脑细胞的氧化还原代谢，增加对糖的利用。其作用产生较缓慢，反复使用后效果较显著。适用于意识障碍、颅脑损伤性昏迷、新生儿缺氧症、儿童精神迟钝、儿童遗尿症、酒精中毒及某些其他神经性疾病。

尼麦角林

尼麦角林（nimehorin）为半合成麦角碱衍生物，有α受体阻断作用和扩血管作用，可增强脑细胞能量，促进新陈代谢，增加氧和葡萄糖的利用，促进神经递质多巴胺的转换而增强神经传导，加强脑部蛋白质生物合成，改善脑功能。口服给药后迅速吸收，约80%经肾排泄。严重肾功能不全患者，尿中代谢物排泄显著减少。

拓展阅读 中枢神经兴奋药的滥用问题

思 考 题

1. 为什么哌甲酯可用于治疗儿童多动症？
2. 为什么临床一般不使用咖啡因促进中枢兴奋？

（王瑞婷）

📱 **更多数字资源详见新形态教材网**

　学习目标　　　思维导图　　　拓展阅读　　　微课
　自测题　　　　本章小结　　　教学课件

第四篇

疼痛管理药物

第十七章
镇痛药

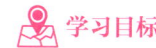
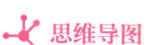

情境（案例）导入

患者，男，55 岁。因原发性肺癌合并骨转移引起的疼痛入院，医生给予吗啡缓释片 30 mg 口服，口服后 2 h 出现心慌、胸闷、头晕、出汗、口渴、恶心、呕吐、面色苍白、谵妄、呼吸困难，呼吸深慢 4~5 次／分，口唇轻度发绀，瞳孔缩小。初步诊断为吗啡中毒，采取人工呼吸、给氧，吸痰保持呼吸道通畅。用纳洛酮肌注等对症治疗，2 h 后呼吸逐渐恢复为 10~16 次／分，发绀好转，瞳孔恢复正常，生命体征稳定。

问题与思考：
1. 该患者应用吗啡合理吗？
2. 患者用药期间为何出现上述临床症状？
3. 应用吗啡等镇痛药应该注意哪些事项？

镇痛药包括麻醉性镇痛药和非麻醉性镇痛药。本章介绍的镇痛药是一类选择性作用于中枢神经系统，能消除或缓解疼痛，而不影响意识和其他感觉的药物。因其反复应用易导致成瘾性、停药戒断综合征，因此该类镇痛药又称为麻醉性镇痛药或成瘾性镇痛药。国家将该类镇痛药列为麻醉药品管理范畴，在生产、运输、销售和使用中都要严格遵守国家的相关法律规定。

疼痛是多种原因引起的一种常见临床症状，是一种不愉快的感觉和情绪体验。疼痛常见的分类方法是按疼痛的感觉、强度和病程。按疼痛的感觉分为锐痛和钝痛；按强度分为轻度痛、中度痛、重度痛和极度痛；按照病程长短可分为急性疼痛和慢性疼痛。急性疼痛持续时间短于 3 个月，如与软组织损伤相关的疼痛。相比于慢性疼痛，急性疼痛持续时间短，疼痛程度相对尖锐和严重，但给予适合的医疗处理后疼痛随着受伤组织的愈合逐渐消失。临床常见的急性疼痛包括：①术后疼痛；②受伤或烧伤引起的疼痛；③关节炎、肾结石、胆结石、心脏病和头痛等引起的疼痛；④特殊情况如分娩引起的疼痛。

目前常用的麻醉性镇痛药可分 3 类：阿片生物碱类镇痛药、人工合成镇痛药、其他镇痛药。

第一节 阿片生物碱类镇痛药

阿片及合成的各种阿片类活性碱（opioids）用于止痛已有数百年历史。阿片是来源于天然草本植物罂粟未成熟蒴果浆汁的干燥物,是罂粟的初级产品。从罂粟中提取的生物碱可分为3类:一是吗啡类生物碱,其中又包括吗啡、可待因、蒂巴因3种成分,镇痛效果好;二是罂粟碱类生物碱,可扩张脑、心脏及其他平滑肌的血管,几乎无镇痛作用;三是盐酸那可汀类生物碱,可松弛支气管平滑肌,临床用于镇咳。

19世纪初,科学家从阿片中首次分离出吗啡,从此吗啡及类吗啡生物碱一直是此类药物的典型代表。19世纪后期大剂量吗啡合用东莨菪碱曾作为一套完整的麻醉技术流行一时,但由于严重合并症及死亡率的增加,使得吗啡被搁置一旁长达三四十年。直至20世纪初,随着短效巴比妥类静脉麻醉药的出现、哌替啶合成成功、笑气及箭毒用于临床,加之"平衡麻醉"概念的推出,阿片类药物很快返回历史舞台,与其他各类药联合使用在获得良好麻醉效果的同时,又避免了心血管及其他器官的抑制,明显减少了合并症。二氢埃托啡是第一个由我国自主研制成功的麻醉性镇痛药,1991年以二类精神药物批准上市,其对人体的镇痛效果又是吗啡的250~1 000倍。

具有镇痛作用的阿片生物碱类的代表药是吗啡、可待因等。

吗啡

【体内过程】

吗啡(morphine)口服吸收较快,首过消除效应明显,生物利用度低,常需注射给药。皮下注射30 min后约60%吸收入血液。吸收后迅速分布至肝、脾、肾、肺等各组织。成人中仅有少量吗啡透过血-脑屏障,但已能产生高效的镇痛作用。吗啡可通过胎盘到达胎儿体内。半衰期为1.7~3 h。一次给药镇痛作用维持4~6 h。吗啡主要在肝代谢,经肾排泄,少量经胆汁和乳汁排出。

【药理作用】

(1)中枢神经系统

1)镇痛:吗啡作用于脊髓胶质区、丘脑内侧、第三脑室及导水管周围灰质等部位的阿片受体。通过激动μ受体,模拟内源性阿片肽对痛觉神经的抑制而产生镇痛作用。

2)镇静:吗啡有明显镇静作用,并能消除由疼痛所引起的焦虑恐惧和紧张情绪,显著提高对疼痛的耐受力。随着对疼痛的缓解及对情绪的影响,可出现欣快感。

3)抑制呼吸:吗啡可降低呼吸中枢对CO_2的敏感性,治疗量吗啡可抑制呼吸,引起呼吸频率减慢、肺通气量减少,其中呼吸频率减慢最为明显,急性中毒时呼吸频率可减慢至每分钟3~4次。对呼吸中枢抑制程度有剂量依赖性。呼吸抑制是吗啡急性中毒致死的主要原因。

4)镇咳:吗啡直接抑制延髓咳嗽中枢,使咳嗽反射减轻或消失,产生强大的镇咳作用。对多种原因引起的咳嗽均有效,但易产生成瘾性。

5)缩瞳:吗啡通过激动中脑盖前核的阿片受体产生缩瞳作用。吗啡中毒时可使瞳孔极度缩小呈针尖样,为吗啡中毒的明显特征。

6)其他作用:吗啡可兴奋延髓的催吐化学感受区,引起恶心、呕吐;作用于下丘脑体温调节中枢,改变体温调定点,使体温略下降,但长期大剂量应用,体温反而会升高;抑制下丘脑释放促性腺激素释放激素和促肾上腺皮质激素释放激素,降低血浆促肾上腺皮质激素、黄体生成素和促卵泡激素的浓度。

(2)平滑肌

1)胃肠道:减慢胃肠蠕动,延迟胃排空时间,提高胃窦部及十二指肠上部的张力;提高小肠及大肠平滑肌的张力,易致食物反流,减少食物吸收;抑制消化腺分泌,减弱推进性蠕动；提高回盲瓣及肛门括约肌张力，易引起便秘。

2）胆道：能收缩胆道括约肌，使胆道排空受阻，导致胆囊内压力明显提高，引起上腹不适，严重者引起胆绞痛，必要时可与阿托品合用。

3）其他：提高膀胱括约肌张力，导致排尿困难、尿潴留；较大剂量的吗啡可促使组胺释放而致支气管平滑肌收缩，诱发或加重哮喘。可对抗催产素对妊娠末期子宫平滑肌的兴奋作用而延长产程。

（3）心血管系统：治疗量的吗啡可扩张血管平滑肌，引起直立性低血压。此外，吗啡抑制呼吸使体内二氧化碳蓄积，可引起脑血管扩张和阻力降低，导致颅内压增高。

（4）免疫系统：抑制免疫系统，可抑制人类免疫缺陷病毒蛋白诱导的免疫反应，这可能是吗啡使用者易感 HIV 病毒的主要原因。

【临床应用】

（1）镇痛：吗啡对各种疼痛均有效，但由于其成瘾性大，临床上仅用于其他镇痛药无效的急性锐痛，如严重创伤、烧伤、外科手术及晚期癌症等引起的剧烈疼痛；对内脏平滑肌痉挛引起的绞痛，如胆绞痛、肾绞痛应与阿托品类解痉药合用；对于心肌梗死引起的剧痛，如患者血压正常者亦可使用。

（2）心源性哮喘：心源性哮喘除应用强心苷、氨茶碱及吸氧外，配合静脉注射吗啡可获得良好的效果，缓解患者气促和窒息感。其机制为：①吗啡抑制呼吸中枢，并能降低呼吸中枢对二氧化碳的敏感性，从而减弱过度的反射性呼吸兴奋，使喘息得以缓解。②扩张外周血管，降低外周阻力，减少回心血量，减轻心脏负担，降低动脉压和静脉压，减轻肺水肿。③镇静作用有助于消除患者的焦虑、恐惧情绪，间接减轻心脏负担。

（3）急、慢性腹泻：可以减轻急、慢性腹泻临床症状。如为感染性腹泻，则应同时加用抗菌药物。

【不良反应】

（1）副作用：治疗量可引起恶心、呕吐、眩晕、便秘、排尿困难、呼吸抑制、直立性低血压、嗜睡等。

（2）耐受性及成瘾性：使用治疗量的吗啡，每日3次，连续1~2周即可成瘾。连续应用也易产生耐受性，突然停药可出现戒断症状，表现为食欲减退、消瘦、烦躁不安、失眠、流泪、流鼻涕、呕吐、出汗、虚脱、意识丧失、有明显的强迫性觅药行为等。成瘾者为追求吗啡的欣快感及避免停药引起的戒断症状带来的痛苦，常不择手段获取药物，给个人和社会带来极大的危害。

（3）急性中毒：吗啡用量过大可致急性中毒，吗啡中毒出现典型三联征，表现为昏迷、呼吸深度抑制、瞳孔极度缩小呈针尖样。另外吗啡中毒还常伴有发绀、体温下降及血压降低，可因呼吸麻痹而死亡。

吗啡急性中毒的抢救措施为人工呼吸、给氧、给予升压药升高血压，补充液体维持循环功能，静脉注射拮抗剂纳洛酮。

【药物相互作用】

（1）与吩噻嗪类、镇静催眠药、单胺氧化酶抑制剂、三环类抗抑郁药、抗组胺药等合用，可加剧及延长吗啡的抑制作用。

（2）可增强香豆素类药物的抗凝血作用。

（3）与西咪替丁合用，可能引起呼吸暂停、精神错乱、肌肉抽搐等。

可待因

可待因（codeine）又称甲基吗啡，作用与吗啡相似，但较吗啡弱，镇痛作用仅为吗啡的 1/10，镇咳作用为吗啡的 1/4，对呼吸中枢抑制作用较轻，镇静作用不明显，成瘾性较吗啡弱，但仍属限制性应用的麻醉药品。可用于中等程度疼痛的镇痛，与解热镇痛药合用可增强镇痛效果。可待因是典型的中枢性镇咳药，对干咳效果好，对痰多的咳嗽不宜应用，以防止因抑制咳嗽反射，使大量痰液阻塞呼吸道，继发感染而加重病情。

第二节 人工合成的阿片受体激动药

哌替啶

【体内过程】

哌替啶（pethidine）又名杜冷丁，为人工合成镇痛药。口服易吸收，皮下或肌内注射吸收更快。可通过血-脑屏障，也可透过胎盘进入胎儿体内。经肝脏代谢，部分转化为去甲哌替啶，去甲哌替啶对中枢有兴奋作用，中毒剂量时可引起惊厥。主要经肾脏排泄。

【药理作用】

其作用与吗啡相似，但弱于吗啡。

（1）镇痛和镇静作用：镇痛作用为吗啡的 1/10，起效较快，但持续时间较短，为 2~4 h。在治疗剂量时有明显镇静作用，可消除患者的紧张、焦虑、烦躁不安等由疼痛引起的情绪反应。

（2）抑制呼吸作用：其程度与等效镇痛剂量的吗啡相当。

（3）扩张血管：由于抑制呼吸，能使体内 CO_2 蓄积而扩张脑血管，可使颅内压增高。扩张血管也引起直立性低血压。

（4）对平滑肌的作用：可提高胃肠道平滑肌及括约肌张力，减少推进性蠕动，但持续时间短，不会引起便秘；不对抗催产素引起的子宫节律性收缩，不延缓产程，可用于分娩止痛。治疗量对支气管无影响，大剂量可引起支气管平滑肌收缩。

【临床应用】

（1）缓解中度至重度疼痛：因成瘾性小，常代替吗啡用于创伤、手术后及晚期癌症等各种剧痛。肾绞痛、胆绞痛患者需与阿托品等解痉药联合使用。因新生儿对哌替啶的呼吸抑制作用极为敏感，故临产前 2~4 h 不宜使用。

（2）麻醉前给药：其镇静作用可消除患者术前的紧张和恐惧感，减少麻醉药用量并缩短诱导期。

（3）人工冬眠：与氯丙嗪、异丙嗪合用组成冬眠合剂，用于人工冬眠疗法。

（4）心源性哮喘：用于治疗心源性哮喘，可代替吗啡，降低成瘾性。

【不良反应】

（1）副作用：可出现口干、恶心、呕吐、眩晕、出汗、心悸等。静脉注射后可出现外周血管扩张和血压下降，尤其与吩噻嗪类药物（如氯丙嗪）及中枢抑制药合用时，应嘱咐患者用药后卧床，改变体位时，动作应缓慢。

（2）耐受性和成瘾性：本品的耐受性和成瘾性程度介于吗啡与可待因之间，但仍需控制使用，防止出现成瘾性和戒断症状，用药间隔不宜太短，两次用药时间至少间隔 4 h。

（3）急性中毒：可出现呼吸抑制、瞳孔散大、肌肉痉挛、震颤、反射亢进甚至惊厥、昏迷。

抢救措施与吗啡相似，但纳洛酮只能解除呼吸抑制，不能对抗惊厥症状，需合用抗惊厥药。

【药物相互作用】

（1）利托那韦会提高血浆中药物代谢产物去甲哌替啶的浓度，谨慎合并使用。

（2）苯妥英可以增强哌替啶在肝脏中的代谢，合并使用时可能会导致哌替啶的半衰期缩短和生物利用度降低，同时哌替啶的清除率增加，并导致去甲哌替啶的浓度升高，应谨慎合并使用。

（3）镇静药物（如苯二氮䓬类药）和阿片类药物合并使用时，由于中枢抑制作用的相互增强，会增加镇静、呼吸抑制、昏迷甚至死亡的风险。因此应限制哌替啶的给药剂量和给药时间。

（4）哌替啶和吩噻嗪合并使用时，会增加发生低血压的风险。

（5）酒精和阿片类药物合并使用时，由于中枢抑制作用的相互增强，会增加镇静作用与呼吸抑制，出现昏迷甚至死亡的风险。

美沙酮

美沙酮（methadone）镇痛作用强度与吗啡相当，但持续时间较长。美沙酮镇静作用较弱，其优点是口服与注射给药效果相似，耐受性和成瘾性发生较慢，戒断症状较轻，且易于治疗。美沙酮抑制呼吸、缩瞳、引起便秘以及升高胆内压作用均较吗啡弱。临床主要用于创伤、手术后、晚期癌症等所致的剧痛，也可作为戒除吗啡或海洛因成瘾性的替代药物。

不良反应多见眩晕、恶心、呕吐、口干、嗜睡、便秘及直立性低血压等。皮下注射有局部刺激作用，可产生疼痛硬结。禁用于分娩止痛，以免影响产程和抑制胎儿呼吸。

芬太尼

芬太尼（fentanyl）镇痛作用较强，为吗啡的75～125倍，作用迅速，维持时间短，约30 min，为短效镇痛药。芬太尼的衍生物有舒芬太尼和阿芬太尼，舒芬太尼作用最强，亲脂性约为芬太尼的2倍，更易通过血-脑屏障，与血浆蛋白结合率较芬太尼高，分布容积较芬太尼小。舒芬太尼与阿片受体的亲和力较芬太尼强，因而不仅镇痛强度更大，而且作用持续时间也更长。舒芬太尼在肝内代谢，经肾脏排出。阿芬太尼为阿片受体激动剂，主要作用于μ受体，为短效强镇痛药，镇痛强度为吗啡的15倍，作用持续时间为芬太尼的1/3。阿芬太尼起效快，静脉注射30 s起效，1.5～2 min达到作用高峰，维持约15 min。临床应用灵活，可分次静脉注射，也可持续静脉滴注。

三种药物均可用于各种剧烈疼痛，用于麻醉前给药及诱导麻醉，并作为辅助用药与全身麻醉及局部麻醉药合用于各种手术；用于术前、后及术中等各种剧烈疼痛；用于治疗中度到重度慢性疼痛以及依靠阿片类镇痛药治疗的疼痛；与麻醉药合用，可减少麻醉药用量；与氟哌利多配伍用于神经安定镇痛术。

不良反应有恶心、呕吐、眩晕及胆道括约肌痉挛；快速静脉注射可引起胸壁或腹壁肌肉僵直而影响通气，可采用纳洛酮或肌松药对抗；成瘾性较吗啡、哌替啶小。支气管哮喘、脑损伤或脑肿瘤、重症肌无力及2岁以下小儿禁用。反复注射或大剂量注射后3～4 h会出现延迟性呼吸抑制。与中枢抑制药，如催眠镇静药（巴比妥类、地西泮等）、抗精神病药（如吩噻嗪类）、其他麻醉性镇痛药及全身麻醉药等有协同作用，合用时应慎重并适当调整剂量。

喷他佐辛

喷他佐辛（pentazocine）又名镇痛新，为阿片受体的部分激动药。其镇痛作用为吗啡的1/3，与吗啡合用时能减弱吗啡的镇痛作用。呼吸抑制作用为吗啡的1/2，且抑制程度不随剂量而增强，故相对较为安全。大剂量可加快心率，升高血压。剂量加大达到 60~90 mg 可产生精神症状，如烦躁不安、幻觉等。临床适用于各种慢性钝痛。喷他佐辛成瘾性小，已列为非麻醉性镇痛药品。

喷他佐辛常见不良反应主要是中枢系统和消化道症状，包括嗜睡、眩晕、恶心、呕吐、出汗等；大剂量可致呼吸抑制、血压升高、心率加快等；反复使用也可产生躯体依赖性，但戒断症状比吗啡轻，使用时应逐渐减量至停药。心肌梗死引起的心前区剧痛患者禁用。

曲马多

曲马多（tramadol）是人工合成的一种非天然阿片类药物，与阿片受体结合，但亲和力很弱，为中枢性镇痛药。其作用特点为：①镇痛效果好，其镇痛作用为吗啡的 1/3，口服给药与肠道外给药几乎等效，不产生欣快感，治疗量不抑制呼吸，也不影响心血管功能。②镇咳效果为可待因的 1/2。③适用于中度及重度急、慢性疼痛，如手术、创伤、分娩及晚期肿瘤疼痛等。④不良反应少，偶有多汗、眩晕、恶心、呕吐、疲劳等；耐受性和成瘾性小。抗癫痫药卡马西平可降低曲马多血药浓度，减弱其镇痛作用；安定类药可增强其镇痛作用，联合使用时应调整剂量。

羟考酮

羟考酮（oxycodone）为半合成的蒂巴因衍生物，是纯阿片类受体激动药，其药理作用及作用机制与吗啡相似，主要通过激动中枢神经系统内阿片受体而起到镇痛作用，镇痛效力强。该药物口服吸收快，生物利用度高于吗啡，血浆半衰期较吗啡长。羟考酮已被中国列入麻醉药品管制范围。

羟考酮也可通过直接作用于延髓等咳嗽中枢，而起到镇咳作用。此外还具有抗焦虑及镇静的作用。羟考酮给药途径多，在临床上应用广泛，主要用于缓解中度至重度疼痛，如关节痛、背痛、癌性疼痛、压痛、手术后疼痛等。常见不良反应主要是头晕、嗜睡、恶心等，致幻、致痉发生率较吗啡小。肝肾功能不全、甲状腺功能减退、前列腺肥大、尿道狭窄者慎用。在高剂量连续使用羟考酮后，突然中断或减量，部分患者有戒断综合征的发生，提示羟考酮同样具有其他阿片类药物常见的不良反应。

常见镇痛药物作用特点见表 17-1。

表 17-1　常见镇痛药物作用特点

	理想药物	吗啡	芬太尼	舒芬太尼	羟考酮
起效/达峰（min）	快	5~10/15~30	1/4	1/4	2~3
镇痛强度	强	强	强	强	强
持续时间（h）	中等	4~6	0.5~1	2	4
代谢和消除	代谢产物无活性，对肝、肾功能依赖小	代谢产物有活性，对肝、肾功能依赖大	无活性，依赖小，蓄积严重	无活性，依赖小，可蓄积	活性代谢物极少，对肾功能依赖小
副作用	小	较多	较小	小	较小

第三节　其他镇痛药

罗通定

罗通定（rotundine）具有镇静、安定、镇痛和中枢性肌肉松弛作用。镇痛作用比哌替啶弱，但较解热镇痛药作用强。对慢性持续性钝痛效果较好，无明显成瘾性。适用于胃肠及肝胆系统疾病等引起的钝痛、一般性头痛及脑震荡后头痛等，也可用于痛经和分娩止痛，对胎儿和产程均无不良影响。治疗量一般无不良反应。大剂量可抑制呼吸，偶见眩晕、乏力、恶心和锥体外系反应。

布桂嗪

布桂嗪（bucinnazine）又名强痛定，镇痛作用为吗啡的 1/3，但起效快，为速效药。镇痛作用可持续 3~6 h。可用于偏头痛、三叉神经痛、关节痛、炎症性及外伤性疼痛、癌症晚期疼痛等。呼吸抑制、胃肠道反应较轻，长期应用亦可成瘾。

第四节　阿片受体拮抗药

纳洛酮

纳洛酮（naloxone）化学结构与吗啡相似，与阿片受体的亲和力比吗啡强，但无内在活性，是阿片类受体拮抗剂。对各型阿片受体都有竞争性拮抗作用。纳洛酮临床用于阿片类药物成瘾者的诊断，用于阿片类药物及其他成瘾性药物（哌替啶、美沙酮、芬太尼、二氢埃托啡等）急性过量中毒的逆转，解救呼吸抑制及其他中枢抑制症状，可使昏迷患者迅速复苏。因能诱发戒断症状，可用于阿片类药物成瘾者的鉴别诊断，也可用于急性乙醇中毒解救。口服易吸收，首过效应明显，故常静脉给药，注射给药起效很快。对本品过敏者禁用。

第五节　镇痛药的用药护理与注意事项

（1）未明确诊断的疼痛，尽可能不用本品，以免掩盖病情，贻误诊断。阿片类药物如连续使用 1 周以上可产生依赖，对于非癌症类止痛，宜短期使用。

（2）特殊人群如孕产妇、哺乳期女性、严重肝功能不全者禁用，因术后有排尿困难、肠麻痹等患者禁用。

（3）阿片类镇痛药可降低呼吸中枢对二氧化碳的敏感性，如过量使用可产生呼吸抑制，因此慢性阻塞性肺气肿、支气管哮喘、肺源性心脏病、颅内高压、颅脑损伤患者禁用。

（4）在使用镇痛药物时，应严格遵循医生处方。不要随意更改剂量或停止使用药物，因此避免不必要的风险。长期使用镇痛药物，应定期监测身体反应，包括肝肾功能、血压和血糖等指标，及时发现问题并采取措施，以保证安全。

拓展阅读　阿片类镇痛药的成瘾性

思 考 题

1. 简述哌替啶的临床应用和不良反应。
2. 胆、肾绞痛时，镇痛药与什么药物联合使用效果最好？
3. 吗啡治疗心源性哮喘的作用机制是什么？

（张玲玲）

第十七章 镇痛药

更多数字资源详见新形态教材网

- 学习目标
- 思维导图
- 拓展阅读
- 微课
- 自测题
- 本章小结
- 教学课件

第十八章
解热镇痛抗炎药

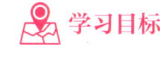

情境（案例）导入

患者，男，42岁。因发热39℃伴周身疼痛及食欲减退，两膝、踝关节红肿、疼痛及行走困难入院。诊断为类风湿关节炎，给予口服阿司匹林每日4次，每次2g进行治疗。当患者用药5天后，症状明显改善，但开始出现耳鸣、头晕，听力逐渐丧失。诊断为水杨酸不良反应，立即停服阿司匹林，静脉滴注碳酸氢钠。次日听力开始好转，至停药后第4天听力完全恢复。

问题与思考：
1. 阿司匹林主要适应证有哪些？
2. 患者立即停药后为什么要静脉滴注碳酸氢钠？
3. 阿司匹林主要不良反应及用药护理措施有哪些？

发热、疼痛、炎症是一组由感染或免疫等多种因素引起的临床症状和体征，是机体对各种病理性刺激的一种防御反应。发热、疼痛、炎症病程会引起机体组织损伤和功能紊乱，因此在对因治疗的基础上合理应用解热镇痛抗炎药进行对症治疗是非常必要的，本章将主要介绍几种非甾体抗炎药的代表药物，结合其药理作用阐明其用药护理和注意事项。

第一节 概 述

解热镇痛抗炎药亦称为非甾体抗炎药（non-steroidal anti-inflammatory drugs，NSAIDs）是一类具有解热镇痛作用的药物。其中除了苯胺类药物外，绝大多数药物兼有抗炎和抗风湿作用。阿司匹林是NSAIDs的代表药，故又将这类药物称为阿司匹林类药。

NSAIDs化学结构虽然不同，但都具有相似的作用机制、药理作用和不良反应。其作用机制是抑制环氧酶（cyclooxygenase，COX）活性，减少前列腺素（prostaglandin，PG）生物合成，减少多种细胞因子分泌，抑制炎症细胞聚集、激活、趋化等，见图18-1。当COX活性被抑制后，脂氧酶代谢产物白三烯等相应增加。该类药起效迅速，可减轻炎性肿胀、缓解疼痛和改善功能，但是NSAIDs只能治标，不能治本，难以阻止疾病的发展。

拓展阅读 环氧酶

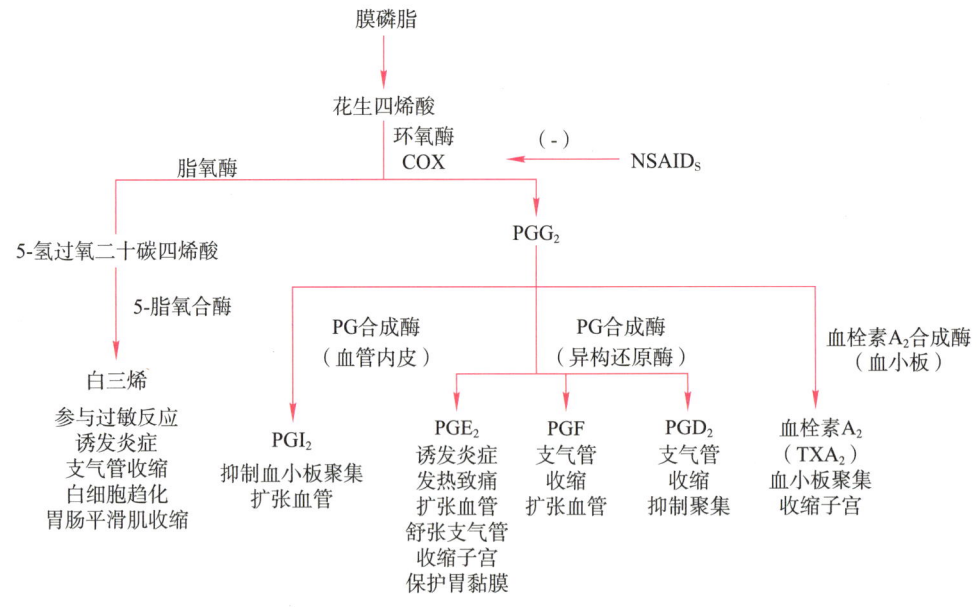

图 18-1 花生四烯酸代谢过程

【药理作用】

（1）解热作用：下丘脑体温调节中枢通过调节产热及散热过程，使机体温度维持在37℃左右。当人体受到病原体及其毒素的侵袭后，刺激中性粒细胞，产生并释放内热原，内热原进入中枢，使中枢合成与释放的PG增多，PG作用于体温调节中枢，使体温定点升高而引起发热。NSAIDs能抑制COX（COX的生理功能见图18-2），使中枢PG的合成和释放减少而发挥解热作用。该类药物可以降低发热者体温，但不能降至正常体温以下，区别于氯丙嗪，且对正常人体温无明显影响。

（2）镇痛作用：当组织损伤或发炎时，局部产生和释放某些致痛化学物质，如缓激肽、PG等，作用于痛觉感受器，引起疼痛。PG特别是PGI_2和PGE_2能提高痛觉感受器对致痛物质的敏感性，加重疼痛的感觉。NSAIDs可抑制炎症局部的PG合成，呈现镇痛作用。本类药物的镇痛作用主要在外周，对慢性钝痛如头痛、牙痛、神经痛、肌肉痛或关节痛、痛经等效果良好，对各种严重创伤性剧痛及内脏平滑肌绞痛无效，无成瘾性，不抑制呼吸，故广泛用于临床。

（3）抗炎作用：本类药物通过抑制炎症反应时PG的合成和释放，发挥抗炎、抗风湿作用，通常仅能缓解症状，对病原菌所致的炎症无效。

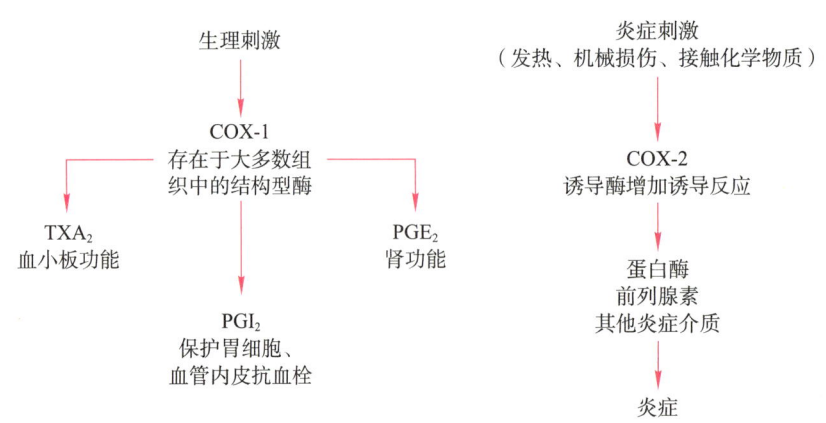

图 18-2 COX-1和COX-2的生理功能

第二节　常用解热镇痛抗炎药

根据对 COX 选择性的不同，解热镇痛抗炎药分为非选择性 COX 抑制药和选择性 COX-2 抑制药。另外，解热镇痛抗炎药在临床中常用其复方制剂。

一、非选择性 COX 抑制药

非选择性 COX 抑制药按化学结构可分为水杨酸类、苯胺类、吡唑酮类及其他有机酸类 4 类。各类药物均具有解热镇痛作用，但在抗炎作用方面则有所不同，如阿司匹林和吲哚美辛的抗炎作用较强，某些有机酸的抗炎作用中等，而苯胺类几乎无抗炎作用。

（一）水杨酸类

水杨酸类药物包括阿司匹林、水杨酸钠等，水杨酸钠因本身刺激性强，只可外用作为抗真菌药和角质溶解药。

阿司匹林

【体内过程】

阿司匹林（aspirin）口服易吸收，口服后约 2 h 达血药高峰，小部分在胃吸收，大部分在小肠吸收。血浆半衰期仅 20 min，吸收后快速分解为游离性水杨酸，并分布至全身组织，也可进入关节腔、脑脊液、乳汁和胎盘。机体昼夜节律可明显影响药动学。早晨 7 时服药比晚 7 时服药吸收完全而迅速，血药峰值高，代谢和排泄较慢，半衰期长，疗效好。水杨酸与血浆蛋白结合率高，可达 80%~90%。水杨酸经肝药酶代谢后经肾随尿液排泄。尿液 pH 的变化对水杨酸盐排泄量的影响很大，在碱性尿时可排出 85%；而在酸性尿时则仅排出 5%。这是由于尿液呈碱性时，水杨酸盐解离增多，重吸收减少而排出增多；尿液呈酸性时则相反。水杨酸盐是弱酸性药物，一旦因血中含量过高引起中毒可同时服用碳酸氢钠，增加其解离，促进其排泄，这是解救中毒的有效方法之一。

【药理作用】

（1）抗炎作用：有较强的抗炎和抗风湿作用。对控制风湿和类风湿关节炎的症状有一定疗效。通过抑制 PG 合成、抑制白细胞凝聚、减少激肽、抑制透明质酸酶、抑制血小板聚集等而发挥抗炎作用。

（2）解热作用：内热原通过 PG 释放上调体温调节中枢而引起发热。本品可抑制 PG 合成而发挥解热作用，能降低发热者体温。

（3）镇痛作用：通过减少 PG 发挥镇痛作用。对慢性疼痛效果良好，对尖锐性刺痛无效。

（4）影响血栓形成：血栓素 A_2（TXA_2）是血小板聚集的诱导剂，阿司匹林可抑制 COX 活性，减少血小板中 TXA_2 生成，减少血小板聚集和血栓形成。

【临床应用】

（1）疼痛症状：对钝痛特别是伴有炎症者，小剂量即有效，是治疗头痛和肌肉骨骼痛的首选药物。也用于神经痛、月经痛、关节痛、牙痛等。

（2）发热症状：对温度过高或持久发热或小儿高热者可解热，减少并发症，抢救生命。但解热作用为非特异性，对于疾病进程没有影响，只能在短时间内使患者主观感觉有所改变。

（3）急性风湿热和类风湿关节炎：大剂量（每日 3~5 g）有较强的抗炎、抗风湿作用，适用于治疗急性风湿热和类风湿关节炎。急性风湿热患者可在用药后 24~48 h 退热，关节红、肿及疼痛症状缓解，关节活动范围加大，红细胞沉降率减慢，体温降至正常范围，继续服药可预防受损关节恶化，但对关节外损害无改变。也可用于急性风湿热的鉴别诊断。

（4）预防血栓形成：小剂量阿司匹林（每日 50~100 mg）显著减少 TXA_2 的生成，抑制血小板聚集，预防血栓形成；大剂量阿司匹林则抑制血管壁中 PGI_2 的合成，促进凝血及血栓形成。因此，小剂量阿司匹林可用于防治缺血性心脏病、脑缺血病及术后血栓形成。

（5）治疗胆道蛔虫病：该病患者胃酸偏低，本品在肠道中部分水解为水杨酸和醋酸，而升高胃液酸度，当吸收后自胆汁排泄而致胆道内环境改变，因蛔虫厌酸而退出胆道。

（6）缓解癌痛：阿司匹林对直肠癌、结肠癌有一定疗效，定时服用阿司匹林的人群结肠癌、直肠癌发生率或病死率降低 40%~50%。

（7）其他疾病：儿科用于皮肤黏膜淋巴结综合征（川崎病）的治疗。

【不良反应】

（1）胃肠道反应：口服刺激胃黏膜，引起上腹不适、恶心、呕吐。较大剂量或长期服用可引起胃溃疡和无痛性胃出血，原有溃疡病者，症状加重。饭后服药、同服抗酸药可避免或减轻胃肠道反应。

（2）对血液系统的影响：抑制血小板聚集，延长出血时间。大剂量或长期使用，可抑制凝血酶原的形成，引起凝血障碍，维生素 K 可以预防。用药期间应注意检查凝血功能。严重肝病、维生素缺乏症、血友病、产妇和孕妇禁用。如需手术者，术前 1 周应停用阿司匹林。

（3）对肝、肾的影响：长期大剂量应用阿司匹林，会对肝功能造成一定程度的损伤，转氨酶升高，肝细胞坏死。长期服用能使肾小血管收缩，甚至会导致血管硬化，进而出现肾间质纤维化，造成肾脏损害。

（4）水杨酸反应：剂量过大（>5 g/d）可出现头痛、眩晕、恶心、呕吐、耳鸣、视力及听力减退等，称为水杨酸反应，是慢性水杨酸类中毒的表现，多见于风湿病的治疗。严重者可出现过度呼吸、酸碱平衡失调，甚至危及生命。应立即停药，并对症治疗和输液、给维生素 K 及静脉滴注碳酸氢钠溶液碱化尿液、促进排泄等措施。耳鸣为早期症状，若出现耳鸣，应立即调整剂量，但儿童对耳鸣的耐受性较大，容易被忽视。

（5）过敏反应：少数患者用药后可出现荨麻疹、血管神经性水肿、过敏性休克。某些哮喘患者服用阿司匹林后可诱发哮喘，称为"阿司匹林哮喘"。用药前询问用药过敏史，哮喘、鼻息肉及慢性荨麻疹患者禁用阿司匹林。

（6）瑞夷综合征：病毒性感染伴有发热的儿童或青少年，如流感、水痘、流行性腮腺炎等使用阿司匹林退热时，偶可引起急性肝脂肪变性-脑病综合征（瑞夷综合征，Reye 综合征），以肝衰竭合并脑病为突出症状，虽少见，但可致死。故病毒感染患儿不宜用阿司匹林。

【用药护理注意事项】

（1）胃、十二指肠溃疡患者慎用或不用本品，饮酒前后不可服用，以免引起胃黏膜屏障损害而致出血。

（2）严重肝损伤、低凝血酶原血症、维生素 K 缺乏等均需避免服用本品，术前 1 周应停药。

（3）孕妇长期使用可使产程延长，产后出血增多，故在临产前 2 周应予停药。

（4）对伴有心肌炎及心力衰竭患者，本品可引起水钠潴留，增加心排血量及心脏做功量，加重心脏负荷，甚至可诱发心力衰竭，故主张先用皮质激素。待风湿症状控制之后，合并应用本品小剂量，再逐步停用皮质激素。

（5）耳鸣为本品早期症状，若出现耳鸣即应调整剂量，但儿童对耳鸣耐受性较大易被忽视。

【药物相互作用】

（1）阿司匹林可从血浆蛋白结合部位置换出香豆素类抗凝血药、磺酰脲类降血糖药，增强其作用及毒性。妨碍甲氨蝶呤、呋塞米从肾小管分泌，造成蓄积中毒。

（2）糖皮质激素类可加速水杨酸盐的代谢，降低其血浆浓度，长期应用糖皮质激素的患者，停用皮质激素时，由于水杨酸盐积聚，易出现中毒症状。

拓展阅读　阿司匹林的诞生

（二）苯胺类

对乙酰氨基酚

对乙酰氨基酚（acetaminophen）又名扑热息痛，是非那西丁（phenacetin）的体内代谢产物。口服易吸收，主要在肝代谢，经肾排泄。解热作用与阿司匹林相似，镇痛作用较弱，对血小板和凝血机制及抗炎、抗风湿作用无显著影响。临床主要用于退热和镇痛（包括关节痛、神经痛及偏头痛）。

由于对胃肠无明显刺激作用，对乙酰氨基酚适用于不宜使用阿司匹林的头痛发热患者。治疗量不良反应偶见皮疹、药热等过敏反应。服用过量可产生变性血红蛋白血症而致紫绀。一次过量（成人 10～15 g）应用可致急性中毒，引起致死性肝肾损害。成人每次 0.25～0.5 g，每日 3 次，每日总量不超过 2 g，疗程不超过 10 天。

（三）吡唑酮类

保泰松

保泰松（phenylbutazone）及其代谢产物羟基保泰松（oxyphenbutazone）具有很强的抗炎、抗风湿作用，而解热镇痛作用较弱。主要用于风湿性及类风湿关节炎、强直性脊柱炎的治疗，对急性进展期疗效较好；较大剂量能促进尿酸排泄，可用于急性痛风治疗。不良反应较多且重，对胃肠刺激性较大，用时过长、剂量过大可致消化性溃疡；抑制骨髓引起粒细胞减少、再生障碍性贫血；引起钠、氯离子在体内潴留导致水肿；可引起黄疸及肝炎、保泰松中毒等。

（四）其他有机酸类

布洛芬

布洛芬（ibuprofen）具有较强的抗炎、解热及镇痛作用，动物实验证明该药的抗炎、解热、镇痛作用均较阿司匹林、保泰松、对乙酰氨基酚和异丁苯乙酸强。布洛芬临床效果与阿司匹林和保泰松相似而优于对乙酰氨基酚，但较阿司匹林对胃肠道刺激轻，且易耐受，不良反应小。

【临床应用】

临床上广泛用于缓解类风湿关节炎、骨关节炎、强直性脊柱炎的症状，控制关节僵直。亦可用于软组织损伤、腰背痛、痛经及口腔、眼部等手术后疼痛。

【不良反应】

不良反应主要为胃肠道刺激症状，一般不影响继续服药，患者易耐受，但长期服用仍要注意胃溃疡和出血。其他如头痛、眩晕、骨髓造血功能抑制、血小板功能抑制、肾毒性及皮疹等过敏反应均少见。与阿司匹林有交叉过敏，应予注意。偶见弱视眼毒性反应，一旦出现视力障碍应立即停药。哮喘、孕妇及哺乳妇女禁用，溃疡和有出血倾向者慎用。

【药物相互作用】

老年患者需注意，该药可与抗凝血药如华法林、双香豆素等竞争血浆蛋白结合点，从而使抗凝血药的游离型血药浓度增加，延长凝血酶原时间。

吲哚美辛

吲哚美辛（indomethacin）又名消炎痛，有显著的解热及抗炎作用，在 NSAID 中，对炎性疼痛效果较强，但不良反应多且重，对非炎性疼痛无效，一般不用于解热镇痛。目前仅用于其他药物不能耐受或疗效不显著的风湿性及类风湿关节炎、强直性脊柱炎及骨关节炎等，尚可治疗顽固性和恶性肿瘤发热。

不良反应发生率高达 35%~50%。常见的有食欲减退、上腹不适、恶心、呕吐、腹痛、腹泻，可诱发或加重溃疡，也可出现前额痛、眩晕、精神失常等中枢神经系统症状。偶有中性粒细胞和血小板减少、再生障碍性贫血，还可引起肝损害及过敏反应。消化性溃疡、帕金森病、癫痫、精神失常、阿司匹林哮喘、肝肾功能不全者、孕妇及儿童禁用。

双氯芬酸

双氯芬酸（diclofenac）具有解热、镇痛、抗炎作用，比吲哚美辛强 2~2.5 倍，比阿司匹林强 26~50 倍。常用于风湿性及类风湿关节炎、骨关节炎、手术后疼痛、痛经等治疗。不良反应较轻，常见胃肠道反应，偶见头痛、头晕、皮疹，肝肾功能损害者和孕妇慎用。

二、选择性 COX-2 抑制药

塞来昔布

【体内过程】

塞来昔布（celecoxib）口服后吸收好、迅速，生物利用度约为 99%。口服后达峰时间约 3 h，半衰期为 10~12 h，稳态时分布容积约 400 L。与食物同服可延缓其吸收，抗酸剂氢氧化镁可使其吸收减少约 10%。广泛分布于全身各组织，血浆蛋白结合率约 97%，在肝中经 CYP2C9 代谢，与葡萄糖醛酸结合成葡萄糖醛酸苷从粪便中排出。仅不到 1% 以原形从尿中排出。

【药理作用】

塞来昔布是第一个高度选择性 COX-2 抑制剂。对 COX-2 和 COX-1 的最小半数抑制浓度（IC_{50}）分别为 0.04 μmol/L 和 15 μmol/L，对 COX-2 的选择性抑制强度比对 COX-1 的选择性抑制作用强 375 倍。治疗剂量对人体内 COX-1 无明显影响。口服吸收较好，血浆蛋白结合率高，分布广泛。在发挥抗炎、镇痛、解热的同时，不影响胃黏膜屏障、血小板及肾功能，胃肠道不良反应、出血和溃疡发生率均较其他非选择性 NSAIDs 低。

【临床应用】

（1）治疗骨关节炎：推荐剂量为每天 200 mg，分两次服或顿服。

（2）治疗类风湿关节炎：推荐剂量为 100 mg 或 200 mg，每日 2 次。

（3）术后疼痛：单剂量 100 mg 或 200 mg 在减轻拔牙后疼痛方面比安慰剂更有效，但略逊于布洛芬 400 mg。

【不良反应】

（1）上腹疼痛、腹泻与消化不良。

（2）肾不良反应和转氨酶升高。

（3）可增加心血管不良反应的危险性，引起水肿、多尿和肾损害，对有血栓形成倾向的患者需慎用。塞来昔布说明书已经加入黑框警告，以提醒此类药品有增加心血管和胃肠道不良反应的风险。

【用药护理注意事项】

（1）禁用于对阿司匹林或其他 NSAIDs 过敏患者，也不推荐用于对磺胺类过敏患者。

（2）对高血压控制不好的患者禁用塞来昔布。

（3）18 岁以下患者和哺乳期妇女需谨慎使用。

【药物相互作用】

（1）白三烯拮抗剂扎鲁司特、抗真菌药氟康唑及调血脂药氟伐他汀等细胞色素 CYP2C9 的抑制剂与塞来昔布同服时，可使塞来昔布代谢减慢而升高血药浓度。

（2）塞来昔布可抑制 CYP2D6 活性，使通过此酶代谢的 β 受体阻断剂、抗抑郁药及抗精神药血药浓度升高。与上述药物合用时应予以注意。

依托考昔

依托考昔（etoricoxib）同属选择性 COX-2 抑制剂，用于治疗急、慢性骨关节炎以及急性痛风性关节炎。依托考昔具有见效快、药物吸收效果好等优势，且药物半衰期较长，可在较长时间维持血药浓度，取得良好镇痛效果。

尼美舒利

尼美舒利（nimesulide）是一新型的非有机酸类 NSAIDs，口服吸收迅速完全，同样具有较高的选择性抑制 COX-2 的作用，抗炎作用强，是保泰松的 17 倍，阿司匹林的 10 倍，吲哚美辛的 3 倍，布洛芬的 10 倍。同时具有明显的镇痛和退热作用。常用于骨关节炎、类风湿关节炎、牙痛和腰腿痛的治疗。解热效果显著，可以消除各种病因引起的发热。不良反应小，偶有胃肠道反应，极少数情况下出现过敏性皮疹、出汗、兴奋过度和失眠等。

【用药护理注意事项】

（1）为防止尼美舒利对儿童造成中枢神经和肝损伤的不良事件，口服制剂禁止用于 12 岁以下儿童。

（2）作为抗炎镇痛的二线用药，只能在至少一种其他 NSAIDs 治疗失败的情况下使用。

（3）最大单次剂量不超过 100 mg，疗程不超过 15 d，并依据临床实际情况采用最小有效剂量、最短疗程，以减少药品不良反应发生。

（4）对尼美舒利过敏者、有阿司匹林或其他 NSAIDs 过敏者禁用。

（5）严重心力衰竭患者或严重肝、肾功能损害者禁用。

（6）伴有包括消化性溃疡史、消化道出血史、溃疡性结肠炎或克罗恩病在内的消化道疾病的患者慎用。

吡罗昔康、美洛昔康

吡罗昔康（piroxicam）是苯丙噻嗪类抗炎药，为长效、强效解热镇痛抗炎药，每次 20 mg，每日 1 次，疗效即可与阿司匹林、吲哚美辛及布洛芬等相似，主要用于风湿性和类风湿关节炎治疗。不良反应较小，偶见头晕、水肿、胃部不适、腹泻或便秘等，患者容易耐受，停药后一般可自行消失，但长期用药也可引起消化性溃疡及大出血，需注意血常规及肝肾功能、大便色泽变化等，孕妇慎用。

美洛昔康（meloxicam）为吡罗昔康同类药，是新型选择性 COX-2 抑制药，抗炎作用强，不良反应小。

奥沙普秦

奥沙普秦（oxaprozin）是丙酸类 NSAIDs 药。通过抑制 COX-2 而抑制 PG 合成，具有抗炎、镇痛、解热作用。其镇痛作用强于布洛芬、保泰芬和阿司匹林 2~9 倍。口服吸收良好，成人一次口服 400 mg，血药浓度达峰时间 3~4 h，半衰期 50~60 h。400 mg/d 一次或分 2 次口服连续 10 d，血药浓度 4~6 d 达稳态。血浆蛋白结合率达 98%。主要在肝代谢并经肾排泄，尿中排泄物有原形及其代谢产物。适用于风湿关节炎、类风湿关节炎、骨关节炎、强直性脊柱炎、肩关节周围炎、颈-肩-腕症候群、痛风及外伤和手术后消炎镇痛。该药属于长效 NSAIDs，不良反应少且轻微。主要为消化道症状，发生率 3%~5%，大多不需停药或给予对症药物即可耐受。少见为头晕、头痛、困倦、耳鸣和抽搐，以及一过性肝功能异常。

【用药护理注意事项】

（1）消化性溃疡，严重肝、肾疾病患者，对其他非甾体抗炎药过敏者，血液病患者，粒细胞减少症、血小板减少症患者禁用。

（2）有消化性溃疡、出血病史者；长期服用者；肝肾功能、血常规异常者；当与口服抗凝剂并用时慎用。

拓展阅读 常用解热镇痛抗炎药复方制剂临床应用

第三节 抗 痛 风 药

痛风（gout）是体内嘌呤代谢紊乱所引起的一种代谢性疾病，以高尿酸血症为特征。尿酸盐在关节、肾及结缔组织中析出结晶。急性发作时，尿酸盐微结晶沉积于关节而引起局部粒细胞浸润及炎症反应，如未及时治疗可发展为慢性痛风性关节炎或肾病变。治疗痛风急性发作主要用秋水仙碱，慢性发作主要用丙磺舒和别嘌醇等。由于痛风也会引起关节炎，治疗时还需辅以解热镇痛抗炎药（如依托考昔、塞来昔布）及糖皮质激素等缓解。痛风平缓期治疗需要控制尿酸，以减少痛风发作风险。平缓期需要关注饮食、体重管理和饮酒等，以维持尿酸水平。

秋水仙碱

秋水仙碱（colchicine）对急性痛风性关节炎有抗炎作用，用药后数小时关节红、肿、热、痛即行消退，其作用机制是抑制急性发作时的粒细胞浸润。对血中尿酸浓度及尿酸排泄没有影响。不良反应较多，常见胃肠道反应，中毒时出现水样腹泻及血便、脱水和休克，对肾及骨髓也有一定的损害作用。秋水仙碱治疗剂量和毒性剂量非常相似，所以在使用过程中容易导致不良反应。胃肠道反应是严重中毒反应的先兆，一旦出现应立即停用。慢性痛风和合并肾功能损害或心血管疾病患者禁用。

丙磺舒

丙磺舒（probenecid）口服吸收完全，血浆蛋白结合率 85%~95%，通过竞争性抑制肾小管对有机酸的转运，抑制肾小管对尿酸的再吸收，增加尿酸排泄而降低血中尿酸盐浓度，缓解或防止尿酸盐结晶的形成，减少关节损伤，用于治疗慢性痛风。因无镇痛及消炎作用，故不用于急性痛风。不良反应少见。该药可竞争性抑制青霉素和头孢菌素在肾小管的分泌，延长该类抗菌药物的作用时间。

别嘌醇

别嘌醇（allopurinol），又名别嘌呤醇，是次黄嘌呤异构体。口服吸收完全，在肝代谢，约 70% 代谢为有活性的别黄嘌呤。别嘌醇和别黄嘌呤均可抑制黄嘌呤氧化酶，减少尿酸生成，使痛风症状得到缓解，多用于治疗慢性痛风。不良反应少，偶见皮疹、胃肠道反应、粒细胞减少、转氨酶升高等，用药期间要定期检查肝、肾功能及血常规。

非布司他

非布司他(febuxostat)与别嘌醇类似,是一种黄嘌呤氧化酶抑制剂,用于具有痛风症状的高尿酸血症的长期治疗。使用初期可观察到痛风发作增加是血清尿酸减少导致沉积的尿酸盐活动引发。为预防痛风发作,推荐同时使用 NSAID 或秋水仙碱。

思 考 题

1. 阿司匹林的主要不良反应有哪些?
2. 大、小剂量阿司匹林对凝血的影响有哪些?
3. 对乙酰氨基酚和布洛芬的临床应用有何区别?

(张玲玲)

更多数字资源详见新形态教材网

- 学习目标
- 思维导图
- 拓展阅读
- 微课
- 自测题
- 本章小结
- 教学课件

第五篇

心血管系统药物

第十九章

抗心律失常药物

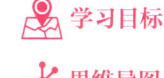

情景（案例）导入

患者，女，60岁。反复胸闷、气促6年，突发意识丧失入院。既往诊断为"病毒性心肌炎"。查体：颈静脉充盈，心界向左扩大，心尖区可闻及收缩期杂音，双下肢轻度水肿。心电图检查：室性心动过速。胸部X线检查：心影增大。诊断为扩张型心肌病，心功能不全；心律失常（室性心动过速）。

问题与思考：
1. 试述该患者的诊断依据。
2. 如何对该患者进行用药护理？

心律失常（arrhythmia）主要指心动节律和频率的异常。心律正常时心脏协调而有规律地收缩和舒张，顺利完成心脏的泵血功能。心律失常时心脏泵血功能发生障碍，影响全身器官的供血。心律失常的治疗方式有药物治疗和非药物治疗（起搏器、电复律、导管消融和手术等）。药物治疗在抗心律失常方面发挥了重要作用，但又存在致心律失常的潜在毒副作用，因此，掌握心脏电生理特征、心律失常发生机制和药物作用机制是合理应用抗心律失常药的前提和基础。

第一节 心律失常的电生理学基础

一、正常心肌细胞电生理特征

心脏的正常冲动源于窦房结，经过心房、房室结、房室束及浦肯野纤维，最后到达心室肌，引起心脏节律性收缩和舒张。心脏活动依赖于心肌正常电活动，而心肌细胞动作电位（action potential，AP）整体协调平衡是心脏电活动正常的基础。不同部位的心肌细胞其AP不完全一样。多种内向和外向离子流参与心肌细胞AP的时程，任一通道电流发生变化均可引起AP特征改变，进而影响心脏的电生理特征——自律性、传导性和兴奋性。

（一）工作细胞的跨膜电位及形成机制

以心室肌细胞为例。

1. **静息电位** 在静息状态下，心肌细胞对K^+通透性较高，K^+顺浓度差由膜内向膜外扩散达到平衡电位（-90 mV），形成静息电位。而实际测得的静息电位数值是K^+平衡电位、少量Na^+内流和生电性Na^+-K^+泵活动的综合结果。

2. 动作电位 可分为0、1、2、3、4五个时期。动作电位时程是指0期去极化开始至3期复极化结束的过程。在此过程中，离子通道历经静息态、开放态及失活态的转变。

（1）0期：去极化过程。快反应细胞包括心房肌细胞、心室肌细胞和浦肯野细胞，动作电位0相除极由Na^+内流（I_{Na}）介导，除极速度快、振幅大；慢反应细胞包括窦房结和房室结细胞，动作电位0相除极由L-钙电流［$I_{Ca(L)}$］介导，除极速度慢、振幅小。

（2）1~3期：复极化过程。1期：快速复极初期，K^+外流是形成1期的离子基础；2期：平台期，是方向相反的两种离子流K^+外流和Ca^{2+}内流综合作用的结果；3期：快速复极末期，主要是K^+外流导致。

（3）4期：静息期或恢复期。此期离子的跨膜转运仍在活跃进行，以恢复膜内外的离子浓度梯度。通过Na^+-K^+泵主动转运，将膜内的Na^+排出，膜外的K^+摄回细胞内；通过Na^+-Ca^{2+}交换恢复细胞内外Ca^{2+}的浓度差。

（二）自律细胞的跨膜电位及形成机制

心脏自律细胞主要包括窦房结细胞、房室结细胞和浦肯野细胞。自律细胞跨膜电位的最大特点是4期不稳定，在3期复极化末达到最大复极电位时，立即开始自动去极化。随着时间推移自动去极强度缓慢增加直至达到阈电位水平，出现一次动作电位。4期自动去极化是自律细胞产生自动节律性兴奋的基础，也称为起搏电流（I_f）。快反应自律细胞4期自动去极化主要由I_f决定；慢反应自律细胞4期自动去极化则由I_K逐渐减小，I_f、$I_{Ca(T)}$、$I_{Ca(L)}$逐渐增强所致。

影响自律性的因素主要有动作电位4相除极速率、动作电位阈值、静息膜电位绝对值和动作电位时程。兴奋可沿心肌细胞膜扩布并向周围心肌细胞传导。传导速度由动作电位0相除极速率和幅度决定，因此，I_{Na}、$I_{Ca(L)}$分别决定了快反应细胞和慢反应细胞的传导性。

二、心律失常的发生机制

心脏冲动形成异常和（或）传导异常均可导致心律失常。主要机制为心肌组织内形成折返、心肌细胞自律性增高和出现后除极等。长QT间期综合征也是临床常见的心律失常类型。

（一）折返

折返（reentry）指一次冲动下传后，沿着环形通路折回再次兴奋已兴奋过的心肌，称为折返激动，是引起快速型心律失常的重要机制之一，形成过程见图19-1。产生折返激动必备以下几个条件：①心肌组织存在解剖学环形通路；②环形通路存在单向传导阻滞；③折回的冲动落在原已兴奋心肌的不应期之外。发生在房室结或房室之间的折返表现为阵发性室上性心动过速；发生于心房内则表现为心房扑动或心房颤动；若心室中存在多个折返环路，则可诱导心室扑动或心室颤动；若心脏存在房室连接旁路，在心房、房室结和心室间形成折返，则可引起预激综合征（Wolff-Parkinson-White syndrome，WPW syndrome）。

（二）自律性升高

交感神经活性增高、低血钾、心肌细胞受到机械牵张均可使动作电位4期斜率增加，导致自律细胞的自律性升高。非自律性的心肌细胞在缺血、缺氧等条件下可出现异常自律性，这种异常兴奋向周围组织扩布可引起心律失常。

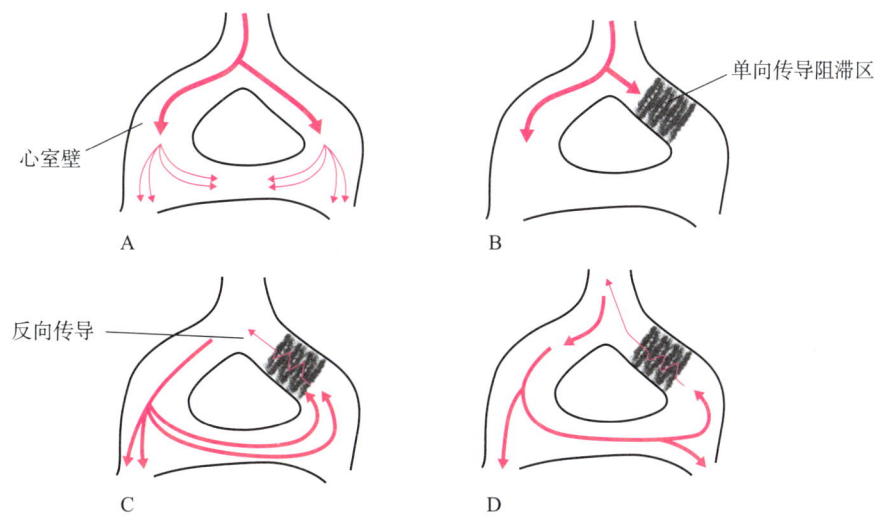

图 19-1 折返形成机制
A. 正常传导过程（解剖学环形通路）；B. 发生单向传导阻滞；
C. 单向传导阻滞的反向传导；D. 折返形成

（三）后除极

某些情况下，心肌细胞在一个动作电位后产生一个提前的去极化，称为后除极（after-depolarization）。后除极可引发可扩布兴奋而诱发心律失常。后除极有早后除极和迟后除极两种类型。①早后除极（early after-depolarization，EAD）：是一种发生在完全复极之前的后除极，常发生在复极 2 期或 3 期，动作电位时程过度延长时易发生，延长动作电位时程的因素有药物、胞外低钾等。早后除极所致心律失常以尖端扭转型室性心动过速常见。②迟后除极（delay after-depolarization，DAD）：是细胞内钙超载时发生在动作电位完全或接近完全复极时的一种短暂的振荡性除极。由于细胞内钙超载激活钠钙交换电流（Na^+-Ca^{2+} exchanger），泵出 1 个 Ca^{2+}，泵入 3 个 Na^+ 的内向电流，引起膜去极化，当达到钠通道激活电位时，引起新的动作电位。强心苷中毒、心肌缺血及细胞外高钙等均可诱发迟后除极。

（四）长 QT 间期综合征

长 QT 间期综合征（long QT syndrome，LQTS）表现为心电图 QT 间期延长，出现尖端扭转型室性心动过速并突发晕厥甚至猝死。LQTS 分为遗传性 LQTS 和获得性 LQTS 两类。由遗传缺陷、药物因素等引起，导致心肌复极减慢，引起严重心律失常。

第二节　抗心律失常药的作用机制及分类

一、抗心律失常药的基本作用机制

目前主要治疗策略是减少异位起搏活动（异常自律性增高或后除极）、调节折返环路的传导性或有效不应期以消除折返。抗心律失常药通过直接或间接影响心脏多种离子通道而产生抗心律失常的作用，同时，这些药物也具有潜在的致心律失常作用。在酸中毒、高血钾、心肌缺血或心动过速时，治疗浓度的抗心律失常药也可诱发心律失常。

抗心律失常药的基本作用机制如下。

1. 消除折返　药物改变传导性或延长有效不应期可消除折返。钙通道阻滞药和 β 受体阻断药可减慢房室结传导,消除房室结折返所致的室上性心动过速。钠通道阻滞药、钙通道阻滞药如维拉帕米和钾通道阻滞药可延长有效不应期。

2. 降低自律性 抗心律失常药通过降低动作电位4相斜率、提高阈值、增加静息膜电位绝对值、延长动作电位时程等方式降低异常自律性(图19-2)。

(1)降低动作电位4相斜率:自律细胞4期去极化斜率主要由 I_f 决定,细胞内cAMP水平升高可增大 I_f,加快自动去极速度。β受体阻断药降低细胞内cAMP水平,减小 I_f,从而减慢动作电位4相斜率。

(2)提高动作电位发生阈值:钠通道阻滞药提高快反应细胞动作电位的发生阈值;钙通道阻滞药提高慢反应细胞动作电位的发生阈值。

(3)增加静息膜电位绝对值:腺苷和乙酰胆碱分别通过腺苷受体和乙酰胆碱受体,激活乙酰胆碱敏感性钾通道,促进 K^+ 外流,增加静息膜电位绝对值。

(4)延长动作电位时程:钾通道阻滞药通过阻滞外向钾电流,减慢3期复极化,延长动作电位时程。

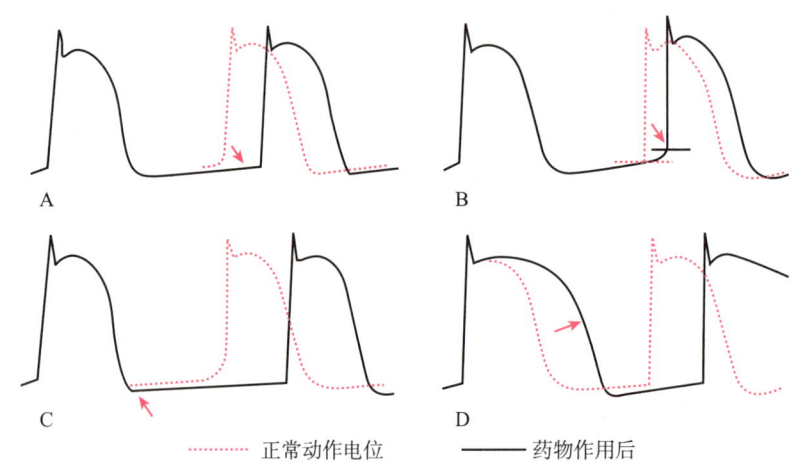

图19-2 降低心肌自律性的4种方式
A. 降低4相斜率; B. 提高阈电位;
C. 增加静息膜电位绝对值; D. 延长动作电位时程

3. 减少后除极 缩短动作电位时程的药物可减少早后除极发生;钙通道阻滞药通过抑制细胞内钙超载而减少迟后除极,钠通道阻滞药可抑制迟后除极的0期去极化。

二、抗心律失常药的分类

Vaughan Williams分类法将抗快速型心律失常药归纳为四大类:Ⅰ类,钠通道阻滞药;Ⅱ类,β肾上腺素受体阻断药;Ⅲ类,延长动作电位时程药(钾通道阻滞药);Ⅳ类,钙通道阻滞药。

1. Ⅰ类,钠通道阻滞药 根据对钠通道阻滞程度和阻滞后通道的复活时间常数($\tau_{recovery}$)将其分为3个亚类,即Ⅰa类、Ⅰb类、Ⅰc类。

Ⅰa类:适度阻滞钠通道,$\tau_{recovery}$ 1~10 s,降低动作电位0期去极化速率,减慢传导,并不同程度地抑制心肌细胞钾通道及钙通道,抑制钾外流、钙内流延长复极化过程,显著延长有效不应期。代表药物有奎尼丁、普鲁卡因胺等。

Ⅰb类:轻度阻滞钠通道,$\tau_{recovery}$<1 s,轻度降低动作电位0期去极化速率,降低自律性,

缩短或不影响动作电位时程。代表药物有利多卡因、苯妥英钠等。

Ⅰc类：明显阻滞钠通道，$\tau_{recovery}>10\ s$，显著降低动作电位0期去极化速率及幅度，明显减慢传导。代表药物有普罗帕酮、氟卡尼等。

2. Ⅱ类，β肾上腺素受体阻断药 阻断心肌细胞β受体，抑制交感神经兴奋所致的起搏电流、钠电流和L型钙电流，减慢4期舒张期自动去极化速率，降低自律性；减慢0期去极化速率，降低传导性。代表药物是普萘洛尔等。

3. Ⅲ类，延长动作电位时程药 阻滞多种钾通道，减慢复极化过程，延长动作电位时程和有效不应期。代表药胺碘酮，为典型的多靶点单组分药物，既阻滞钾通道，也阻滞起搏细胞的钠、钙通道等。

4. Ⅳ类，钙通道阻滞药 主要阻滞L型钙通道，降低窦房结自律性，减慢房室结传导性，抑制细胞内钙超载。代表药物有维拉帕米和地尔硫䓬。

第三节 常用的抗心律失常药

一、Ⅰ类，钠通道阻滞药

（一）Ⅰa类，适度阻滞钠通道药物

奎尼丁

奎尼丁（quinidine）是从金鸡纳树皮中提取的生物碱，为Ⅰa类代表药。

【体内过程】

口服后几乎全部被胃肠道吸收，1～2 h血药浓度达高峰，生物利用度为70%～80%。血浆蛋白结合率约80%，组织中药物浓度较血药浓度高10～20倍，心肌浓度尤高。主要经过CYP450氧化代谢，其羟化代谢物3-羟基奎尼丁仍有药理活性，20%以原形经肾排泄。半衰期为5～7 h。

【药理作用】

低浓度（1 μmol/L）即可阻滞钠通道，抑制异位起搏和去极化组织的兴奋性和传导性，延长去极化组织的不应期；高浓度可阻滞多种钾通道，延长心房、心室和浦肯野细胞的动作电位时程，该作用使奎尼丁在心率减慢和细胞外低钾时易诱发早后除极；奎尼丁减少Ca^{2+}内流，具有负性肌力作用；此外，还具有明显的抗胆碱和阻断外周血管α受体的作用。

【临床应用】

奎尼丁属于广谱抗心律失常药，临床适用于心房颤动、心房扑动、室上性和室性心动过速的转复和预防，以及治疗频发室上性和室性期前收缩，是重要的心律失常转复药物。

【用药护理注意事项】

（1）最常见的不良反应为恶心、呕吐、腹泻等胃肠道反应。

（2）最严重的不良反应为致心律失常发生，防腹泻引起低血钾而加重奎尼丁所致的尖端扭转型心动过速。

（3）"金鸡纳反应"表现为头痛、头晕、耳鸣、腹泻、恶心和视物模糊等症状。

（4）心脏毒性表现为房室及室内传导阻滞，由浦肯野纤维出现异常自律性造成室性心动过速或室颤。奎尼丁晕厥或猝死是偶见的严重不良反应。

（5）阻断α受体，使血管扩张、血压下降；拮抗胆碱作用，可增加窦性频率，加快房室

传导，增加心房扑动的心室率。每次服用本药前应检查血压和心率变化。

普鲁卡因胺

【体内过程】

普鲁卡因胺（procainamide）口服吸收迅速而完全，1 h血药浓度达高峰。生物利用度约80%，分布广泛，半衰期为3~4 h。该药在肝代谢为仍具抗心律失常活性的N-乙酰普鲁卡因胺。

【药理作用】

对心肌的直接作用与奎尼丁相似，但无明显抗胆碱及阻断α肾上腺素受体作用。抑制浦肯野纤维的自律性，减慢传导性，使单向传导阻滞变为双向传导阻滞而取消折返激动。抑制房室结以下传导为主，对房性心律失常作用较差。N-乙酰普鲁卡因胺阻滞外向I_K，延长动作电位时程和有效不应期。

【临床应用】

主要用于治疗室性心动过速。静脉注射或静脉滴注用于抢救危急病例。对室上性心律失常也有效，但不作为首选药。

【用药护理注意事项】

口服可有胃肠道反应，静脉给药（血药浓度 >10 μg/mL）可引起低血压和传导减慢。少数患者出现皮疹、药热、白细胞减少、肌痛等过敏反应以及幻觉、精神失常等中枢不良反应。长期应用，少数患者可出现红斑狼疮综合征。用药时要连续观察血压和心电图变化，肾功能不全时应减量。

（二）Ib类，轻度阻滞钠通道药物

利多卡因

利多卡因（lidocaine）是具有局部麻醉作用的抗心律失常药，是目前治疗室性快速型心律失常的首选药。

【体内过程】

口服吸收良好，但首过效应明显，故需静脉给药，与血浆蛋白结合率约为70%，体内分布广泛。主要在肝代谢，半衰期为2 h。

【药理作用】

抑制浦肯野纤维和心室肌细胞的Na^+内流，促进K^+外流，对$I_{K(ATP)}$通道也有明显的抑制作用。

阻滞激活状态和失活状态的钠通道，当通道恢复至静息态时其阻滞作用迅速解除。对除极化状态心肌作用强，因此对缺血或强心苷中毒所致的除极化型心律失常有较强抑制作用。抑制参与动作电位复极2期的少量钠内流，缩短或不影响浦肯野纤维和心室肌的动作电位时程，相对延长有效不应期。减少动作电位4期去极化斜率，提高兴奋阈值，降低心室肌（异常自律机制）和浦肯野细胞的自律性。心房肌细胞动作电位时程短，钠通道失活态时间短，利多卡因作用弱，故对房性心律失常疗效差。对正常心肌组织的电生理特性影响小。

【临床应用】

主要治疗室性心律失常，如心脏手术、心导管术、急性心肌梗死或强心苷中毒所致的室性期前收缩、室性心动过速或心室颤动等。对室上性心律失常疗效差。

【用药护理注意事项】

肝功能不全者静脉注射过快，可出现头晕、嗜睡或激动不安、感觉异常等中枢神经系统症

状。剂量过大可引起低血压、心率减慢、房室传导阻滞。眼球震颤是利多卡因中毒的早期信号。不良反应的发生多与剂量有关，减量或停药可避免毒性的进一步进展。禁用于二、三度房室传导阻滞患者。

苯妥英钠

苯妥英钠（phenytoin sodium）为抗癫痫药，也是治疗强心苷中毒所致快速型心律失常的首选药。作用与利多卡因相似，抑制失活态钠通道，减慢浦肯野纤维4期自动去极化速率，降低自律性；促进 K^+ 外流，缩短动作电位时程，相对延长有效不应期；与强心苷竞争 Na^+-K^+-ATP酶，抑制强心苷中毒所致的迟后除极。

主要用于治疗室性心律失常，特别是强心苷中毒所致室性心律失常，也可用于心肌梗死、心脏手术、心导管术等所致室性心律失常。静脉注射过快易引起低血压，高浓度可致心动过缓，严重者出现呼吸抑制。窦性心动过缓及二、三度房室传导阻滞患者禁用。苯妥英钠为肝药酶诱导剂，能加速奎尼丁、美西律、地高辛等在肝中的代谢。该药有致畸作用，禁用于孕妇。

美西律

美西律（mexiletine）为利多卡因衍生物，口服吸收迅速、完全，体内分布广泛。美西律电生理作用与利多卡因相似，可抑制 Na^+ 内流，促进 K^+ 外流。适用于治疗室性心律失常，特别是心肌梗死后急性室性心律失常。不良反应多与剂量相关。早期以胃肠道不适多见，长期应用可致神经症状，如头晕、震颤、共济失调、复视、精神失常等。窦房结功能不全、房室传导阻滞、心室内传导阻滞患者禁用。有癫痫史、低血压及肝功能不全者慎用。

（三）Ic类，明显阻滞钠通道药物

普罗帕酮

【体内过程】

普罗帕酮（propafenone）口服吸收完全，首过效应强，经肝代谢生成 5- 羟基普罗帕酮的钠通道阻滞作用与普罗帕酮相似。口服后 2～3 h 血浆药物浓度达峰值，维持 8 h 以上。主要经肾排泄。

【药理作用】

明显阻滞钠通道激活态和失活态，抑制细胞 Na^+ 内流，减慢心房、心室和浦肯野纤维的传导速度，延长动作电位时程和有效不应期。因其化学结构与普萘洛尔相似，有弱的β肾上腺素受体阻断作用，可轻度抑制心肌收缩力、减慢心率和抑制传导等。对复极化过程的影响明显弱于奎尼丁。

【临床应用】

普罗帕酮为广谱抗快速型心律失常药物。适用于室上性和室性心律失常的治疗。

【用药护理注意事项】

心血管系统不良反应有房室传导阻滞、加重充血性心功能不全、直立性低血压、折返性室性心动过速。少数患者有心电图 QT 间期延长等。一般不宜与其他抗心律失常药合用，避免出现心功能抑制。支气管哮喘者、心功能不全和室内传导障碍者慎用或禁用。

二、Ⅱ类，β肾上腺素受体阻断药

β肾上腺素受体阻断药能阻断去甲肾上腺素能神经对心肌的β受体效应，同时具有阻滞钠通道和缩短复极过程的作用。通过抑制心脏自律性、减慢传导、减少后除极等作用抗心律失常。常用药物主要有普萘洛尔、美托洛尔、阿替洛尔、纳多洛尔、醋丁洛尔、噻吗洛尔、阿普

洛尔、艾司洛尔、比索洛尔等。

普萘洛尔

【药理作用】

普萘洛尔（propranolol）为非选择性β受体阻断药，通过阻断β受体和抑制Na^+内流发挥抗心律失常作用。在机体交感神经系统兴奋如运动及情绪激动时作用更显著。降低窦房结、房室结和浦肯野纤维自律性，减少儿茶酚胺所致的迟后除极发生；延长房室结有效不应期；大剂量时减慢房室结传导。

【临床应用】

主要用于室上性心律失常。对交感神经兴奋性过高、甲状腺功能亢进症及嗜铬细胞瘤等引起的窦性心动过速效果好。与强心苷或地尔硫䓬合用控制心房扑动、心房颤动及阵发性室上性心动过速时的心室率过快效果较好。对缺血性心脏病患者的室性心律失常也有效。

阿替洛尔

阿替洛尔（atenolol）是长效选择性$β_1$肾上腺素受体阻断药，抑制窦房结及房室结自律性，减慢房室结及希-浦系统传导。主要用于治疗室上性心律失常，降低心房颤动和心房扑动时的心室率。不良反应与普萘洛尔相似。对心脏选择性强，可用于糖尿病和哮喘患者，但剂量不宜过大。

艾司洛尔

艾司洛尔（esmolol）短效选择性$β_1$肾上腺素受体阻断药，抑制窦房结及房室结的自律性、传导性。主要治疗室上性心律失常，降低心房扑动、心房颤动时的心室率。本药静脉注射后数秒钟起效。不良反应有低血压、心肌收缩力减弱等。

三、Ⅲ类，延长动作电位时程药

胺碘酮

胺碘酮（amiodarone）药理作用广泛，结构与甲状腺素相似，其抗心律失常作用及毒性反应与其作用于细胞核甲状腺素受体有关。

【体内过程】

口服吸收缓慢，生物利用度为35%～65%；静脉注射10 min后分布于全身组织器官，尤以脂肪组织及血流丰富的器官为多。主要在肝代谢，其代谢产物仍具有药理活性。消除半衰期达数周，停药后作用可维持1～3个月。

【药理作用】

阻滞心脏多种离子通道如I_{Na}、$I_{Ca(L)}$、I_K、I_{K1}、I_{to}等，降低窦房结、浦肯野纤维的自律性和传导性；明显延长心肌细胞动作电位时程、有效不应期。还具有阻断α、β肾上腺素受体和舒张血管平滑肌作用，扩张冠状动脉、增加冠状动脉血流量、降低心肌耗氧量。

【临床应用】

胺碘酮为广谱抗心律失常药，用于心房扑动、心房颤动、室上性心动过速和室性心动过速等。

【用药护理注意事项】

心血管系统常见不良反应为窦性心动过缓、房室传导阻滞及QT间期延长，偶见尖端扭转型室性心动过速。长期用药者角膜中可见黄棕色微粒沉着，停药后可渐消失；少数患者可见甲状腺功能紊乱。长期大量服药者可发生肺间质或肺泡纤维性肺炎。长期应用需监测肺功能、肺

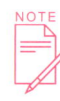

X 线检查和血清 T_3、T_4。胺碘酮能增强双香豆素及华法林的抗凝作用，影响肝素的活性，增加血浆地高辛、奎尼丁、普鲁卡因胺、氟卡尼及苯妥英钠的浓度。

决奈达隆

决奈达隆（dronedarone）是新型抗心律失常药物，结构与胺碘酮相似，但无碘取代基，对甲状腺等器官的毒性明显降低。主要用于心房颤动和心房扑动患者维持窦性节律。但可增加严重心力衰竭、左心收缩功能不全患者的死亡风险。

索他洛尔

索他洛尔（sotalol）是非选择性 β 肾上腺素受体阻断药。小剂量通过阻断 β 受体降低自律性，减慢房室结传导；大剂量可阻滞 I_K，延长心房、心室及浦肯野纤维的动作电位时程和有效不应期。临床用于治疗各种严重室性心律失常，维持心房颤动患者的窦性心律。对小儿室上性和室性心律失常也有效。不良反应较少，可见心动过缓、低血压、原有心律失常加重或出现新的心律失常，偶见尖端扭转型室性心动过速。

四、Ⅳ类，钙通道阻滞药

维拉帕米

【体内过程】

维拉帕米（verapamil）口服吸收迅速而完全，2~3 h 血药浓度达峰值，首过效应明显，生物利用度仅 10%~30%，主要在肝代谢，其代谢物去甲维拉帕米仍具有活性。

【药理作用】

对激活态和失活态的 L 型钙通道均有阻滞作用，也抑制 I_{kr}。窦房结、房室结对该药敏感。降低窦房结、房室结自律性；减少缺血时心房、心室和浦肯野纤维异常自律性，减少或消除后除极所引起的触发活动；减慢房室结传导，可终止房室结折返；减慢心房扑动、心房颤动所致的心室率增加；延长窦房结、房室结的有效不应期。

【临床应用】

治疗室上性和房室结折返性心律失常效果好，是治疗阵发性室上性心动过速的首选药。

【用药护理注意事项】

口服给药较安全，不良反应可见胃肠道反应、头痛或头晕、皮肤瘙痒等。静脉给药可引起血压下降、暂时窦性停搏等。禁用于二、三度房室传导阻滞，心源性休克，心功能不全及严重低血压者，老年人、肝肾功能不全患者慎用。

五、其他类

腺苷

腺苷（adenosine）是一种广泛存在于全身的内源性嘌呤核苷酸，通过 G 蛋白耦联的腺苷受体发挥作用，激活心房、窦房结、房室结的乙酰胆碱敏感性钾通道，增加 K^+ 外流，使复极化过程加快，细胞膜发生超极化，降低自律性和缩短动作电位时程；同时腺苷还抑制 L 型钙通道并延长房室结的有效不应期，减慢房室结传导，抑制交感神经兴奋所致的迟后除极。临床主要用于迅速终止折返性室上性心律失常。

拓展阅读 离子通道与心律失常

思 考 题

1. 试述抗心律失常药的分类及其代表药。
2. 利多卡因用于治疗哪种类型的心律失常？
3. 强心苷类药物中毒所致的室性心动过速首选什么药物治疗？为什么？

（李　菲）

> **更多数字资源详见新形态教材网**
> 　学习目标　　　思维导图　　　拓展阅读　　　微课
> 　自测题　　　　本章小结　　　教学课件

第二十章
利尿药与脱水药

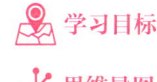

情境（案例）导入

患者，男，50岁。因夜间呼吸困难，突然憋醒而入院，主要症状包括气短、乏力、双下肢水肿、体重增加。经医生检查，诊断为心功能下降，体液潴留引发水肿。

问题与思考：
1. 通过本章的学习，可以使用哪种药物进行针对性的治疗？
2. 在使用该种药物时，有哪些用药护理注意事项？

肾接受1/4左右的心排血量，是调节细胞外液体积、电解质含量和排出体内废物的主要器官。利尿药是心血管系统的重要药物，多数利尿药都是离子转运体的抑制剂。

第一节 利 尿 药

利尿药（diuretics）是一类作用于肾，通过增加尿中电解质和水分的排出，产生利尿作用的药物。临床上常用于各种原因引起的全身性水肿，也可用于高血压、尿崩症、高钙血症等。按照效能的高低，利尿药可分为高效利尿药、中效利尿药和低效利尿药。

一、尿液生成的生理学基础与利尿药的作用

尿液的生成过程包括肾小球的滤过、肾小管和集合管的重吸收及分泌3个环节。

（一）肾小球的滤过

血液流经肾小球后形成原尿。正常人一天生成原尿180 L，其中99%的原尿在肾小管和集合管被重吸收，最终仅有1～2 L的终尿进入输尿管。原尿中的钠离子约有600 g，而终尿中的钠离子仅有3～5 g。目前常用的利尿药主要作用于肾小管，通过干预肾小管对电解质的重吸收，带走更多的水分以产生利尿作用。

（二）肾小管和集合管的重吸收及分泌

肾小管分为近曲小管、髓袢、远曲小管、集合管等部位，如图20-1所示。

1. **近曲小管** 原尿中60%～70%的Na^+和85%的HCO_3^-在近曲小管被重吸收，近曲小管的肾小管上皮细胞通过Na^+-H^+交换机制完成对Na^+的重吸收。在Na^+-H^+交换的同时，流出细胞的H^+与HCO_3^-在碳酸酐酶Ⅳ作用下生成CO_2和H_2O，随后CO_2穿透细胞膜，在碳酸酐酶Ⅱ

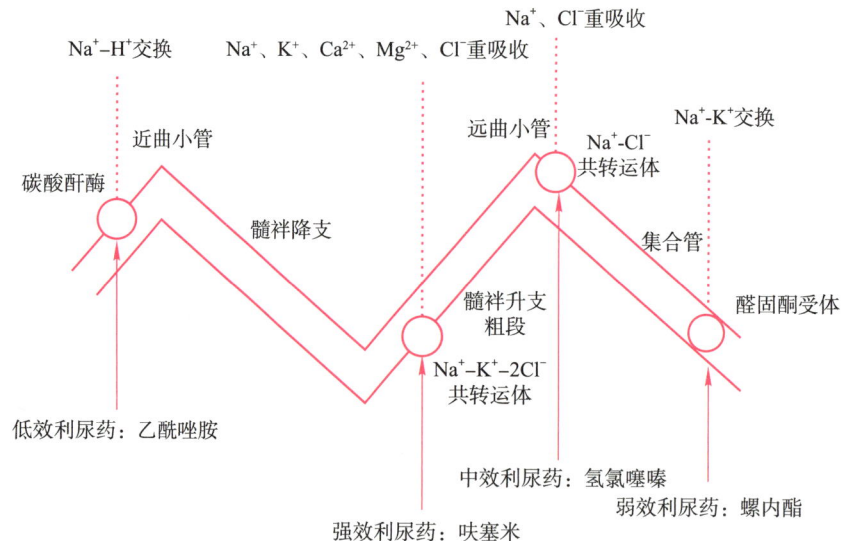

图20-1 肾小管对原尿中电解质的重吸收作用与利尿药靶点

作用下与水重新生成 HCO_3^- 和 H^+。乙酰唑胺等药物抑制碳酸酐酶后，H^+ 生成减少，无法完成 Na^+-H^+ 交换，造成 Na^+ 和水分重吸收减少。此类碳酸酐酶抑制药因作用较弱，现已少用于利尿，主要用于治疗青光眼、急性高山病等。

2. **髓袢升支粗段** 尿中约25%的 Na^+ 在此被肾小管上皮细胞的 Na^+-K^+-2Cl^- 共转运体重吸收。高效利尿药抑制 Na^+-K^+-2Cl^- 共转运体，同时影响尿液的稀释过程和浓缩过程。

3. **远曲小管** 原尿中10%的 Na^+ 在此被重吸收。远曲小管近端存在 Na^+-Cl^- 共转运机制，其转运效率不如髓袢升支粗段。噻嗪类药物主要通过抑制 Na^+-Cl^- 共转运，影响尿液的稀释过程，产生中等强度的利尿作用。

4. **集合管** 远曲小管的远端和集合管腔膜侧存在 Na^+ 通道和 K^+ 通道，两者形成 Na^+-K^+ 交换，以完成对原尿中2%~5%的 Na^+ 的重吸收。以上过程主要由醛固酮调节，螺内酯作为醛固酮受体抑制剂，间接抑制了 Na^+-K^+ 交换。氨苯蝶啶则通过直接抑制 Na^+ 通道，减少 Na^+ 的重吸收。以上药物又称为保钾利尿药。

二、常用利尿药

（一）高效利尿药

高效利尿药主要作用于髓袢升支粗段，也称髓袢利尿药。常用药物有呋塞米、托拉塞米和布美他尼。依他尼酸耳毒性较大，不再使用。

呋塞米

【体内过程】

呋塞米（furosemide）口服易吸收，服用后30 min起效，作用持续4~6 h；静脉注射后5 min起效，作用维持2~3 h，故又称速尿。生物利用度约60%，半衰期约1.5 h。吲哚美辛和丙磺舒等竞争有机酸系统的药物，可减弱其利尿作用。肾功能不全者半衰期延长到10 h。

【药理作用】

（1）利尿作用：呋塞米与髓袢升支粗段的 Na^+-K^+-2Cl^- 共转运体可逆性结合，抑制其转运离子能力，使离子的重吸收减少，产生强大的利尿作用，排出大量的等渗尿。由于尿液中排出的 Na^+ 较多，后续在集合管易引发 Na^+-K^+ 交换，容易引起低血钠和低血钾。长期应用还可导

致低氯性碱中毒。呋塞米还抑制 Mg^{2+} 的重吸收，导致低镁血症。

（2）扩张血管：静脉注射呋塞米可扩张肾血管，降低肾血管阻力，增加 30% 肾血流量。呋塞米也可以扩张肺部容量血管，减少回心血量，减轻左心室负荷。

【临床应用】

（1）严重水肿：治疗心、肝、肾等各种水肿。容易引起电解质紊乱，一般不做首选药。多用于其他利尿药无效的顽固性水肿和严重水肿患者。

（2）急性肺水肿和脑水肿：静脉注射可作为急性肺水肿的首选药。对于脑水肿而言，因其强大的利尿作用，升高血浆渗透压，有助于降低颅内压，常与脱水药合用。

（3）高钙血症和高钾血症：通过抑制 Ca^{2+} 重吸收降低血钙。高钙危象时，可静脉注射。还可治疗高钾血症。

（4）加速药物或者毒物的代谢：加速巴比妥类、水杨酸类、溴化物、碘化物等经尿排泄。24 h 的尿量可达 5 L。

（5）肾衰竭：早期通过利尿、扩张肾血管等作用冲洗肾小管，减少其萎缩和坏死，缓解急性肾衰竭。无尿患者禁用。

（6）其他：一般不作为降压药使用，仅用于伴有肺水肿或肾衰竭的高血压、高血压危象的辅助治疗。

【不良反应】

（1）水和电解质紊乱：容易引起低血容量、低血钾、低血钠、低氯性中毒等。其中以低钾血症最为常见，一般在用药后 1~4 周出现。心力衰竭患者使用高效利尿药时，注意补钾或者加服保钾利尿药。

（2）耳毒性：大剂量或长时间使用可引起眩晕、耳鸣、听力减退或暂时性耳聋。因其可改变内耳淋巴液的电解质成分，损伤耳蜗的听毛细胞。特别要留意与氨基糖苷类、链霉素、万古霉素等耳毒性的抗生素合用。肾功能不全患者因半衰期延长，也容易出现耳毒性。用药时应避免快速滴注和推注，长时间给药应间隔一定的时间，一旦发现耳毒性症状立即停药。

（3）高尿酸血症：呋塞米与尿酸竞争有机酸分泌系统，长期应用后可引起高尿酸血症和痛风。

（4）胃肠道反应：可导致恶心、呕吐、食欲减退、上腹不适等。大剂量应用可引起胃肠道出血，久服诱发溃疡。

（5）其他：因其为磺胺类，偶有过敏反应如皮疹、剥脱性皮炎、粒细胞减少、血小板减少、间质性肾炎等。严重肝肾功能不全患者、糖尿病患者、痛风患者及小儿、孕妇慎用。

【药物相互作用】

（1）与氨基糖苷类、两性霉素、第一代头孢菌素、多黏菌素等合用增加耳毒性和肾毒性。

（2）与抗组胺药合用，易出现耳鸣、头晕和眩晕。

（3）可导致低钾血症，增加强心苷的心脏毒性。

（4）和口服抗凝血药合用，增强其抗凝作用。

（5）与锂盐、非甾体抗炎药合用，明显增加肾毒性。

（6）与糖皮质激素、盐皮质激素、促肾上腺皮质激素、雌激素合用将降低利尿效果，同时增加低钾血症的发生机会。

（7）与巴比妥类、麻醉药合用，易引起直立性低血压。

（8）与肝素、链激酶、尿激酶等合用降低其抗凝效果。与华法林合用导致不良反应增加。

托拉塞米

托拉塞米（torasemide）的作用机制与呋塞米相似，利尿效果是呋塞米的 2~4 倍，但不良反应少。主要用于充血性心力衰竭、肝硬化腹水、肾病导致的水肿患者。可用于对呋塞米吸收较差的肾功能减弱和胃肠道疾病患者。托拉塞米半衰期高于呋塞米，当严重心力衰竭患者需要增加髓袢利尿药的剂量，可用托拉塞米替代呋塞米。托拉塞米还是抗高血压的基础用药。药物相互作用基本与呋塞米相同。

布美他尼

布美他尼（bumetanide）的利尿作用为呋塞米的 40~60 倍，是目前已知最强的利尿药。口服 1 min 内起效，持续 4~6 h。静脉注射数分钟可产生利尿效果。布美他尼的排钾作用较弱，耳毒性仅为呋塞米的 1/6，大剂量时可导致低钙血症，从而出现肌肉疼痛和痉挛。主要用于各种顽固性水肿和急性肺水肿，是呋塞米的代用品。

（二）中效利尿药

噻嗪类是临床上广泛应用的口服利尿药和降血压药。常用的噻嗪类药物有氢氯噻嗪、氢氟噻嗪、环戊噻嗪等。

氢氯噻嗪

【体内过程】

氢氯噻嗪（hydrochlorothiazide）口服吸收快而完全，1~2 h 起效，作用持续 12~18 h，半衰期为 12~27 h。

【药理作用】

（1）利尿作用：作用温和而持久，主要通过抑制远曲小管的 Na^+-Cl^- 共转运体，影响对 Na^+、Cl^- 的重吸收。因排出的 Na^+ 增加将引发集合管的 Na^+-K^+ 交换，长期使用可导致低钾血症。氢氯噻嗪还可促进甲状旁腺素调节的近曲小管对 Ca^{2+} 的重吸收，减少 Ca^{2+} 的排泄。

（2）降血压作用：早期通过利尿作用减少血容量降血压，后期通过扩张外周血管降血压。

（3）抗利尿作用：机制不明，可使尿崩症患者尿量明显减少，口渴症状减轻，饮水减少。

【临床应用】

（1）水肿：用于各种原因引起的水肿。对轻度至中度心源性水肿效果较好，是慢性心功能不全的基本药物。因噻嗪类需经肾排泄，肾功能不良患者效果较差。肝性水肿患者慎用，需避免因低血钾诱发的肝性脑病。

（2）高血压：用于轻度至中度高血压治疗，临床作为降血压的基础用药，可单用或者与其他降压药合用。

（3）其他：用于肾性尿崩症和加压素无效的垂体性尿崩症。还可用于高钙血症伴有肾结石患者。

【不良反应】

（1）水和电解质紊乱：长期用药引起低血钾、低血钠、低血镁、低氯性碱中毒等。以低钾血症最为常见，可补钾或者与保钾利尿药合用。

（2）高钙血症、高尿酸血症：有痛风史患者慎用。

（3）高血糖：可降低糖耐量，升高血糖，诱发或加重糖尿病。多见于大剂量使用患者，一般在使用 2~3 个月出现，停药后可自我恢复。

（4）高脂血症：长期使用 5%~15% 患者血中三酰甘油、胆固醇和低密度脂蛋白含量升高。高脂血症患者不宜使用。

（5）过敏：属于磺胺类，可造成皮疹、光敏性皮炎等过敏反应。严重的过敏反应还有溶血性贫血、急性胰腺炎、胆汁阻塞性黄疸等。

【药物相互作用】

（1）吲哚美辛等非甾体抗炎药与氢氯噻嗪合用，会抑制肾产生前列腺素，降低肾血流量，从而降低氢氯噻嗪的效能。

（2）噻嗪类引起的低血钾增加洋地黄类药物的心脏毒性、增加非去极化肌松药的肌肉松弛作用。

（3）合用抗凝血药、乌洛托品降低其疗效。

（4）合用考来烯胺降低本品的吸收。

（5）合用锂盐减少其消除，增加锂盐的肾毒性。

（三）低效利尿药

螺内酯

【体内过程】

螺内酯（spironolactone）口服易吸收，1 d 后生效，2~4 d 作用达高峰。半衰期为 18 h，停药后作用持续 2~3 d。

【药理作用】

作用于远曲小管远端和集合管，竞争性抑制醛固酮受体，减少 Na^+-K^+ 交换，达到保钾排钠目的。螺内酯的利尿作用依赖于体内醛固酮水平，利尿作用较弱。

【临床应用】

（1）与高效、中效利尿药合用，防止低钾血症。

（2）用于醛固酮增多的顽固性水肿，如肝硬化腹水、肾病综合征等。常与噻嗪类合用。

（3）用于改善心脏重构，抑制心肌纤维化。

【不良反应】

（1）高钾血症：最为常见，严重肝、肾衰竭和血钾高者禁用。

（2）性激素样作用：久用男性乳房发育，女性多毛、月经紊乱，停药后可消失。

（3）中枢神经系统反应：头痛、困倦、步态不稳、精神错乱等。

（4）胃肠道反应：恶心、呕吐、腹痛、便秘、溃疡等。大剂量使用可引起胃肠道出血。

【药物相互作用】

（1）与噻嗪类、降压药、多巴胺合用利尿作用增强。

（2）与含钾药物、ACEI、ARB、环孢素 A 等合用发生高钾血症概率增加。

（3）与雌激素合用引起水钠潴留。

（4）与甘草类制剂、拟交感神经药物、糖皮质激素、非甾体抗炎药合用降低本品利尿作用。

（5）与华法林、双豆素合用降低其抗凝效果。

（6）与降血糖药合用可减弱降糖效果。

（7）与地高辛合用可延长其半衰期，引起中毒。

氨苯蝶啶

【药理作用】

氨苯蝶啶（triamterene）作用于远曲小管和集合管的 Na^+ 通道，直接抑制 Na^+-K^+ 交换，减少 Na^+ 重吸收。利尿作用较弱，其作用强度与体内醛固酮水平无关。因能促进尿酸排泄，适用于伴痛风患者。

【临床应用】

与其他利尿药合用治疗顽固性水肿。

【不良反应】

（1）长期使用可导致高钾血症，严重肝、肾功能不全患者和血钾高者禁用。

（2）氨苯蝶啶能够抑制二氢叶酸还原酶，肝硬化患者服用后易产生巨幼细胞贫血。

（3）使用时可出现淡蓝色荧光尿，为正常反应。

【药物相互作用】

（1）与氯磺丙脲合用可导致严重低钠血症。

（2）与吲哚美辛合用可引发可逆性急性肾衰竭。

三、利尿药的用药护理与注意事项

（1）治疗前了解患者血压、体重、水肿情况，检查心、肝、肾功能，询问有无药物过敏史。对磺胺类过敏者禁用呋塞米。询问患者妊娠、痛风、糖尿病等情况。询问是否使用华法林、强心苷类、氨基糖苷类、肾上腺皮质激素、锂剂等。特别注意与强心苷类药物合用，不良反应较多，应监测血钾浓度。

（2）用药期间准确记录用药量，监测患者体重、血压、血钾、血钠、血糖、血尿酸、尿素氮等指标。

（3）用药期间注意观察电解质紊乱症状。如低钾血症表现为恶心、呕吐、腹胀、肌无力、心律失常等，应及时停药并报告医生。必要时静脉补钾。患者必要时可使用含钾高的食物如香蕉、橘子等。若低钾血症和低镁血症同时出现，需要先纠正低镁血症。

（4）注意患者有无痛风症状，监测患者的尿酸水平。

（5）警惕耳毒性。避免与氨基糖苷类抗生素合用。如出现耳鸣、眩晕、耳内胀满、听力障碍等现象，应及时停药。

（6）肝硬化、临界性肾衰竭和心力衰竭患者，要绝对避免过量使用利尿药。

（7）中效利尿药多为口服，常与其他降压药合用。低效利尿药宜餐后口服。利尿药和降压药同时使用，应考虑适当减少降压药的剂量。

（8）髓袢利尿药的量效关系非线性，增加或者减少给药剂量无法准确预测调整后的效果。因此当确定有效利尿剂量后，一般调节给药频率而不是给药剂量以控制利尿作用。

利尿药与脱水药的疾病谱详见表20-1。

表 20-1 利尿药与脱水药的疾病谱

疾病	髓袢利尿药	噻嗪类	保钾利尿药	脱水药
脑水肿	−	−	−	+
肺水肿	+	+	+	−
肝硬化	+	+	+	−
充血性心力衰竭	+	+	+	−
尿崩症	−	+	−	−
高醛固酮血症	−	−	+	−
高钙血症	+	−	−	−
低钾血症	−	−	+	−

续表

疾病	髓袢利尿药	噻嗪类	保钾利尿药	脱水药
高血压	+	+	+	-
肾结石	-	+	-	-
肾病综合征	+	+	+	-
肾损伤	+	+	-	+

第二节 脱 水 药

脱水药（dehydrant agents）又称渗透性利尿药，指通过提高血浆渗透压，使组织脱水的药物。临床使用的脱水药均有指定的浓度。

一、常用脱水药

甘露醇

【体内过程】

甘露醇（mannitol）口服不吸收，需静脉给药。临床上使用20%甘露醇水溶液。

【药理作用】

（1）脱水作用：需快速静脉滴注给药，以提高血浆渗透压，吸收组织间液，从而迅速降低颅内压、眼内压。静脉注射后15 min起效，作用维持3~8 h。

（2）利尿作用：甘露醇静脉注射后经肾小球滤过，增加肾小管管腔液的渗透压，带走大量的水分。

（3）导泻作用：口服可用于清洗肠道。

【临床应用】

（1）脑水肿和青光眼：甘露醇可迅速降低颅内压，安全有效，为脑水肿的首选药。还可用于青光眼急性发作和青光眼术前降眼内压。

（2）预防急性肾衰竭：少尿时可通过脱水作用，减轻肾间质水肿，稀释肾小管内有害物质。通过维持一定的尿量，冲洗肾小管，防止其萎缩坏死。还可改善肾血流，预防急性肾衰竭。

【不良反应】

不良反应较少。静脉注射速度过快可引起一过性头痛、视物模糊、眩晕、心悸等。因其能快速增加血容量，引起心功能不全和肺水肿，慢性心、肺功能不全患者慎用。甘露醇注射液一旦漏出血管可引起局部组织肿胀坏死，可用50%硫酸镁热敷或者0.25%普鲁卡因局部封闭。颅内有活动性出血者禁用。

山梨醇

山梨醇（sorbitol）为甘露醇的同分异构体，作用与甘露醇近似。进入体内后，大部分在肝转化为果糖，失去渗透性脱水作用，所以作用较弱。不良反应较轻，临床上常用25%水溶液。

高渗葡萄糖

临床使用50%高渗葡萄糖（hypertonic glucose）溶液，静脉注射后主要用于治疗脑水肿和急性肺水肿，通常与甘露醇或山梨醇合用。葡萄糖可弥散到组织中，且在体内代谢，所以作用较弱且不持久。单独用于脑水肿时，因葡萄糖可进入脑组织内，并带入水分引起颅内压增高，出现颅内压反跳现象，所以常与甘露醇交替使用。糖尿病患者慎用。

二、脱水药的用药护理

（1）脱水药用药前需排空膀胱。用药后口渴者，可适当饮水。

（2）用药期间避免从事高空、高温环境和汽车驾驶工作。

（3）注意脱水症状。老年患者脱水可引发血栓，患者一旦出现头痛、胸痛、盆腔痛和小腿痛，应立即报告医生。

（4）甘露醇低温下容易结晶，使用前可置于热水中待结晶完全溶解后使用。甘露醇浓度高于15%应使用含有过滤器的输液装置。

拓展阅读 利尿药的其他作用

思 考 题

1. 比较呋塞米、氢氯噻嗪、螺内酯利尿的特点和临床应用。
2. 各类水肿的首选药物是什么？使用期间应该注意哪些问题？
3. 高效利尿药、中效利尿药和低效利尿药是否可以合用？为什么？

（沈祥春）

更多数字资源详见新形态教材网

- 学习目标
- 思维导图
- 拓展阅读
- 微课
- 自测题
- 本章小结
- 教学课件

第二十一章
抗高血压药

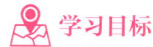

> **情境（案例）导入**
>
> 患者，男，58岁。因血压升高15年、加重伴头晕半年入院。患者有吸烟饮酒史近30年，入院前服用硝苯地平30 mg、利血平0.5 mg，每日1次，血压仍达150/100 mmHg。三酰甘油和低密度脂蛋白升高。诊断为高血压3级，高脂血症。
>
> 问题与思考：
> 1. 通过本章的学习，应该使用哪种药物进行针对性治疗？
> 2. 在使用该种药物时，有哪些用药护理注意事项？

世界卫生组织（WHO）将高血压定义为：在静息状态、未服用抗高血压药的情况下，非同日3次测量收缩压≥140 mmHg和（或）舒张压≥90 mmHg即可诊断为高血压。持续的血压升高，如果得不到有效的治疗，可导致心脏、脑、肾、全身血管损害，严重时发生脑卒中、心肌梗死、心力衰竭、肾衰竭、主动脉夹层等危及生命的临床并发症。

抗高血压药（antihypertensive drugs）又称降压药，是一类能有效控制血压，减少并发症，防止心脏、脑、肾等重要脏器损害的药物。多数高血压患者不仅需要长期服药控制症状，而且需要配合低钠饮食、控制体重、加强体育锻炼、戒烟限酒等非药物治疗。

第一节 抗高血压药的分类

根据抗高血压药的作用部位或机制可将其分为以下几类。

一、利尿药

1. **噻嗪类利尿药** 如氢氯噻嗪、氯噻酮等。
2. **髓袢利尿药** 如呋塞米、依他尼酸等。
3. **保钾利尿药** 如螺内酯、氨苯蝶啶等。

二、肾素－血管紧张素系统抑制药

1. **血管紧张素Ⅰ转化酶（ACE）抑制药** 如卡托普利、依那普利、雷米普利等。
2. **血管紧张素Ⅱ（AngⅡ）受体阻断药** 如氯沙坦、缬沙坦等。

3. **肾素抑制药** 如阿利吉仑等。

三、钙通道阻滞药

如硝苯地平、氨氯地平等。

四、肾上腺素受体阻断药

1. **β肾上腺素受体阻断药** 如普萘洛尔、美托洛尔、阿替洛尔、比索洛尔等。
2. **α_1肾上腺素受体阻断药** 如哌唑嗪、特拉唑嗪、多沙唑嗪等。
3. **α、β肾上腺素受体阻断药** 如拉贝洛尔、卡维地洛等。

五、交感神经抑制药

1. **中枢性降压药** 如可乐定、甲基多巴、莫索尼定等。
2. **神经节阻滞药** 如美卡拉明、樟磺咪芬等。
3. **去甲肾上腺素能神经末梢阻滞药** 如利血平、胍乙啶。

六、血管扩张药

1. **直接舒张血管平滑肌药** 如肼屈嗪、硝普钠等。
2. **钾通道开放药** 如米诺地尔等。
3. **其他血管扩张药** 酮色林。

目前第一线抗高血压药包括利尿药、钙通道阻滞药、β受体阻断药、血管紧张素Ⅰ转化酶抑制药、血管紧张素Ⅱ受体阻断药等5类，以及由上述药物组成的固定配比复方制剂。

第二节 常用抗高血压药

一、利尿药

利尿药主要通过排钠利尿、降低高血容量负荷发挥降压作用，是常用的抗高血压药。

各类利尿药单用即有降压作用，并可增强其他降压药的作用。临床治疗高血压以噻嗪类利尿药为主，其中氢氯噻嗪最为常用。

氢氯噻嗪

【体内过程】

氢氯噻嗪（hydrochlorothiazide）口服吸收快而完全，1~2h起效，4~6h血药浓度达高峰，作用持续12~18h，50%~70%以原形由尿液排出，半衰期为5~15h。

【药理作用】

降压作用确切、温和、持久，降压过程平稳，对立位和卧位均有降压作用，一般用药2~4周达到最大疗效。

初期降压作用可能是通过排钠利尿，长期降压作用可能使血管平滑肌松弛而降低血压。

【临床应用】

单用治疗轻度高血压，尤其适用于老年高血压、单纯收缩期高血压或伴心力衰竭患者。与其他降压药如β受体阻断药、血管紧张素转化酶抑制药、钙通道阻滞药等合用治疗中、重度高血压，并可对抗其他抗高血压药引起的水钠潴留。

【不良反应】

长期应用可引起低钾血症、低镁血症、高血糖、高尿酸血症、高脂血症等（详见第二十章）。

吲达帕胺

吲达帕胺（indapamide）为非噻嗪类吲哚衍生物，属磺胺类利尿降压药。

【体内过程】

口服后94%经胃肠道吸收，无首过效应，吸收不受食物影响。在体内广泛代谢，产生的各种代谢产物23%经大便排泄，70%由尿中排泄，5%~7%以原形从尿中排泄。半衰期为13.9~17.8 h。

【药理作用】

长效降压药，每日服药1次，降压作用可维持24 h。利尿作用强于氢氯噻嗪，有明显的扩血管作用，长期应用可减轻或逆转左心室肥厚。

【临床应用】

用于轻度和中度高血压，伴有水肿者更适宜，也适用于高脂血症。

【不良反应】

不良反应少，对血糖和血脂代谢无明显影响，伴有高脂血症患者可用吲达帕胺代替噻嗪类利尿药。

二、肾素-血管紧张素系统抑制药

肾素-血管紧张素系统（renin-angiotensin system，RAS）是由肾素、血管紧张素及其受体构成的重要体液系统，对血容量和外周血管阻力发挥重要的调节作用（图21-1）。

临床应用的RAS抑制药主要包括血管紧张素转化酶抑制药（ACEI）、血管紧张素Ⅱ受体阻断药（ARB）和肾素抑制药等。其中ACEI和ARB是各国高血压防治指南推荐的一线降压药物。

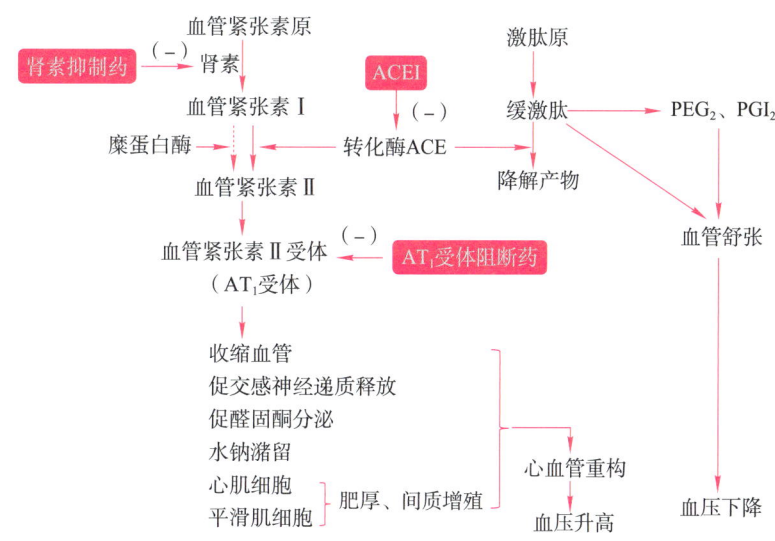

图21-1 肾素-血管紧张素系统及其抑制药的作用环节示意图

（一）血管紧张素转化酶抑制药

卡托普利

卡托普利（captopril，巯甲丙脯酸）是第一个批准上市的血管紧张素转化酶（ACE）抑制药。

【体内过程】

口服吸收快，食物可减少其吸收，宜在饭前 1 h 服用。给药后 1 h 血药浓度达峰值。体内分布广，但分布至中枢神经系统和哺乳妇女乳汁中的浓度较低。半衰期为 2~3 h。部分在肝代谢，40%~50% 原形药物随尿排出。

【药理作用】

（1）抑制 Ang Ⅱ。能抑制组织和血液循环中 ACE 的活性，使 Ang Ⅱ 生成减少，血管扩张、外周阻力降低而产生降压作用，并减轻或逆转高血压患者左心室心肌肥厚和心血管重构。

（2）抑制缓激肽降解。抑制激肽酶 Ⅱ 的活性，阻止缓激肽的降解，使缓激肽增多，同时又可促进 NO 和前列环素（PGI_2）的生成，两者协同增强血管扩张效应。

（3）通过抑制 Ang Ⅱ 的生成，使肾上腺皮质分泌醛固酮减少、减轻水钠潴留而降低血压。

（4）能增加糖尿病及高血压患者对胰岛素的敏感性。

【临床应用】

适用于各型高血压。尤其适用于高血压伴有左心室心肌肥厚、心力衰竭、糖尿病肾病及胰岛素抵抗、急性心肌梗死患者。与利尿药或 β 受体阻断药合用能增强疗效，用于治疗重型及顽固性高血压。

【不良反应】

（1）刺激性干咳：是血管紧张素转化酶抑制药最常见的不良反应，主要由缓激肽堆积引起，可吸入色甘酸钠防治。

（2）过敏反应：皮疹、瘙痒、血管神经性水肿及粒细胞减少等。

（3）高血钾：久用因减少醛固酮的分泌，可导致高血钾。

（4）低血压：首次用药剂量过大可出现低血压，应从小剂量开始试用。

（5）味觉改变：表现为味觉丧失，金属味觉，味觉失真。

【药物相互作用】

（1）与利尿药合用可增强降压效果。

（2）吲哚美辛、布洛芬、阿司匹林等非甾体抗炎药可减弱卡托普利的降压效果。

（3）与地高辛合用，可使地高辛的血药浓度升高。

（二）血管紧张素Ⅱ受体阻断药

常用药物有氯沙坦、缬沙坦、伊贝沙坦、坎替沙坦等。

氯沙坦

【体内过程】

氯沙坦（losartan）口服吸收良好，首关消除明显，生物利用度为 33%，约有 14% 在肝由 CYP2C9 与 CYP3A4 代谢为活性更强的 E3174，后者拮抗 AT_1 受体的作用强于母药 3~6 倍。其原药半衰期为 2 h，E3174 的半衰期为 6~9 h。血浆蛋白结合率 >98%。大部分随胆汁排泄，部分随尿排出。每日服药 1 次，降压作用可维持 24 h。

【药理作用】

（1）舒张血管和逆转心血管重构：本品及其活性代谢产物能选择性阻断 AT_1 受体，拮抗循环和组织中 Ang Ⅱ 所致的血管收缩、交感神经兴奋和压力感受器敏感性增加等效应。

（2）改善肾血流动力学：增加肾血流量和肾小球滤过率，具有保护肾的作用。

【临床应用】

（1）高血压：主要用于不能耐受 ACEI 所致干咳的高血压患者，尤对原发性和高肾素型高血压疗效好。

（2）心功能不全：舒张阻力血管和容量血管，减轻心脏前、后负荷，改善心功能。

【不良反应】

不良反应较 ACEI 少，偶有头痛、头晕、胃肠不适等，剂量过大可致低血压和心动过速。不引起咳嗽及血管神经性水肿。妊娠期妇女禁用。

【药物相互作用】

（1）与布可隆、氟康唑、那可汀、利福平合用，可通过抑制 CYP2C9 而减慢氯沙坦向 E3174 的代谢，降压作用减弱。

（2）与吲哚美辛合用，吲哚美辛导致的水钠潴留作用影响氯沙坦的降压效果。

三、钙通道阻滞药

钙通道阻滞药（calcium channel blocker，CCB）从化学结构上分为二氢吡啶类和非二氢吡啶类。前者对血管平滑肌具有选择性，较少影响心脏，是治疗高血压的重要药物，常用的有硝苯地平、尼群地平、尼莫地平、尼索地平、氨氯地平等。非二氢吡啶类对血管和心脏均有作用，常用的有维拉帕米、地尔硫䓬等。

硝苯地平

【体内过程】

硝苯地平（nifedipine，心痛定）为短效制剂，口服 15~20 min 起效，血浆蛋白结合率 92%~95%，半衰期为 2~5 h，在肝内代谢，经肾排泄。

【药理作用】

本品主要阻滞 Ca^{2+} 内流，使血管平滑肌松弛，外周血管阻力减小，血压降低。对冠状动脉及外周血管平滑肌选择性作用强，尤对痉挛血管舒张作用明显，对缺血的心肌有保护作用。治疗量硝苯地平因舒张血管，降低血压而反射性兴奋心脏，也能提高血浆肾素活性，与 β 受体阻断药合用，可避免此反应。

【临床应用】

适用于老年高血压、单纯收缩期高血压或伴有心绞痛、肾脏疾病、糖尿病、支气管哮喘、高脂血症的患者，亦可用于恶性高血压。

【不良反应】

主要由血管舒张作用所引起，有头痛、颜面潮红、低血压、恶心、呕吐、踝部水肿等。偶可因血压过低致晕厥，甚至心绞痛，使心肌缺血加重。

【药物相互作用】

（1）法莫替丁可逆转硝苯地平的正性肌力作用。

（2）与布洛芬合用，可使布洛芬的血药浓度增高。

（3）可减弱卡维地洛的肝首过效应，提高其生物利用度。

（4）克拉霉素可通过抑制 CYP3A4 而减慢硝苯地平的代谢。

氨氯地平

【体内过程】

氨氯地平（amlodipine）口服生效缓慢，用药后 6~12 h 血药浓度达峰值，生物利用度为 60%~80%，半衰期为 40~50 h，每日口服 1 次，持续 24 h 稳定控制血压。

【药理作用】

本品为长效二氢吡啶类钙通道阻滞药，通过阻滞 Ca^{2+} 内流，选择性舒张血管平滑肌，降低外周阻力，不易引起交感神经反射性兴奋，对心脏的传导和收缩力均无影响。

【临床应用及不良反应】

用于高血压和缺血性心脏病的治疗。不良反应同硝苯地平。长期用药仅有轻度的血钾降低和尿酸升高，对血糖、血脂代谢无明显影响。肝功能不全患者慎用。

维拉帕米

维拉帕米（verapamil）为钙离子内流抑制剂。

【体内过程】

生物利用度低，口服后经首次关卡效应后仅 20%~35% 进入血液循环，故口服量需是静脉注射量的 10 倍才能达到同等的血药浓度。血浆蛋白结合率约为 90%。主要在肝内代谢，代谢产物中去甲维拉帕米具有心脏活性。

【药理作用】

（1）减慢传导：心脏 Ca^{2+} 内流受抑制使窦房结和房室结的自律性降低，传导减慢。

（2）降低血压：抑制血管 Ca^{2+} 内流，扩张外周血管，心室后负荷降低，产生较弱的降低血压作用。

（3）减慢心率

（4）改善心肌供氧：对冠状动脉有舒张作用，可增加冠状动脉流量，改善心肌供氧。

（5）抑制血小板凝聚。

【临床应用】

1. 口服 适用于以下患者。

（1）各种类型心绞痛：包括稳定型或不稳定型心绞痛，以及冠状动脉痉挛所致的心绞痛，如变异型心绞痛。

（2）治疗房性期前收缩或预防阵发性室上性心动过速。

（3）肥厚型心肌病。

（4）轻度至中度高血压。

（5）口吃、食管痉挛和食管失弛缓症等。

2. 静脉推注 适用于以下患者。

（1）中止阵发性室上性心动过速发作。

（2）中止触发活动引起的极短联律或特发性尖端扭转型室性心动过速。

【不良反应】

（1）心血管：心动过缓，偶发二或三度房室传导阻滞及心脏停搏；心率增快；心力衰竭；低血压；下肢水肿。

（2）神经：头晕或眩晕，偶可致肢冷痛、麻木及烧灼感。

（3）过敏反应：偶可发生恶心、轻度头痛及关节痛、皮肤瘙痒及荨麻疹。

（4）内分泌：偶可致血催乳素浓度增高或溢乳。

【药物相互作用】

(1) 与β受体阻断药合用时,由于两者的负性肌力和负性频率的相加作用,可致低血压、窦房结功能失调、房室传导阻滞,甚或导致心搏骤停的危险。若用静脉给药则两药必须相隔数小时,不宜合用。

(2) 与地高辛合用,可增加地高辛的血清浓度,容易引起洋地黄中毒。

(3) 与胺碘酮合用,可致心动过缓或房室传导阻滞。

(4) 因本品可抑制细胞色素P450代谢,故可致卡马西平、环孢素、氨茶碱、奎尼丁或丙戊酸盐血药浓度升高,毒性增加。

四、β受体阻断药

常用于治疗高血压的β受体阻断药有普萘洛尔、美托洛尔、阿替洛尔、拉贝洛尔、卡维地洛等,长期应用一般不引起水钠潴留,亦无明显的耐受性。

普萘洛尔

【体内过程】

普萘洛尔(propranolol)口服吸收完全,肝首过消除显著,生物利用度约为25%,半衰期为6 h,血药浓度个体差异可达20倍。降压作用起效缓慢,通常口服2~3周后才出现降压作用。

【药理作用】

本品为非选择性β受体阻断药,对$β_1$、$β_2$受体都有作用,降低心肌收缩力,减慢心率,减少心排血量,抑制肾素分泌,产生缓慢、平稳而持久的降压作用。

【临床应用】

临床用于各种程度的原发性高血压。可作为首选药单独应用,也可与其他降压药合用。特别适合高血压伴有快速型心律失常、心绞痛、慢性心力衰竭、偏头痛、焦虑症患者,以及肾素水平偏高、心排血量偏高的患者。

【不良反应】

(1) 心功能不全:系维持心脏功能的β受体机制突然被阻断的缘故。

(2) 诱发哮喘:支气管哮喘患者禁用。

(3) 停药反应:长期应用突然停药,可使血压反跳性升高、心动过速,甚至诱发心肌梗死,停药前10~14 d宜逐步减量。

(4) 中枢神经系统反应:偶见抑郁症、多梦、幻觉、失眠、头痛、疲倦等。

(5) 消化道反应:恶心、腹胀、便秘、腹痛等。

(6) 外周血管痉挛:表现为四肢冰冷、脉搏细弱、雷诺现象等。

(7) 脂代谢异常:长期或大量使用还可使血清高密度脂蛋白降低、总胆固醇与三酰甘油水平升高。

二度以上房室传导阻滞、窦性心动过缓、支气管哮喘等患者禁用。高脂血症、甲状腺功能亢进、糖尿病患者慎用。

【药物相互作用】

(1) 可使艾司唑仑、地西泮、奥沙西泮等清除速率减慢,血浆半衰期延长。

(2) 与氨茶碱相互拮抗,最好避免联合使用。

(3) 与雷尼替丁合用,普萘洛尔的作用可被延缓。

拉贝洛尔

拉贝洛尔（labetalol）为非选择性 β 受体阻断药，兼有 α_1 受体阻断作用，通过阻断 α_1、β 受体，降低外周血管阻力而产生降压作用。口服吸收迅速，用药后 1~2 h 血药浓度达峰值，半衰期为 2~8 h。降压作用温和，对心排血量和心率影响较小，适用于各型高血压及高血压急症、妊娠期高血压、嗜铬细胞瘤、麻醉或手术时高血压。合用利尿药可增强其降压效果。

美托洛尔

美托洛尔（metoprolol）为选择性 β_1 受体阻断药，无内在拟交感活性。口服吸收完全，服药后 1~2 h 作用达高峰。临床用于高血压及心绞痛的治疗。

卡维地洛

卡维地洛（carvedilol）为新一代 α、β 受体阻断药，能选择性阻断 α_1 受体和非选择性阻断 β 受体。口服吸收快，首关消除显著，半衰期为 6~9 h，生物利用度 22%，但药效可维持 24 h。对心脏产生较好的保护作用，临床广泛应用于轻度至中度高血压病的治疗，对高血压伴有肾功能不全或糖尿病患者的治疗效果较好。大部分经肝代谢，肝功能损害者血药浓度显著升高，肝功能不全者禁用。不良反应与普萘洛尔相似，但不影响血脂代谢。

第三节 其他抗高血压药

一、中枢性降压药

中枢性降压药包括可乐定（clonidine）、甲基多巴（methyldopa）、莫索尼定（moxonidine）和雷美尼定（rilmenidine）等。可乐定为第一代中枢性降压药的典型代表药，由于口干、嗜睡、阳痿、停药后血压反跳等严重不良反应已较少使用。莫索尼定为可乐定类似物，是第二代中枢性抗高血压药的代表药，是一种比较有效的抗高血压药，降压效果与可乐定相当，但镇静、口干等不良反应较可乐定轻，无停药、反跳现象，且具有高效、长效的优点。

二、神经节阻滞药

樟磺咪芬（trimetaphan camsilate，咪噻芬）、美卡拉明（mecamylamine，美加明）两药均可阻断交感神经节 N_1 受体，使血管舒张，外周阻力降低，产生强大、迅速的降压作用。但不良反应多且严重，又易产生耐受性，现已少用。临床主要用于治疗其他抗高血压药无效的高血压危象或外科手术时控制性降压。

三、去甲肾上腺素能神经末梢阻滞药

此类药物作用于去甲肾上腺素能神经末梢部位，通过影响儿茶酚胺的贮存和释放而产生降压作用，代表药有利血平（reserpine）和胍乙啶（guanethidine）。

利血平

【体内过程】

利血平（reserpine）口服后 1 周方显效，2~3 周达最大效应，停药后 3~4 周仍有降压作用。

【药理作用】

本品具有缓慢、温和、持久的降压作用。其降压机制通过耗竭神经末梢囊泡内 NA，使交

感神经冲动传导障碍，血管舒张，血压下降。

【临床应用】

常与利尿药等制成复方制剂，用于治疗高血压。

【不良反应】

常见不良反应有嗜睡、疲乏、鼻塞、胃酸分泌增加、心率减慢等。偶可见精神抑郁或锥体外系症状，一旦发现应立即停药。由于不良反应多，现很少单独应用。

【药物相互作用】

（1）利血平可增强镇静催眠药及抗焦虑药的中枢抑制作用，合用时应适当减少用量。

（2）与吩噻嗪类药物合用，可增强锥体外系症状，并可加大血压下降幅度。

（3）与普萘洛尔合用，可加强交感神经抑制，使负性传导、负性频率作用增强。

（4）利血平可使交感神经末梢囊泡中 NA 耗竭，因此可减轻间羟胺、麻黄碱的升压作用。

四、α₁肾上腺素受体阻断药

哌唑嗪

【体内过程】

哌唑嗪（prazosin）口服易吸收，30 min 生效，口服后 1～3 h 血药浓度达高峰，半衰期约为 3 h，降压作用可维持 10 h，血浆蛋白结合率约为 90%，大部分在肝代谢，仅 10% 原形药经肾排泄。

【药理作用】

（1）选择性阻断血管平滑肌突触后膜 α₁ 受体，舒张小动脉和小静脉，外周血管阻力降低，血压下降，对立位和卧位血压均有降低作用。降压时不伴有反射性心率加快和肾素释放，对肾血流量及肾小球的滤过率也无明显影响。

（2）长期服用对脂质代谢产生有益的影响，对糖代谢无不良作用。

（3）减轻前列腺增生患者排尿困难。

【临床应用】

（1）高血压：单用治疗轻度至中度高血压或伴有肾功能不良、高脂血症、前列腺增生肥大的患者。与利尿药和 β 受体阻断药合用可增强降压作用。

（2）治疗难治性心功能不全：舒张全身小动脉、小静脉，降低心脏前、后负荷，改善心脏功能。

【不良反应】

（1）首剂现象：主要不良反应为首次用药时出现"首剂现象"，即在首次服用哌唑嗪 30～90 min 出现严重直立性低血压，表现为晕厥、心悸等。将首次剂量减半，或临睡前服用，可避免发生"首剂现象"。

（2）水钠潴留：长期使用可致水钠潴留，加服利尿药可维持其降压效果。

（3）其他不良反应：包括口干、头痛、鼻塞、乏力、心悸等。

【药物相互作用】

本品与钙通道阻滞药（硝苯地平、维拉帕米等）合用时，可使血压急剧下降，因此合用时应严密监护。

五、血管扩张药

血管扩张药（vasodilator）是直接舒张血管平滑肌，降低外周血管阻力的药物，用于治疗高血压和心功能不全。

（一）直接舒张血管药

根据药物对动、静脉的选择性差异，分为主要扩张小动脉药（如肼屈嗪、双肼屈嗪）和对动脉、静脉均有舒张作用的药物（如硝普钠）。由于此类药物不良反应较多，一般不单独用于治疗高血压，常与利尿药、β受体阻断药等合用，以提高疗效，减少不良反应。

（二）促钾通道开放舒张血管药

本类药通过促进血管平滑肌细胞膜钾通道开放，促进 K^+ 外流，导致细胞膜超极化，使细胞内 Ca^{2+} 降低，血管舒张，血压下降。此类药物有米诺地尔（minoxidil）、吡那地尔（pinacidil）、尼可地尔（nicorandil）等。

米诺地尔

【体内过程】

米诺地尔（minoxidil）口服易吸收，生物利用度约为90%，给药后1 h血药浓度达峰值，但降压作用出现较晚。半衰期为4 h，肝内代谢为硫酸米诺地尔而活化，主要以代谢产物随尿液排出。

【药理作用】

本品舒张小动脉，降低外周阻力，使血压降低，对容量血管无明显作用。促进细胞内 K^+ 外流，引起血管平滑肌细胞膜超极化，使血管舒张，血压下降。

【临床应用】

（1）高血压：用于治疗原发性高血压和肾性高血压。

（2）男性脱发症：利用其激活调节毛发杆蛋白的特殊基因而促进毛发杆的生长和成熟，用于治疗男性脱发症。

【不良反应】

本品有水钠潴留、心率加快及多毛症等不良反应。

【药物相互作用】

与非甾体抗炎药、拟交感胺类药合用，可减弱本品的降压作用。

六、肾素抑制药

肾素抑制药通过抑制肾素活性，使血管紧张素原生成血管紧张素 I 减少，进而降低血管紧张素 II，使血压下降。

阿利吉仑

阿利吉仑（aliskiren）是目前唯一用于临床的肾素抑制药，可选择性抑制肾素活性，剂量依赖性地降低血管紧张素 II 水平，发挥降压作用。适用于各型高血压，降压疗效持久，控制血压效果较好。与利尿药、钙通道阻滞药合用可增强降压效果，减少不良反应。

不良反应可出现腹泻，但无干咳、血管神经性水肿现象。

拓展阅读　抗高血压新药研究进展

第四节 抗高血压药的用药护理

一、用药前评估

1. 明确用药目的
2. 掌握基本资料

（1）掌握患者的血压情况，胸透或胸部 CT、心电图、血和尿常规、血糖、血脂、肝及肾功能等实验室检测指标。

（2）询问是否用过抗高血压药，药物的种类、用法及有无不良反应等。

（3）了解有无充血性心力衰竭、肺气肿、支气管哮喘及肾功能不全等病症。

（4）了解患者可能引起高血压的危险因素，包括生活和工作的紧张程度，有无高钠、高脂肪饮食，以及吸烟、饮酒等嗜好。

二、用药期间护理

（1）告知患者应用药物治疗高血压的重要性；消除患者的精神紧张、恐惧不安，稳定和安慰患者的情绪。

（2）指导患者采取低钠饮食、戒烟、限酒、控制体重、加强锻炼等非药物治疗来控制高血压。

（3）教育患者高血压应早期治疗，并长期连续服药。

（4）告知患者用药期间切忌突然停药，以防血压反跳性升高和高血压危象。对胃肠道有刺激的药物，宜在饭后服用或与抗酸药同服。

（5）服用有中枢抑制作用的抗高血压药期间，叮嘱患者不要从事开车、高空作业及注意力高度集中的工作。服用有致直立性低血压的药物，应注意卧床休息，并嘱患者缓慢改变体位，以防跌倒摔伤。

（6）熟悉各类抗高血压药的优、缺点及不良反应。向患者说明如何应对抗高血压药可能出现的不良反应及预防方法。

（7）正确指导和观察患者用药后疗效，尽量避免和防止药物不良反应。注意用药方法：硝普钠遇光易破坏，应用时需避光；普萘洛尔、拉贝洛尔、硝苯地平也应避光保存；每天应固定时间服药；急症患者注射给药时应注意剂量和速度。

三、用药后护理评价

用药后护理评价包括血压是否平稳下降至正常或可耐受的范围，患者的自觉症状、体力和精神状态是否有所好转，有无明显的药物不良反应发生。

思 考 题

1. 临床常用的抗高血压药主要有哪些？各举两例。
2. 普萘洛尔的降压作用机制及临床应用是什么？

（李 飞）

更多数字资源详见新形态教材网

- 学习目标
- 思维导图
- 拓展阅读
- 微课
- 自测题
- 本章小结
- 教学课件

第二十二章
抗心绞痛药

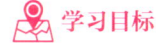

情景（案例）导入

患者，女，60岁。与人争吵后，胸骨后剧烈压榨性疼痛，并放射至左肩持续数分钟，伴有窒息感，面色苍白，大汗淋漓，急诊入院。

问题与思考：
1. 根据以上症状判断该患者可能患何种疾病？
2. 请为该患者提供合理的护理措施。

心绞痛（angina pectoris）是短暂的心肌缺血缺氧综合征，为冠状动脉粥样硬化性心脏病最常见的临床表现，特征性表现为发作性、压榨性、窒息样胸痛或胸部不适，一般位于胸骨后或心前区，可反射至左上肢等部位，部分患者还伴有心肌缺血的不典型症状如胸闷、心悸、牙痛等，以及呼吸困难、出汗和乏力。

第一节 概 述

一、心绞痛的病理生理基础

心肌供血量（供氧量）和代谢需求（耗氧量）之间关系失衡导致心肌缺血与缺氧（图22-1）。生理状态下，心肌供氧量和耗氧量处于平衡状态，且冠状动脉有很强的储备能力。但冠状动脉狭窄时则最大储备量下降，当心肌耗氧量增加超过冠状动脉代偿能力时，则发生心肌缺血、缺氧。目前临床抗心绞痛的策略主要围绕降低心肌耗氧量，扩张冠状动脉，改善缺血心肌供血等方面。

二、心绞痛分类

参照世界卫生组织（WHO）的心绞痛分型标准，临床将心绞痛分为3类。

1. **劳力性心绞痛** 由运动、情绪激动或其他明显增加心肌需氧量的情况所诱发，包括稳定型心绞痛、初发型心绞痛、恶化型心绞痛。

2. **自发性心绞痛** 由心肌供氧量减少所诱发的心绞痛，包括变异型心绞痛（冠状动脉痉挛）、卧位型心绞痛（安静卧位时发生）、中间综合征（冠状动脉功能不全）、梗死后心绞痛。

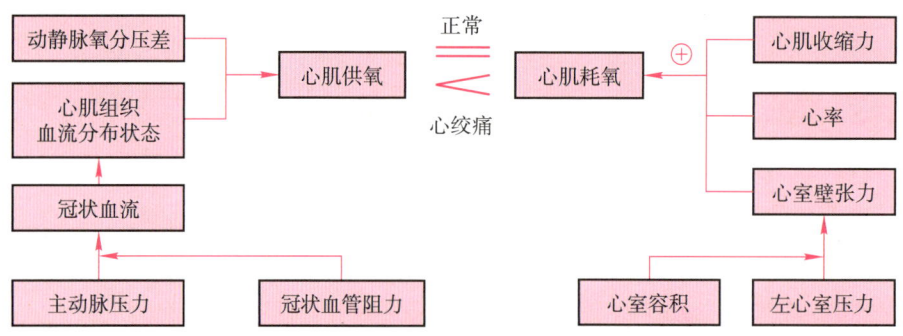

图 22-1 影响心肌需氧量和供氧量的主要因素

3. 混合性心绞痛 劳力性和自发性心绞痛同时并存。

临床上常将初发型心绞痛、恶化型心绞痛和各型自发性心绞痛统称为不稳定型心绞痛。

第二节 常用抗心绞痛药

临床常用的抗心绞痛药包括硝酸酯类、β 受体阻断药和钙通道阻滞药。

一、硝酸酯类

硝酸酯类（nitrate ester）是最常见的一氧化氮（nitric oxide，NO）供体，本类药物包括硝酸甘油、硝酸异山梨酯和单硝酸异山梨酯等。均有硝酸多元酯结构，$-O-NO_2$ 是发挥疗效的关键基团。硝酸酯类药物药理作用和作用机制相似，但起效时间、作用维持时间和不良反应的轻重程度有较大差异。

硝酸甘油

【体内过程】

硝酸甘油（nitroglycerin）脂溶性高，胃肠道、皮肤、黏膜吸收好，但口服生物利用度低（8%），难以达到有效浓度，故不宜口服给药。舌下含服及皮肤给药可避免首关效应，提高生物利用度。舌下含服起效时间 1~2 min，半衰期为 1~4 min，作用维持时间 20~30 min；皮肤吸收作用维持时间可达 24 h。在肝代谢，代谢产物主要与葡萄糖醛酸结合后经肾排泄。

【药理作用】

基本药理作用是松弛血管平滑肌，扩张外周静脉、动脉及冠状动脉。

（1）扩张外周血管，降低心脏负荷，减少心肌耗氧量：①扩张静脉，减少回心血量，降低心脏前负荷，降低心室容积，降低心室壁张力，减少心肌耗氧；②扩张动脉，降低心脏后负荷，降低心脏射血阻力，减少左心室做功，减少心肌耗氧量。

（2）改变心肌血流分布，增加缺血心肌血液供应：①舒张静脉，降低心脏前负荷，降低心室容积和心室壁张力，提高血液从心外膜向心内膜的有效灌注压，增加心内膜下心肌的血供；②选择性舒张较大的心外膜冠状动脉、输送血管及侧支血管，促使非缺血区血液顺压力从输送血管流经侧支血管到达缺血区，增加缺血区血流量（图 22-2）。

【作用机制】

硝酸甘油在血管平滑肌细胞内代谢释放 NO，与 NO 受体结合后激活鸟苷酸环化酶（guanylate cyclase，GC），催化 GTP 生成 cGMP，继而激活 cGMP 依赖的蛋白激酶，减少细胞外钙内流和胞内钙释放，降低细胞内游离 Ca^{2+} 浓度，导致肌球蛋白去磷酸化而松弛血管平滑

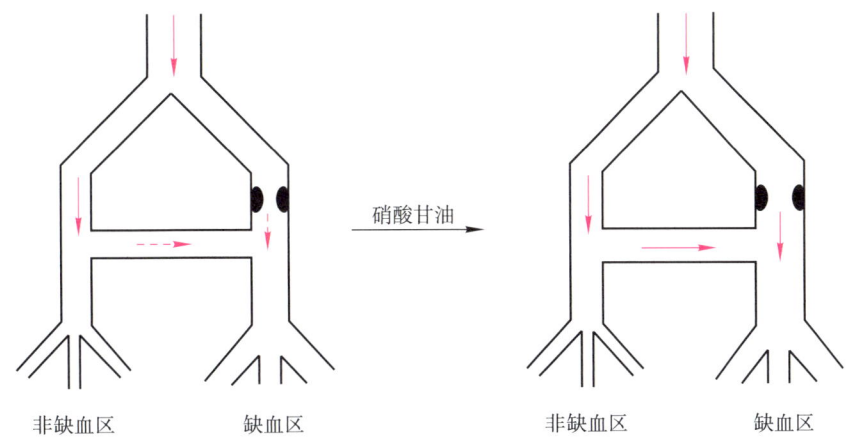

图 22-2 硝酸甘油对心肌缺血区血流量的影响

肌，血管扩张。硝酸甘油与内源性血管内皮衍生舒张因子（即 NO）不同，即使对内皮受损的血管，硝酸甘油仍有舒张作用。此外，硝酸甘油释放的 NO 可促进 PGI_2、降钙素基因相关肽等物质的生成与释放，减轻心肌缺血性损伤；还可激活血小板中 GC，增加 cGMP 生成，降低血小板聚集和黏附，防止血栓形成。

【临床应用】

（1）心绞痛：可用于各种类型的心绞痛，是治疗稳定型心绞痛的首选药。舌下含服或喷雾吸入能迅速缓解急性心绞痛症状。需注意的是，由于硝酸甘油可反射性兴奋交感神经，使心率加快。因此，常与 β 受体阻断药或非二氢吡啶类钙通道阻滞药联用。

（2）急性心肌梗死：早期使用可降低心肌耗氧量、增加缺血心肌的供血，同时抑制血小板聚集和黏附，防止血栓形成，缩小心肌梗死面积。应用时不可过量，以免血压过低而加重心肌缺血。

（3）充血性心力衰竭：舒张动脉、静脉，降低心脏前、后负荷，利于缓解患者的心力衰竭症状和体征。

（4）其他：如高血压危象等。

【用药护理注意事项】

（1）一般不良反应：多为血管舒张作用所致。可见颜面潮红、搏动性头痛等，偶可导致直立性低血压和晕厥。建议从小剂量开始应用。

（2）高铁血红蛋白血症：可见于超大剂量或频繁用药时，表现为口唇、指甲发绀，继发呼吸急促、意识丧失等，可静脉注射亚甲蓝解救。

（3）耐受性：连续用药 2~3 周可产生耐受性，可采用小剂量、间歇给药法。

（4）依赖性：长期使用突然停药可产生严重的心肌缺血、心肌梗死，甚至猝死，故应逐渐减量直至停用。

（5）升高颅内压和眼内压：因扩张颅内和眼内血管，故颅脑损伤、颅内出血患者禁用；青光眼患者慎用。

硝酸异山梨酯

硝酸异山梨酯（isosorbide dinitrate）属长效硝酸酯类。口服易吸收，经肝代谢生成 2- 和 5- 单硝酸异山梨酯，仍具扩张血管和抗心绞痛作用。其药理作用及作用机制与硝酸甘油相似，因起效慢，作用时间长，可作预防性用药。

单硝酸异山梨酯

单硝酸异山梨酯（isosorbide mononitrate）为硝酸异山梨酯的活性代谢产物，口服易吸收，生物利用度高。其药理作用及作用机制与硝酸甘油相似，因作用维持时间长（8 h），适用于心绞痛的预防与治疗、心肌梗死及慢性心力衰竭的治疗。

二、β肾上腺素受体阻断药

临床常用 $β_1$ 肾上腺素受体阻断药美托洛尔、比索洛尔、阿替洛尔及非选择性β肾上腺素受体阻断药普萘洛尔。

1. 药理作用 心绞痛发作时交感神经活性增强，心肌局部和血液中儿茶酚胺的含量增多，激动心脏 $β_1$ 受体，使心肌收缩力增强、心率加快；激动血管平滑肌细胞α受体，收缩血管，增加心脏后负荷，从而增加心肌耗氧量。同时因心率加快，舒张期相对缩短，使冠状动脉血流量减少。β受体阻断药主要通过降低心肌耗氧量、增加心肌缺血区血流量而发挥抗心绞痛的作用。

（1）降低心肌耗氧量：阻断心脏 $β_1$ 受体，减慢心率、降低心肌收缩力，同时通过降低血压，使心脏后负荷降低，从而降低心肌耗氧量。

（2）增加缺血区心肌血流量：β受体阻断药降低心肌耗氧量，非缺血区冠状动脉管径相对缩小、阻力增加，促使血液流向缺血区已代偿性扩张的血管。同时，因减慢心率，相对延长心脏舒张期，增加冠状动脉灌注时间，有利于血液流向心肌缺血区尤其是心内膜区域。

（3）其他作用：抑制脂肪分解代谢，减少游离脂肪酸含量及其代谢所需要的能量；改善心肌缺血区对葡萄糖的摄取和利用，增加葡萄糖代谢产生的能量，降低心肌耗氧量；促进氧合血红蛋白的解离，增加全身组织（包括心脏）的用氧。

2. 临床应用

（1）稳定型心绞痛：在无禁忌证的前提下，本药可作为稳定型心绞痛的初始选择药物，尤其对伴有高血压、心率快和室上性心动过速的患者。与硝酸酯类药物合用可减少后者引起的反射性心率加快；硝酸酯类药物可缩小β受体阻断药所致的心室容积增大等。两药合用发挥协同抗心绞痛的作用，但需注意两类药物均可降低血压，联用时考虑减少药量，避免血压过低、反射性交感神经兴奋而加重心绞痛。

（2）不稳定型心绞痛：若冠状动脉以器质性病变为主则β受体阻断药疗效较好，而冠状动脉以痉挛为主则疗效相对较差。非选择性β受体阻断药禁用于变异型心绞痛，因其阻断冠状动脉 $β_2$ 受体，相对增强α受体的兴奋性，不利于冠状动脉痉挛的缓解，甚至加重心绞痛。

三、钙通道阻滞药

常用药物包括苯烷胺类（维拉帕米）、苯并噻氮䓬类（地尔硫䓬）、二氢吡啶类（硝苯地平、尼卡地平、氨氯地平）等。该类药物对心脏和血管的选择性及药动学特性差异大，临床选药需考虑患者的基础疾病及药物特点，合理应用。

1. 药理作用 主要是阻滞电压依赖性钙通道，减少 Ca^{2+} 内流，降低细胞内游离 Ca^{2+} 浓度而抗心绞痛。

（1）降低心肌耗氧量：抑制心肌收缩力，减慢窦性频率，降低房室传导，扩张外周血管，减轻心脏前、后负荷，降低心肌耗氧量。

（2）增加缺血区心肌血流量：扩张冠状动脉和侧支血管，尤其是处于痉挛状态的冠状动脉特别敏感，增加冠状动脉血流量和缺血区心肌的血液供应。

（3）其他作用：减轻缺血区心肌细胞钙超载，保护心肌细胞；阻滞血小板 Ca^{2+} 通道，降低血小板内 Ca^{2+} 浓度，抑制血小板聚集，防止血栓形成，改善冠状动脉循环。

2. 临床应用 适用于各型心绞痛的治疗。其中二氢吡啶类对变异型心绞痛或以冠状动脉痉挛为主的心绞痛效果好，可作首选药；因其抑制心肌作用弱，心功能不全的患者用药安全性好；二氢吡啶类在一定程度上舒张支气管平滑肌，适用于伴有支气管哮喘的心绞痛患者。钙通道阻滞药扩张外周血管，适用于伴有外周血管痉挛性疾病的心绞痛患者。硝苯地平与β受体阻断药联用具有协同抗心绞痛的作用，β受体阻断药可抑制硝苯地平引起的反射性交感神经兴奋，而硝苯地平可拮抗β受体阻断药所致的血管收缩，但用药时需要注意观察血压和心率的变化。

第三节 其他抗心绞痛药

尼可地尔

尼可地尔（nicorandil）为烟酰胺硝酸酯类的新型血管扩张药，既能释放 NO，使冠状动脉扩张、增加血流量，又能激活血管平滑肌细胞膜上 K^+ 通道，促进 K^+ 外流，使细胞超极化，抑制 Ca^{2+} 内流。主要用于变异型心绞痛。

曲美他嗪

曲美他嗪（trimetazidine）抑制脂肪酸β氧化，促进葡萄糖氧化及 ATP 合成，改善缺血心肌的能量代谢，改善心脏功能；还明显减少缺血心肌细胞内酸中毒，减少钙超载，保护心肌细胞，发挥抗心绞痛的作用。

伊伐布雷定

伊伐布雷定（ivabradine）是首个特异性减慢心率的抗心绞痛药，特异性抑制窦房结 I_f 电流而降低窦房结节律，减慢心率，减少心肌耗氧量。因对心内传导、心肌收缩力和心室复极化无明显影响，适用于不耐受或禁用β受体阻断药的心绞痛患者。

抗血小板聚集的药物

临床研究证实慢性稳定型心绞痛患者服用小剂量阿司匹林可降低心肌梗死的风险。不耐受阿司匹林的患者，可改用氯吡格雷替代治疗。

拓展阅读 冠脉血流与心肌缺血

思 考 题

1. 临床上将硝酸甘油与β受体阻断药联用治疗心绞痛的作用基础是什么？
2. 试述常用抗心绞痛药物的分类及临床应用。
3. 试述不同钙通道阻滞药对心脏和血管的作用特点。

（李 菲）

更多数字资源详见新形态教材网

- 学习目标
- 思维导图
- 拓展阅读
- 微课
- 自测题
- 本章小结
- 教学课件

第二十三章
治疗慢性心力衰竭的药物

  学习目标

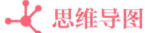 思维导图

情境（案例）导入

患者，男，69岁。主述呼吸困难与下肢水肿3月，既往有高血压病史10年，心脏超声显示左室射血分数为30%，确诊为慢性心力衰竭。服用卡托普利＋氢氯噻嗪＋美托洛尔治疗，以改善心脏功能并减轻症状。医生嘱咐患者要按时服药，不可随意更改剂量，还要定期监测体重、血压和心率，以便及时调整治疗方案。饮食上，需要限制盐分和液体的摄入，多卧床休息，保持适度的锻炼，戒烟限酒。

问题与思考：
1. 以上治疗方案中的药物各有什么作用？
2. 慢性心力衰竭患者除药物治疗外，还要注意哪些护理要点？

慢性心力衰竭（chronic heart failure）又称慢性心功能不全，指各种原因导致的心脏不能有效泵血，无法满足组织需求的疾病。慢性心力衰竭通常伴有血容量和组织间液的异常增加，主要症状有心悸和心律不齐，以及因肺循环和体循环淤血引起的气喘、呼吸困难、疲惫、水肿、咳嗽和咳痰等。该病5年死亡率约为50%。

发生衰竭的心脏为了增加心输出量，发生以下代偿机制：交感神经兴奋、RAAS（肾素-血管紧张素-醛固酮）系统异常激活、心肌肥厚和心室重构、利钠肽激活。前三种机制提高外周阻力，导致水钠潴留，增加心脏负担，造成心脏收缩/舒张功能障碍（图23-1）。药物是治疗慢性心力衰竭的主要手段，主要通过调节神经-体液功能、降低心脏前后负荷、增加心肌收缩力发挥作用。

2014年治疗方案是经典的金三角治疗模式，即ACEI/ARB、β受体阻断药、醛固酮受体阻断药。2019年以后血管紧张素受体脑啡肽酶抑制剂类和降血糖药钠-葡萄糖共转运蛋白2抑制剂（SGLT2i）被证明能够显著改善慢性心力衰竭患者临床预后，由此建立新的四联治疗模式，即使用ACEI/ARB/ARNI、β受体阻断药、SGLT2i、醛固酮受体阻断药。《慢性心力衰竭"新四联"药物治疗临床决策路径专家共识》建议射血分数减低的心力衰竭（HFrEF）患者收缩压≥100 mmHg时同时启动ARNI（或ACEI/ARB）、SGLT2i和β受体阻断药，血钾＜5.0 mmol/L加用醛固酮受体阻断药。HFrEF患者收缩压＜90 mmHg时给予地高辛增加心肌收缩力，有体液潴留时使用利尿药。射血分数保留的心力衰竭（HFpEF）患者在慢性稳定期则尽早启用ARNI和SGLT2i。急性失代偿期患者在体液潴留时使用正性肌力药、利尿药和血管扩张药。临床常

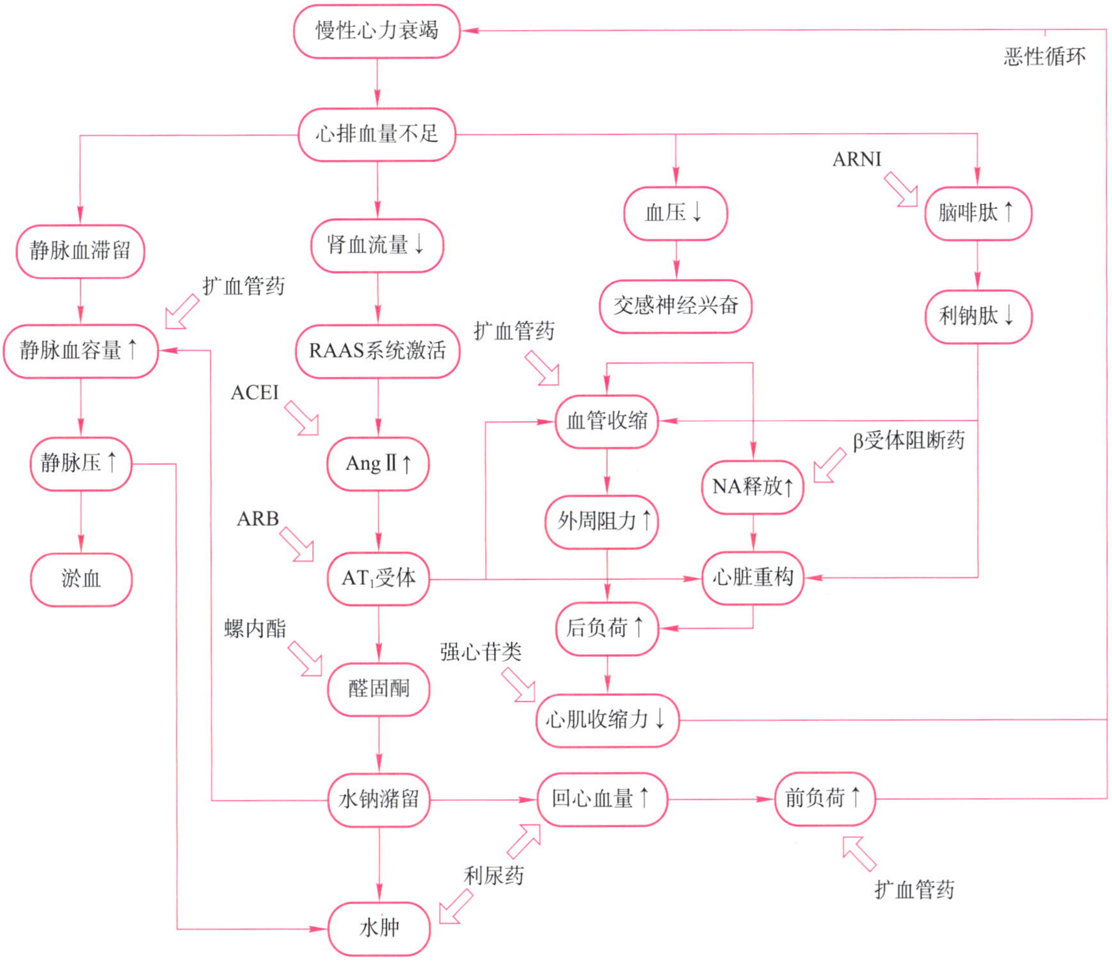

图 23-1 慢性心力衰竭发病机制与药物作用

用治疗慢性心力衰竭药物的作用见表 23-1。

表 23-1 慢性心力衰竭药物作用

药物	心肌收缩力	心率	前负荷	后负荷	心律失常风险	血压	其他用途
地高辛	↑	−	↓↓	↓	↑↑	−	抑制交感神经
多巴胺	↑↑	↑↑	↓	↓↓	↑	↑	
米力农	↑	↑	↓↓	↓↓	↑↑	↓	
卡托普利	−	−	↓↓	↓↓	−	↓	抑制心脏重构
肼屈嗪	−	↑	−	↓↓	↑	↓	
呋塞米	−	−	↓	−	−	↓↓	水肿、淤血
卡维地洛	−	−	−	↓	−	↓	

第一节　正性肌力药

正性肌力药（positive inotropic agents）主要增强心肌收缩力，提高心脏泵血功能。常见的正性肌力药有强心苷类等。本类药物因不良反应多，不再作为治疗慢性心力衰竭的一线药物，多用于改善急性心力衰竭症状和体征。

一、强心苷类

临床使用的强心苷类主要有地高辛、洋地黄毒苷、毛花苷 C、去乙酰毛花苷、毒毛花苷 K 等。各类药的主要区别在于作用强度、显效时间和维持时间。

1. 体内过程 强心苷类药物的体内过程差异较大，根据其脂溶性可分为慢效、中效和速效 3 类，各药的药动学特点是临床选药的主要依据，具体见表 23-2。老年人和肾衰竭患者半衰期较长，使用时需要减量。

表 23-2 常用强心苷类药物的体内过程

分类	药物	脂溶性	给药方法	起效时间（min）	维持时间（d）	作用消失时间（d）	半衰期（h）	主要消除方式	全效量（mg）	维持量（mg）
慢效	洋地黄毒苷	高	口服	240	4~7	14~21	5~7天	肝	0.8~1.2	0.05~0.3
中效	地高辛	中	口服	60~120	1~2	3~6	36	肾	0.75~1.25	0.125~0.5
速效	毛花苷 C	低	静脉注射	10~30	1~1.5	3~6	33	肾	1~1.2	—
	去乙酰毛花苷	低	静脉注射	10~20	1~2	2~5	33	肾	1~1.2	—
	毒毛花苷 K	低	静脉注射	5~10	1~2	1~3	21	肾	0.25~0.5	

2. 药理作用

（1）正性肌力："强心苷类药物抑制心肌细胞膜上的 Na^+-K^+-ATP 酶，增加心肌细胞中游离的 Ca^{2+} 浓度，增强心肌收缩力。

（2）负性频率：心力衰竭时交感神经兴奋性代偿性升高，导致心率增加。强心苷类药物通过兴奋迷走神经，或者抑制窦房结自律性（大剂量时），减慢心率。

（3）负性传导：治疗剂量的强心苷类药物兴奋迷走神经，减慢房室传导。

（4）影响心肌电生理：强心苷对不同的心肌组织和细胞的作用有差异，具体见表 23-3。

（5）利尿作用：扩张外周血管；同时心排血量增加，改善肾血液循环，产生利尿作用。

表 23-3 强心苷类药物对心肌电生理的影响

电生理特征	窦房结	心房	房室结	浦肯野纤维
自律性	↓，减慢心率	对房性心律失常无效		↑，易引发心律失常
传导性			↓，治疗心房颤动	↓
有效不应期		↓，治疗心房扑动	↑，治疗室上性心动过速基础	↓，中毒时导致快速型室性心律失常

3. 临床应用

（1）慢性心力衰竭：接受其他药物治疗仍有症状的 HFrEF 患者，因降低心力衰竭患者的生存率，除地高辛外，主要供住院患者短期应用。

（2）心房纤颤：强心苷类抑制房室传导，减慢心室率。强心苷类不能终止心房颤动，可以改善心室排血和循环障碍。

（3）心房扑动：心房扑动时冲动较强，容易传导到心室，加快心室率。强心苷类是治疗心房扑动最常用药物，可缩短心房有效不应期，使心房扑动转为心房颤动。

（4）阵发性室上性心动过速：强心苷类通过兴奋迷走神经，降低心房兴奋性。目前主要使用钙通道阻滞药和腺苷。

4. **给药方法**　强心苷类药物不良反应多，使用需特别注意。

（1）经典给药法：也叫洋地黄化，在短期内给予足够剂量达到全疗效，分缓给法和速给法。缓给法适用轻症患者，3~4 d 给予全效量，待心力衰竭症状控制后转为维持量。速给法适用病情紧急且2周内未使用强心苷类的患者，24 h 内给予全效量。随后每日给予维持剂量。此法显效快，但是容易中毒，临床少用。

（2）逐日恒量给药法：轻症患者不用缓给法，而是每日给予恒定剂量，经过4~5个半衰期后血药浓度稳定。如地高辛每次口服0.25 mg，间隔时间为其半衰期即36 h，在6~7 d 连续服用4~5次起效。此法较为安全，目前使用较多。

5. **不良反应**　治疗指数小，治疗剂量接近中毒剂量的60%，药物容易在身体内蓄积；生物利用度个体差异大，不良反应多。强心苷类药物中毒反应的发生率高达20%~25%，可监测血药浓度预防。由于地高辛与K^+竞争结合Na^+-K^+-ATP 酶的同一位点，低血钾症容易导致中毒。以下情况易发生不良反应：低镁血症、高钙血症、心肌缺血、酸碱中毒、发热、肝肾功能不全、老年人、合并用药等。

（1）心脏毒性：系强心苷类药物最严重的不良反应，可导致各种心律失常，如室性期前收缩、二联律等快速型心律失常、二度房室传导阻滞和窦性心动过缓等缓慢型心律失常。

（2）胃肠道反应：系强心苷类药物最常见的早期中毒症状，表现为食欲减退、恶心、呕吐、腹痛、腹泻等。注意过度呕吐可能导致缺钾，使强心苷类中毒加重，需及时补钾。

（3）神经系统反应：表现为眩晕、头痛、失眠、疲倦、意识混乱等。强心苷类特有的视觉障碍如黄绿视、雾视等为停药指征。

6. **中毒反应的治疗**

（1）中毒后立即停药，停用排钾利尿药、糖皮质激素等导致低血钾的药物。

（2）及时补充钾盐或者镁盐，以恢复低血钾和可能伴有的低血镁。

（3）快速型心律失常可选用苯妥英钠或利多卡因治疗。

（4）缓慢型心律失常可选用阿托品治疗。

（5）地高辛重度中毒急救时可选用地高辛特异性抗体（Fab）片段静脉注射。

7. **药物相互作用**

（1）与普罗帕酮、胺碘酮、奎尼丁、维拉帕米等合用易导致心律失常。

（2）与ACEI、ARB、β受体阻断剂、地尔硫䓬等降压药合用会增加地高辛浓度。

（3）与他汀类、甲氧苄啶、克拉霉素、红霉素、四环素、环孢素、γ-干扰素、阿普唑仑、地西泮合用增加地高辛血药浓度。

（4）与利福平、巴比妥类、卡马西平、苯妥英钠、阳离子交换树脂（考来烯胺）、新霉素合用降低地高辛血药浓度。与抗酸药、吸附性止泻药合用减少洋地黄类吸收。

（5）与糖皮质激素、排钾性利尿药、两性霉素B合用增加低钾血症，引起地高辛中毒。与钙剂合用毒性增强。

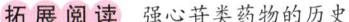　强心苷类药物的历史

二、非强心苷类正性肌力药

1. 磷酸二酯酶抑制剂 本类药物通过抑制磷酸二酯酶，减少 cAMP 的分解，间接增加心肌细胞中 cAMP 含量，升高细胞中 Ca^{2+} 含量，增强心肌收缩力。磷酸二酯酶抑制剂主要有米力农和维司力农。米力农通常静脉注射给药，维司力农口服给药，用于缓解症状。有诱发低血压和心律失常的风险，长期使用可引起血小板减少和肝、肾损伤，肝功能不全患者避免使用。儿童、孕妇、急性心肌梗死患者、缺血性心脏病患者慎用。

2. β受体激动药 通过激动β受体，激活细胞膜上的腺苷酸环化酶，使 ATP 转化为 cAMP，提高细胞中 Ca^{2+} 含量，增强心肌收缩力。主要有多巴胺、多巴酚丁胺、异波帕胺、扎莫特罗等。仅用于缓解严重心力衰竭的症状，好转后立刻停药。注意注射多巴胺和多巴酚丁胺时漏出血管可造成组织坏死。

第二节 RAAS 系统抑制药

本类药物包括血管紧张素转化酶抑制药（ACEI）、血管紧张素Ⅱ受体阻断药（ARB）、血管紧张素Ⅱ受体脑啡肽酶双重抑制剂（ARNI）和醛固酮受体阻断剂，在慢性心力衰竭治疗中占据重要地位。

一、血管紧张素转化酶抑制药

慢性心力衰竭患者通常有 RAAS 系统的激活，血管紧张素Ⅱ可收缩血管，增加心脏后负荷，同时引起心肌肥大和心肌重塑，最终导致心脏收缩功能下降。ACEI 类药物抑制血管紧张素转化酶，减少下游的血管紧张素Ⅱ和醛固酮含量，从而减轻水钠潴留和心脏前、后负荷，增加冠状动脉血供，抑制心肌和血管重构。

临床使用的 ACEI 主要有依那普利、贝那普利、卡托普利、赖诺普利、福辛普利、培哚普利等，用于射血分数减低的心力衰竭患者，适用于左心室衰竭的全部阶段。对高血压合并心力衰竭患者，首选本类药物。舒张性心力衰竭患者疗效好于地高辛。

使用时应注意从小剂量开始，逐渐增加至最大耐受量。通常 ACEI 加高效利尿药和β受体阻断药，作为治疗慢性心力衰竭的基础方案。慢性心力衰竭患者除有禁忌证或者不耐受外，应终身服用 ACEI 类药物。主要不良反应有直立性低血压（与利尿药合用时）、肾功能不全、高钾血症、血管神经性水肿和可能的持续性干咳。

二、血管紧张素Ⅱ受体阻断药

本类药物直接阻断血管紧张素Ⅱ与其受体 AT_1 结合，效果近似于 ACEI。不良反应较少，不易引起咳嗽、血管神经性水肿等。常用药物有氯沙坦、缬沙坦、坎地沙坦、厄贝沙坦等，可用于 ACEI 不耐受的患者。注意孕妇禁用 ACEI 和 ARB。

三、血管紧张素Ⅱ受体脑啡肽酶双重抑制剂

传统的降压药聚焦抑制升压机制，血管紧张素Ⅱ受体脑啡肽酶抑制剂（ARNI）主要增强降压机制。目前上市的 ARNI 只有复方制剂沙库巴曲缬沙坦，含有沙库巴曲和血管紧张素Ⅱ受体阻断药——缬沙坦。沙库巴曲为脑啡肽酶抑制剂，通过抑制脑啡肽酶，减少其负责的利钠肽

的降解。利钠肽是心房细胞释放的激素，可促进肾排钠利尿、扩张血管、抗心室重构和心肌纤维化。沙库巴曲缬沙坦同时抑制RAAS系统和交感神经系统的激活，有助于减轻心脏负担，改善心脏泵血功能。

目前沙库巴曲缬沙坦已经用于高血压患者和射血分数减低的心力衰竭患者（HFrEF）的一线治疗。ARNI可作为ACEI或ARB的替代品，联合β受体阻断药和醛固酮受体阻断药给药，进一步降低慢性心力衰竭患者的住院率和死亡率。不良反应有低血压（多见于ACEI和ARB）、肾功能恶化、高钾血症和血管神经性水肿，禁用于血管神经性水肿患者。

四、醛固酮受体拮抗剂

严重的心力衰竭患者往往伴有高醛固酮血症，醛固酮可引起成纤维细胞的增殖，刺激心房、心室和大血管的重构。使用醛固酮受体拮抗剂——螺内酯或依普利酮治疗慢性心力衰竭，显著降低病死率，同时抑制左心室肥厚和心脏重塑。一般与ACEI、ARB、ARNI类合用，降低室性心律失常的发生，减少致死率。主要不良反应包括肾功能恶化和高钾血症。

第三节 减轻心脏负担药

一、利尿药

慢性心力衰竭时，心脏泵血能力下降，导致血液回流不畅，体内激活RAAS系统，造成体内水钠潴留，增加的血容量进一步加重心脏负担，形成恶性循环。除了常规限制盐的摄入外，通常最早使用利尿药促进水钠排泄，降低血容量，降低心脏前、后负荷，缓解体液过多引起的呼吸困难和外周神经性水肿。

利尿药作为基础药物，适合老年人、伴有明显水肿和淤血者，合并高血压的慢性心力衰竭患者，常用的有呋塞米、氢氯噻嗪、吲达帕胺等。轻度慢性心力衰竭使用氢氯噻嗪等中效利尿药。严重心力衰竭、急性左心衰竭合并肺水肿患者使用呋塞米等高效利尿药，必要时静脉注射给药。长期、大剂量使用还易导致电解质紊乱。为了防止低血钾，特别是在与排钾利尿药和强心苷类药物合用时，通常采用保钾利尿药和其他利尿药的组合治疗，以减少中毒反应。

新四联方案推荐使用SGLT2抑制剂，主要有达格列净、恩格列净和索格列净，通过抑制肾小管中负责回收葡萄糖的SGLT2蛋白，增加尿中葡萄糖的排泄，兼具利尿和降压效果。合并2型糖尿病的慢性心力衰竭患者建议优先启动SGLT2i。本类药物安全性和耐受性好，且对肾脏具有保护作用，可作为利尿药用于慢性心力衰竭患者，不良反应主要是泌尿生殖系统感染和糖尿病酮症酸中毒。

二、血管扩张药

本类药物通过扩张小动脉，降低心脏射血阻力，减轻心脏后负荷；通过扩张小静脉，减少回心血量，降低心脏前负荷；最终降低心肌耗氧量，改善心功能。

常用药物有硝酸酯类、肼屈嗪、硝普钠等。临床主要用于其他药物无效的慢性心力衰竭患者。硝酸甘油最为常用，以扩张静脉为主，用于减轻前负荷，如伴有冠心病和肺水肿的慢性心力衰竭患者。肼屈嗪以扩小动脉为主，用于不耐受ACEI和ARB的患者。硝普钠同时扩张小动脉和小静脉，静脉滴注用于危重病例。哌唑嗪用于缺血性心脏病的慢性心力衰竭。注意本类药物长期使用容易产生耐受性，常见不良反应包括头痛、眩晕和直立性低血压。硝普钠有光敏性，容易失效。

第四节 β受体阻断药

传统认为负性肌力的药物不能用于治疗心力衰竭。然而慢性心力衰竭患者交感神经长期代偿性兴奋，过度的儿茶酚胺类递质将加剧心力衰竭的发展。本类药物主要有卡维地洛、琥珀酸美托洛尔和比索洛尔，通过阻断心脏的 $β_1$ 受体，减慢心率，减少心肌耗氧量，改善心脏收缩功能；同时通过阻断肾的 $β_1$ 受体，抑制肾素的分泌和 RAAS 系统的激活，逆转心室重构、心肌肥厚和心肌细胞死亡。

左心室收缩功能不良且病情稳定的患者均可使用。临床用于治疗轻度心力衰竭，如扩张型心肌病、缺血性心力衰竭。奈必洛尔可用于治疗舒张期心力衰竭。本类药物一般与 ACEI/ARB/ARNI、利尿药和地高辛等合用。因具有负性肌力作用，心力衰竭失代偿期使用短期内病情可能加重。注意在体液潴留不严重时启用，从小剂量开始增加至耐受量。起效慢，一般心功能改善在 3 个月以上，其间需密切观察，不能突然停药。不良反应有低血压、体液潴留、心力衰竭恶化、心动过缓、房室传导阻滞等，严重窦性心动过缓、左心室功能不全、高度房室传导阻滞、支气管哮喘患者禁用。

第五节 慢性心力衰竭药的用药护理

一、用药前评估

（1）明确用药目的，确定待改善的慢性心力衰竭的症状。
（2）了解患者的症状和体征，如咳嗽、气促、发绀、心悸、水肿、腹水等。
（3）记录患者的体重、脉搏、血压、尿量、心率、心律等信息。记录孕妇、老年人等信息。
（4）进行用药禁忌评估，了解患者是否有痛风、肾衰竭、肺源性心脏病等并发症。是否有易诱发强心苷中毒的低钾血症、低镁血症、高钙血症等。是否有支气管哮喘、低血压、严重心动过缓、严重左心室功能减退等 β 受体阻断药的禁忌证。
（5）患者应限钠限水，控制体重，调整生活方式。

二、用药期间护理

（1）密切观察早期中毒症状，如恶心、呕吐、视觉障碍、心悸等。一旦出现立即报告医生。
（2）监测患者心率、心律和心电图。
（3）注意药物配伍和肝、肾功能，如糖皮质激素、排钾利尿药不与强心苷类合用。尽量避免服用非甾体抗炎药、乙醇、非二氢吡啶类钙通道阻滞药等。
（4）指导患者服药方法，如 β 受体阻断药和强心苷类需要从小剂量开始，逐渐增加用量。
（5）出现地高辛中毒症状后立即停药，对症治疗。注意早晨 4 时左右慢性心力衰竭患者对地高辛敏感性最高，容易中毒。
（6）使用 ACEI、ARB、ARNI 和螺内酯时若出现高钾血症应停药或减量，进行降钾治疗。

（7）使用β受体阻断药时出现心率过缓或二度、三度房室传导阻滞，应减量或者停用。

三、用药后护理评价

（1）评价慢性心功能症状和体征是否改善，电解质是否失衡，是否出现中毒症状。

（2）留意低钾血症的症状，如嗜睡、肌无力、反射减弱等。注意已经发生强心苷中毒时，钾离子从骨骼肌和组织转移到血中，血钾反而会上升。

（3）嘱咐患者不可自行停药，如忘记服药，不能补服。交代患者不可随意加用其他药物。

思 考 题

1. 治疗慢性心力衰竭药物有哪几种？分别针对心力衰竭的哪个环节？
2. 强心苷类使用时需特别注意的事项是什么？如何避免发生中毒反应？
3. 从三联方案到四联方案，反映了慢性心力衰竭治疗的哪些理念变化？联用的各种药物的地位如何？

（沈祥春）

更多数字资源详见新形态教材网

- 学习目标
- 思维导图
- 拓展阅读
- 微课
- 自测题
- 本章小结
- 教学课件

第二十四章

抗高脂血症药

学习目标

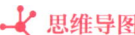思维导图

> **情境（案例）导入**
>
> 患者，女，53岁，因"血压升高10余年，头晕，心前区不适10余天"收住院。入院检查：血压180/100 mmHg，总胆固醇7.72 mmol/L（正常参考值：2.8～5.7 mmol/L），三酰甘油3.76 mmol/L（正常参考值为0.29～1.83 mmol/L）。冠状动脉造影提示：左冠状动脉前降支中段狭窄达60%，第一对角支开口处狭窄20%，左回旋支中段狭窄50%；右冠状动脉内膜不光滑，中段狭窄30%。诊断为①高血压；②冠状动脉粥样硬化性心脏病。给予阿伐他汀40 mg，1次/晚；阿司匹林100 mg，1次/日；美托洛尔25 mg，2次/日等药物治疗2周后，症状明显缓解。治疗4周后，血脂检测示总胆固醇5.79 mmol/L，三酰甘油5.38 mmol/L，血总胆固醇下降明显，接近正常值范围。
>
> **问题与思考：**
> 1. 该患者为什么选用他汀类降血脂药？
> 2. 除他汀类降血脂药外，该患者还可选用哪些降血脂药？

动脉粥样硬化（atherosclerosis，AS）是心脑血管病的主要病理基础。防治AS已成为防治心脑血管疾病的根本性战略措施之一。AS确切病因至今未明，而导致AS发生和发展的因素却有很多。一般认为，AS是一类发生在血管的慢性炎性病症，它是在血脂异常、高血压甚至某些感染等因素的刺激损伤下，引起多种细胞因子和其他血管活性物质的释放，导致单核细胞等在血管内皮黏附，衍化为巨噬细胞，摄取大量胆固醇而成为泡沫细胞，逐步发展形成AS斑块。针对动脉硬化发展的一系列环节，抗动脉粥样硬化药（antiatherosclerotics）主要分为以下几类：调血脂药、抗氧化药、多烯脂肪酸类及保护动脉内皮药。

第一节 调血脂药

血脂包括胆固醇（cholesterol，Ch）、三酰甘油（triglyceride，TG）、磷脂（phospholipid，PL）和游离脂肪酸（free fatty acid，FFA）等，胆固醇又分为胆固醇酯（cholesterol ester，CE）和游离胆固醇（free cholesterol，FC），两者相加起来为总胆固醇（total cholesterol，TC）。

血脂不溶于水，必须与特殊的蛋白质即载脂蛋白（apoprotein，Apo）结合形成脂蛋白（lipoprotein，LP）才能溶于血液，被运输至组织进行代谢。应用超速离心或电泳的方法，可

将脂蛋白分为乳糜微粒（chylomicron，CM）、极低密度脂蛋白（very low density lipoprotein，VLDL）、中间密度脂蛋白（intermediate density lipoprotein，IDL）、低密度脂蛋白（low density lipoprotein，LDL）和高密度脂蛋白（high density lipoprotein，HDL）。

血脂异常（高脂血症）主要指血清总胆固醇与三酰甘油（TG）水平过高和（或）血清高密度脂蛋白胆固醇（HDL-C）水平过低。临床分为高胆固醇血症、高三酰甘油血症、混合型高脂血症和低高密度脂蛋白胆固醇血症。大量临床研究已经证实，TC 增高，特别是低密度脂蛋白胆固醇（LDL-C）浓度增高及 HDL-C 降低是冠心病的重要危险因素。降低 TC、LDL-C 和升高 HDL-C（称为调脂治疗）可以明显降低冠心病的发病率和死亡率。调脂治疗分为非药物治疗（饮食调节、体重控制、运动锻炼和戒烟等）和药物治疗。常用的调脂治疗药物有以下 4 类。

一、羟甲基戊二酰辅酶 A 还原酶抑制剂

羟甲基戊二酰辅酶 A 还原酶抑制剂（HMG-CoA reductase inhibitor，HMG-CoA RI）他汀类（vastatins）是 20 世纪 90 年代调脂治疗取得突破性进展的一类药物，可分为三代：第一代通过发酵方法得到，包括洛伐他汀（lovastatin）、辛伐他汀（simvastatin）、普伐他汀（pravastatin）等；第二代为人工合成消旋体，有氟伐他汀（fluvastatin）；第三代为人工合成的对映体，有匹伐他汀（pitavastatin）。

洛伐他汀

【药理作用】

（1）调血脂作用：人体 TC 仅 1/3 来源于食物，约 2/3 由肝和小肠合成。在胆固醇合成过程中，HMg-CoA 还原酶是整个过程中的限速酶，它受体内胆固醇的调节。由于 HM 革兰氏阴性 CoA RI 的结构与 HM 革兰氏阴性 CoA 极为相似，能竞争性抑制该酶活性，从而减少胆固醇的合成；另外 HM 革兰氏阴性 CoA RI 还能增加胆固醇的分解代谢，循环中约 80% 的 LDL 是通过肝细胞表面的 LDL-受体（LDL-R）清除的，细胞表面的 LDL-R 合成速度与细胞内的胆固醇量成反比，HMC-CoA RI 阻断了胆固醇的合成，使细胞内胆固醇水平降低，刺激 LDL-R 合成增加，从而导致 LDL 清除加速。通过上述机制，最终使血清 TC 下降，TG 也有一定程度降低。同时血清 HDL-C 可见轻度增高，其机制尚未阐明。

（2）肾保护作用：他汀类不仅有依赖降低胆固醇的肾保护作用（即纠正因脂代谢异常引发的慢性肾损害），同时具有抗细胞增殖、抗炎症、免疫抑制，抗骨质疏松等作用，减轻肾损害的程度，从而保护肾功能。

（3）其他作用：本类药物降低心血管事件发生率的机制除与调脂作用有关外，还与稳定动脉粥样硬化斑块、防止破裂、恢复内皮细胞功能及炎症消退有关。

【临床用途】

（1）除纯合子家族性高胆固醇血症外（因其缺乏 LDL-R，药物效果不佳），所有高胆固醇血症都是 HM 革兰氏阴性 CoA RI 的适应证。对混合型高脂血症以及糖尿病性、肾性高脂血症，也能降低 LDL-C 水平，属于调脂治疗的首选药物。

（2）2 型糖尿病和肾病综合征引起的高脂血症。

【不良反应】

不良反应较少，可见胃肠功能紊乱、失眠、肌肉触痛及皮疹等，个别患者可见转氨酶升高，停药后可恢复正常。偶可引起横纹肌溶解，有致死性横纹肌溶解的报道。用药期间应定期

监测肝功能及肌酸激酶水平。

【药物相互作用】

他汀类与胆酸螯合药合用可增强降胆固醇疗效，但应间隔4 h以上，以免药物被吸附；与贝特类、烟酸类调血脂药及红霉素、环孢素合用会提高肌病的发生率；与华法林同用，有可能使凝血酶原时间延长。

二、苯氧乙酸衍生物

苯氧乙酸衍生物——贝特类（fibrates）最早应用的是氯贝特，后陆续上市的有非诺贝特（fenofibrate）、吉非贝齐（gemfibrozil）、苯扎贝特（bezafibrate）等。

非诺贝特

非诺贝特（fenofibrate）主要降低三酰甘油，也能降低胆固醇和LDL-C，并有显著升高HDL-C的作用，其降三酰甘油的机制与其抑制脂肪酸的合成，促进脂肪酸β氧化，从而减少TG的合成有关。此外，还能增强脂蛋白脂肪酶的活性，加速LDL分解。主要用于高三酰甘油血症，也可用于高胆固醇血症和混合型高脂血症。通常耐受良好，不良反应主要为消化道反应。肌炎不常见，但一旦发生则可能导致横纹肌溶解症，出现肌红蛋白尿症和肾衰竭。一般不与他汀类合用，以减少横纹肌溶解的风险。

三、胆汁酸结合树脂

胆汁酸结合树脂也称胆酸螯合药，有考来烯胺、考来替泊、降胆葡胺等。

考来烯胺

考来烯胺（cholestyramine）为阴离子交换树脂，在肠道不吸收，但可通过离子交换，阻止胆酸和胆固醇从肠道吸收，打断胆酸的肝肠循环，进而加速肝中胆固醇转化为胆酸。此外，由于细胞内胆固醇减少，促进肝细胞合成LDL-C，加速LDL清除，最终使血清LDL-C及TC均降低。主要适用于高胆固醇血症，对纯合子家族性高胆固醇血症无效。对混合型高脂血症，应与降三酰甘油的贝特类药物配伍应用。不良反应主要有味道难闻和便秘，用矫味剂和多食纤维性食物可减轻。但应注意本药可影响多种药物和脂溶性维生素的吸收，故其他药应在本药用药前1~4 h服用，并注意补充维生素A、维生素D、维生素K，叶酸及钙剂。

四、烟酸类

本类药物有烟酸、阿昔莫司、烟酸肌醇等。

烟酸

烟酸是一种B族维生素，在体内转化为烟酰胺才能发挥维生素的作用，只有烟酸具有调血脂作用。该调脂作用需要比其作为维生素功能更大的剂量。烟酸的酯化物在体内释放出烟酸仍然有效。烟酸的基本作用是降低脂肪组织的FFA动员，对所有脂质参数都产生有利的影响。属于广谱调血脂药，适用于混合型高脂血症，高TG血症、低HDL血症及高Lp（a）血症。若与他汀类或贝特类合用，可提高疗效。开始服用时常有皮肤潮红及瘙痒，服药前30 min服用阿司匹林可缓解，长期应用可致皮肤干燥、色素沉着或棘皮症。另外，烟酸也可引起胃肠道反应，餐时或餐后服用可以减轻。溃疡病、糖尿病及肝功能异常者禁用。

阿昔莫司

阿昔莫司（acipimox）属于烟酸类的衍生物，不与血浆蛋白结合，主要作用于脂肪组织，抑制脂肪组织释放游离脂肪酸，减少 TG、极低密度脂蛋白（VLDL）及 LDL 的生成，并通过激活脂蛋白脂酶，加速 VLDL 的降解，通过抑制肝脂肪酶而增高 HDL 水平，作用强而持久，还可降低血浆纤维蛋白和全血黏度。可用于各型高脂血症，与胆酸螯合药合用可增强降脂效果。不良反应主要有面部潮红、胃部不适及头痛等，一般服药数天后可逐渐减轻或消失。

第二节 抗氧化剂

通过产生氧化低密度脂蛋白（ox-LDL）的细胞造成损伤和促进泡沫细胞形成，进而加速 AS 的发生发展。因此，防止氧自由基对脂蛋白的氧化修饰，已成为阻止动脉粥样硬化发生和发展的重要措施。许多有抗氧化性能如维生素 E、维生素 C 且有一定的防治意义。近年发现原有的调血脂药普罗布考降脂作用较弱，而抗氧化作用较强，对 AS 呈现良好的防治效应。

普罗布考

普罗布考（probucol）又称丙丁酚，口服吸收率低于 10%，且不规则，餐后服用吸收增加。抗氧化作用强。降血脂作用弱，单用使 TC、LDL 和 HLD 下降。主要与其他调血脂药合用治疗各型高胆固醇血症。用药后少数患者有消化道反应和肝功能不全，偶见患者心电图 QT 间期延长，勿与奎尼丁等 QT 间期延长药物同用。禁用于心肌损伤患者。

维生素 E

维生素 E（vitamin E）苯环的羟基失去电子或 H^+，可清除氧自由基和过氧化物，也可抑制磷脂酶 A_2 和脂氧酶，减少氧自由基的生成，中断过氧化物和丙二醛生成。有很强的抗氧化作用，能防止脂蛋白的氧化修饰及其所引起的一系列 AS 病变过程。

第三节 多烯脂肪酸类

多烯脂肪酸是指有两个或两个以上不饱和键结构的脂肪酸，也称多不饱和脂肪酸（PU+FAs）。有临床意义的是 ω-3 型多不饱和脂肪酸（ω-3 type polyunsaturated fatty acid），它由因纽特人食海鱼及海生动物而很少发生心血管病的启示而开发出来。它不仅能降低血清 TG、VLDL、LDL，升高 HDL，还有抗血小板聚集、抑制内皮细胞 Na^+-K^+-ATP 酶活性、扩张血管、降低血压、缓解炎症等作用。

第四节 保护动脉内皮药

在动脉硬化的发病过程中，血管内皮损伤有重要意义。机械、化学、细菌毒素等因素都可损伤血管内皮、改变其通透性，引起白细胞和血小板黏附，并释放各种活性因子，导致内皮进一步损伤，最终促使动脉粥样硬化斑块形成。目前应用的主要是硫酸多糖，如肝素（heprin）及其半合成品。这类物质具有大量阴电荷，结合在血管内皮表面，能防止白细胞、血小板及有害因子的黏附，因而对血管内皮有保护作用，对平滑肌细胞增生也有抑制作用。同类药物还有硫酸皮肤素（dermatan sulfate）、硫酸软骨素（chondroitin sulfate）、硫酸葡聚糖以及它们的复合制剂等。

第五节 抗高脂血症药的用药护理

一、用药前交流与沟通

1. 治疗目的 AS多呈慢性进行性发展,病程进展中又常由于各种原因诱发急性症状(心绞痛、心律失常、心力衰竭)或心血管事件(心肌梗死、脑卒中)等,给患者带来痛苦甚至死亡。目前对AS的治疗尚无有效的根治药物,但是药物通过防止或延缓动脉硬化的进程,可以防止心脑血管终点事件发生(如调脂药防止斑块破裂),因而能大大降低死亡率,延长寿命,所以应告知患者此类药物治疗的目的。

2. 患者机体现状 了解和评估:①患者的用药史,本药或其他药物的用药时间、疗效、不良反应、过敏史,患者是否存在药物的禁忌证;②患者是否患有其他疾病,如高血压、糖尿病、痛风等;③患者的心电图,超声心动图,血脂的化验资料,肝、肾功能,以及出、凝血时间,肌酸激酶水平等。

3. 用药相关知识教育

(1)心理沟通:告知患者血脂和调脂治疗的相关知识,指导患者进行合理的非药物治疗,如建议患者戒烟、限酒、控制体重、增加体育锻炼、减少高脂肪食物摄入等。

(2)用药指导:告知患者药物治疗的长期性,以便能坚持服药。让患者了解药物的不良反应及早期症状,以便能及早进行必要的干预或治疗。

二、护理要点

1. 给药方法 抗动脉硬化药一般采用口服给药,大多数药物应在餐前服用,以利于药物的吸收,但他汀类药物空腹时给药可减少吸收,所以应嘱咐患者进餐时服药。

2. 用药后护理

(1)重点监测项目:肝功能、肌酸激酶。

(2)主要护理措施:调脂药早期服用可能会有恶心、呕吐、腹泻等消化道症状,可指导患者餐时服用。烟酸扩张血管可引起皮肤发红、瘙痒等,应观察患者有无面、颈、耳发红或皮肤刺痒症状,必要时通知医生,以便调整剂量。烟酸有可能升高尿酸水平引起关节疼痛,故应观察痛风的症状和体征,必要时使用解热镇痛抗炎药缓解疼痛。

> **思 考 题**
>
> 1. 调脂治疗的药物主要有哪几类?它们通过什么环节防止动脉硬化?
> 2. 主要降低TC和LDL的药物有哪些?其作用机制是什么?
> 3. 他汀类药物是怎样降低胆固醇的?临床应用时应注意监测哪些指标?

(覃 丽)

更多数字资源详见新形态教材网

- 学习目标
- 思维导图
- 拓展阅读
- 微课
- 自测题
- 本章小结
- 教学课件

第六篇

内脏系统药物

第二十五章

作用于血液系统的药物

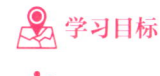

情境（案例）导入

患者，男，60岁。身体消瘦、听力下降，晚上在路口过人行道时，被一货车撞倒在地，导致腹部外伤出血，情况危急，随即被路人拨打"120"急救电话送入急诊科，在车上立即进行包扎止血，护士立刻测量血压，血压70/40 mmHg，马上建立静脉通道，进行输液。到医院后，进行血常规、凝血功能、肝肾功能检查。结果显示红细胞计数3×10^{12}/L，血红蛋白90 g/L，凝血酶原时间16 s，ALT 80 U/L，AST 85 U/L，血肌酐200 μmol/L。

问题与思考：
1. 在情况紧急的救护车上，应该如何进行补液扩容？
2. 患者存在哪些危险因素？应该如何使用药物，如何用药护理？
3. 患者病情稳定后，腹部出现淤血，应该怎么用药？

第一节 抗贫血药

循环血液中红细胞或血红蛋白数量长期低于正常值的病理现象为贫血。贫血可引起组织缺氧，出现全身无力、头晕、视物模糊、心悸、面色苍白等，严重时出现水肿和心脏病变。引起贫血的主要原因包括造血的营养物质缺乏、慢性失血、红细胞破坏过度、骨髓造血功能障碍等。

贫血的主要类型包括：①缺铁性贫血，是由于铁摄入不足或损失过多致使造血功能降低引发的贫血；②巨幼细胞贫血，是由于叶酸或（和）维生素B_{12}不足引发的贫血；③再生障碍性贫血，是由于骨髓造血功能被抑制所致的贫血，目前药物治疗效果还不理想。

对于贫血的治疗，应首先去除导致贫血的病因，然后选用有针对性的药物进行治疗。缺铁性贫血需用铁剂进行治疗，巨幼细胞贫血需用叶酸或（和）维生素B_{12}进行治疗。

一、常用抗贫血药

（一）铁剂

常用的铁剂有硫酸亚铁（ferrous sulfate）、枸橼酸铁铵（ferric ammonium citrate）、富马酸亚铁（ferrous fumarate，富血铁）及右旋糖酐铁（iron dextran）。其中右旋糖酐铁为注射铁剂，其他为口服铁剂。

【体内过程】

正常人体内含铁总量约为 4.5 g，机体摄入的铁主要由十二指肠和空肠上段的肠黏膜细胞吸收。口服铁剂和食物中的铁均为高价铁或有机铁，胃酸、维生素 C、果糖、半胱氨酸等可使其三价铁还原为二价铁利于吸收；胃酸缺乏，食物中的磷酸盐、草酸盐、鞣酸（浓茶）和抗酸药、四环素等可使铁沉淀或抑制 Fe^{2+} 的形成而阻碍铁吸收。铁剂吸收后被运送到肝、脾、骨髓等贮铁组织，部分与肠黏膜细胞中去铁蛋白结合为铁蛋白贮存在细胞内。铁剂吸收率与铁在体内的储存量有关，正常人体吸收率为 10%，缺铁性贫血患者可达 30%。铁主要经过肠道黏膜细胞脱落排出，少量经肾、胆汁、汗液、乳汁排泄，每日约 1 mg。

【药理作用】

铁是细胞成熟阶段合成血红素必不可少的物质，运入骨髓的铁先被有核红细胞的膜吸附，进入线粒体后与原卟啉结合形成血红素，后者再与珠蛋白结合形成血红蛋白，从而使红细胞发育成熟，当机体缺铁时，血红蛋白合成减少，影响红细胞的成熟，造成缺铁性贫血。

【临床应用】

各种原因导致慢性失血、铁需求量增加（妊娠期、哺乳期、儿童生长发育期等），以及铁吸收障碍（慢性胃炎、慢性消化性溃疡、慢性肠炎与腹泻）所引起的贫血。

【不良反应】

（1）胃肠道反应：口服铁剂常见恶心、呕吐、腹痛、腹泻等消化道刺激症状，餐后服用可减轻；或可引发便秘，其原因可能是铁与肠道蠕动生理刺激物硫化氢发生结合导致肠蠕动减慢。

（2）急、慢性中毒：长期应用铁剂，过多的铁沉积在组织器官中，可引起皮肤色素沉着、肝硬化、心力衰竭等慢性中毒。小儿误服 1 g 以上硫酸亚铁可导致急性中毒，表现为坏死性胃肠炎、恶心、呕吐、休克、昏迷、呼吸困难，甚至死亡。

【用药护理注意事项】

口服铁剂应从小剂量开始然后逐渐增加剂量，服用时避免铁剂在口腔内长时间停留对牙齿造成伤害；口服铁剂时避免与茶、咖啡等同时服用，防止铁剂与鞣酸络合形成不溶性的铁质沉淀影响铁的吸收；口服铁剂后患者可能会出现黑便，属正常现象，若引起上腹不适、恶心、呕吐、腹泻等不良反应时改为餐后服用。

（二）叶酸类和维生素 B_{12}

叶酸

叶酸（folic acid）由蝶啶核、对氨苯甲酸及谷氨酸组成，广泛存在于动植物性食品中，在动物肝、绿叶蔬菜中含量较高，不耐热。动物细胞自身不能合成叶酸，人体所需叶酸须直接从食物中摄取，每天最低需要量为 50~100 μg，妊娠期妇女及哺乳期妇女需要量增加 1 倍。口服叶酸主要在空肠的近端吸收，经肾排泄，少部分可经肝肠循环由胆汁排出。

【药理作用】

叶酸吸收后，在体内被还原成二氢叶酸，然后进一步还原成有活性的四氢叶酸。四氢叶酸是一碳单位的传递体，在维生素 B_{12} 的协助下，参与氨基酸和核酸的合成。当叶酸缺乏时，DNA 合成障碍，影响红细胞的生长和成熟，引起巨幼细胞贫血。消化道黏膜上皮细胞的增殖受抑制，出现舌炎、腹泻等症状。

【临床应用】

（1）巨幼细胞贫血：用于各种原因如营养不良、婴儿期、妊娠期、叶酸需要量增加所致的巨幼细胞贫血，与维生素 B_{12} 合用疗效更佳。

（2）恶性贫血：大剂量叶酸治疗可纠正血常规，但不能改善神经损害症状。对维生素 B_{12} 缺乏所致"恶性贫血"，治疗时应以维生素 B_{12} 为主，叶酸为辅。恶性贫血及疑有维生素 B_{12} 缺乏的患者，不可单独使用叶酸，因其会加重维生素 B_{12} 的负担和神经系统症状。

【不良反应】

不良反应甚少。口服大剂量叶酸可影响微量元素锌的吸收。

维生素 B_{12}

维生素 B_{12}（vitamin B_{12}）是一类含钴的化合物，属水溶性 B 族维生素，又名钴胺素，广泛存在于动物内脏、牛奶、蛋黄中。药用维生素 B_{12} 为氰钴胺和羟钴胺等。

人体摄入的维生素 B_{12} 须与胃壁细胞分泌的一种糖蛋白（内因子）结合成复合物，才能不被胃液消化而进入空肠上段吸收。口服维生素 B_{12} 后，大部分（90%）在肝内贮存，用量过大，超过肝贮存量，可迅速经肾排泄。恶性贫血者，胃壁细胞分泌的内因子减少，使其吸收障碍，应注射给药。

【药理作用】

（1）参与叶酸代谢：维生素 B_{12} 参与多种生化反应，促使同型半胱氨酸变成甲硫氨酸，并使 5-甲基四氢叶酸转变为四氢叶酸，促进四氢叶酸循环利用。维生素 B_{12} 缺乏时可引起叶酸缺乏症，影响红细胞的发育成熟，出现巨幼细胞贫血。

（2）维持髓鞘神经功能：维生素 B_{12} 参与三羧酸循环，促进甲基丙二酰辅酶 A 变为琥珀酰辅酶 A，维持神经鞘脂质合成和髓鞘神经纤维功能。维生素 B_{12} 缺乏时，甲基丙二酰辅酶 A 聚积，导致神经髓鞘脂蛋白合成障碍，出现神经损害症状。

【临床应用】

主要用于治疗恶性贫血。对巨幼细胞贫血患者，常与叶酸合用起协同作用（图 25-1），还可用于神经炎的治疗。

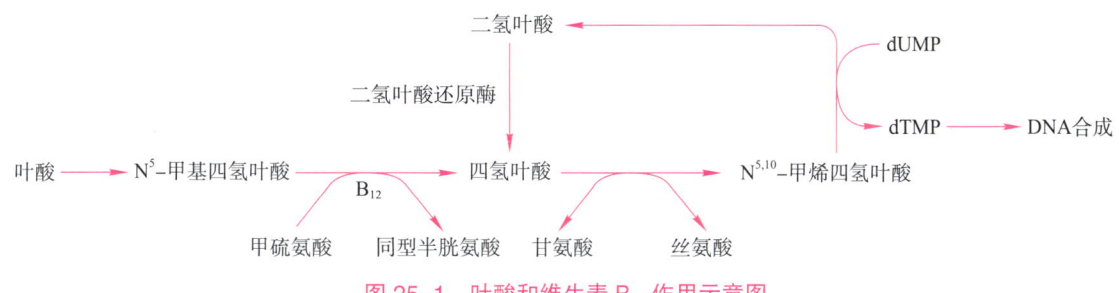

图 25-1　叶酸和维生素 B_{12} 作用示意图

【不良反应】

不良反应少。可引起过敏反应，甚至过敏性休克，有过敏史者禁用。

（三）促红细胞生成素

促红细胞生成素（erythropoietin，EPO）是由肾近曲小管管周间质细胞产生的糖蛋白。临床药用 EPO 采用重组 DNA 技术合成，其作用与天然的内源性产品基本相似。

【药理作用】

EPO 能与红系祖细胞的表面受体结合，促进原始红细胞增殖、分化和成熟，促进血红蛋白的合成和红细胞从骨髓中释出,并能稳定细胞膜,提高红细胞膜抗氧化功能。

【临床应用】

临床主要用于肾衰竭的贫血患者,尤其对尿毒症进行血液透析的贫血者疗效更显著;还可用于恶性肿瘤、化疗及艾滋病药物治疗引起的贫血。

【不良反应】

不良反应较少。临床主要不良反应有血压升高、头痛、注射部位血栓形成及流感样症状,偶尔诱发脑血管意外或癫痫发作。

第二节 影响凝血过程药

生理状态下血液在血管内循环流动,既不凝血,也不出血,这是因为体内血液凝固系统和抗凝血系统之间始终处于动态平衡,一旦平衡被破坏,则会出现出血性疾病或形成血栓。影响凝血过程的药物包括促凝血药、抗凝血药,它们通过影响凝血或抗凝血过程的某些环节而起作用(图 25-2)。

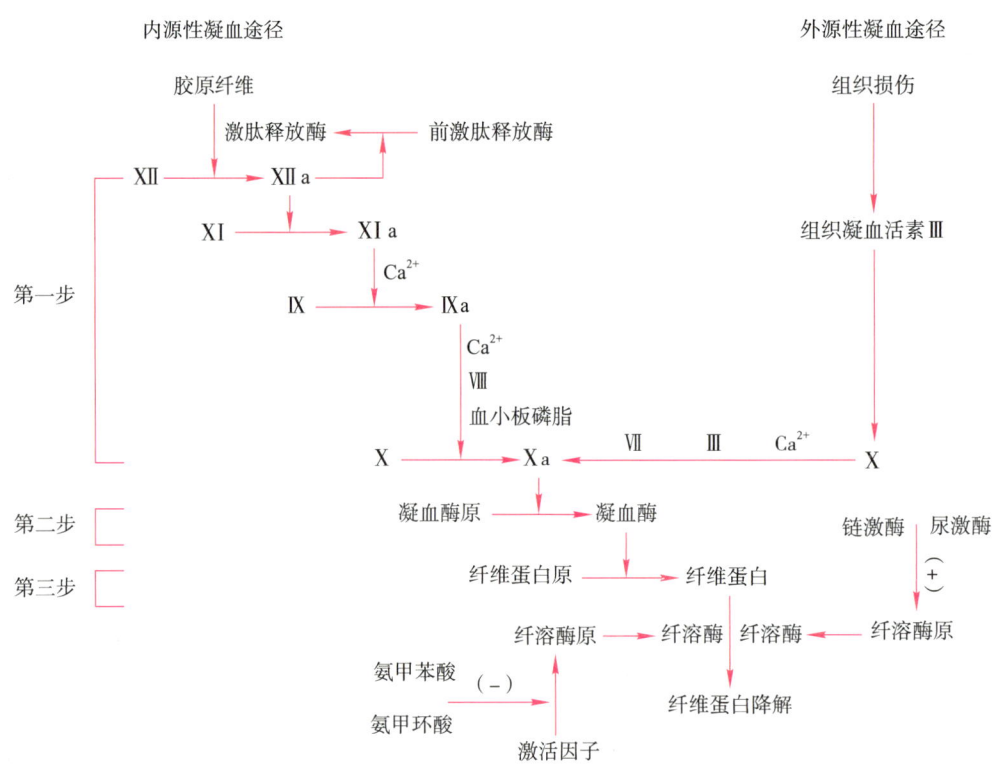

图 25-2 血凝、纤溶过程及药物作用部位示意图

一、促凝血药

促凝血药是一类加速血液凝固过程,抑制纤维蛋白溶解,增强某些凝血因子的合成和活性,促进血液凝固而止血的药物。

(一)促凝血因子生成药

维生素K

维生素K(vitamin K)是一类甲萘醌衍生物,存在于绿叶植物或谷物中,K_2由人体肠道细菌合成，两者均为脂溶性维生素，其吸收需要胆汁参与；维生素 K_3、维生素 K_4 是人工合成品，为水溶性维生素。

【药理作用】

维生素 K 作为羧化酶的辅酶，参与凝血因子Ⅱ、Ⅶ、Ⅸ、Ⅹ前体在肝的活化。当维生素 K 缺乏时，这些凝血因子的前体蛋白不能转变为有活性的凝血因子，造成血浆中凝血因子缺乏，导致凝血功能障碍。

【临床应用】

（1）维生素 K 缺乏引起的出血：如梗阻性黄疸、胆瘘、慢性腹泻等维生素 K 摄取不足时引起的低凝血酶原血症。

（2）药物使用不当导致的出血：如长期使用广谱抗生素或新生儿、早产儿肠道缺乏合成维生素 K 的细菌引起的出血；使用香豆素类、水杨酸类等影响凝血因子合成的药物引起的出血。

【不良反应】

本类药物不良反应小，口服制剂可引起恶心、呕吐等消化道反应，静脉注射过快可导致面部潮红、出汗、呼吸困难、胸闷、血压下降甚至虚脱。较大剂量维生素 K_3 可致新生儿、早产儿、葡萄糖 –6– 磷酸脱氢酶缺乏的患者出现溶血性贫血、高胆红素血症及黄疸。

（二）抗纤维蛋白溶解药

本类药物常用的有氨甲苯酸（aminomethylbenzoic acid，对羧基苄胺，止血芳酸）和氨甲环酸（tranexamic acid，凝血酸）。

【药理作用】

氨甲苯酸和氨甲环酸通过竞争性对抗纤溶酶原激活因子，阻止纤溶酶原转化为有活性的纤溶酶，抑制纤维蛋白降解，从而发挥止血的作用。大剂量直接抑制纤溶酶原。

【临床应用】

（1）纤溶亢进性出血：如肺、肝、脾、前列腺、甲状腺、肾上腺等手术后的出血，妇产科和产后出血及肺结核咯血、痰中带血、上消化道出血、尿血等，对慢性渗血效果较为显著，但是对癌症出血及创伤大出血无止血作用。

（2）链激酶及尿激酶所致出血：因抗纤溶药对链激酶和尿激酶有拮抗作用，使纤溶酶原不能激活为纤溶酶，故纤维蛋白不能降解而止血。

【不良反应】

偶尔引发头痛、头晕、嗜睡等症状；用量过大可引起血栓形成，诱发心肌梗死，对有血栓形成倾向者或有血管栓塞病史者禁用或慎用；肾功能不全者慎用。

二、抗凝血药

抗凝血药是通过干扰凝血过程的某些环节，阻止血液凝固的药物，主要用于防治血栓栓塞性疾病。

肝素

肝素（heparin）是一种硫酸化酸性黏多糖（糖胺聚糖），分子中带大量负电荷，呈强酸性。因最初得自于肝而得名，主要存在于肺、肝和肠黏膜等组织中。药用肝素主要从动物小肠黏膜提取。低分子量肝素为普通肝素经化学分离制备的短链制剂，具有出血反应少、作用时间长等优点。

【体内过程】

肝素带负电荷，为大分子物质，难以通过生物膜，口服不能被胃肠道吸收，肌内注射易引起局部刺激和出血，临床多采用静脉给药。入血后80%与血浆蛋白结合，部分被血细胞吸附，部分可弥散到血管外组织间隙，不能通过胸膜、腹膜和胎盘组织。主要在肝代谢，在肝内被肝素酶破坏，少部分经肾排泄，还有部分被肝单核巨噬细胞系统清除。治疗量时半衰期约1.5 h，肝、肾功能不全者及剂量增加时半衰期延长。

【药理作用】

（1）抗凝作用：肝素在体内、体外均有强大抗凝作用，起效快，维持时间短。肝素的抗凝作用是由抗凝血酶Ⅲ（AT-Ⅲ）介导的。AT-Ⅲ是机体内最主要的抑制血液凝固的物质，能与活化的凝血酶（因子Ⅱa）和因子Ⅻa、Ⅺa、Ⅸa、Ⅹa缓慢结合，并使之灭活。肝素与AT-Ⅲ结合后可增强其活性，大大加快灭活凝血因子的作用而产生抗凝效应，尤其对凝血酶及凝血因子Ⅹ的作用更强。

（2）抗血小板聚集：肝素可抑制凝血酶原诱导的血小板聚集，从而产生抗凝作用。

（3）降血脂：肝素可促进脂蛋白酯酶从组织释放到血浆中，加速乳糜微粒和极低密度脂蛋白的分解，发挥调血脂作用，但停药后会产生"反跳"现象。

（4）其他：肝素还具有抗炎、降低血液黏度、促进纤溶、抗补体、抑制血管平滑肌增生等作用。

【临床应用】

（1）防治血栓栓塞性疾病：如心肌梗死、脑梗死、肺栓塞、深静脉血栓等，肝素能防止血栓形成和扩大，但对已经形成的血栓无溶解作用。

（2）弥散性血管内凝血（DIC）：应及早应用，改善微循环，防止纤维蛋白原和其他凝血因子的消耗，以防继发性出血。

（3）其他：作为体外抗凝剂，用于体外循环、血液透析、心血管手术和心导管检查等。

【不良反应】

（1）自发性出血：用量过大可引起各种黏膜出血、关节腔积血及伤口出血等，使用时应严格掌握药物剂量，并严密监测凝血功能。一旦发生严重出血，应停用肝素，并缓慢静脉注射肝素对抗剂鱼精蛋白注射液（protamine）。1 mg鱼精蛋白可中和肝素100 U，一次用量不得超过50 mg。

（2）过敏反应：偶尔出现过敏反应如荨麻疹、皮疹、哮喘、鼻炎、发热等。

（3）其他：长期用药可引起脱发、骨质疏松及自发性骨折，少数患者可出现血小板减少症。

肝素过敏、出血性疾病、活动性溃疡、严重高血压、肝肾功能不全者及妊娠期妇女禁用。

【用药护理注意事项】

用药后监测患者是否出现出血反应或过敏反应。

（三）抗血小板药

抗血小板药是指能抑制血小板黏附、聚集和释放等功能，阻止血栓形成的药物，主要用于防治心脑血管或外周血管血栓栓塞性疾病。

阿司匹林

阿司匹林（aspirin），又名乙酰水杨酸（acetylsalicylic acid），是一种解热镇痛抗炎药，具有抑制血小板聚集、抗血栓形成的作用。小剂量阿司匹林可使血小板环氧化酶（COX-1）发生不可逆乙酰化而灭活，从而阻断血小板激活剂血栓素（TXA_2）的合成，进而抑制血小板聚集和释放；较大剂量的阿司匹林可抑制血管内皮细胞环氧化酶，使前列腺素（PGI_2）的合成减少，降低其抗血栓作用。阿司匹林是临床重要的血栓栓塞性疾病的防治药物，常用于心绞痛、心肌梗死、脑梗死的预防和治疗。

（四）纤维蛋白溶解药

纤维蛋白溶解药（fibrinolytic drug，纤溶药）是一类使纤维蛋白溶酶原（纤溶酶原）转变为纤维蛋白溶酶（纤溶酶），通过纤溶酶降解纤维蛋白而使血栓溶解的药物，也称为溶栓药（thrombolytic drug）。

链激酶

链激酶（streptokinase，SK）是从β-溶血性链球菌培养液中提取的一种蛋白质，分子量约为47 kDa。

【药理作用】

链激酶能与纤溶酶原形成SK-纤溶酶原复合物，从而使纤溶酶原转化为纤溶酶，迅速水解血栓中的纤维蛋白及血浆中的纤维蛋白原，使血栓溶解。

【临床应用】

主要用于治疗动、静脉血栓栓塞性疾病，如急性肺动脉栓塞、深部静脉栓塞及心肌梗死的早期治疗，血栓形成不超过6 h疗效最佳。对已机化的血栓无溶解作用。受过链球菌感染的患者，体内有抗链激酶抗体，可拮抗其作用，故首剂加大负荷量以中和抗体。

【不良反应】

（1）出血反应：链激酶是第一代溶栓药，选择性差，对病理性和生理性纤维蛋白均可产生溶解作用，严重者可引发全身出血，可注射氨甲苯酸对抗。

（2）过敏反应：链激酶有抗原性，可引起皮疹、发热等过敏反应。

组织型纤溶酶原激活物

组织型纤溶酶原激活物（tissue plasminogen activator，t-PA）最初提取自人子宫和黑色素瘤细胞培养液，现可用DNA重组技术制备，是含有527个氨基酸的糖蛋白，为第二代纤溶药。t-PA可通过其赖氨酸残基与纤维蛋白结合，并激活与纤维蛋白结合的纤溶酶原转变为纤溶酶。t-PA对病理性纤溶酶原选择性较强，而对循环血液中纤溶酶原选择性较弱，因而不产生应用SK时常见的出血并发症。临床常用于急性心肌梗死和肺栓塞的溶栓治疗。治疗剂量引起的副作用较小，但剂量过大也可引起出血反应。

葡激酶

葡激酶（staphylokinase，SAK）是从金黄色葡萄球菌中分离出来的酶类物质，现多采用DNA重组分离技术制备，为第三代溶栓药。葡激酶与血栓中的纤溶酶原有较高的亲和力，激活血栓部位的纤溶酶原转化为纤溶酶，产生溶栓作用。临床用于急性心肌梗死患者，疗效较SK佳。不良反应与SK相似，出血较少。

【用药护理注意事项】

用药后监测患者是否出现出血反应或过敏反应。

第三节　血容量扩充药

血容量扩充药又称血浆代用品，当机体大量失血或大面积烧伤导致血容量降低，甚至造成休克时，应及时补充血容量扩充药，以扩充血容量和改善微循环。临床上使用的血容量扩充药分为三大类，即晶体液、血液制品和胶体液。

血容量扩充药主要用于外伤、手术大量失血导致的血容量降低、休克等紧急情况。

一、晶体液

较为常见的是0.9%氯化钠溶液、5%葡萄糖溶液和乳酸钠林格等盐溶液，与人体血浆相比见表25-1。

表 25-1 常见普通晶体液与人体血浆相比的特性

	血浆	5%葡萄糖	乳酸缓冲液	乳酸钠林格（乳酸缓冲液）	醋酸盐缓冲液	醋酸盐和苹果酸盐缓冲液	醋酸盐和葡萄糖酸盐缓冲液
钠（mmol/L）	136~145		129	130	137	145	140
钾（mmol/L）	3.5~5.0		5	4	4	4	5
镁（mmol/L）	0.8~1.0				1.25	1	1.5
钙（mmol/L）	2.2~2.6		2.5	3	1.65	2.5	
氯（mmol/L）	98~106		109	109	110	127	98
醋酸盐（mmol/L）					36.8	24	27
葡萄糖酸盐（mmol/L）		278					23
乳酸（mmol/L）			29	28			
苹果酸盐（mmol/L）						5	
eSID（mEq/L）	42		27	28	36.8	25.5	50
理论渗透压（mOsm/L）	291	278	278	273	291	309	295
实际的或测量的渗透压	287	无数据	256	256	270	无数据	271
pH	7.35~7.45	3.2~6.5	5~7	5~7	6.9~7.9	5.1~5.9	4~8

【药理作用】

扩充血容量 由于0.9%氯化钠溶液和乳酸钠林格溶液与血浆的渗透压相近，临床多使用0.9%氯化钠溶液对等渗性失水患者进行静脉补液。复方氯化钠溶液，如乳酸钠林格溶液可替代氯化钠溶液。

【不良反应】

（1）生理盐水在体内有组织损伤和红细胞溶血毒性。

（2）生理盐水引起代谢性酸中毒血症，高氯血症。

（3）长期单独补充葡萄糖溶液容易出现低钠血症、低钾血症。

（4）高渗葡萄糖溶液注射时容易发生静脉炎。

【用药护理注意事项】

严格控制滴液速度，过多或过快会引起水钠潴留、血压升高、心率加快、呼吸困难等。

二、血液制品

血液制品包括全血、血浆、人血清白蛋白。

【药理作用】

1. 扩充血容量 直接补充人体缺失的血液成分，除了血小板外，血浆中含有几乎所有正常浓度的凝血因子，但必须储存在深度冷冻装置中，需要特殊处理，并在给药前解冻。

【临床应用】

用于急性出血导致的血容量迅速下降并伴有缺氧症状时。

【不良反应】

（1）存在引起输血免疫反应、细菌和病毒感染的风险。

（2）大量使用人血清白蛋白会稀释内源性凝血因子，导致凝血功能下降，应及时补充新鲜冷冻血浆或全血。

【用药护理注意事项】

取回血液制品后，应尽快输注。认真执行核查程序，输血过程中观察患者状态。

三、胶体液

右旋糖酐

右旋糖酐（dextran）是蔗糖经肠膜状明串珠菌发酵后产生的，是一种葡萄糖的高分子聚合物，按其分子量的不同大小，分为中分子（分子量约为 70 kDa）右旋糖酐、低分子（分子量约为 40 kDa）右旋糖酐和小分子（分子量约为 10 kDa）右旋糖酐。除右旋糖酐外，还有羟乙基淀粉和明胶。

【体内过程】

中分子右旋糖酐在血液中存留时间较久，24 h 约排出 50%，作用维持 12 h。小分子右旋糖酐则仅维持 3 h。

【药理作用和临床应用】

（1）扩充血容量：静脉滴注右旋糖酐具有提高血浆胶体渗透压、扩充血容量和升高血压的作用。

（2）抗血栓和改善微循环：右旋糖酐在手术使用中被观察到具有抗血栓和抗血小板作用，主要是由于增强了内源性纤维蛋白溶解，减少了凝血酶和血小板的活化。

（3）渗透性利尿：小分子右旋糖酐和低分子右旋糖酐经肾排出，使肾小管内渗透压升高，水分吸收减少，从而产生渗透性利尿作用。

【不良反应】

（1）少数患者对右旋糖酐有过敏反应，会导致发热、荨麻疹，甚至产生过敏性休克而引起血压下降和心动过速。

（2）延长出血时间，抑制血小板活性。

【用药护理注意事项】

用药开始时进行严密观察，出现异常症状（寒战、皮疹等）应停止输用，过程中注意观察有无出血倾向。

第四节　调节电解质与酸碱平衡药

一、调节电解质平衡药

氯化钠

氯化钠（sodium chloride）也是临床常用的电解质平衡调节药。

【药理作用】

钠是人体细胞外液的主要阳离子，约占阳离子含量的90%，是维持细胞外液渗透压和容量的主要成分。钠离子还以碳酸氢钠形式构成血液中的缓冲体系，起到调节体液酸碱平衡的作用。正常钠离子的浓度是维持组织细胞兴奋性、神经肌肉应激性的必备条件。

【临床应用】

（1）低钠综合征：临床引起低钠综合征的常见原因有严重吐泻、大量失血、大面积烧伤、大剂量使用利尿药等。

（2）脱水或休克：补充氯化钠溶液可增加血容量，纠正脱水和缓解休克症状。

（3）其他：可口服0.1%～0.5%氯化钠溶液防治中暑，可用0.9%生理盐水冲洗眼、鼻、腹腔等手术伤口，也可作为溶剂稀释和溶解药物。

【不良反应】

（1）高钠血症：大量输注可致高钠血症，可引起皮肤发红、水肿、血压升高、心动过速。故高血压及心、脑、肾、肝功能不全者应慎用，肺水肿患者禁用。

（2）高氯性酸中毒：对已有酸中毒患者大量输入可引起高氯性酸中毒。临床应用中宜采用复方氯化钠溶液或加用适量碳酸氢钠及乳酸钠，可起到预防和纠正酸中毒的作用。

氯化钾

氯化钾（potassium chloride）是临床常用的电解质平衡调节药，临床疗效确切，广泛运用于临床。

【药理作用】

钾是人体细胞内主要的阳离子，是维持细胞内渗透压的主要成分。钾离子是维持神经肌肉兴奋性和心肌细胞正常功能所必需的物质，并通过与细胞外氢离子交换，参与酸碱平衡调节。

【临床应用】

（1）低钾血症：用于因严重吐泻、禁食，长期应用排钾利尿药和皮质激素等导致的低钾。

（2）心律失常：用于洋地黄中毒所致低钾引起的快速型心律失常，如心动过速、室性期前收缩等。

【不良反应】

（1）胃肠道反应：口服有较强的刺激性，可引起恶心、呕吐，严重者可引起消化道黏膜溃疡、坏死，应稀释为10%水溶液餐后服用。

（2）心脏反应：可诱发或加重房室传导阻滞，严重者可出现心搏骤停而死亡，故禁止静脉注射。

（3）其他：静脉用药外漏可致局部组织坏死。禁用于肾衰竭、无尿、急性脱水患者。

【用药护理注意事项】

监测血钾浓度，静脉用药时观察静滴局部组织皮肤。

二、调节酸碱平衡药

碳酸氢钠

碳酸氢钠（sodium bicarbonate）是临床常用的调节酸碱平衡药。

【药理作用】

碳酸氢钠进入机体后，在体液中解离为 Na^+ 和 HCO_3^-，后者直接提供碱储备，HCO_3^- 与细胞外液中 H^+ 结合成 H_2CO_3，再分解成 CO_2 和 H_2O，使血液的pH升高，调节机体酸碱平衡，纠正酸中毒。

【临床应用】

（1）代谢性酸中毒：静脉用药因其作用迅速、疗效确切而为临床首选，常用5%碳酸氢钠静脉注射或滴注。

（2）碱化尿液：用药后提高尿液 pH，可用于防止磺胺类药物在肾小管析出结晶对肾的损害；促进弱酸性药物如巴比妥类、阿司匹林等中毒时经肾排泄，增强氨基糖苷类抗生素对泌尿系统感染的疗效。

（3）其他：可用于高钾血症患者的治疗，也可用于其他药物治疗无效的严重哮喘持续状态的患者。

【不良反应】

（1）胃肠道反应：口服中和胃酸产生 CO_2，可出现嗳气，胃、十二指肠溃疡患者慎用。

（2）代谢性碱中毒：输注过快、应用过量均可引起代谢性碱血症。

（3）局部刺激：对局部组织有刺激性，静脉滴注时切勿漏至血管外。

（4）水钠潴留和低血钾：因 Na^+ 潴留，体液 HCO_3^- 增加，pH 升高，钾由细胞外进入细胞内，故对心力衰竭、急慢性肾功能不全和低钾血症的患者应慎用。

【用药护理注意事项】

防止碱中毒，观察有无水肿、精神、抽搐、呼吸减慢等症状。

思 考 题

1. 铁剂、叶酸、维生素 B_{12} 和促红细胞生成素治疗贫血的机制分别是什么？面对不同类型的贫血疾病应如何选择药物进行治疗？
2. 结合各类抗凝血药引发不良反应的机制，思考其临床适应证及用药注意事项。
3. 0.9%氯化钠是常用的补液、配药溶液。会产生代谢性酸中毒的原因是什么？
4. 钾盐是否可以静脉推注？为什么？使用该药时应注意什么？外渗时应如何处理？

（覃　丽）

 更多数字资源详见新形态教材网

　学习目标　　　思维导图　　　拓展阅读　　　微课
　自测题　　　　本章小结　　　教学课件

第二十六章
作用于呼吸系统的药物

学习目标

思维导图

情境（案例）导入

患者，男，55岁。既往有支气管哮喘病史。入院3d前受凉，后出现咳嗽、咳黄痰、喘息，伴发热。查体：体温38.3℃。咽部充血，双肺呼吸音粗，可闻及散在分布呼气相哮鸣音。诊断为支气管哮喘合并支原体感染。

问题与思考：
1. 依据患者症状，应该使用哪种药物进行针对性的治疗？还可以辅助应用何类药物？
2. 在使用该种药物时，有哪些用药护理注意事项？

咳、痰、喘是呼吸系统疾病的常见症状，三者常同时存在并互相影响。因此，在消除病因的同时，及时应用平喘药、镇咳药、祛痰药，以控制症状，减少并发症的发生。

第一节 平 喘 药

喘息是支气管哮喘和喘息性支气管炎的主要症状。支气管哮喘是一种慢性变态反应性疾病，其发病机制复杂，涉及炎症、变态反应、神经调节失衡、遗传等诸多因素，多种炎症介质如组胺、白三烯、前列腺素、白细胞介质等参与哮喘的病理过程，主要病理表现为支气管反应性增高或支气管痉挛、气道狭窄或阻塞。

平喘药是指能缓解或消除哮喘症状的药物。平喘药可分为抗炎平喘药、支气管扩张药和抗过敏平喘药。

一、抗炎平喘药

抗炎平喘药通过抑制气道炎症反应，达到长期预防哮喘发作，已作为平喘药的一线药物。

糖皮质激素类是最有效的抗炎症药物。其平喘作用机制包括：①抑制炎症细胞因子和黏附因子的生成，如白细胞介素（IL-β）、肿瘤坏死因子（TNF-α）及干扰素（IFN-γ）的生成，干扰花生四烯酸代谢，减少白三烯及前列腺素的合成；②诱导炎症抑制蛋白和某些酶的表达，发挥抗炎作用；③抑制免疫系统功能和抗过敏作用；④增强机体对儿茶酚胺的敏感性；⑤抑制气道高反应性。

根据哮喘患者的病情，糖皮质激素类的给药方式有以下两种。①全身给药：严重哮喘或哮喘持续状态、其他药物不能控制时，可口服或注射糖皮质激素。常用泼尼松、泼尼松龙、地塞米松。但全身给药的不良反应多而严重。②呼吸道吸入：目前多采用局部作用强的糖皮质激素，如倍氯米松、布地奈德、氟替卡松等气雾吸入，可避免长期全身用药所致的严重不良反应。

丙酸倍氯米松

【药理作用】

丙酸倍氯米松（beclomethasone）为地塞米松的衍生物，局部抗炎作用强度是地塞米松的600倍。气雾吸入直接作用于呼吸道，产生强大的抗炎平喘作用，疗效好，吸收作用很小，几无全身不良反应，长期应用也不抑制肾上腺皮质功能。

【临床应用】

用于其他平喘药不能有效控制病情的慢性哮喘患者。因起效慢，不宜用于哮喘急性发作和哮喘持续状态的患者。

【不良反应】

少数患者可发生声音嘶哑、咽部念珠菌感染。长期大量吸入，可抑制肾上腺皮质，导致继发性肾上腺皮质功能不全。

【用药注意事项】

吸入后及时清水漱口，防止药液残留于咽喉部，可明显降低口腔霉菌感染发生率。孕早期妇女及婴儿慎用。

布地奈德

布地奈德（budesonide）为不含卤素的糖皮质激素类药物，局部抗炎作用强，约为倍氯米松的2倍，临床应用同倍氯米松，不良反应比倍氯米松少。

二、支气管扩张药

支气管扩张药包括β肾上腺素受体激动药、茶碱类和抗胆碱药。

（一）β肾上腺素受体激动药

包括非选择性β受体激动药和选择性β_2受体激动药。本类药物激动支气管平滑肌β_2受体，松弛支气管平滑肌，抑制肥大细胞和中性粒细胞释放炎症介质与过敏介质。

非选择性β受体激动药如异丙肾上腺素、肾上腺素，平喘作用强大，但该类药物可激动心脏β_1受体，引起严重的心血管反应。目前，治疗哮喘已少用。

选择性β_2受体激动药，对β_2受体有强大的兴奋作用，对β_1受体作用弱。常用量很少产生心血管反应，故临床上常用选择性β_2受体激动药。常用药物有沙丁胺醇、特布他林、克仑特罗等。

沙丁胺醇

【药理作用】

沙丁胺醇（salbutamol）能选择性激动支气管平滑肌的β_2受体，扩张支气管作用较强，兴奋心脏β_1受体作用仅为异丙肾上腺素1/10。本药口服30 min起效，维持4~6 h。气雾吸入1~5 min起效，维持4~6 h。

【临床应用】

沙丁胺醇主要用于防治支气管哮喘、哮喘型支气管炎。

【不良反应和用药注意事项】

治疗量时，心血管不良反应轻而少，用量过大或长期应用可引起心悸、恶心、头痛、头晕、手指及颈面部肌肉震颤等。长期应用引起耐受性。

沙丁胺醇宜小剂量气雾吸入给药、短期应用；用药过程中应监测患者血压和心功能情况；高血压、冠心病、糖尿病、心功能不全、甲状腺功能亢进患者慎用。

特布他林

特布他林（terbutaline）作用较沙丁胺醇弱，但较持久。可用于防治支气管哮喘、哮喘型支气管炎。不良反应及使用注意事项同沙丁胺醇。

克仑特罗

克仑特罗（clenbuterol）是强效选择性 β_2 受体激动剂。可用于防治支气管哮喘。心血管系统不良反应较少。

（二）茶碱类

茶碱类是甲基黄嘌呤类衍生物，为常用的支气管扩张药。主要药物有氨茶碱、胆茶碱。

氨茶碱

【体内过程】

氨茶碱（aminophylline）口服吸收较好，生物利用度96%，用药1~3 h血中药物浓度达峰值，静脉注射10~15 min可达最大疗效。主要在肝代谢，其血浆半衰期个体差异大，老年人及肝硬化患者血浆半衰期会明显延长。

【药理作用】

（1）松弛支气管平滑肌：其作用机制主要是：①抑制磷酸二酯酶（PDE），使细胞内cAMP增多，从而舒张支气管；②阻断腺苷受体，对腺苷或腺苷受体激动剂引起的哮喘有明显作用；③增加内源性儿茶酚胺的释放；④影响气道平滑肌的钙转运；⑤免疫调节与抗炎作用。

（2）强心作用：直接作用于心肌，增强心肌收缩力。

（3）利尿作用：增加肾血流量，提高肾小球滤过率和减少肾小管对钠、水的重吸收而产生利尿作用。

（4）其他：松弛胆道平滑肌，解除胆道痉挛。增加膈肌的收缩力，减轻膈肌疲劳。

【临床应用】

（1）支气管哮喘和喘息性支气管炎：预防哮喘或轻症哮喘一般用口服制剂。重症哮喘或哮喘持续状态，可静脉滴注或稀释后静脉注射。

（2）急性心功能不全和心源性哮喘。

（3）胆绞痛：宜与镇痛药合用。

【不良反应和用药注意事项】

（1）局部刺激：因本药呈强碱性，故局部刺激作用强。口服可引起恶心、呕吐。宜饭后服或服用肠溶片。

（2）中枢兴奋：可发生烦躁不安、失眠等，剂量过大时可发生谵妄、惊厥等。可用镇静药对抗。

（3）心血管反应：静脉注射过快或浓度过高可强烈兴奋心脏，引起心悸、心律失常、血压剧降，甚至死亡。故必须稀释后缓慢注射，并注意观察患者反应。

其他老年人、孕妇、哺乳妇女及心脏、肝、肾功能不全患者慎用。急性心肌梗死、低血压、休克患者禁用。

胆茶碱

胆茶碱（cholinophylline）为茶碱和胆碱的复盐，水溶性比氨茶碱大。口服易吸收。胃肠反应较氨茶碱少，对心脏和中枢神经系统的作用不明显。药理作用及临床应用同氨茶碱。

（三）M胆碱受体阻断药

阿托品、东莨菪碱、山莨菪碱等非选择性M受体阻断药，对支气管平滑肌选择低，对全身其他组织的M受体也有阻断作用，可产生广泛而严重的不良反应，故临床不用于哮喘治疗。用于治疗哮喘的为阿托品衍生物，可选择性阻断M_1胆碱受体，产生支气管扩张作用，主要药物有异丙托溴铵和氧托溴铵。

异丙托溴铵

异丙托溴铵（ipratropium bromide，异丙阿托品）为吸入性抗胆碱药，能选择性阻断支气管平滑肌上的M_1受体，有较强的支气管平滑肌松弛作用。本药比短效$β_2$受体激动药起效慢，对$β_2$受体激动药耐受的患者有效。对老年患者尤为适用，亦用于β受体阻断药引起的支气管痉挛。大剂量可致口干、喉部不适等。青光眼患者禁用。

氧托溴铵

氧托溴铵（oxitropium bromide）为新型抗胆碱类平喘药，对支气管平滑肌有较高的选择性。适用于支气管哮喘、慢性喘息性支气管炎和肺气肿性哮喘。

三、抗过敏平喘药

抗过敏平喘药有抗过敏和轻度抗炎作用。本类药物起效慢，不宜用于哮喘急性发作期，主要用于预防哮喘发作。本类药物包括肥大细胞膜稳定药色甘酸钠、H_1受体阻断药酮替芬和抗白三烯药。

（一）肥大细胞膜稳定药

色甘酸钠

【药理作用】

色甘酸钠（disodium cromoglycate）在接触抗原前应用，可预防速发型和迟发型过敏性哮喘、运动或其他刺激诱发的哮喘，对正在发作的哮喘无效。目前认为其作用机制可能是：①稳定肥大细胞膜，阻止肥大细胞释放组胺、白三烯等过敏介质；②抑制气道高反应性；③抑制气道感觉神经末梢功能与气道神经源性炎症，如抑制二氧化硫、冷空气、运动等引起的支气管痉挛。

【临床应用】

预防各型支气管哮喘的发作，对外源性哮喘疗效显著；亦可用于过敏性鼻炎、春季结膜炎、过敏性湿疹；灌肠可改善溃疡性结肠炎和直肠炎症状。

【不良反应】

不良反应少见。粉雾吸入时，少数患者有咽喉干痒、呛咳、口干、胸部紧迫感，甚至诱发哮喘，同时吸入少量异丙肾上腺素可预防。孕妇慎用。

奈多罗米

奈多罗米（nedocromil）作用比色甘酸钠强。除有肥大细胞膜稳定作用外，还有明显的抗炎作用。可作为长期预防性平喘药，吸入给药可用于哮喘早期的维持治疗。偶见头痛、恶心。

（二）H_1受体阻断药

酮替芬（ketotifen，噻哌酮）除有阻止肥大细胞脱颗粒作用外，还具有强大的H_1受体阻断作用，并能增强$β_2$受体激动剂的平喘作用。本药可单独应用或与茶碱类、$β_2$受体激动药合用防治轻、中度哮喘。

（三）抗白三烯药

半胱氨酰白三烯是哮喘发病中一种重要的炎症介质，能与支气管平滑肌等部位的白三烯受体结合，引起支气管黏液分泌，降低支气管纤毛功能，增加气道微血管通透性，引起气道炎症，其作用强度比组胺大 1 000 倍，而且作用持续时间较长。抗白三烯药能对抗半胱氨酰白三烯的上述作用。

扎鲁司特

扎鲁司特（zafirlukast）能与支气管平滑肌等部位的白三烯受体结合，竞争性拮抗白三烯的作用。用于轻、中度哮喘的预防和治疗，尤其适合阿司匹林哮喘患者。不良反应可有轻微头痛、咽炎及胃肠道反应。孕妇、哺乳期妇女及肝功能不全者慎用。

孟鲁司特

孟鲁司特（montelukast）作用与扎鲁司特钠相似，用于成人和 12 岁以上小儿支气管哮喘的长期治疗和预防。

第二节 镇 咳 药

咳嗽是呼吸系统疾病的主要症状，也是一种保护性反射，咳嗽能促进呼吸道痰液和异物的排出，保持呼吸道清洁和通畅。镇咳药根据其作用部位不同分为中枢性镇咳药和外周性镇咳药。有些镇咳药兼有中枢镇咳和外周镇咳作用。

一、中枢性镇咳药

中枢性镇咳药直接抑制咳嗽中枢，可分为依赖性和非依赖性两类镇咳药。前者是吗啡类生物碱及其衍生物，镇咳作用强，但具有依赖性。

（一）依赖性中枢性镇咳药

可待因

可待因（codeine，甲基吗啡）作用与吗啡相似但较弱。具有镇痛和中枢性镇咳作用，镇痛作用相当于吗啡的 1/10，中枢性镇咳作用为吗啡的 1/4，作用可持续 4~6 h。治疗剂量不抑制呼吸，不良反应比吗啡轻。主要用于各种原因引起的剧烈干咳和刺激性咳嗽，尤其适用于胸膜炎干咳伴有胸痛者，也可用于中等强度疼痛的治疗。

不良反应偶有恶心、呕吐、便秘及眩晕等；久用可产生耐受性及依赖性，应控制使用。过量可引起兴奋、烦躁不安或惊厥、抑制呼吸中枢。痰多的患者禁用。

（二）非依赖性中枢性镇咳药

右美沙芬

右美沙芬（dextromethorphan）的镇咳作用与可待因相似或略强，起效快，无镇痛作用，治疗量不抑制呼吸，主要用于干咳。不良反应偶见头晕、嗜睡、口干、便秘、恶心和食欲减退等。痰多者慎用，妊娠 3 个月内妇女禁用。具有一定的成瘾性，目前被国家列为第二类精神药管理。

喷托维林

喷托维林（pentoxyverine）镇咳强度约为可待因的 1/3，兼有中枢性和外周性镇咳作用，并有轻度阿托品样作用和局部麻醉作用，能松弛痉挛的支气管平滑肌和抑制呼吸道感受器。主要用于各种原因引起的干咳。偶见轻度头痛、头晕、口干、恶心、便秘等。青光眼、前列腺肥大和心功能不全患者慎用。

二、外周性镇咳药

外周性镇咳药通过抑制咳嗽反射弧中的感受器、传入或传出神经的传导发挥镇咳作用。

苯丙哌林

苯丙哌林（benproperine）具有中枢和外周镇咳作用，且有松弛支气管平滑肌的作用。其镇咳作用比可待因强 2~4 倍，不抑制呼吸。可用于各种原因引起的干咳。不良反应偶有口干、头晕、乏力、食欲减退和皮疹等。孕妇慎用。服用需整片吞服，切勿嚼碎，以免引起口腔麻木。

苯佐那酯

苯佐那酯（benzonatate）有较强的局部麻醉作用，抑制肺牵张感受器及感觉神经末梢而产生镇咳作用。主要用于支气管镜、喉镜检查及支气管造影时预防咳嗽。不良反应可有轻度嗜睡、头晕、鼻塞、口干等。服用需整片吞服，切勿嚼碎，以免引起口腔麻木。

那可汀

那可汀（noscapine）抑制肺牵张反射引起的咳嗽，兼有兴奋呼吸中枢的作用，镇咳作用持续 4h，无依赖性，用于阵发性咳嗽。不良反应偶有轻度嗜睡、头痛、恶心等。不宜用于痰多的患者。

第三节 祛 痰 药

祛痰药是指能使痰液变稀或黏滞性降低易于排出的药物。痰液的咳出，可减少对呼吸道黏膜的刺激和对小气道的阻塞作用，有利于缓解咳嗽和减轻喘息症状。常用的祛痰药按其作用机制可分为刺激性祛痰药和黏痰溶解药两类。

一、刺激性祛痰药

氯化铵

氯化铵（ammonium chloride）口服后刺激胃黏膜的迷走神经末梢，引起轻度恶心，反射性促进气管、支气管腺体分泌，使痰液稀释。氯化铵吸收后，经呼吸道排出，由于盐类的渗透作用而带出水分，也使痰液稀释。氯化铵为酸性无机盐，吸收后可使体液和尿液呈酸性。用于急、慢性支气管炎痰多黏稠不易咳出的患者，也可用于代谢性碱中毒及酸化尿液。

空腹或大剂量服用，可刺激胃黏膜引起恶心、呕吐、胃部不适等症状，宜饭后服用。消化性溃疡病患者慎用。严重肝、肾功能不全及酸中毒者禁用。

桉叶油、安息香酊

桉叶油、安息香酊随蒸汽吸入后可刺激呼吸道黏膜，增加呼吸道腺体分泌，使痰液变稀；能改善气道黏膜血液循环，促进炎症消退；并有轻度抗菌消炎作用。适用于慢性气管炎、支气管扩张等引起的咳嗽、痰液黏稠难以咳出者。药物浓度过高，可刺激眼、鼻、喉等黏膜，引起疼痛、流泪、流涕、咳嗽等刺激症状。

二、黏痰溶解药

黏痰溶解药可分解痰液中的黏性成分如糖胺聚糖和黏蛋白，降低痰液黏滞度，使之易于咳出。

乙酰半胱氨酸

乙酰半胱氨酸（acetylcysteine）是含巯基的黏痰溶解药，可裂解黏痰中黏蛋白多肽链的二硫键，也能使脓性痰液中的 DNA 纤维断裂，降低痰的黏滞性。用于大量黏痰难以咳出者。

不良反应是可引起恶心、呕吐；对呼吸道有刺激性，可导致支气管痉挛，与异丙肾上腺素合用可避免。避免与金属、橡皮、氧化剂、氧气接触。支气管哮喘患者禁用。

羧甲司坦

羧甲司坦（carbocisteine）能促进支气管腺体分泌，增加低黏度的唾液黏蛋白分泌，减少高黏度岩藻黏蛋白的分泌；也能使黏蛋白中的二硫键断裂。可用于慢性支气管炎、支气管哮喘等疾病引起的痰液黏稠、咳痰困难和痰阻气管等，也可用于术后咳痰困难者。

不良反应有轻度头晕、恶心、胃部不适、腹泻、胃肠出血及皮疹等。消化性溃疡患者慎用或禁用。

溴己新

溴己新（bromhexine，溴己铵）能使痰液中的糖胺聚糖断裂，并能抑制气管、支气管黏膜细胞产生黏液，降低痰液黏滞度；还能促进支气管纤毛运动，促进排痰。适用于急慢性支气管炎、支气管哮喘、支气管扩张等痰液黏稠不易咳出者。

不良反应偶见恶心、胃部不适、血清转移酶升高等。消化性溃疡、肝功能不全者慎用。

盐酸氨溴索

盐酸氨溴索（ambroxol hydrochloride，沐舒坦）为溴己新在体内的代谢产物，为黏痰溶解药，作用比溴己新强。能增加呼吸道黏膜浆液腺的分泌，减少黏液腺分泌，减少和断裂痰液中的糖胺聚糖纤维，降低痰液黏度，易于咳出。还可激活肺泡上皮Ⅱ型细胞合成表面活性物质，降低黏液的附着力，改善纤毛与无纤毛区的黏液在呼吸道中的输送，以利痰液排出，廓清呼吸道黏膜，直接保护肺功能。本药尚有一定的止咳作用，镇咳作用相当于可待因的 1/2。临床用于急、慢性呼吸系统疾病引起的痰液黏稠，咳痰困难。

可引起上腹不适、食欲减退、腹泻，偶见胃痛、胃部灼热、消化不良、恶心、呕吐。本药不宜与碱性溶液混合，在 pH > 6.3 的溶液中，可能会产生氨溴索游离碱沉淀。避免同服阿托品类药物。

拓展阅读 "瘦肉精"的原理

思 考 题

1. 平喘药的分类及代表药物有哪些？
2. 祛痰药使用期间应该注意哪些问题？
3. 患者，女，56 岁。有肺源性心脏病病史 2 年，3 天前洗头后受凉出现发热、咳嗽加重，咳黄色痰，并出现呼吸困难，端坐呼吸。查体：双肺散在多发干湿啰音，心率 120 次 / 分，下肢水肿。简单说明你认为较为合理的用药治疗方案及用药护理注意事项。

（高春艳）

更多数字资源详见新形态教材网

- 学习目标
- 思维导图
- 拓展阅读
- 微课
- 自测题
- 本章小结
- 教学课件

第二十七章
作用于消化系统的药物

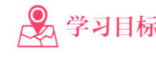

情境（案例）导入

患者，男性，36岁。出租车司机，有吸烟史，间断少量饮酒，饮食不规律。因"嗳气、反酸、上腹部疼痛加重2个月余"就诊。病程中伴消瘦、乏力、食欲减退。胃镜检查为慢性浅表性胃窦炎（伴胆汁反流）、胃溃疡。

问题与思考：
1. 应该使用哪些药物进行针对性地治疗？
2. 使用该类药物时，有哪些用药护理注意事项？

第一节 抗消化性溃疡药

消化性溃疡为消化系统的常见病和多发病，主要是指发生在胃和十二指肠慢性溃疡，发病率为10%~12%。目前认为发病是由于胃黏膜的损伤因子（胃酸、胃蛋白酶、幽门螺杆菌感染）与保护因子（胃黏液、HCO_3^-、黏膜上皮屏障）失衡所引起。抗溃疡药（antipeptic ulcer drug）是一类能减轻溃疡病症状、促进溃疡愈合、防止溃疡复发的药物。根据作用机制的不同，可分为抗酸药、抑制胃酸分泌药、胃黏膜保护药和抗幽门螺杆菌药4类。

1. **抗酸药** 如三硅酸镁、氢氧化铝等。
2. **抑制胃酸分泌药** 包括：①H_2受体阻断药，如西咪替丁；②M胆碱受体阻断药，如哌仑西平；③H^+-K^+-ATP酶抑制药，如奥美拉唑；④胃泌素受体阻断药，如丙谷胺。
3. **胃黏膜保护药** 包括：①前列腺素衍生物，如米索前列醇；②硫糖铝；③铋制剂，如枸橼酸铋钾。
4. **抗幽门螺杆菌药** 如阿莫西林、克拉霉素、甲硝唑等。

一、抗酸药

抗酸药是一类弱碱性药物，口服后在胃内直接中和胃酸，升高胃内pH，降低胃蛋白酶活性，从而缓解溃疡病疼痛的症状及促进溃疡愈合。氢氧化铝、三硅酸镁等还能形成胶状保护膜，覆盖于溃疡面和胃黏膜，起到保护作用（表27-1）。

氢氧化铝

氢氧化铝（aluminum hydroxide）中和胃酸的作用较强，起效缓慢且作用持久。在胃内生成氧化铝，起到收敛、局部止血作用，可引起便秘。长期服用可影响肠道对磷酸盐的吸收。

氧化镁

氧化镁（magnesium oxide）中和胃酸的作用强，起效缓且作用持久，不产生 CO_2。可引起轻度腹泻。因此，氧化镁适用于伴有便秘的胃酸过多、胃及十二指肠溃疡患者。

三硅酸镁

三硅酸镁（magnesium trisilicate）中和胃酸的作用弱，起效缓慢且作用持久。在胃内生成的胶状二氧化硅有保护溃疡面的作用。

碳酸氢钠

碳酸氢钠（sodium bicarbonate）俗称小苏打，中和胃酸作用强，起效快，持续时间短暂。在胃内生成 CO_2，可引起嗳气、腹胀、继发性胃酸分泌增加。吸收可引起碱血症，有碱化尿液的作用。

表27-1 常用抗酸药及其作用特点

药物	抗酸作用	收敛作用	黏膜保护	腹泻或便秘	产生CO_2	反跳性胃酸分泌
氢氧化镁	快、强、持久	无	无	轻泻	无	无
三硅酸镁	慢、弱、持久	无	有	轻泻	无	无
氢氧化铝	慢、较强、持久	有	有	便秘	无	无
碳酸钙	较快、强、持久	有	无	便秘	有	有
碳酸氢钠	快、强、短	无	无	无影响	有	有
氧化镁	慢、较强、持久	无	无	轻泻	无	无

二、抑制胃酸分泌药

胃酸是由胃腺壁细胞分泌，壁细胞基底侧有 H_2 受体、M 胆碱受体和胃泌素受体，分别被组胺、乙酰胆碱、胃泌素激动后，通过第二信使的介导，激活该细胞黏膜侧的 H^+-K^+-ATP 酶（H^+ 泵，质子泵），通过 H^+-K^+ 交换使 H^+ 从壁细胞转运到胃腔内，形成胃酸。因此，阻断壁细胞 H_2 受体、M 胆碱受体和胃泌素受体或抑制 H^+-K^+-ATP 酶，都能减少胃酸分泌。

（一）H_2 受体阻断药

常用药物有西咪替丁（cimetidine）、雷尼替丁（ranitidine）、法莫替丁（famotidine）、尼扎替丁（nizatidine）等（表27-2）。

表27-2 常用 H_2 受体阻断药的比较

	西咪替丁	雷尼替丁	法莫替丁	尼扎替丁
生物利用度（%）	80	50	40	>90
作用相对强度	1	5~10	32	5~10
血浆半衰期（h）	1.5~2.3	1.6~2.4	2.5~4	1.1~1.6
作用持续时间（h）	6	8	12	8

【体内过程】

口服吸收迅速，一般在 1~3 h 后血药浓度达到峰值。血浆蛋白结合率较低。仅小部分药

物在肝代谢，代谢产物或原形药物从肾小球滤过和肾小管分泌排出。

【药理作用】

H_2 受体阻断药竞争性阻断壁细胞上的 H_2 受体，拮抗组胺或组胺受体激动药所致的胃酸分泌。本类药物对以基础胃酸分泌为主的夜间胃酸分泌有良好的抑制作用。

【临床应用】

主要用于消化性溃疡、胃酸分泌增多症。亦可用于胃食管反流病的治疗及预防应激性溃疡。

【不良反应】

本类药物不良反应发生率较低，偶有便秘、腹泻、腹胀、头晕、皮疹等。西咪替丁长期应用可致阳痿、乳房肿大。

【用药注意事项】

（1）疑为癌性溃疡者，使用前应先明确诊断，以免延误治疗。

（2）西咪替丁可抑制肝药酶对雌激素、普萘洛尔、苯二氮䓬类、华法林、茶碱、苯妥英钠、奎尼丁等药物的代谢，使它们的血药浓度升高。

（3）西咪替丁与抗酸剂同时服用，可使血药浓度降低，如需合用，则至少相隔 1 h。

（4）西咪替丁可抑制胃酸分泌，硫糖铝则需经胃酸水解才能发挥作用，两者合用，可降低硫糖铝疗效。

（5）孕妇、哺乳期妇女禁用。

（二）M 胆碱受体阻断药

哌仑西平

哌仑西平（pirenzepine）选择性阻断胃壁细胞的 M_1 胆碱受体，抑制胃酸的分泌，减少组胺和胃泌素的释放，间接减少胃酸的分泌。还能减少胃蛋白酶分泌，促进胃黏液的合成和分泌，增强胃黏膜屏障作用。本品还有解痉作用。主要用于治疗消化性溃疡、预防溃疡病出血，疗效与 H_2 受体阻断药相似。两者合用，效果更佳。不良反应较轻。

（三）胃泌素受体阻断药

丙谷胺

丙谷胺（proglumide，二丙谷酰胺）口服吸收迅速，主要分布于肝、肾及胃肠道。化学结构与胃泌素相似，能竞争性阻断胃壁细胞上的胃泌素受体，特异性减少胃泌素的分泌，从而抑制胃酸及胃蛋白酶的分泌。还能促进胃黏液的分泌，增强黏膜的屏障作用。用于消化性溃疡和胃炎的治疗。不良反应少。

（四）H^+-K^+-ATP 酶抑制药

H^+-K^+-ATP 酶抑制药能与 H^+-K^+-ATP 酶结合，使酶失活，使 H^+ 的转运受到抑制。其抑制胃酸分泌作用强而持久，同时使胃蛋白酶的分泌减少。H^+-K^+-ATP 酶抑制药有抑制幽门螺杆菌的作用。本类药物疗效显著，是治疗消化性溃疡的重要药物。

奥美拉唑

【体内过程】

奥美拉唑（omeprazole）口服易吸收，单次给药生物利用度为 35%，反复用药生物利用度为 60%，血药浓度达峰时间 1~3 h。胃内充盈可减少吸收，故应空腹服用。血浆蛋白结合率大于 95%。口服奥美拉唑作用持续时间 72 h 以上，半衰期为 0.5~1 h。主要在肝代谢，代谢物经肾排泄。

【药理作用】

（1）抑制胃酸分泌：本药为弱碱性物质，经肠道吸收后易进入胃壁细胞分泌小管，与质子泵结合，使其失活，抑制了胃酸分泌。本品抑酸作用强大，能抑制基础胃酸分泌及胃泌素、组胺、胆碱、食物等引起的胃酸分泌，大剂量可导致无酸状态，是目前最强的抑酸药之一。

（2）抗幽门螺杆菌：对幽门螺杆菌具有抑制作用，与抗幽门螺杆菌抗生素合用，有协同抑菌作用。

【临床应用】

用于治疗胃、十二指肠溃疡，可缓解溃疡病症状，促进溃疡愈合。与H_2受体阻断药比较，溃疡病的复发率低。本药还可治疗卓-艾综合征、反流性食管炎及急性胃黏膜出血等。

【不良反应】

不良反应少。常见头晕、失眠、恶心、腹胀、腹泻、上腹痛等。偶见皮疹、外周神经炎等。长期应用，因胃内酸度持续过低，可致胃内细菌过度生长。严重肝功能不全患者慎用。

【用药护理注意事项】

（1）对本品过敏、严重肾功能不全患者及婴幼儿禁用。

（2）严重肝功能不全患者慎用，必要时剂量减半。

（3）建议妊娠期妇女及哺乳期妇女尽可能不用。

（4）本品有肝药酶抑制作用，可延缓经肝代谢的药物，如双香豆素、地西泮、苯妥英钠等的消除。

兰索拉唑

兰索拉唑（lansoprazole）为第二代质子泵抑制药，抑制胃酸分泌及抗幽门螺杆菌作用强于奥美拉唑。

泮托拉唑、雷贝拉唑

泮托拉唑（pantoprazole）、雷贝拉唑（rabeprazole）为第三代质子泵抑制药，抗溃疡病作用与奥美拉唑相似，对肝影响弱于奥美拉唑。

三、胃黏膜保护药

硫糖铝

【药理作用】

硫糖铝（sucralfate）是硫酸蔗糖和氢氧化铝的复合物，在酸性环境中能与溃疡面的纤维蛋白、坏死组织等结合，形成保护膜，阻止了胃酸、胃蛋白酶和胆汁的渗透与侵蚀，能缓解症状，促进溃疡愈合；还能与胃蛋白酶结合，抑制其活性。

【临床应用】

用于消化性溃疡的治疗，疗效与西咪替丁相同，复发率较低。对急性胃黏膜损伤或出血、应激性溃疡、反流性食管炎也有效。

【不良反应和用药注意事项】

不良反应轻微，主要有便秘、口干，偶有恶心、腹泻、眩晕等。硫糖铝在酸性环境中才发挥作用，不能与抗酸药、抑制胃酸分泌药同时服用，如合用，则两药需相隔1h以上。

米索前列醇

【药理作用】

米索前列醇（misoprostol）为前列腺素衍生物，可促进HCO_3^-和黏液分泌；增加胃黏膜血流量，改善黏膜血液循环；促进黏膜受损细胞的重建和增殖；还有较强的抑制胃酸分泌作用。

【临床应用】

用于治疗消化性溃疡、应激性溃疡及急性胃黏膜损伤出血，也可治疗非甾体抗炎药所致胃肠黏膜损伤、溃疡。其愈合率与西咪替丁接近，但复发率较高。

【不良反应和用药注意事项】

不良反应轻微，有恶心、腹痛、腹泻及腹部不适等。本药可收缩子宫，引起流产，故孕妇禁用。

枸橼酸铋钾

枸橼酸铋钾（bismuth potassium citrate）可在溃疡表面与蛋白质形成一道隔离屏障，阻止胃酸、胃蛋白酶对溃疡面的侵蚀；抑制胃蛋白酶活性。还能杀灭幽门螺杆菌，降低溃疡感染率，减少溃疡复发。适用于消化性溃疡及慢性胃炎、反流性食管炎的治疗，对消化性溃疡的疗效与 H_2 受体阻断药相似，但复发率明显低于后者。偶有恶心、便秘等胃肠反应，服药期间可将口腔、舌、粪便染成黑色。

四、抗幽门螺杆菌药

抑制幽门螺杆菌的药物主要有 3 类：①抗菌药物，如阿莫西林、克拉霉素、四环素、甲硝唑、呋喃唑酮等；②铋剂，如枸橼酸铋钾等；③抑制胃酸分泌药，如 H^+-K^+-ATP 酶抑制药。

单用疗效差，常采用多药联合应用。临床上常采用奥美拉唑、阿莫西林和甲硝唑三药联用，也可采用奥美拉唑、阿莫西林和克拉霉素三药联用，还可采用铋制剂、四环素和甲硝唑三药联用。

第二节 消化功能调节药

一、助消化药

大多数助消化药本身就是消化酶的主要成分，用于消化道分泌功能减弱时，作为替代疗法以补充其不足。有些助消化药能促进消化液的分泌、调节胃肠功能或阻止肠道内过度发酵，也可用作消化不良的治疗。

干酵母

干酵母（dried yeast）为维生素类药，能增进食欲，帮助消化。可用于腹胀、消化不良及各种维生素 B 缺乏症的辅助治疗。酸和碱均可使干酵母的效价降低或失活，口服时禁用酸碱性较强的药物和食物。

胃蛋白酶

胃蛋白酶（pepsin）在酸性（pH1.5~1.8）环境中迅速将蛋白质水解，与盐酸同服可提高胃蛋白酶的活性。常用于进食蛋白质食物过多所致的消化不良及萎缩性胃炎等所致的胃蛋白酶缺乏。不宜与抗酸药合用。

胰酶

胰酶（pancreatin）是胰淀粉酶、胰脂肪酶和胰蛋白酶的混合物，在中性或弱碱性环境中可促进蛋白质、淀粉及脂肪的消化。用于各种消化不良，尤其是胰腺分泌不足所致的消化不良。

二、肠道微生态调节剂

肠道微生态调节剂是根据微生态学的原理，利用人体内正常生理性细菌或对人体有促进作用的无毒微生物等活性物质制备而成的生物制品。

乳酶生

乳酶生（lactasin）为乳酸杆菌的干燥制剂，在肠内分解糖类生成乳酸，增加肠内酸度，从而抑制肠内腐败菌的生长繁殖，并减少肠内蛋白质发酵、产气，有促进消化和止泻的作用。用于治疗肠内异常发酵引起的消化不良、腹胀，以及儿童饮食失调引起的腹泻、绿便等。

抗生素可抑制或杀灭乳酸杆菌，吸附剂可吸附药物，降低疗效，故乳酶生不宜与抗生素和吸附剂等合用。

双歧杆菌

本药为双歧杆菌（bifidobacterium）活菌制剂，口服后直接寄生于肠道，成为肠道内正常的生理性细菌。可抑制肠道内肠杆菌科各种细菌过量增殖，调整肠道菌群平衡。用于肠道菌群失调引起的腹泻和腹胀，亦可用于轻、中型急、慢性腹泻。不良反应少见，制酸药、抗菌药可使本药疗效减弱，故应与本药分开服用。

双歧三联活菌

双歧三联活菌（bifid triple viable）为双歧杆菌、嗜酸乳杆菌、肠球菌配合制成的活菌制剂。给药后，通过重建宿主肠道菌群间的微生态平衡，治疗由内源性或外源性微生物引起的感染，能抑制整个肠道中的有害菌。用于肠道菌群失调引起的腹泻、腹胀等。也用于慢性腹泻和轻、中型急性腹泻，调节肠道功能。不良反应少见。因抗生素可抑制活菌的生长繁殖，故本品应避免与抗生素同用。

三、促胃肠动力药

促胃肠动力药是一类能增加胃肠推进性蠕动的药物，能改善胃肠道蠕动的协调性，促进胃排空。主要用于治疗胃肠运动功能低下引起的消化道症状。

多潘立酮

【体内过程】

多潘立酮（domperidone）口服易吸收，血药浓度 15~30 min 达高峰，首过消除明显，生物利用度仅为 14%。可肌内注射、静脉注射或直肠给药。除中枢神经系统外，在体内分布广泛，以胃肠局部药物浓度最高。主要在肝代谢，由胆汁排泄，半衰期为 7 h。

【药理作用】

不易通过血-脑屏障，主要作用于外周，可直接阻断胃肠道多巴胺 D_2 受体，具有胃肠促动和止吐作用。

【临床应用】

主要用于胃排空延缓、反流性食管炎、慢性胃炎和轻度胃瘫；也可用于偏头痛、颅脑损伤、肿瘤放疗和化疗等引起的恶心、呕吐。

【不良反应和用药注意事项】

偶有轻度头痛、眩晕、腹痛、腹泻、口干等。可促进催乳素释放。婴幼儿及哺乳妇女慎用，孕妇禁用。

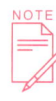

甲氧氯普胺

甲氧氯普胺（metoclopramide）通过阻断延髓催吐化学感受区（CTZ）多巴胺 D_2 受体而产生强大的中枢性镇吐作用；阻断胃肠多巴胺受体及促进乙酰胆碱释放，引起从食管下端至近端小肠平滑肌运动，促进胃排空和肠内容物向回盲部的推进；减少催乳素抑制因子释放，使催乳素的分泌增加。用于呕吐、反流性食管炎、胆汁反流性胃炎、产后少乳和轻度胃瘫。

不良反应偶见嗜睡、便秘、腹泻、皮疹、男性乳房发育等。大剂量或长期应用可致锥体外系反应。注射给药可引起直立性低血压。孕妇慎用。

西沙必利

西沙必利（cisapride）为全胃肠促动药，属 $5-HT_4$ 受体激动剂。对胃肠作用类似甲氧氯普胺，但能增加结肠运动，促进食管至结肠的运动。能促进肠肌间神经丛释放乙酰胆碱。无阻断多巴胺受体作用。用于反流性食道炎、胃轻瘫、慢性功能性便秘等。

能引起腹痛、腹泻、头痛、头晕、嗜睡等不良反应。剂量过大可引起心电图 QT 间期延长、晕厥和严重的心律失常。心律失常、胃肠道出血或穿孔、机械性肠梗阻患者及孕妇禁用。哺乳妇女、儿童及肝肾功能不全者慎用。

昂丹司琼

昂丹司琼（ondansetron）能选择性阻断中枢及外周神经元的 $5-HT_3$ 受体，产生强大的止吐作用。对抗肿瘤药顺铂、环磷酰胺、多柔比星等引起的呕吐作用迅速而强大，疗效明显优于甲氧氯普胺，但对晕动病及多巴胺激动剂阿扑吗啡引起的呕吐无效。临床用于化疗、放疗引起的恶心、呕吐。不良反应较轻，可有头痛、疲劳、便秘、腹泻等。

四、胃肠解痉药

胃肠解痉药主要为 M 胆碱受体阻断药，能解除胃肠道平滑肌痉挛或蠕动亢进，缓解痉挛性疼痛。胃肠解痉药包括颠茄生物碱类及合成解痉药，前者有阿托品、东莨菪碱等，选择性低，副反应较多；后者常用溴丙胺太林、丁溴东莨菪碱等，阻断胃肠 M 胆碱受体的选择性较高，主要用于解除胃肠痉挛性痛。

五、泻药与止泻药

（一）泻药

泻药（cathartic）是指能促进肠道蠕动、增加肠内水分、软化粪便或润滑肠道易于排出的药物，临床主要用于功能性便秘的治疗，分为容积性、接触性和润滑性泻药 3 类。

1. 容积性泻药

硫酸镁

【药理作用和临床应用】

（1）导泻作用：硫酸镁（magnesium sulfate）在肠道完全解离为难以吸收的 Mg^{2+} 和 SO_4^{2-}，大量口服形成肠内高渗透压，既阻止肠内水分的吸收，又使肠壁内水分向肠腔转移，从而扩张肠道，刺激肠壁，使推进性蠕动增强而导泻。临床主要用于排除肠内毒物及与某些驱肠虫药合用以促进虫体排出。

（2）利胆作用：33% 硫酸镁溶液口服或经导管注入十二指肠，可刺激十二指肠黏膜，反射性引起胆道括约肌松弛，胆囊收缩，促进胆汁排出。用于阻塞性黄疸、胆石症和慢性胆囊炎等的治疗。

（3）抗惊厥及降压作用：注射硫酸镁后，Mg^{2+} 能特异性地竞争 Ca^{2+} 的结合位点，对抗神经末梢乙酰胆碱的释放，导致骨骼肌松弛；可直接松弛血管平滑肌，降低外周阻力，使血压迅速下降。另外，Mg^{2+} 还作用于中枢神经系统，引起感觉及意识消失。由于降压作用强大，所以仅用于高血压危象等紧急情况。

【不良反应】

口服可刺激肠壁，易致盆腔充血，腹泻严重可引起水、电解质紊乱。

【用药护理注意事项】

（1）静脉注射过量或过快，可致血压急剧下降、呼吸抑制等中毒症状，甚至死亡，一旦出现，应立即停药并进行人工呼吸，静脉注射钙盐解救。

（2）月经期、妊娠期妇女及老年患者慎用。

（3）肠道出血、中枢抑制药中毒、肾功能不全患者禁用。

2. 接触性泻药

比沙可啶

比沙可啶（bisacodyl，双醋苯啶）口服或直肠给药后在肠道转化为具有活性的代谢产物发挥作用，口服后 6 h 内，直肠给药后 15～60 min 起效，排软便。主要用于便秘、腹部 X 线检查、内镜检查及术前清洁肠道。该药刺激结肠作用较强，少数患者可引起腹胀、肠炎。孕妇慎用。

蒽醌类

大黄、番泻叶、芦荟等含有蒽醌苷类物质，口服后被肠内细菌分解为蒽醌（anthraquinone），刺激结肠推进性蠕动。常用于急、慢性便秘。

3. 润滑性泻药　润滑性泻药是通过局部润滑并软化粪便而发挥作用。

液状石蜡

液状石蜡（liquid paraffin）为矿物油，口服后在肠内阻止水分吸收、润滑肠壁、软化粪便，适用于老年人及痔疮、肛门手术患者，久用可妨碍脂溶性维生素及钙、磷的吸收。

甘油

甘油（glycerol）以 50% 的高渗液体注入肛门，由于高渗压刺激肠壁引起便意，并有局部润滑作用，数分钟内引起排便。适用于儿童及老年人。

（二）止泻药

止泻药是指控制腹泻的药物。通过减少肠道蠕动或保护肠道免受刺激而达到止泻作用。适用于剧烈腹泻或长期慢性腹泻，以防止机体过度脱水、水盐代谢失调、消化及营养障碍。

地芬诺酯

地芬诺酯（diphenoxylate）为哌替啶衍生物，对肠道影响同阿片类，体内代谢物地芬诺辛的止泻作用比原形药强。常用于各种原因引起的急、慢性腹泻。大剂量长期服用可产生成瘾性。

洛哌丁胺

洛哌丁胺（loperamide）作用与地芬诺酯相似，对消化道具有选择性，止泻作用较地芬诺酯快而强，且较持久。大剂量对中枢神经系统有抑制作用。适用于急、慢性腹泻和肠炎的治疗。禁用于 2 岁以下儿童。

鞣酸蛋白

鞣酸蛋白（tannalbin）口服后在小肠内缓慢释放出鞣酸，使肠黏膜表面蛋白质凝固形成一层保护膜,从而减轻对肠道的刺激;此外,鞣酸还能使肠黏膜血管收缩,减少炎症渗出。适用于急性肠炎、非细菌性腹泻及小儿消化不良的治疗。大剂量服用易引起便秘。

药用炭

药用炭(medicinal charcoal,活性炭)具有强大的吸附能力,口服后能吸附肠内大量的气体、毒物、细菌毒素。同时,药用炭还可以减轻肠道内容物对肠壁的刺激,减慢肠蠕动。适用于腹泻及胃肠胀气的患者,也可用于食物及药物中毒的解救。长期或大量服用药用炭引起便秘,还影响人体对营养成分的吸收。3岁以下儿童禁用此药。本品不宜与维生素、抗生素及各种消化酶等同时服用。

六、利胆药

利胆药(choleretics)是指能促进胆汁分泌或胆汁排出的药物。

去氢胆酸

去氢胆酸(dehydrocholic acid)为半合成的胆酸氧化衍生物,能增加胆汁中的水分含量,稀释胆汁,增加胆汁量,提高胆汁流动性,发挥冲洗胆道的作用。用于胆石症、急慢性胆道感染、胆囊手术后。胆管完全梗阻及严重肝、肾功能不全患者禁用。

熊去氧胆酸

熊去氧胆酸(ursodeoxycholic acid)可增加胆汁酸分泌,降低胆汁中的胆固醇含量,有利于胆结石中胆固醇的逐渐溶解。用于不宜手术的胆固醇结石,对胆囊炎、胆道炎及胆汁性消化不良亦有一定疗效。本品不能溶解胆色素结石和混合结石。不良反应主要是腹泻,偶有便秘、瘙痒、头痛、头晕等。孕妇慎用。胆道完全阻塞和严重肝功能不全者禁用。

拓展阅读 幽门螺杆菌与消化性溃疡

思 考 题

1. 阐述抗消化性溃疡药物分类及代表药物。
2. 阐述泻药分类、药理作用、临床应用及用药护理注意事项。
3. 患者,35岁。上腹部灼痛、反酸3年余,时轻时重,无明显诱因,近10天加重。饥饿时疼痛明显,饭后缓解。X线钡餐检查示十二指肠溃疡。此患者优先用何药治疗?用药护理注意事项有哪些?

(高春艳)

更多数字资源详见新形态教材网

- 学习目标
- 思维导图
- 拓展阅读
- 微课
- 自测题
- 本章小结
- 教学课件

第二十八章
子宫平滑肌兴奋药与抑制药

 学习目标

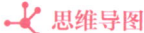 思维导图

情景（案例）导入

产妇，32岁，G_2P_0，孕39周，规律宫缩12小时。查体：体温36.7℃，脉搏84次/分，呼吸21次/分，血压120/80 mmHg，宫缩弱，胎心率140次/分。产科检查：宫高35 cm。腹围110 cm，胎儿估计3 400 g。

问题与思考：

1. 该产妇是否要用缩宫素？为什么？
2. 如何对该产妇进行护理？

第一节 子宫平滑肌兴奋药

子宫平滑肌兴奋药是一类能选择性兴奋子宫平滑肌的药物，包括缩宫素、麦角生物碱和前列腺素类。其药理作用可因子宫平滑肌的生理状态和（或）用药剂量的不同而有差异，使子宫平滑肌产生节律性收缩或强直性收缩。

缩宫素

缩宫素（oxytocin）又名催产素，由下丘脑产生的激素原转化而成。临床应用的缩宫素为人工合成或从牛、猪的神经垂体提取分离所得。

【体内过程】

口服易被消化酶破坏而失效；肌内注射吸收良好，3～5 min起效，作用维持20～30 min；静脉注射起效更快，但维持时间较短，多采用静脉滴注维持疗效。大部分经肝、肾代谢。半衰期一般为1～6 min。

【药理作用】

（1）兴奋子宫平滑肌：直接兴奋子宫平滑肌，加强子宫平滑肌的收缩力和收缩频率。作用强度取决于缩宫素的剂量和子宫的状态。小剂量（2～5 U）时加强子宫（特别是妊娠末期）的节律性收缩，类似正常分娩，即子宫底产生节律收缩，子宫颈松弛，利于胎儿娩出。大剂量（5～10 U）时子宫平滑肌发生强直性收缩，不利于胎儿娩出，甚至有引起胎儿窒息的危险。子宫平滑肌对缩宫素的敏感性受性激素的影响，孕激素降低子宫平滑肌对缩宫素的敏感性；雌激素增加子宫平滑肌对缩宫素的敏感性。妊娠早期孕激素水平高，子宫对缩宫素敏感性低，有利

于胎儿生长发育。妊娠后期雌激素水平升高，特别是临产时子宫对缩宫素敏感性达高峰，利于胎儿娩出。

（2）其他作用：缩宫素使乳腺腺泡周围的肌上皮细胞收缩，促进乳汁分泌。大剂量的缩宫素还能短暂地松弛血管平滑肌，引起血压下降。

【作用机制】

缩宫素与缩宫素受体结合后，活化与之耦联的G蛋白，进而激活磷脂酶C，使三磷酸肌醇生成增多，导致细胞内钙离子增加而收缩子宫平滑肌。此外，缩宫素促使子宫内膜和蜕膜产生并释放前列腺素，这可能利于子宫颈的软化及扩张。

【临床应用】

（1）催产和引产：小剂量（2~5 U）缩宫素为足月妊娠催产和引产的首选药，用于胎位正常、头盆相称、无产道障碍、宫缩乏力难产者的催产。可用于死胎、过期妊娠或其他原因提前终止妊娠者的引产。

（2）产后出血：大剂量（5~10 U）缩宫素可引起子宫平滑肌发生强直性收缩，压迫子宫肌层血管而止血，用于产后子宫乏力引起的出血。因其作用时间短，常需加用麦角制剂。

【用药护理注意事项】

（1）遵医嘱用药：防止缩宫素过量导致胎儿宫内窒息、胎盘早剥，甚至子宫破裂等严重后果。凡产道异常、胎位不正、头盆不称、前置胎盘、妊娠3次以上的经产妇禁用。

（2）用药期间注意观察：因大剂量缩宫素具有抗利尿作用，防止输液过多过快出现水钠潴留等。缩宫素的生物制剂偶见过敏反应。

麦角生物碱

麦角是寄生在黑麦及其他禾本科植物上的一种麦角菌干燥菌核。含有多种生物碱，按化学结构分为两类。①胺生物碱类：麦角新碱（ergometrine）、甲麦角新碱（methylergometrine）。易溶于水，对子宫兴奋作用强而快，但作用维持时间短。②肽生物碱类：麦角胺（ergotamine）、麦角毒（ergotoxine）。难溶于水，对血管作用显著，起效缓慢，作用维持时间长。

【药理作用及临床应用】

（1）兴奋子宫：麦角新碱和甲麦角新碱可兴奋子宫平滑肌，剂量稍大即引起子宫颈和子宫体的强直性收缩，妊娠后期对其敏感性增强。因此，该类药物只用于产后止血和子宫复原，不宜用于催产和引产。

（2）收缩血管：麦角胺和麦角毒直接收缩动、静脉血管。大剂量会损伤血管内皮细胞，长期用药可导致肢端干性坏疽。麦角胺还可收缩脑血管，降低脑动脉搏动幅度，减轻偏头痛。与咖啡因合用产生协同作用。

（3）阻断α肾上腺素受体：麦角毒可阻断α肾上腺素受体，使肾上腺素升压作用翻转为降压。

【用药护理注意事项】

注射麦角新碱可致恶心、呕吐、血压升高等，妊娠高血压综合征患者慎用。麦角流浸膏含有麦角胺和麦角毒，长期应用可损伤血管内皮细胞。禁用于催产或引产、血管硬化及冠状动脉疾病患者。

前列腺素

前列腺素（prostaglandin，PG）对心血管、呼吸、消化、生殖等系统有广泛的生理作用和药理效应。PG对妊娠各期子宫均有兴奋作用，对分娩前子宫最为敏感，使子宫体节律性收缩，子宫颈松弛，类似正常分娩。常用PG药物为地诺前列酮（dinoprostone，PGE_2）、地诺前列素

（dinoprost，$PGF_{2\alpha}$）、硫前列酮（sulprostone）等。临床用于妊娠早期、中期、足月或过期妊娠引产。不良反应主要为恶心、呕吐、腹痛等消化道平滑肌兴奋的症状。不宜用于支气管哮喘和青光眼患者。引产时禁忌证同缩宫素。

第二节 子宫平滑肌抑制药

子宫平滑肌抑制药又称抗分娩药（tocolytic drug），抑制子宫平滑肌收缩，降低收缩力，减慢收缩节律。主要用于防治早产和痛经。主要药物包括 β_2 肾上腺素受体激动药、硫酸镁、钙通道阻滞药、缩宫素受体拮抗药等。

利托君

利托君（ritodrine）激动子宫平滑肌 β_2 肾上腺素受体，松弛子宫平滑肌。对非妊娠和妊娠子宫均有抑制作用，可用于治疗先兆早产。因弱激动 β_1 肾上腺素受体产生诸如心率增加、心悸、血压升高等心血管系统不良反应。本类药物禁忌证较多，须严格掌握适应证，静脉滴注时需密切监测母体及胎儿心率、血压等，并及时调整剂量或停用。

硫酸镁

硫酸镁（magnesium sulfate）可显著抑制子宫平滑肌的收缩，用于防治早产。还能抑制中枢神经系统，松弛血管平滑肌，缓解外周血管的痉挛状态，因此可用于妊娠高血压综合征和子痫。静脉注射硫酸镁可引起潮热、出汗、口干，注射速度过快可致恶心、头晕、眼球震颤。用量过大还可导致肾功能不全、呼吸抑制、心脏抑制等严重不良反应。腱反射消失是硫酸镁中毒呼吸抑制的先兆。一旦中毒，应立即进行人工呼吸，缓慢静脉注射氯化钙或葡萄糖酸钙等进行抢救。

硝苯地平

硝苯地平（nifedipine）阻滞钙离子通道，抑制钙离子内流，松弛子宫平滑肌，用于治疗早产。硝苯地平不宜与硫酸镁合用。

阿托西班

阿托西班（atosiban）为一种合成的肽类物质，拮抗缩宫素受体，抑制缩宫素作用，松弛子宫平滑肌。具有较好的保胎效果，尤其适用于对硫酸镁疗效不明显的先兆流产，也可与利托君或硫酸镁合用。

拓展阅读 缩宫素作用

思 考 题

1. 试述使用缩宫素的注意事项。
2. 比较缩宫素和麦角生物碱对子宫收缩的异同点。

（李 菲）

更多数字资源详见新形态教材网

- 学习目标
- 思维导图
- 拓展阅读
- 微课
- 自测题
- 本章小结
- 教学课件

第七篇

内分泌与代谢药物

第二十九章 组胺和抗组胺药

情境（案例）导入

患者，36岁，建筑工人。患者在进行高空作业时，局部皮肤突然出现片状红色突起，瘙痒难忍，去医院就诊，诊断为荨麻疹，入院治疗。医生给予口服马来酸氯苯那敏片。

问题与思考：
1. 选用马来酸氯苯那敏治疗的依据是什么？
2. 患者用药后会有哪些预期表现？

第一节 组 胺 药

组胺

组胺（histamine）为一种自体活性物质，由组氨酸经特异性的组氨酸脱羧酶脱羧产生。哺乳动物体内几乎所有组织中都含有组胺，以肥大细胞、嗜碱性粒细胞、皮肤、胃肠道和肺组织中含量较多，也存在于中枢神经系统中。组胺在生理功能调节、炎症和过敏反应等病理过程中均有着重要作用，是体内非常重要的自体活性物质。组胺受体有 H_1、H_2、H_3 和 H_4 四种亚型，H_1、H_2 和 H_3 分布和效应见表 29-1。

表 29-1 组胺受体分布与效应

受体亚型	分布	效应	阻断药
H_1	胃肠道平滑肌	收缩	苯海拉明等
	支气管平滑肌	收缩	
	子宫平滑肌	收缩	
	皮肤血管平滑肌	舒张	
	心房肌	收缩加强	
	房室结	传导减慢	
H_2	胃壁细胞	胃酸分泌增加	西咪替丁等
	血管平滑肌	舒张	
	心室肌	收缩加强	
	窦房结	心率增加	
H_3	中枢及外周神经末梢突触前膜	负反馈调节组胺合成和释放	硫丙咪胺

【药理作用】

（1）促进胃酸分泌：组胺作用于胃壁细胞的 H_2 受体，激活腺苷酸环化酶，增加细胞中的 cAMP 水平，进而激活 H^+-K^+-ATP 酶，使胃酸分泌增加，还可引起胃蛋白酶分泌增加。

（2）兴奋平滑肌：组胺作用于平滑肌细胞 H_1 受体，使支气管平滑肌收缩，引起呼吸困难，支气管哮喘者尤为敏感；对胃肠道平滑肌也有作用。

（3）心血管作用：组胺作用于血管平滑肌 H_1、H_2 受体，使小动脉、小静脉扩张，外周血管阻力下降，回心血量减少。激动 H_1 受体可使毛细血管扩张、通透性增加，可引起局部水肿。还可以直接激动心脏 H_2 受体，导致心率加快。同时，血压下降，反射性兴奋交感神经，也可导致心率加快。

【临床作用】

主要用于鉴别真、假胃酸缺乏症。目前临床多用五肽胃泌素替代组胺，减少副作用。

【不良反应】

不良反应有面色潮红、直立性低血压、头痛、支气管哮喘等。支气管哮喘者禁用。

倍他司汀

倍他司汀（betahistine，抗眩定）是组胺 H_1 受体激动药，具有扩张血管作用，可促进脑干和迷路的血液循环，纠正内耳血管痉挛，减轻膜迷路积水。倍他司汀还有抗血小板聚集及抗血栓形成作用。临床上用于：内耳眩晕病，能减轻眩晕、耳鸣、恶心及头痛等症状；多种原因引起的头痛；慢性缺血性脑血管病。不良反应较少，有恶心、头晕等症状。溃疡病患者慎用，支气管哮喘患者禁用。

英普咪定

英普咪定（impromidine）是选择性 H_2 受体激动剂，能刺激胃酸分泌，用于胃功能检查，还可以增强心室收缩功能，用于心力衰竭的辅助治疗。

第二节 抗组胺药

抗组胺药（antihistaminic）与组胺竞争相应的受体，产生抗组胺作用，但不能阻断过敏递质释放。根据药物对组胺受体选择性的不同，可分为 H_1、H_2、H_3 和 H_4 受体阻断药，H_1 受体阻断药和 H_2 受体阻断药已广泛应用于临床。

（一）H_1 受体阻断药

H_1 受体阻断药已有第一、第二两代药物供临床使用，常用的第一代药物有苯海拉明（diphenhydramine）、茶苯海明（dimenhydrinate）、异丙嗪（promethazine）、氯苯那敏（chlorphenamine）、曲吡那敏（tripelennamine）、布克力嗪（buclizine）等。大多数 H_1 受体阻断药有明显的中枢镇静作用和抗胆碱作用，表现出"（困）倦、耐（药）、（作用时间）短、（口、鼻、眼）干"的缺点。

为了提高疗效，克服不良反应，又研究开发了第二代 H_1 受体阻断药如苯茚胺（phenindamine）、赛庚啶（cyproheptadine）、特非那定（terfenadine），阿司咪唑（astemizole）等。大多数药物具有长效抗组胺作用、没有或仅有很弱的中枢镇静作用等特点。第一、第二代 H_1 受体阻断药的药理作用和临床用途基本相似。常用 H_1 受体阻断药的作用特点见表 29-2。

【体内过程】

本类药物口服或注射均吸收迅速、完全，口服后多数在 15～30 min 起效，1～2 h 血药浓

表 29-2 抗组胺药作用

药物	抗组胺	中枢抑制	防晕止吐	抗胆碱	作用时间（h）	主要用途
苯海拉明	++	+++	++	+++	4~6	皮肤黏膜过敏、晕动病
茶苯海明	+	+++	+++	++	4~6	晕动病
异丙嗪	+++	+++	++	+++	4~6	皮肤黏膜过敏、晕动病
曲吡那敏	+	++	-	+	4~6	皮肤黏膜过敏
布克力嗪	+++	+	+++	+	16~18	防晕镇吐
氯苯那敏	+++	+	+	++	4~6	皮肤黏膜过敏
苯茚胺	+	略兴奋	-	++	6~8	皮肤黏膜过敏
赛庚啶	+++	+	+	++	4~6	皮肤过敏、偏头痛
阿司咪唑	+++	-	-	-	12~24	皮肤黏膜过敏
特非那定	+++	-	-	-	12~24	皮肤黏膜过敏

注：+++ 表示作用强；++ 表示作用中等；+ 表示作用弱；- 表示无作用。

度达到高峰，一般持续 4~6 h。第二代 H_1 受体阻断药阿司咪唑、特非那定剂量小，起效快，在体内可生成活性代谢产物，作用时间可达 12~24 h。大部分在肝代谢，代谢物经肾排泄，药物极少以原形经肾排泄。

【药理作用】

（1）H_1 受体阻断作用：能竞争性阻断 H_1 受体，对抗组胺引起的支气管、胃肠平滑肌兴奋收缩及组胺引起的血管扩张和通透性增加作用，但对血管扩张和血压下降等全身作用仅有部分对抗作用，需与 H_2 受体阻断药合用才能完全对抗。

（2）中枢抑制作用：大多数 H_1 受体阻断药因能透过血-脑屏障，具有不同程度的中枢抑制作用，可引起镇静、催眠，尤以第一代药物苯海拉明和异丙嗪为甚。中枢抑制产生的原因可能是中枢 H_1 受体被阻断，阻断了脑内源性组胺介导的觉醒反应。第二代药物阿司咪唑和特非那定等不易透过血-脑屏障，故中枢抑制作用较弱或几乎无中枢镇静作用。

（3）抗胆碱作用：H_1 受体阻断药有明显的镇吐和抗晕动病作用，苯海拉明、茶苯海明、异丙嗪、布克力嗪的防晕和镇吐作用较强，可能与中枢抗胆碱作用有关。某些 H_1 受体阻断药对外周胆碱受体也有明显的阿托品样作用，主要表现为唾液腺和支气管腺体分泌减少，可引起口干等不良反应。

（4）其他作用：少数药物还有较弱的局麻作用，大剂量时对心脏有奎尼丁样作用。

【临床用途】

（1）变态反应性疾病：有助于缓解和消除由于内源性组胺释放引起的过敏症状，对荨麻疹、花粉病、过敏性鼻炎等疗效较好，可作为首选药物；通常选用镇静作用弱的第二代 H1 受体阻断药。对昆虫咬伤所致的皮肤瘙痒和水肿亦有良效；药疹和接触性皮炎也有一定疗效；也可用于输血、输液反应。

（2）晕动病及呕吐：可用于晕车、晕船、放射病、手术后和药物等多种原因引起的恶心、呕吐，效果良好。防治晕动病需在乘车、船前 30 min 服用，常选用的药物为茶苯海明，为苯海拉明和氨茶碱的复合物。

（3）镇静催眠：对中枢具有明显抑制作用的苯海拉明和异丙嗪，可短期用于治疗失眠，尤其是因变态反应性疾病引起的失眠。与平喘药氨茶碱配伍使用，以对抗氨茶碱中枢兴奋、失眠的副作用。

（4）其他：可与其他药物制成复方制剂，用于咳嗽和感冒；异丙嗪常作为冬眠合剂的成分，用于人工冬眠。异丙嗪有轻度的松弛支气管平滑肌的作用，故常作为复方镇咳祛痰药的成分。

【不良反应】

（1）中枢神经系统反应：常见嗜睡、头晕、乏力等中枢抑制现象，以苯海拉明、异丙嗪最为明显，驾驶车船或高空作业者在工作期间不宜使用，以免发生意外。第二代H1受体阻断药阿司咪唑、特非那定无中枢抑制作用。

（2）消化道反应：可见口干、厌食、恶心、呕吐、便秘和腹泻等，宜餐后服用，但阿司咪唑应餐前1 h服用，避免食物影响其吸收。

（3）其他反应：偶见粒细胞减少，淋巴细胞减少，溶血性贫血。此外，尚有视物模糊、尿潴留和排尿困难等。特非那定和阿司咪唑过量可引起心律失常，应予注意。

（二）H_2受体阻断药

H_2受体阻断药竞争性地阻断胃壁细胞基底膜的H_2受体，对基础胃酸分泌的抑制作用最强，对进食、促胃液素、迷走神经兴奋以及低血糖等诱导的胃酸分泌也有抑制作用。因此本类药物对于基础胃酸分泌以及夜间胃酸分泌都具有良好的抑制作用。临床上此类药物的应用可以减少胃酸分泌，减轻溃疡引起的疼痛，促进胃和十二指肠溃疡的愈合，因此成为治疗胃和十二指肠溃疡的首选药物。此外，也可应用于无并发症的胃食管反流综合征的治疗和应激性溃疡的预防。

H_2受体阻断药可以特异性地阻断H_2受体，不影响H_1受体，常见药物有西咪替丁（cimetidine）、雷尼替丁（ranitidine）、法莫替丁（famotidine）和尼扎替丁（nizatidine）等。其中西咪替丁有显著抑制胃酸分泌的作用，能明显抑制基础和夜间胃酸分泌，也能抑制由组胺、促胃液素、胰岛素和食物等刺激引起的胃酸分泌，并使其酸度降低。对因化学刺激引起的腐蚀性胃炎有预防和保护作用，对应激性胃溃疡和上消化道出血也有明显疗效。

（三）用药护理注意事项

对于慢性荨麻疹等过敏性疾病的治疗应首选第二代抗组胺药，一般用药原则是初始用量要足，维持用药时间要长，连续服用且不间断。当皮疹消失并维持用药4个月后，可缓慢减药。

而对于物理性荨麻疹和伴有自体血清实验阳性者至少维持治疗6个月或更长时间。药物减量一般采用隔日服药至间断服药等降阶梯方式逐渐停药。如果病情反复，则需重复治疗。

拓展阅读 H_3受体与H_4受体

思 考 题

1. 促进胃液分泌和抑制胃液分泌的因素有哪些？各自如何发挥作用？
2. 各类抗过敏的首选药物是什么？

（覃 丽）

🌐 **更多数字资源详见新形态教材网**

- 学习目标
- 思维导图
- 拓展阅读
- 微课
- 自测题
- 本章小结
- 教学课件

第三十章
性激素和避孕药

学习目标

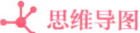思维导图

> **情境（案例）导入**
>
> 患者，女，40岁。因痛经1年，月经前淋漓出血2个月就医。临床诊断为子宫内膜异位症。患者倾向于保守治疗方法，遂采用大剂量长疗程孕激素（炔诺酮）治疗，治疗一个疗程后，月经周期规律，痛经明显减轻，无须再服用镇痛药，月经前淋漓出血消失。但患者出现了恶心、呕吐、食欲减退、右上腹疼痛等症状，检查出现肝功能障碍。
>
> 问题与思考：
> 1. 案例中炔诺酮治疗子宫内膜异位症的机制是什么？还可以治疗哪些疾病？
> 2. 使用该种药物时，有哪些用药护理注意事项？

性激素（sex hormone）是性腺分泌的甾体类激素，包括雌激素、孕激素和雄激素三大类。临床应用的性激素类药物是人工合成品及其衍生物，除治疗某些疾病外，还可用做避孕药（contraceptive）。

第一节 雌激素类药及抗雌激素药

卵巢分泌的雌激素（estrogen）主要是雌二醇（estradiol）、雌酮（estrone）和雌三醇（estriol），雌二醇生物活性最强。临床常用雌激素类药多是以雌二醇为母体合成的药物，主要包括炔雌醇（ethinylestradiol）、炔雌醚（quinestrol）及戊酸雌二醇（estradiol valerate）等。

一、雌激素类药

雌激素主要在女性卵巢中产生，雌二醇是其主要分泌产物。绝经后，卵巢不再合成激素，但在非卵巢组织（如脂肪、肝、肌肉、脑、乳腺和乳腺肿瘤），仍可通过芳香化酶将雄激素转化为雌激素，这种转化是绝经后雌激素的主要来源。局部产生的雌激素可能诱导或促进某些疾病（如乳腺癌）。

【体内过程】

各种雌激素可用于注射、口服、透皮或局部用药。入血后主要与性激素结合球蛋白或白蛋白结合，结合率约为50%。雌二醇的水基或油基酯类可用于肌内注射。雌二醇口服可在胃肠道中迅速并有效地吸收，由于首过消除明显，生物利用度较低；人工合成的炔雌醇和炔雌

醚等口服吸收后贮存于脂肪组织缓慢释放，故口服疗效好，作用维持时间长。透皮贴剂每周更换1~2次，可通过皮肤持续提供雌二醇，大面积皮肤上应用本品约10%经皮肤吸收入血，3~5 d雌二醇血中水平逐渐增加并达到稳定，经皮途径给药避免首过效应；也有用于阴道局部使用的制剂；雌激素制剂还可与孕激素结合使用。

【生理及药理作用】

（1）对生殖系统的影响

1）促进女性性器官发育和维持第二性征：雌激素与孕激素共同参与形成月经周期；可增强子宫平滑肌对缩宫素的敏感性。小剂量雌激素能促进乳腺导管及腺泡生长发育；大剂量时可抑制催乳素对乳腺的刺激作用，减少泌乳。

2）对排卵的影响：小剂量雌激素在孕激素配合下，刺激促性腺激素分泌，促进排卵；大剂量雌激素可通过负反馈机制抑制促性腺激素分泌，从而抑制排卵。

3）对男性发育的影响：雌激素亦对男性的发育起着重要作用。在男孩，雌激素缺乏会延缓青春期的生长突增，推迟骨骼成熟和骨骺闭合。

（2）对心血管系统的作用：雌激素可通过增加一氧化氮和前列腺素的合成作用，舒张血管。

（3）对中枢神经系统的作用：雌激素促进青春期女性精神心理发育，抗抑郁、抗焦虑。

（4）对代谢的影响：雌激素能促进骨中钙、磷沉积，加速骨的生长过程，对青春期骨骼生长发育发挥作用，并能预防绝经期妇女骨质丢失。

（5）其他：雌激素会促进凝血因子Ⅱ、Ⅶ、Ⅸ、Ⅹ和Ⅻ的少量增加，并减少抗凝因子蛋白C、蛋白S和抗凝血酶Ⅲ，促进凝血过程。

【临床应用】

（1）绝经期综合征：在绝经早期一定程度上预防如骨质疏松、心血管疾病等老年慢性疾病的发生；可以缓解自然绝经、全子宫切除、卵巢功能早衰者的诸如潮热、情绪不稳定、性器官萎缩等围绝经期症状。

（2）功能失调性子宫出血：低雌激素性功血者，用大剂量雌激素可使子宫内膜修复而止血，即内膜修复止血法。

（3）卵巢功能不全和闭经：原发性或继发性卵巢功能低下患者以雌激素替代治疗，可促进外生殖器、子宫及第二性征的发育。将雌激素与孕激素合用，可产生人工月经。

（4）宫腔粘连（intraterine adhesion，IUA）：雌激素能够促进子宫内膜生长与再生，有助于创面修复。IUA分离手术后使用雌激素，加或不加孕激素均有助于减少再粘连，降低复发概率。

（5）乳房胀痛和退乳：部分妇女停止授乳后，乳汁继续分泌可导致乳房胀痛，大剂量雌激素能干扰催乳素对乳腺的刺激作用，使乳汁分泌减少而退乳消痛。

雌激素还可治疗痤疮、老年性阴道炎，与孕激素合用可避孕。另外，雌激素可用于绝经后乳腺癌、前列腺癌的治疗。

【不良反应】

常见类早孕反应如厌食、恶心及头晕等，从小剂量开始，逐渐增加剂量可减轻反应。雌激素治疗可能诱发阴道不规则出血，增加血栓、子宫内膜癌和乳腺癌发生的风险。此外，应用雌激素可引起高钙血症、水钠潴留、体重增加，因此高血压患者慎用。本品在肝代谢，并可能引起胆汁淤积性黄疸，故肝功能不良患者慎用。

二、抗雌激素类药

本类药物根据作用机制的不同，主要包括选择性雌激素受体调节药（selective estrogen receptor modulator，SERM）、雌激素受体阻断药和芳香化酶抑制药。

1. **选择性雌激素受体调节剂** 他莫昔芬（tamoxifene）能特异阻断乳腺细胞上的雌激素受体，抑制依赖雌激素生长的肿瘤细胞，主要用于乳腺癌。部分患者可出现潮热、恶心、呕吐等轻微不良反应，偶见月经不规律、阴道出血、皮炎等。其他药物还有托瑞米芬（toremifen）和雷洛昔芬（raloxifene）等。

2. **雌激素受体阻断药** 氟维司群（fulvestrant）为竞争性雌激素受体阻断药，与雌激素受体结合的亲和力是他莫昔芬的100倍以上，发挥抗雌激素作用。氟维司群被用于治疗他莫昔芬治疗后病情恶化妇女的乳腺癌。

3. **芳香化酶抑制药** 绝经后妇女雌激素主要是由卵巢以外组织的雄激素转化而来，芳香化酶是其限速酶，可将雄激素、雄烯二酮和睾酮转变为雌激素、雌酮和雌二醇。芳香化酶抑制剂如阿那曲唑（anastrozole）、来曲唑（letrozole）可治疗雌激素相关疾病，如乳腺癌、子宫内膜癌等。大多数不良反应与雌激素耗竭有关，如骨骼肌疼痛、恶心、头痛、关节痛、疲劳和面部潮红等。

三、雌激素及抗雌激素药物的用药护理

1. **雌激素** 治疗过程中需监测血压和体重变化、症状缓解情况，另外需进行血凝状况及肝、肾功能监测。尤其需要进行乳房及子宫内膜状况监测，出现乳房胀痛、乳腺增生或内膜增生及阴道流血情况时应考虑停药或进一步检查。

2. **抗雌激素药物** 肝功能异常患者应慎用；妊娠、哺乳期及患有子宫内膜增生症妇女禁用，容易出现骨质疏松。骨转移患者在治疗开始时可能出现高钙血症，对此类患者需密切监测。

第二节 孕激素类药

在月经周期的后半期，孕激素主要由黄体生成素（luteinizing hormone，LH）刺激卵巢黄体分泌孕酮，妊娠3~4个月后，黄体逐渐萎缩转由胎盘分泌，直至分娩。天然孕激素为黄体酮（progesterone，孕酮），临床应用的是人工合成品及其衍生物。按照化学结构，孕激素类药物可分为两类。① 17α-羟孕酮类：黄体酮衍生物，如甲羟孕酮（medroxyprogesterone，安宫黄体酮）、甲地孕酮（megestrol）和氯地孕酮（chlormadinone）等。② 19-去甲睾酮类：结构与睾酮相似，如炔诺酮（norethisterone）、炔诺孕酮（norgestrel）、双醋炔诺醇（ethynodiol diacetate）等。

【体内过程】

黄体酮有口服制剂、栓剂及注射剂，吸收较好。几乎完全（96%~99%）与血清蛋白结合，在肝内代谢，约12%代谢为孕烷二醇，代谢物与葡萄糖醛酸结合随尿排出。2~6 h血药浓度达峰，以后逐渐下降，可持续48 h，约72 h后作用消失，半衰期为2.5 h左右。

【药理作用】

（1）对生殖系统作用：孕激素促进子宫内膜继续增厚、充血，腺体增生，使子宫内膜由增

殖期转为分泌期。妊娠过程中，有利于受精卵着床，在胎盘形成后，可减少妊娠子宫的兴奋性，保持妊娠状态。大剂量孕激素可抑制腺垂体分泌 LH，抑制排卵。孕激素抑制子宫颈管腺体分泌黏液，减少精子进入子宫。

（2）乳腺：在妊娠周期的黄体期，孕酮与雌激素共同作用，导致乳腺腺体增生。在妊娠末期，乳腺小体充满分泌物，腺体的血管也明显增加，可促进乳房发育，为哺乳做准备。分娩时雌激素和孕激素水平下降后，泌乳才会开始。

（3）中枢神经系统：在正常的月经周期中，基础体温在排卵期可能会轻度升高，体温升高的原因是孕酮。孕酮还会增加呼吸中枢对二氧化碳的通气反应，导致动脉和肺泡 CO_2 分压降低。黄体酮还可能对中枢神经系统有抑制和催眠作用，这可能是服用激素后出现嗜睡的原因。

（4）代谢作用：孕激素具有多种代谢作用。长期服用强效的孕激素（如诺孕酮）可能会降低葡萄糖耐量。黄体酮和类似物会增加低密度脂蛋白，并可促进蛋白质分解，增加尿素氮的排泄。黄体酮因结构相似可拮抗醛固酮在肾小管中的作用，从而产生利尿作用。

【临床应用】

（1）功能性子宫出血：孕激素类药可使子宫内膜协调一致地转为分泌期，停药后子宫内膜完全脱落后止血。

（2）痛经和子宫内膜异位症：孕激素可以拮抗子宫内膜破碎后释放前列腺素引起的子宫收缩作用，使痛经得以缓解，从而治疗痛经。大剂量长疗程孕激素可抑制腺垂体促性腺激素分泌，可使异位的子宫内膜萎缩退化，治疗子宫内膜异位症。

（3）先兆流产与习惯性流产：可用于治疗黄体功能不足引起的先兆流产与习惯性流产，但对于习惯性流产疗效不确切。

（4）子宫内膜腺癌：大剂量孕激素类药可使子宫内膜癌细胞分泌耗竭而致瘤体萎缩退化，可使部分患者病情缓解。

（5）前列腺肥大和前列腺癌：孕激素负反馈抑制腺垂体促性腺激素释放，减少睾酮的分泌，促使前列腺细胞萎缩退化，产生治疗作用。

（6）避孕

【不良反应】

常见不良反应有子宫出血、经量减少甚至停经。偶见恶心、呕吐、头痛、乳房胀痛及腹痛。19-去甲睾酮类激素大剂量时可致肝功能障碍，同时具有雄激素样作用，如性欲改变、多毛或脱发、痤疮，女性胎儿男性化，不宜用于流产治疗。大剂量黄体酮可导致胎儿生殖器畸形。

【用药护理注意事项】

（1）19-去甲睾酮类是具有一定雄激素样作用，禁用于妊娠妇女。

（2）孕激素在肝代谢，肝功能不全患者禁用。

（3）长期使用大量孕激素导致抑郁加重。

第三节　雄激素类药和抗雄激素类药

一、雄激素类药

睾酮（testosterone）是男性及女性分泌的主要雄激素。睾酮前体雄烯二酮和脱氢表雄酮是弱雄激素，可在外周转化为睾酮。睾酮也能转化为活性更强的二氢睾酮（dihydrotestosterone）。临床多用人工合成的睾酮衍生物，例如甲睾酮（methyltestosterone，甲基睾酮）、丙酸睾酮（testosterone propionate）和苯乙酸睾酮（testosterone phenylacetate）等。

【体内过程】

睾酮口服生物利用度低，一般用其油溶液做肌内注射或皮下植入给药。睾酮的酯类衍生物如丙酸睾酮和十一酸睾酮等吸收缓慢，作用时间长。睾酮血浆蛋白结合率高。睾酮的代谢产物大部分与葡萄糖醛酸和硫酸结合经肾排泄。甲睾酮不易被肝破坏，口服有效，也可舌下给药。

【生理和药理作用】

（1）对生殖系统的作用：睾酮可促进男性生殖器官的正常生长、发育，形成并维持男性第二性征，促进精子的生成与成熟。

（2）同化作用：促进蛋白质合成（同化作用），减少蛋白质分解异化作用，促进机体正氮平衡，促进骨骼生长，使肌肉增长。

（3）促进骨髓造血：较大剂量的睾酮可促进肾分泌促红细胞生成素，也可直接刺激骨髓造血功能，促进红细胞的生成。

（4）增强免疫功能：睾酮能促进免疫球蛋白合成，增强机体免疫功能，并且具有糖皮质激素样抗炎作用。

【临床应用】

（1）男性性腺功能减退症：本品用于男性性腺功能减退的睾酮替代治疗，如睾丸切除后、无睾症、睾丸炎、克氏综合征、垂体功能低下、内分泌性阳痿，治疗期间测量血清睾酮浓度可监测睾酮的治疗效果。

（2）男性衰老：睾酮水平会随着男性年龄的增长而降低，表现出衰老，如性功能、骨密度和血红蛋白的降低。睾酮治疗可改善虚弱体质。

（3）功能性子宫出血：利用雄激素抗雌激素的作用，使子宫平滑肌及其血管收缩，内膜萎缩而止血，更年期患者尤为适用。但停药后易出现撤退性出血。

（4）晚期乳腺癌：雄激素能够缓解绝经后女性晚期乳腺癌的病情。可能与雄激素对抗雌激素的活性以及抑制腺垂体分泌促性腺激素有关，此外雄激素还可对抗催乳素对癌组织的刺激作用。

（5）血液病：偶尔用于一线药物难治的溶血性贫血和特发性血小板减少性紫癜的辅助治疗。

【不良反应】

（1）男性患者不良反应：大剂量服用所有雄激素都会抑制促性腺激素的分泌，从而抑制内源性睾丸功能。这会降低内源性睾酮和精子的生成，导致生育能力下降。男性患者可发生性欲亢进，也可出现女性化，这主要是由于雄激素在性腺外组织转化为雌激素所致。

（2）女性及儿童患者不良反应：妇女和儿童会出现男性化现象，包括面部和身体多毛、颞部毛发按男性模式退缩和痤疮。男孩会出现阴茎增大，女性会出现阴蒂增大。骨骺尚未闭合的男孩和女孩会出现早熟和线性生长迟缓。大剂量给药时，可转化为雌激素的雄激素（如睾酮本身）会导致妇科炎症。

（3）其他不良反应：17α-烷基化雄激素是唯一会引起肝中毒的雄激素。

二、抗雄激素类药

抗雄激素类药是一类抑制雄激素的合成或作用的药物，包括睾酮合成抑制剂和雄激素作用抑制剂。

（1）睾酮合成抑制剂：促性腺激素释放激素（gonadotropin-releasing hormone，GnRH）类似物如戈舍瑞林（goserelin）长期给药可通过抑制LH分泌来有效抑制睾酮分泌，适用于卵巢功能正常女性乳腺癌的治疗，并可用于治疗前列腺癌。GnRH受体阻断药如地加瑞克（degarelix）拮抗GnRH的作用，同样可使睾酮减少到去势水平，用于前列腺癌的治疗。CYP17A1是合成雄激素的关键酶，一些药物如阿比特龙（abiraterone），可抑制CYP17A1（也称为17α-羟基酶和17,20-裂解酶），从而阻断类固醇激素（包括睾酮和皮质醇）的合成，可用于治疗前列腺癌。

（2）雄激素作用抑制剂：这些药物可抑制雄激素与雄激素受体（androgen receptor，AR）的结合或抑制5α还原酶。雄激素受体阻断药如氟他胺（flutamide）、比卡鲁胺（bicalutamide）、尼鲁胺（nilutamide）、恩扎鲁胺（enzalutamide）、阿帕鲁胺（apalutamide）和达鲁胺（darolutamide）。这些雄激素受体阻断药主要与GnRH类似物一起用于治疗间变性前列腺癌。氟他胺也被用于治疗女性多毛症，因肝毒性而应慎用。

非那雄胺（finasteride）和度他雄胺（dutasteride）是5α还原酶的拮抗剂。它们能阻止睾酮向双氢睾酮的转化，尤其是在男性体内，故这类药物可治疗良性前列腺增生症。

三、雄激素及抗雄激素药的用药护理注意事项

（1）长期应用高剂量雄激素治疗时应注意监测电解质、心功能和肝功能，因长期应用雄激素治疗可以引起水钠潴留水肿，血钙水平升高并偶见有紫癜性肝炎、黄疸、肝功能损伤和肝肿瘤。注意雄激素对男性可抑制精子形成，产生女性型乳房；对女性可能出现男性化现象。

（2）睾酮合成抑制剂可引起肾上腺皮质功能不全，接受本品联合泼尼松治疗的患者在停用类固醇和（或）伴发感染或应激状态时，出现肾上腺皮质功能不全。故应监测肾上腺皮质功能不全的症状和体征，并慎用本品。雄激素受体阻断药及5α还原酶拮抗剂因肝毒性需监测肝功能。

拓展阅读 *雄激素受体拮抗剂*

第四节 避 孕 药

避孕药是指阻碍受孕或终止妊娠的一类药物。现有的避孕药多为女用避孕药，男用避孕药较少。

一、甾体激素避孕药

大多数口服避孕药和一些长效注射避孕药含孕激素成分，甾体激素类制剂是由雌激素和孕激素配伍或单独由孕激素组成，是常用的女用避孕药。

【药理作用】

（1）抑制排卵：雌、孕激素通过负反馈机制，抑制下丘脑GnRH的释放，使腺垂体分泌促卵泡生成激素（follicle stimulating hormone，FSH）和LH减少，于是卵泡的发育、成熟过程

受到抑制；不能形成排卵前 LH 高峰，故不发生排卵。

（2）改变宫颈黏液性状：单孕激素类制剂使宫颈黏液量减少，使黏稠度增加，不利于精子通过，使受精过程受阻。

（3）改变子宫内膜的形态与功能：孕激素过早干预，可使子宫内膜提前转入分泌期，子宫内膜逐渐退化萎缩，受精卵着床困难。

（4）改变输卵管功能：在雌、孕激素作用下，输卵管上皮纤毛功能、肌肉节段运动和输卵管液体分泌均受到影响，改变受精卵在输卵管内正常运动，干扰受精卵的着床。

【分类及用法】

甾体激素避孕药有口服、注射、经皮肤、经阴道及经宫腔制剂（宫内节育系统），根据药物作用时间分为短效、长效、速效和缓释类。具体见表 30-1。

表 30-1 甾体激素避孕药组成及用法

制剂名称	孕激素	雌激素	用法
短效口服避孕药			
复方炔诺酮片	炔诺酮 0.6 mg	炔雌醇 35 μg	如复方炔诺酮片，月经周期第 5 日开始，每晚 1 片，不断服用 22 日。停药后 2~3 日可能发生撤退性出血，形成人工月经周期
复方甲地孕酮片	甲地孕酮 1 mg	炔雌醇 35 μg	
复方炔诺孕酮片	炔诺酮 0.3 mg	炔雌醇 30 μg	
长效口服避孕药			
左炔诺孕酮炔雌醚片	左炔诺孕酮 6 mg	炔雌醚 3 mg	如左炔诺孕酮炔雌醚片，月经周期第 5 日服第 1 片，最初两次间隔 20 日，以后每隔 1 个月服用 1 次，每次服用 1 片
复方氯地孕酮片	氯地孕酮 12 mg	炔雌醚 3 mg	
复方次甲氯地孕酮片	次甲氯地孕酮片 12 mg	炔雌醚 3 mg	
长效注射避孕药			
复方己酸羟孕酮注射液	己酸羟孕酮 250 mg	戊酸雌二醇 5 mg	如复方己酸羟孕酮注射液首次于月经周期第 5 日和第 12 日各深部肌内注射 1 支，以后于每个月月经周期的第 10~12 日注射 1 支
复方甲地孕酮注射液	甲地孕酮 25 mg	雌二醇 3.5 mg	
甲羟孕酮注射液	甲羟孕酮 150 mg		甲羟孕酮为单纯孕激素长效注射剂，首次于月经周期第 5 日注射，之后每 3 个月注射 1 次
探亲避孕药			
甲地孕酮片	甲地孕酮 2 mg		由大剂量孕激素组成，如炔诺酮可同房当晚服用，同房 14 日以内，每晚服 1 片，如超过 14 日，则接服复方短效口服避孕药，直至探亲期结束。一般不作为常规避孕药使用
炔诺酮探亲片	炔诺酮 5 mg		
双炔失碳酯片	双炔失碳酯 7.5 mg		
皮下埋植剂			
左炔诺孕酮硅胶棒Ⅰ型	左炔诺孕酮每根 36 mg		月经周期的第 1~5 天，局部麻醉下在上臂或股内侧做一个长 2~3 mm 的横切口后，用埋植针将药棒呈扇形植入皮下，每次 6 支

续表

制剂名称	孕激素	雌激素	用法
左炔诺孕酮硅胶棒Ⅱ型	左炔诺孕酮每根 75 mg		月经周期的第 1 周内，局部麻醉无菌条件下，在上臂或股内侧皮肤上做一个 0.2 cm 的切口，用套管针将埋植剂放入皮下。每次 2 支，有效避孕 4 年
阴道避孕环 　甲地孕酮硅胶环 　左炔诺孕酮阴道避孕环	甲地孕酮 200 mg 或 250 mg 左炔诺孕酮 6 mg		将孕激素如甲地孕酮放在以聚二甲基硅氧烷橡胶为材料制成的阴道环和宫内避孕器内，分别置入阴道和子宫腔内，使孕激素缓慢释放，从而达到长期的避孕效果

为了使服用者的性激素水平近似正常的月经周期水平，并减少月经期间出血的发生率，可将避孕药制成多相片剂，有双相片或三相片。在多相片中，雌激素的用量相对固定，孕激素的用量逐渐递增，更符合人体内源性激素的变化规律，临床效果更好。

【不良反应】

（1）类早孕反应：为雌激素刺激所致。一般坚持用药 2~3 个月后该症状可减轻或消失。

（2）子宫不规则出血：常发生于用药后最初的几个周期，可加服炔雌醇。

（3）闭经或月经减少：绝大多数在停药后可自然恢复，如服药后连续 2 个月停经，则应停药。

（4）乳汁减少：少数哺乳期妇女用药后乳汁分泌减少。

（5）凝血功能亢进：部分患者用药后发生静脉血栓、肺栓塞或脑血栓形成。

（6）其他：可能引起轻度肝损伤，血压升高，痤疮、皮肤色素沉着等。

【禁忌证】

严重心血管疾病、血栓类疾病患者不宜使用，急慢性肝炎或肾炎、生殖器官恶性肿瘤、糖尿病、甲状腺功能亢进症患者和哺乳期者不宜使用。

【药物相互作用】

肝药酶诱导剂，如苯巴比妥、苯妥英钠，可加速本类避孕药在肝内代谢，影响避孕效果，甚至导致突破性出血。

二、其他避孕药

（一）抗早孕药

抗孕激素类药物干扰孕酮的合成和代谢。米非司酮（mifepristone）为孕酮和糖皮质激素的竞争性受体阻断药。在妊娠早期使用米非司酮，通过阻断子宫孕激素受体（progesterone receptor，PR）导致蜕膜分解，使子宫肌层收缩作用增强，宫颈软化，从而促进脱落囊胚的排出，诱发流产。米非司酮与米索前列醇或其他 PG 合用，可用于终止停经 49 d 内的妊娠。亦用于无防护性生活后或避孕失败后 72 h 以内，预防妊娠的临床补救措施。

（二）男性避孕药

环丙氯地孕酮

环丙氯地孕酮（cyproterone acetate）是一种强效孕激素，为抗雄激素药物，可竞争性对抗雄激素的作用。大剂量时可抑制促性腺激素的分泌，减少睾丸内雄激素结合蛋白的产生，抑制精子生成，干扰精子成熟。

孕激素-雄激素复合剂

较大剂量孕激素和雄激素可负反馈抑制腺垂体促性腺激素的分泌，抑制精子的发生。两者合用有协同作用，可减少各药剂量，从而减少副作用。雄激素可补充体内睾酮的不足，用以维持正常性功能。

（三）外用杀精剂

目前常用的外用避孕药多是一些具有较强杀精作用的药物，可制成膜剂、片剂或栓剂。将此类药物放入阴道后，药物可自行溶解并分散在子宫颈表面和阴道壁，发挥杀精作用，从而达到避孕目的。常用的药物有壬苯醇醚（nonoxynol）、辛苯醇醚（octoxynol-9）等，放入阴道后迅速溶解，释放出药物杀灭精子；同时药物溶解后形成黏液，又可阻碍精子运动，使其不易进入子宫腔，避孕效果良好，不杀伤阴道杆菌，不良反应少。

三、避孕药的用药护理注意事项

（1）一般避孕药通常分为多种，故需要注意服药时间。如长效避孕药一般需要在来月经的第1天到第3天左右开始，然后连续服用7 d左右；而紧急避孕药一般需要在同房后72 h之内服用。

（2）服药剂量：一般药物不同，所服用药物的剂量也不相同，所以在用药之前，要详细阅读说明书，根据说明书上的剂量进行服用，也可以在医生的指导下服用。

（3）其他注意事项同雌、孕激素。

思 考 题

1. 简述雌激素的生理、药理作用和临床应用。
2. 简述抗雌激素类药的分类及作用机制。
3. 简述孕激素的生理、药理作用和临床应用。
4. 简述雄激素与抗雄激素药的用药护理与注意事项。
5. 简述甾体激素避孕药的药理作用。

（关凤英）

更多数字资源详见新形态教材网

学习目标　　思维导图　　拓展阅读　　微课
自测题　　　本章小结　　教学课件

第三十一章
甲状腺激素与抗甲状腺药物

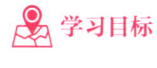

情境（案例）导入

患者，女，30岁，因"畏热、多汗、乏力5个月"到医院就诊。明确诊断为甲状腺功能亢进症，给予口服甲巯咪唑片治疗。出院后患者坚持上述治疗半个月余，到当地医院复查甲状腺功能提示甲状腺功能亢进好转，复查血常规提示粒细胞、白细胞稍偏低。一日后因受凉感觉咽痛，6 d 后因粒细胞减少再次入院。

问题与思考：
1. 该患者应用甲巯咪唑片进行甲状腺功能亢进症治疗的作用机制是什么？
2. 使用甲巯咪唑这类药物时，有哪些用药护理注意事项？

第一节 甲状腺激素

甲状腺激素（thyroid hormone，TH）对正常发育，尤其是中枢神经系统的发育至关重要，并能维持新陈代谢的平衡，影响各器官系统的功能。甲状腺激素包括三碘甲状腺原氨酸（3,5,3′-triiodothyronine，T_3）和四碘甲状腺原氨酸（3,5,3′,5′-tetraiodothyronine，T_4）即甲状腺素（thyroxine）。

一、甲状腺激素的合成、分泌和调节

甲状腺激素的合成、分泌及调节过程见图 31-1。

（一）甲状腺激素的合成过程

1. 碘化物的吸收 饮食中摄入的碘以碘离子（I^-）的形式进入血液循环。正常情况下，血液中的碘离子浓度很低。甲状腺中的碘化物与血浆中的比例通常为（20~50）∶1，甲状腺腺泡细胞可以通过碘泵主动从血浆中摄取碘离子（I^-）。

2. 碘活化和酪氨酸碘化 甲状腺中的过氧化物酶将碘氧化成其活性形式，活性碘与甲状腺球蛋白（thyroglobulin，TG）形成单碘酪氨酸（monoiodotyrosine，MIT）和二碘酪氨酸（diiodotyrosine，DIT）残基，然后再将其储存在甲状腺滤泡的细胞外腔中。

3. 偶联 在过氧化物酶的作用下，2分子 DIT 偶联生成 T_4，1分子 MIT 和 1分子 DIT 偶联生成 T_3。

4. 释放 在蛋白水解酶的作用下，释放出的激素 90% 主要以 T_4 形式以及剩余部分以 T_3 的形式排出，约 40% 的 T_4 在外周经过 5′- 脱碘的作用下生成 T_3。

（二）甲状腺激素的调节

垂体分泌的促甲状腺激素（thyroid stimulating hormone，TSH），以脉冲方式和昼夜节律模式分泌（与皮质醇的昼夜节律模式相反，夜间睡眠时水平略高），并促进甲状腺激素的合成和分泌。TSH 的分泌受下丘脑分泌的促甲状腺激素释放激素（thyrotropin releasing hormone，TRH）的控制。而血中甲状腺激素的水平对于 TRH 和 TSH 的转录及分泌具有负反馈调节作用（图 31-1）。

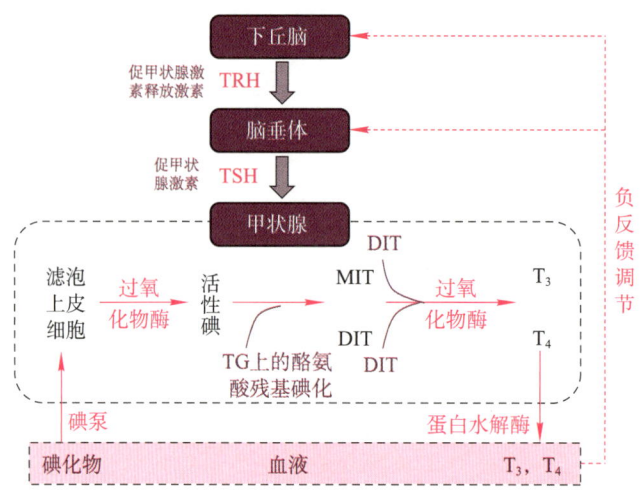

图 31-1 甲状腺激素的合成、分泌及调节示意图
TG. 甲状腺球蛋白；MIT. 单碘酪氨酸；DIT. 二碘酪氨酸

二、常用甲状腺激素药

甲状腺激素

【体内过程】

T_4 与 T_3 口服后生物利用度分别为 50%~75% 和 90%~95%，吸收率受肠内容物影响。严重黏液性水肿患者口服吸收不良，故须肠外给药。两者血浆蛋白结合率可达 99% 以上，T_3 的蛋白亲和力低于 T_4，其游离量可为 T_4 的 10 倍。T_4 从体内排出的速度很慢，半衰期为 6~8 d。甲状腺功能亢进时，半衰期会缩短到 3~4 d，而甲状腺机能减退时，半衰期可能为 9~10 d。在与甲状腺结合球蛋白（thyroxine binding globulin，TBG）结合增加的情况下（如妊娠），清除速度会减慢。T_3 的半衰期为 18~24 h。肝是甲状腺激素代谢的主要场所，T_4 和 T_3 与葡萄糖醛酸和硫酸结合，主要经肾脏排出，少量随胆汁排出体外。部分甲状腺激素在肠道中被重新吸收，部分以游离的形式随粪便排出体外。

【药理作用】

（1）维持生长发育：能够促进蛋白质合成，维持骨骼及中枢神经系统的生长发育，尤其在大脑发育过程中发挥着关键作用。婴儿期如有严重甲状腺功能减退症，可使胚胎神经元轴突和树突形成障碍，神经髓鞘形成延缓，骨骼不能形成，导致生长发育迟缓，形成呆小病（cretinism，克汀病）。患儿出生时通常表现正常，但随后会出现生长发育迟缓、四肢短小、智力障碍和无精打采等症状。TH 还可加速胎儿肺发育，新生儿呼吸窘迫综合征与 T_3、T_4 不足有

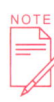

关。成人甲状腺功能减退时因 TH 分泌过少，蛋白质合成障碍，组织间黏蛋白沉积，引起黏液性水肿（myxedema），甚至浆膜腔积液，发生记忆力减退，反应迟钝。

（2）促进代谢和产热：促进物质氧化，增加氧耗，提高基础代谢率，使产热增多。甲状腺功能不全时，基础代谢率降低，产热减少，表现为皮肤干燥、心率减慢和体温下降。甲状腺功能亢进时有畏热、多汗、消瘦等症状。

（3）增强机体交感-肾上腺系统的反应性：甲状腺功能减退时可致疲劳、嗜睡、不耐寒、精神迟钝、抑郁等。甲状腺功能亢进时交感-肾上腺系统活性增强，患者对儿茶酚胺类反应性增高，出现神经过敏、易激动、烦躁、震颤、心率加快、心肌收缩力加强、心排血量增加及血压升高等现象。

【作用机制】

主要是核受体介导的基因效应，即由 T_3 与甲状腺激素受体 TRs 结合介导的（T_3 与 TRs 结合的亲和力约为 T_4 的 10 倍）。TRs 由两个基因 *THRA* 和 *THRB* 编码。分别编码受体 TRα 和 TRβ，TRα 在大多数细胞类型中均有表达，甲状腺激素与其结合，启动靶基因的转录，加速功能性蛋白质的生成，并产生一系列生物效应，主要调节心率、体温、骨骼肌功能和小肠发育。*THRA* 突变被描述为身材矮小、骨骼异常、慢性便秘，以及循环正常 TSH 和低 T_4 水平。

甲状腺激素亦可以通过快速的非基因组机制发挥生物效应。TRα 和 TRβ 以 T_3 依赖的方式与 PI3K（磷脂酰肌醇 3-激酶）的 p85α 亚基结合，导致 Akt（蛋白激酶 B）的激活，可以调节心率、体温、血糖和甘油三酯水平。

【临床应用】

（1）甲状腺功能减退：呆小病应及早诊治，否则会出现智力低下。常用甲状腺片口服治疗，从小剂量开始，逐渐增加，至症状明显好转时即以此量维持，并随时调整剂量。黏液性水肿亦给予甲状腺片口服治疗，应从小量开始，逐渐增至足量。老年人、循环系统严重疾病及垂体功能减退者则须谨慎用药，以防过量诱发或加重心脏病；垂体功能低下患者宜先用皮质激素再给予甲状腺激素，以防发生急性肾上腺皮质功能不全；黏液性水肿昏迷者必须立即静脉注射大量 T_3，同时给予足量氢化可的松，待患者苏醒后改为口服。如无静脉注射制剂时可将 T_3 片剂研细加水搅匀后鼻饲给予。

（2）单纯性甲状腺肿：由于缺碘所致，以补碘为主。临床上无明显病因者可给予适量 TH 作为补充治疗，并可抑制 TSH 过多分泌，缓解甲状腺组织代偿性增生肥大。

（3）T_3 抑制试验：主要用于单纯性甲状腺肿与甲亢的鉴别诊断。患者口服 T_3 20 μg，每日 3 次，连续 6 d，服药前后分别测摄碘率进行对比。单纯性甲状腺肿患者，其摄碘抑制率应超过服药前的 50%，甲亢患者的抑制率低于 50%。

（4）其他：①甲状腺功能亢进患者服用抗甲状腺药治疗过程中，加服 T_4 有利于减轻突眼和甲状腺肿大，并可防止发生甲状腺功能减退。因 T_4 很少通过胎盘，不能防止抗甲状腺药剂量过大对胎儿甲状腺功能的影响，因此甲状腺功能亢进孕妇服用抗甲状腺药时一般不加服 T_4；②甲状腺癌术后应用 T_4，以维持低 TSH，因为促甲状腺激素是甲状腺癌的生长因子，可抑制残余的甲状腺组织，减少复发；③T_4 还可用于内分泌性突眼的治疗。

【不良反应】

TH 过量时可出现心悸、手震颤、多汗、体重减轻、失眠等不良反应，重者可腹泻、呕吐、发热、脉搏快而不规则等。TH 过量会增加心房颤动的风险，尤其是老年人；甲状腺激素过量还会增加骨质疏松症的风险，尤其是绝经后妇女。

目前临床常用的甲状腺素是左甲状腺素（levothyroxine），其有口服片剂和胶囊，也有注射用冻干粉。本品为人工合成的四碘甲状腺原氨酸，在体内转变成三碘甲状腺原氨酸（T_3）而活性增强，是甲状腺激素替代疗法的首选激素，因为它的作用稳定且持续时间较长。

碘塞罗宁（liothyronine）为人工合成的三碘甲状腺原氨酸钠，ADME 数据与内源性 T_3 相同，作用与甲状腺素相似，而效力为甲状腺激素的 3~5 倍。用于治疗严重慢性甲状腺素缺乏症（黏液性水肿），还可用作甲状腺功能诊断药。

促甲状腺激素是一种糖蛋白激素，由垂体糖蛋白（如促性腺激素）共有的 α 亚基和独特的 β 亚基组成。促甲状腺激素以脉冲方式和昼夜节律模式分泌（夜间睡眠时水平略高），与皮质醇的昼夜节律模式相反，反映出皮质醇会减少促甲状腺激素的分泌。促甲状腺激素的分泌受下丘脑肽 TRH 和血液循环中游离甲状腺激素浓度的控制。甲状腺激素的增加会抑制 TRH 基因和 TSH 的 α 和 β 亚基编码基因转录，从而抑制 TSH 的分泌，导致甲状腺失去活性和衰退。甲状腺分泌甲状腺激素功能的下降会引起促甲状腺激素分泌的增强。

促甲状腺素释放激素功能通过促甲状腺激素增加甲状腺激素的合成和分泌。

三、甲状腺激素类药物的用药护理

1. 遵循医生的指示 不要自行调整用药剂量及方式，不要漏服。甲状腺激素药物应该在空腹时服用，最好在早上起床后 30 min 内。空腹有利于药物的吸收和利用。避免与其他药物或补充剂同时服用，以免影响药物的吸收和效果。例如，某些抗酸药、铁剂和钙剂可能与甲状腺激素药物相互作用，减少药物的吸收。

2. 定期复查 甲状腺激素药物的剂量需要根据甲状腺激素水平的变化进行调整。如出现心悸、震颤、体重减轻、失眠等甲状腺功能亢进症状，应立即停药，用受体阻断药对抗，之后再根据具体情况调整给药。

第二节　抗甲状腺药物

甲状腺功能亢进症（简称甲亢）可采用手术治疗，亦可采用抗甲状腺药物进行治疗或者用于术前准备。常用药物有硫脲类、碘及碘化物、放射性碘及 β 受体阻断药等 4 类。

一、常用抗甲状腺药

硫脲类

硫脲类（thiourea）是最常用的抗甲状腺药，又分为硫氧嘧啶类（thiouracil）和咪唑类（imidazole）两类。前者包括甲硫氧嘧啶（methylthiouracil，MTU）和丙硫氧嘧啶（propylthiouracil，PTU），后者包括甲巯咪唑（methimazole，MMI）和卡比马唑（carbimazole，CMZ）。

【体内过程】

本类药物口服吸收迅速，药物吸收后分布到全身各组织，主要在甲状腺中聚集，在肝脏代谢。血药浓度达峰时间和半衰期各不相同，如甲硫氧嘧啶达峰时间为 8 h，半衰期为 6~15 h，代谢较慢，维持时间长，在甲状腺组织中药物浓度可维持 15~24 h，大部分从尿排出，还可以通过胎盘和乳汁排出。丙硫氧嘧啶片半衰期为 2 h，可通过胎盘和乳汁排出。甲巯咪唑的血浆半衰期约为 4.7 h，但在甲状腺组织中药物浓度可维持 16~24 h。

【药理作用】

（1）抑制甲状腺激素合成：本类药物通过抑制过氧化物酶，干扰碘与甲状腺球蛋白酪氨酰残基的结合及酪氨酰残基偶联，抑制甲状腺激素的合成，从而导致碘化甲状腺球蛋白的储存逐渐消耗，故起效缓慢。除了阻止激素合成外，丙硫氧嘧啶还能部分抑制 T_4 到 T_3 的外周脱碘作用，其他硫脲类药物没有这种作用，因此治疗严重甲亢或甲状腺危象时选择丙硫氧嘧啶。

（2）减弱β受体介导的糖代谢：硫氧嘧啶可以使心肌和骨骼肌β受体下调，腺苷酸环化酶活性降低，故可减弱由β受体介导的糖代谢活动。

（3）免疫抑制作用：硫脲类药物能轻度抑制免疫球蛋白的生成，降低血液循环中甲状腺刺激性免疫球蛋白（thyroid stimulating immunoglobulin，TSI）的水平。此作用对甲亢患者有一定的对因治疗效果。

【临床应用】

（1）甲状腺功能亢进症：作为长期治疗方法，适用于更愿意接受药物治疗而非放射性碘治疗或手术的患者。甲巯咪唑的血浆和甲状腺内半衰期相对较长，长期治疗可作为首选药物，每日单剂量给药效果好，依从性高，而且毒性低于丙硫氧嘧啶，尤其是降低了罕见但具有破坏性的肝衰竭并发症的风险。开始治疗后，应每 2~4 个月对患者进行一次甲状腺功能检测［血清游离 T_4 和（或）游离 T_3 浓度］。

（2）甲亢术前治疗：在术前应先服用硫脲类药物，使甲状腺功能恢复或接近正常，可减少甲状腺次全切除手术患者在麻醉和手术后的合并症，防止术后发生甲状腺危象。但是，用硫脲类后因降低 TH 水平而使 TSH 分泌增多，导致腺体增生、充血，须在术前两周加服大剂量碘剂，使腺体缩小变韧，以利于手术进行及减少出血。

（3）甲状腺危象的治疗：甲亢患者因精神刺激、手术、外伤、感染等诱因，使 TH 突然大量释放入血，诱发甲状腺危象，表现为高热、虚脱、肺水肿、心力衰竭、电解质紊乱等一系列危重表现。其治疗除消除诱因、对症治疗外，给予大剂量碘剂的基础上，同时应用大剂量硫脲类（常选用 PTU）以阻断 TH 的合成并减少其释放。

【不良反应】

（1）常见不良反应：目前使用的硫氧嘧啶类药物不良反应发生率相对较低，最常见的反应是轻度荨麻疹性丘疹，通常会在不中断治疗的情况下自行消退，但有时需要服用抗组胺药和皮质类固醇，并更换为另一种抗甲状腺药物。其他不太常见的并发症包括关节疼痛和僵硬、麻痹、头痛、恶心、皮肤色素沉着及脱发。

（2）粒细胞减少症：在服用丙硫氧嘧啶或甲巯咪唑的患者中发生率为 0.1%~0.5%。由于粒细胞减少症通常发生迅速，应指导患者在出现咽喉痛或发热时立即报告，并停用抗甲状腺药物和检测粒细胞计数。粒细胞减少症在停用药物后是可逆的，服用重组人粒细胞集落刺激因子可加速康复。

（3）肝毒性：服用较大剂量的丙硫氧嘧啶时，肝功能检查可出现异常。暴发性肝坏死是 PTU 治疗中一种极为罕见但可能具有破坏性的并发症，可导致死亡或需要进行肝移植。

（4）甲状腺肿：长期应用后，可使血清 TH 水平显著下降，反馈性增加 TSH 分泌而引起腺体代偿性增生，腺体增大、充血，严重者可产生压迫症状。还可诱导甲状腺功能减退，及时发现并停药常可恢复。

碘及碘化物

【药理作用及作用机制】

碘及碘化物（iodine and iodide）在不同剂量时发挥不同的作用。

（1）小剂量碘为合成 TH 的原料：缺碘使 TH 合成不足，进而导致甲状腺增生。因此，小剂量碘用于防治单纯性甲状腺肿，在食盐中加入适量碘化钾或碘化钠可有效防止该病的发生。

（2）大剂量碘有抗甲状腺作用：大剂量碘可抑制谷胱甘肽还原酶的活性，阻滞 TG 水解，甲状腺激素在血液循环中的释放迅速受阻；大剂量碘抑制甲状腺过氧化物酶，其合成轻度减少。大剂量碘对甲亢患者和正常人都能产生抗甲状腺作用，一般用药 1~2 d 起效，10~15 d 达最大效应。但如继续长期用药，可使碘的摄取受抑制、胞内碘离子浓度下降，因此失去抑制激素合成的效应，甲亢的症状又可复发。这是碘化物不能单独用于甲亢内科治疗的原因。

（3）大剂量碘抑制 TSH 所致的腺体增生作用：此作用使甲状腺血管减少，腺体缩小变硬。

【临床应用】

（1）小剂量碘防治单纯性甲状腺肿：缺碘地区应食用加碘盐给予预防，如腺体太大或已有压迫症状者应考虑手术治疗。

（2）大剂量碘的应用：只限于以下情况①甲状腺功能亢进的术前准备，一般在术前 2 周给予复方碘溶液，利于手术进行及减少出血；②甲状腺危象的治疗，可将碘化物加到 10% 葡萄糖溶液中静脉滴注，也可服用复方碘溶液，需同时配合服用硫脲类药物，并在 2 周内逐渐停服。

【不良反应】

（1）急性反应：偶有患者对碘化物过敏，突出的症状是血管性水肿，喉头水肿可能导致窒息，可能会出现多处皮肤出血；亦可能会出现血清病型过敏的表现（如发热、关节痛、淋巴结肿大和嗜酸性粒细胞增多）。也有因碘化物过敏引起血栓性血小板减少性紫癜和致命性结节性动脉周围炎的病例。

（2）慢性碘中毒：表现为咽喉及口腔烧灼感、唾液分泌增多、眼刺激症状等。

（3）诱发甲状腺功能紊乱：长期服用碘化物可诱发甲亢。碘还可进入乳汁并通过胎盘引起新生儿甲状腺肿，故孕妇及乳母应慎用。

放射性碘

放射性碘（radioactive iodine）用于诊断和治疗甲状腺疾病的主要同位素是 ^{123}I 和 ^{131}I。^{123}I 为 γ 发射体，半衰期较短为 13 h，用于诊断。^{131}I 的半衰期较长为 8 d，同时发射 γ 射线和 β 粒子，具有破坏性的 β 粒子（占 99%），几乎只作用于甲状腺实质细胞，对周围组织几乎没有损伤；少量 γ 射线（占 1%）辐射穿过组织，可用于检测甲状腺摄碘功能。

通过放射性碘治疗，患者可以避免手术的风险和不适。放射性碘治疗可诱发放射性甲状腺炎；极少数患者会出现心脏表现（如心房颤动或缺血性心脏病）；还有极少数患者会出现甲状腺危象。使用抗甲状腺药物进行预处理可以减少或消除这种并发症。使用 ^{131}I 治疗的主要禁忌证是妊娠，20 岁以下患者及肾功能不佳者慎用。

β 肾上腺素受体阻断药

无内源性拟交感活性的 β 肾上腺素受体阻断药如普萘洛尔（propranolol）、阿替洛尔（atenolol）等也是甲亢及甲状腺危象时的对症治疗药物，可有效对抗由甲亢所致的心率加快、心收缩力增强、震颤、多汗、体重减轻、失眠等交感神经活动增强的症状，为辅助治疗药。本类药物适用于老年患者，以及静息心率 >90 次 / 分或者伴有心血管疾病的甲状腺疾病患者。另外应用大剂量 β 肾上腺素受体阻断药可做甲状腺术前准备，不会导致腺体增大变脆。静脉注射可帮助甲状腺危象患者度过危险期。

二、抗甲状腺药物的用药护理与注意事项

1. **监测临床症状、甲状腺大小及甲状腺功能** 观察患者服用药物后有无畏寒、乏力及体重增加过快等甲状腺功能减退的症状，监测体温、体重及脉搏等指标，注意甲状腺的大小、硬度等改变及甲状腺功能检测，为医生调整药量提供依据。

2. **做好健康教育，注意防止不良反应** 建议患者在治疗初期前3个月，每周做1次血常规检查；维持治疗期间每月做1次血常规检查。并提醒患者出现咽痛、发热等症状时，应立即就诊。肝损害多发生在治疗开始后的12周内，建议患者在治疗初期前3个月每月做1次肝功能检查。提醒患者如出现厌食、恶心、上腹疼痛、尿黄、皮肤或巩膜黄染等症状时，应立即就诊。

3. **用药特殊人群注意事项** 妊娠期慎用或不用，尤其MMI在妊娠早期致畸性高于PTU；亦能进入乳汁，哺乳期妇女应避免哺乳，如需使用，可首选MMI，因PTU的肝毒性更强。儿童用药：小儿应根据病情调节用量，用药过程中应酌情加用甲状腺片，避免出现甲状腺功能减退。老年人用药：老年人尤其肾功能减退者，用药量应减少。如发现甲状腺功能减退，应及时减量或加用甲状腺片。

拓展阅读 克汀病的发现史

思 考 题

1. 简述硫脲类抗甲状腺药物的药理作用、临床应用及其主要不良反应。
2. 能够用于甲状腺危象的抗甲状腺药物有哪些？
3. 妊娠期及哺乳期女性甲亢患者可以选择哪些抗甲状腺药物？为什么？

（关凤英）

更多数字资源详见新形态教材网

- 学习目标
- 思维导图
- 拓展阅读
- 微课
- 自测题
- 本章小结
- 教学课件

第三十二章
胰岛素及其他降血糖药

学习目标

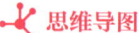思维导图

情境（案例）导入

患者，男，55 岁，身高 165 cm，体重 95 kg。患者由于长期饮食不节，于 6 年前因高血压就诊，检查发现空腹血糖 8.0 mmol/L，餐后血糖 19.0 mmol/L，口服二甲双胍片。但由于饮食、运动控制欠佳，病情时有反复。1 周前上述症状加重。实验室检查：空腹血糖 8.0 mmol/L，三酰甘油 4.6 mmol/L，尿微量蛋白 75.2 mg/L。

问题与思考：
1. 二甲双胍的作用机制是什么？
2. 除二甲双胍外，还有哪几类降血糖药？其作用机制分别是什么？

糖尿病是一种以高血糖为特征的代谢性疾病，主要分为 1 型糖尿病（胰岛素依赖性糖尿病，insulin dependent diabetes mellitus，IDDM）和 2 型糖尿病（非胰岛素依赖性糖尿病，noninsulin dependent diabetes mellitus，NIDDM）。1 型糖尿病是指胰岛 B 细胞遭到严重破坏导致胰岛素分泌绝对不足所引起的糖尿病，需用胰岛素进行治疗。2 型糖尿病是指以胰岛素抵抗为主伴胰岛素相对不足或胰岛素分泌不足为主伴胰岛素抵抗的一类糖尿病。除胰岛素外，治疗 2 型糖尿病还有口服降血糖药及其他类型的降血糖药。

第一节　胰岛素及其制剂

一、胰岛素

胰岛素（insulin）是由胰岛 B 细胞分泌，由 A、B 两条多肽链通过二硫键连接组成的酸性蛋白。人胰岛素分子量为 5 808 Da，但药用胰岛素多从猪、牛胰腺提取。胰岛素结构有种属差异，虽不直接妨碍在人体发挥作用，但可成为抗原，引起过敏反应。目前可通过 DNA 重组技术人工合成胰岛素，还可将猪胰岛素 B 链第 30 位的丙氨酸用苏氨酸替代而获得人胰岛素。

【药理作用】

胰岛素可增加葡萄糖的利用，加速葡萄糖的无氧酵解和有氧氧化，促进肝糖原的合成和储存，并能促进葡萄糖转变为脂肪，抑制糖原分解和糖异生，因而降低血糖。胰岛素能促进脂肪

的合成，抑制脂肪的分解，使酮体生成减少。胰岛素能够促进蛋白质的合成，抑制蛋白质的分解。

（1）对糖代谢的影响：增加葡萄糖的利用，促进肝糖原的合成和储存，加速葡萄糖的有氧氧化和无氧酵解，并能促进葡萄糖转变为脂肪，抑制糖原分解和糖异生，因而降低血糖。

（2）对脂肪代谢的影响：促进脂肪的合成，抑制脂肪的分解，降低游离脂肪酸及酮体的生成，增加脂肪酸利用率。

（3）对蛋白代谢的影响：促进肌细胞对氨基酸的摄取，促进蛋白质的合成，抑制蛋白质的分解。

（4）促进钾离子进入细胞：促进钾离子从细胞外液进入组织细胞内，故有降血钾作用。

【体内过程】

胰岛素普通制剂口服无效，必须注射给药。皮下注射吸收快，半衰期约10 min，作用可维持数小时。主要在肝、肾灭活。因此，严重的肝、肾功能不全影响其灭活。

【作用机制】

胰岛素属多肽类激素，与细胞膜表面胰岛素受体结合而产生作用。胰岛素受体由两个α亚单位和两个β亚单位经二硫键连接而成。α亚单位完全暴露在细胞膜外，β亚单位是带有酪氨酸蛋白激酶活性的跨膜蛋白。胰岛素与受体α亚单位结合后激活β亚单位上的酪氨酸蛋白激酶，引起β亚单位的自身磷酸化，导致细胞内其他活性蛋白的一系列磷酸化，进而产生降血糖等生物效应。

【临床应用】

（1）糖尿病：胰岛素用于治疗胰岛素绝对或相对缺乏的各型糖尿病。主要用于以下情况。①1型糖尿病或胰岛功能基本丧失的幼年型糖尿病；②经饮食或口服降血糖药未能控制的2型糖尿病。③发生各种急性或严重并发症如酮症酸中毒，高渗性昏迷或乳酸酸中毒糖尿病；④合并重度感染，消耗性疾病、高热、妊娠、分娩及大手术前后。

（2）细胞内缺钾：胰岛素与葡萄糖、氯化钾合用可促进钾内流，纠正细胞内缺钾。

【不良反应】

（1）低血糖症：是最常见的不良反应，由胰岛素过量所致。患者可出现面色苍白，出汗、心悸、震颤等症状，严重者可出现休克甚至死亡。症状轻者可饮用糖水，严重者应立即静脉注射50% 溶液葡萄糖。

（2）过敏反应：因胰岛素具有抗原性及其制剂含有杂质，可引起过敏反应。表现为注射部位瘙痒、红斑，偶见过敏性休克。

（3）胰岛素抵抗

1）急性型：常由于并发感染、创伤、手术等应激状态，使血中的抗胰岛素物质增多，妨碍葡萄糖的摄取，从而降低胰岛素的作用。

2）慢性型：慢性抵抗的原因很多，可能是体内产生了抗胰岛素受体的抗体，使胰岛素的结合大大减少；也可能是胰岛素受体数目减少；或是靶细胞膜上葡萄糖转运系统失常。

（4）脂肪组织萎缩：见于注射部位。

第二节 口服降血糖药

一、磺酰脲类降血糖药

磺酰脲类降血糖药是最早治疗糖尿病的口服降血糖药,其共同结构是苯磺酰脲,根据两端侧链结构的不同分为第一代、第二代和第三代磺酰脲类。

第一代:主要有甲苯磺丁脲(tolbutamide),氯磺丙脲(chlorpropamide)。甲苯磺丁脲是在磺胺类基础上发展而来。

第二代:代表药物有格列本脲(glyburide)、格列吡嗪(glipizide)等。第二代磺酰脲类主要是在第一代磺酰脲类苯环侧链接一个芳香环的碳酰胺基,降血糖作用增加数十至上百倍。

第三代:代表药物有格列美脲(glimepiride)、格列齐特(gliclazide)等,主要是在磺酰脲的尿素部分增加一个二环杂环,其不仅能降血糖,还具有抑制血小板聚集作用,对糖尿病患者容易凝血和有血管栓塞倾向有益。

【体内过程】

磺酰脲类药物在胃肠道吸收迅速而完全,血浆蛋白结合率高,多数药物在肝内氧化成羟基化合物,从尿液排出。磺酰脲类药物的主要药动学特点见表32-1。

表32-1 常用磺酰脲类药物药动学特点

药物	达峰时间(h)	作用持续时间(h)	血浆蛋白结合率(%)	半衰期(h)
甲苯磺丁脲	3~4	6~12	88	4~6
氯磺丙脲	10	36~60	>90	25~40
格列本脲	2~6	24	95	10
格列吡嗪	1~3	10~24	>90	5
格列喹酮	2~3	2~3	>90	1.5
格列美脲	2~3	24	99	5~8
格列齐特	3~4	24	92	10~12

【药理作用】

(1)降血糖作用:对正常人群和胰岛功能尚存的糖尿病患者均有效,但对1型糖尿病患者无作用。磺酰脲类的降血糖作用主要是通过刺激胰腺的B细胞释放胰岛素。磺酰脲类与B细胞表面的磺酰脲类受体(SUR1)的亚单位结合,阻滞与受体偶联的ATP敏感钾通道而阻止K^+外流,致使细胞膜去极化,使电压敏感Ca^{2+}通道开放,Ca^{2+}流入,引起胰岛素释放。故胰岛中的B细胞是该类药降血糖作用的必要条件。现代研究证明,胰岛中含有30%以上的B细胞,磺酰脲类才能发挥其降血糖作用。

(2)抗利尿作用:氯磺丙脲能促进抗利尿激素的分泌和增加肾小管对抗利尿激素的敏感性,可使尿崩症的患者尿量明显减少。

(3)对凝血功能的影响:第三代磺酰脲类具有改善血小板功能,降低血液黏度和改善微循环的作用,有助于防治糖尿病微血管病变。

【临床应用】

（1）糖尿病：主要用于胰岛功能尚存的2型糖尿病，且单用饮食控制无效者。

（2）尿崩症：氯磺丙脲可用于治疗中枢性尿崩症。

【不良反应】

（1）胃肠道反应：胃肠道反应较常见，可有恶心、呕吐、腹泻、胃痛或胃肠不适等。偶见肝损伤和胆汁淤积性黄疸，氯磺丙脲尤较多见，因此需定期检查肝功能。

（2）低血糖：用量过大可导致低血糖，严重者可引起持续性低血糖，须反复注射葡萄糖解救。处理不当可引起不可逆损伤，甚至死亡。

（3）其他：少数患者可出现皮疹或红斑等过敏反应、骨髓抑制、粒细胞减少、血小板减少症等。

【药物相互作用】

由于磺酰脲类的血浆蛋白结合率高，因此会与其他药物如保泰松、水杨酸钠、吲哚美辛、青霉素、双香豆素等竞争性结合血浆蛋白，使游离药物浓度上升而引起低血糖反应。

二、餐时血糖调节药

餐时血糖调节药为非磺酰脲类促胰岛素分泌药，使用后可促进胰岛素分泌。该类代表性药物主要有瑞格列奈和那格列奈。

瑞格列奈

瑞格列奈（repaglinide）于1998年作为第一个餐时血糖调节药上市。它是非磺酰脲类短效胰岛素分泌促进剂。最大的优点是可以模仿胰岛素的生理性分泌，有效地控制餐后高血糖。

作用机制为其与胰岛B细胞膜上的特异性受体结合，促进与受体偶联的ATP敏感性钾通道关闭，抑制钾离子从B细胞外流，细胞膜去极化，钙通道开放，钙离子内流，促进胰岛素分泌。口服吸收迅速，15 min 起效，1 h 内达峰浓度，$t_{1/2}$ 约 1 h。其作用快于磺酰脲类，故餐后降血糖作用较快。临床用于2型糖尿病，与二甲双胍合用效果更好。因其结构中不含硫，故对磺酰脲类药物过敏者仍可使用。不良反应为可引起低血糖，与二甲双胍合用会增加发生低血糖的危险性。

三、双胍类

国内常用药物有二甲双胍（metformin）和苯乙双胍（phenformin）。本类药物主要通过促进组织对葡萄糖的摄取和利用，增加组织的无氧酵解，抑制葡萄糖在肠道的吸收，抑制肝糖原异生，以及拮抗胰高血糖素等。

二甲双胍

【体内过程】

二甲双胍主要由小肠吸收，用药后约1 h显效，2 h左右血药浓度达峰值，体内不与血浆蛋白结合，以原形从尿中排出。

【药理作用】

二甲双胍可明显降低糖尿病患者血糖，但对正常人血糖无明显影响。降糖不依赖胰岛B细胞，其作用机制主要为增加外周组织对葡萄糖的摄取，减少葡萄糖在肠道的吸收，减少肝葡萄糖的合成，抑制胰高血糖素释放。对胰岛功能丧失者仍有效。此外，二甲双胍还可增加肝和肌肉对胰岛素的敏感性，降低脂质异常、凝血异常等多种心血管危险因素。

【临床应用】

为 2 型糖尿病起始治疗的首选药物。主要用于轻型糖尿病患者，尤其适用于肥胖及单纯饮食控制无效者。

【不良反应】

常见不良反应包括腹泻、恶心、呕吐、胃胀、乏力、消化不良、腹部不适及头痛。单独接受本品治疗的患者在正常情况下不会出现低血糖，但与其他降血糖药联合使用（如磺酰脲类和胰岛素）、饮酒等情况下会出现低血糖。

四、胰岛素增敏剂

胰岛素抵抗和胰岛 B 细胞功能受损是临床糖尿病治疗所面临的两大难题，改善患者的胰岛素抵抗状态对糖尿病治疗具有重要意义。目前对 2 型糖尿病的治疗思路从单纯增加胰岛素的数量转移到提高组织对胰岛素的敏感性上来。

胰岛素增敏剂主要为噻唑烷酮类化合物（thiazolidinedione，TZD），包括罗格列酮（rosiglitazone）、环格列酮（ciglitazone）、吡格列酮（pioglitazone）、恩格列酮（englitazone）等，能改善 B 细胞功能，显著改善胰岛素抵抗及相关代谢紊乱，对 2 型糖尿病及其心血管并发症均有明显疗效。

【药理作用】

（1）改善胰岛素抵抗、降低高血糖：可增加骨骼肌及脂肪组织对胰岛素的敏感性而发挥降血糖作用。

（2）改善脂肪代谢紊乱：能显著降低 2 型糖尿病患者血浆中脂肪酸、三酰甘油含量，增加高密度脂蛋白水平。

（3）防治 2 型糖尿病血管并发症：可抑制血小板聚集、炎症反应和内皮细胞增生。减轻肾小球的病理改变，延缓蛋白尿的发生。

（4）改善胰岛 B 细胞功能：可减少细胞死亡阻止胰岛 B 细胞的衰退，增加胰腺胰岛的面积、密度和胰岛中胰岛素含量而对胰岛素的分泌无影响。降低血浆胰岛素水平和游离脂肪酸水平，减少其对胰腺的毒性作用，保护 B 细胞功能。

【作用机制】

噻唑烷酮类化合物改善胰岛素抵抗及降糖的机制与竞争性激活过氧化物酶增殖体受体 -γ（peroxisomal proliferator activated receptor γ，PPAR-γ），调节胰岛素反应性基因的转录有关。PPAR-γ 激活后可通过多个途径增强靶组织对胰岛素的敏感性，减轻胰岛素抵抗。

【临床应用】

本类药物具有良好的安全性和耐受性，且低血糖反应较少发生。临床主要用于 2 型糖尿病，尤其是产生了胰岛素抵抗的患者。

【不良反应】

噻唑烷酮类化合物具有良好的安全性和耐受性，低血糖发生率低。副作用主要有肝毒性，心力衰竭、头痛、嗜睡、消化道症状和骨折风险增加等。

吡格列酮

吡格列酮（pioglitazone）是胰岛素增敏剂，药理作用与胰岛素的存在有关，可减少外周组织和肝脏对胰岛素的抵抗，增加对依赖胰岛素的葡萄糖的处理，并减少肝糖的输出。与磺酰脲类不同，本品不是一个胰岛素促分泌药。其作用机制是高选择性地激动 PPAR-γ，PPAR-γ 的活化可调节许多控制葡萄糖及脂类代谢的胰岛素相关基因的转录。临床适用于 2 型糖尿病，不良反应主要有低血糖、贫血症、水肿、血浆容积增加、丙氨酸氨基转移酶升高等。

五、α-葡萄糖苷酶抑制药

α-葡萄糖苷酶抑制药主要有阿卡波糖（acarbose）、伏格列波糖（voglibose）和米格列醇（miglitol）等。

阿卡波糖

阿卡波糖（acarbose）是 α-葡萄糖苷酶抑制药，口服较少吸收，生物利用度 <2%。在肠道内竞争性抑制小肠 α-葡萄糖苷酶，抑制食物中碳水化合物分解，使葡萄糖的吸收减缓，从而减少餐后高血糖，因此具有使患者饭后血糖降低的作用。临床配合饮食控制可用于 2 型糖尿病，降低糖耐量异常者的餐后血糖。常见不良反应为胃肠功能紊乱。

第三节　其他降血糖药

一、胰高血糖素样肽-1 受体激动剂

代表药有艾塞那肽和利拉鲁肽。

艾塞那肽

艾塞那肽（exenatide）是一种长效胰高血糖素样肽-1（glucagons like peptide-1，GLP-1）类似物，具有肠促胰岛素分泌激素类似物效应。其可促进胰腺 B 细胞葡萄糖依赖性地分泌胰岛素，抑制胰高血糖素过量分泌，并且能够延缓胃排空。艾塞那肽的氨基酸序列与人 GLP-1 氨基酸序列部分重叠，其可与 GLP-1 受体结合并激活该受体，通过 cAMP 或其他细胞内信号传导通路的作用来增加葡萄糖依赖性的胰岛素合成和分泌。仅在血糖升高时，艾塞那肽可快速作用于胰腺 B 细胞的葡萄糖应答机制，促使胰岛素释放。当血糖浓度降低和接近正常时，胰岛素的分泌随之下降。其最大作用出现在用药后 3 h，作用可持续 5 h，主要经肾清除。临床应用于单用二甲双胍、磺酰脲类，以及二甲双胍合用磺酰脲类，血糖仍控制不佳的 2 型糖尿病患者。

不良反应有低血糖反应，特别是与磺酰脲类促胰岛素分泌药联合应用可出现中度低血糖，且呈剂量依赖性，口服碳水化合物后症状解除。

二、二肽基肽酶-Ⅳ抑制剂

当进食后血糖高时，人体的胃肠分泌细胞分泌两种肠促胰岛素，即胰高血糖素样肽-1（GLP-1）和葡萄糖依赖性促胰岛素释放多肽（GIP），两种肽均可促进胰岛素分泌，从而控制血糖的升高，但两种肽均可迅速被二肽基肽酶-Ⅳ（dipeptidyl peptidase-Ⅳ，DPP-Ⅳ）降解。而 DPP-Ⅳ抑制剂可高选择性抑制 DPP-Ⅳ，减少 GLP-1 的降解，延长其活性，促使胰岛素的分泌增加，胰高血糖素分泌减少，并能减少肝葡萄糖的合成。单药或联合应用可控制对胰岛素敏感的糖尿病患者的血糖水平。代表药有西格列汀、维格列汀、沙格列汀、利格列汀和阿格列汀。

西格列汀

西格列汀（sitagliptin）是一种高选择性二肽基肽酶Ⅳ（DPP-Ⅳ）抑制剂，能够防止 DPP-Ⅳ水解肠促胰岛激素，从而增加活性形式的 GLP-1 和 GIP 的血浆浓度，以葡萄糖依赖的

方式增加胰岛素释放并降低胰高血糖素水平，降低 2 型糖尿病患者空腹血糖和餐后血糖水平。口服生物利用度约 87%，半衰期约 12.4 h，血浆蛋白结合率约 38%，主要经肾排泄。临床应用于经生活方式干预无法达标的 2 型糖尿病患者，可采用单药治疗或与其他口服降血糖药联合治疗。不良反应：①本药与磺酰脲类药联用时，为减少发生低血糖风险可考虑酌减磺酰脲类药的剂量；②本药通过肾排泄，肾功能不全患者应调整剂量并密切监测；③警惕持续性呕吐、严重腹痛等急性胰腺炎症状，及时停用本药及其他可疑药品。有胰腺炎病史患者应密切监测。

三、钠－葡萄糖协同转运蛋白 2 抑制剂

钠－葡萄糖协同转运蛋白 2（sodium-glucose cotransporter 2，SGLT-2）主要分布在肾近曲小管，负责肾中 90% 葡萄糖的吸收。SGLT-2 抑制剂是一类新型口服降血糖药，其作用机制为抑制葡萄糖转运蛋白控制肾小管附近的葡萄糖运送，减少肾小管对葡萄糖的吸收，促进葡萄糖从尿液中排出。SGLT-2 抑制剂不仅可以有效降低血糖，还可显著延缓 2 型糖尿病患者心力衰竭的进展和慢性肾病患者终末期肾病的进展。代表药有达格列净（dapagliflozin）、卡格列净（canagliflozin）和恩格列净（empagliflozin）等。

达格列净

达格列净（dapagliflozin）是一种钠－葡萄糖协同转运蛋白抑制剂，口服后约 2 h 血药浓度达高峰，半衰期约 12.9 h，主要经肾排泄。临床用于经饮食和运动控制不佳的 2 型糖尿病患者的血糖控制。不适用于 1 型糖尿病或糖尿病酮症酸中毒。不良反应包括泌尿生殖道感染、低血糖、脱水和低血压等。

第四节　降血糖药的用药护理

糖尿病的治疗目标是使全部时间内血糖维持在正常范围内，并使物质代谢恢复正常。糖尿病高血糖的控制策略是综合性的，包括饮食治疗、运动治疗、血糖监测、糖尿病健康教育和药物治疗。血糖监测是观察糖尿病患者病情的重要手段，根据血糖测定结果调整药物用量。

（1）胰岛素常见且最危险的不良反应是低血糖反应。患者应随身携带含糖食物，如有心慌、饥饿感、头晕、出冷汗等症状，应立即自测血糖，如为低血糖则立即进食或去医院。

（2）磺酰脲类药物的起始剂量必须从最小剂量开始。根据血糖监测结果，每 1~2 周调整 1 次剂量，直至血糖控制水平满意。当最大剂量磺酰脲类药未能控制血糖，可加用其他类别的降血糖药。此外，患者应禁酒，因为乙醇可诱发或加重空腹时磺酰脲类的降血糖作用而发生低血糖反应。

（3）餐时血糖调节剂常见不良反应有低血糖反应，但低血糖风险和程度较磺酰脲类轻。

（4）二甲双胍最常见的不良反应为胃肠道反应，但二甲双胍使用期间应警惕乳酸酸中毒，乳酸酸中毒虽然罕见但后果严重，一旦出现酸中毒呼吸困难、腹痛、肌肉痉挛等乳酸酸中毒可疑症状，患者应立即停药并及时治疗。

（5）噻唑烷酮类降血糖药对肝有严重的毒副作用，应定期监测肝功能，发现血清氨基转移酶增高，超过正常高限 2.5 倍时应停用。

（6）阿卡波糖可引起肝损伤，因此在服药期间应监测氨基转移酶及肝功能变化，发现酶升高应停用。

拓展阅读　胰高血糖素样肽－1

思 考 题

1. 胰岛素有何特点？其主要不良反应有哪些？
2. 能促进胰岛素分泌的降血糖药有哪些？各有何特点？

（徐道华）

更多数字资源详见新形态教材网

- 学习目标
- 思维导图
- 微课
- 自测题
- 本章小结
- 教学课件
- 拓展阅读

第三十三章
肾上腺皮质激素类药物

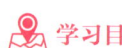学习目标

思维导图

> **情境（案例）导入**
>
> 患者，女，52岁，因"半年前无明显诱因出现乏力不适，面部红斑2个月"收入风湿免疫科。经系列检查后诊断为"系统性红斑狼疮"，予以糖皮质激素＋钙剂治疗，但出院后未能坚持服用钙剂。两年后时有腿痛及后背部疼痛症状，未予以重视，一次滑倒后腰椎骨折，诊断为骨质疏松性椎体压缩性骨折。
>
> **问题与思考：**
> 1. 该患者为何应用糖皮质激素进行治疗？其临床应用范围有哪些？
> 2. 在使用糖皮质激素时，有哪些用药护理注意事项？

肾上腺皮质激素主要包括糖皮质激素（glucocorticoid，GC）、盐皮质激素（mineralocorticoid）和性激素（sex hormone），合称皮质类固醇。在人体中，氢化可的松（hydrocortisone，皮质醇）及可的松（cortisone）是主要的生理性糖皮质激素，醛固酮（aldosterone）和去氧皮质酮（desoxycorticosterone）是主要的生理性盐皮质激素。临床上常用的皮质激素是糖皮质激素类。

第一节 糖皮质激素

应激状态时，机体糖皮质激素水平可达正常分泌量的10倍，通过允许作用等方式，使机体能适应内、外环境变化所产生的强烈刺激；药理剂量时，糖皮质激素除影响物质代谢，还有抗炎、免疫抑制和抗休克等广泛的药理活性。可的松和氢化可的松等内源性糖皮质激素的水盐代谢及物质能量代谢作用选择性低，且药效维持时间短，通过对其进行化学结构改造，人工合成了一系列糖皮质激素类衍生物，延长了药效，并且增加其作用的选择性及口服活性。按其在体内作用持续时间长短分为短效、中效和长效3类。糖皮质激素的分类及作用见表33-1。

一、常用糖皮质激素药物

（一）分泌与调节

糖皮质激素的合成与分泌受垂体分泌的促肾上腺皮质激素（adrenocorticotrophic hormone，ACTH）的调节，凌晨0时血浆浓度最低，而后逐渐升高，上午8~10时最高，其原因是

表 33-1 常用糖皮质激素类药物的分类

药物	糖代谢（比值）	水盐代谢（比值）	抗炎作用（比值）	等效剂量（mg）	半衰期（min）	作用持续时间（h）
短效						
氢化可的松	1.0	1.0	1.0	20.00	90	8~12
可的松	0.8	0.8	0.8	25.00	30	8~12
中效						
泼尼松	4.0	0.8	3.5	5.00	60	12~36
泼尼松龙	4.0	0.8	4.0	5.00	200	12~36
甲泼尼龙	5.0	0.5	5.0	4.00	180	12~36
曲安西龙	5.0	0	5.0	4.00	>200	12~36
长效						
地塞米松	20~30	0	30	0.75	100~300	36~54
倍他米松	20~30	0	25~35	0.60	100~300	36~54

注：表中水盐代谢、糖代谢、抗炎作用的比值均以氢化可的松为 1 计；等效剂量以氢化可的松为标准计。

ACTH 的分泌受下丘脑的促皮质激素释放因子（corticotropin-releasing factor，CRF）调节，具有昼夜节律性。CRF 及 ACTH 对于 GC 的合成与分泌具有正反馈作用，而 GC 水平的高低反过来可以负反馈调节 CRF 及 ACTH 的释放，此调节简称 HPA 轴（图 33-1）。

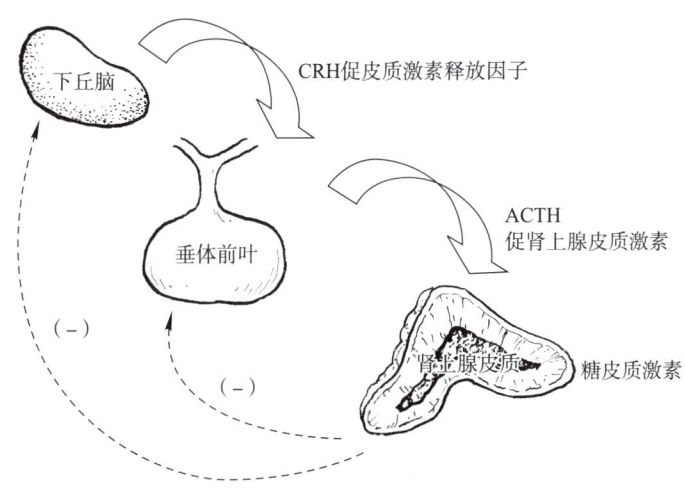

图 33-1　肾上腺皮质激素的合成、分泌及调节示意图

（二）体内过程

口服及肌内注射均可吸收，局部给药，如滑膜间隙、结膜囊、皮肤和呼吸道亦可被全身吸收。甚至外敷吸收可能导致全身效应，包括抑制 HPA 轴。

皮质醇被吸收到血浆中后，90% 或更多的皮质醇会可逆地与蛋白质结合。其中约 80% 与皮质激素运载蛋白（corticosteroid binding globulin，CBG）结合，约 10% 与白蛋白结合，约 10% 以游离状态存在，发挥药效；妊娠期循环中雌激素水平的升高会诱导 CBG 的产生，CBG 和血浆中皮质醇的总含量会增加数倍，而游离皮质醇仅有少量增加。服用含雌激素避孕药妇女的 CBG 和总皮质醇水平也会受到类似影响。

GC 主要在肝代谢，并随尿液排出体外。11- 酮基的类固醇，如可的松和泼尼松（prednisone），必须在 11β-HSD 的 1 型同工酶（11β-HSD1）作用下，生成有生物活性的氢化可的松及泼尼松龙（prednisolone）。故在肝功能不全的情况下，应选择不需要酶活化的氢化可的松或泼尼松龙，而不是可的松或泼尼松。

氢化可的松的血浆半衰期为 80~144 min，一次给药作用可持续 8~12 h。混悬液肌内注射后吸收慢，一次给药可维持 24 h，关节腔内注射可维持 1 周。剂量大或肝、肾功能不全者半衰期延长；泼尼松龙因不易被灭活，半衰期可达 200 min。

（三）生理功能

1. 对代谢的影响

（1）糖代谢：GC 可调节碳水化合物的新陈代谢，使血糖水平升高。GC 促进肝糖异生，同时也促进葡萄糖以糖原的形式储存。GC 减少葡萄糖的利用，增加蛋白质分解，激活脂肪分解，从而为糖异生提供原料。故 GC 可使糖尿病患者的病情恶化，诱发易感患者新发高血糖。

（2）蛋白质代谢：GC 加速肝外组织，如胸腺、肌肉、骨骼等的蛋白质分解代谢，增加血清中氨基酸的含量和尿中氮的排泄量，造成负氮平衡；大剂量 GC 还可抑制蛋白质合成。长期用药可出现肌肉萎缩、骨质疏松、皮肤变薄和伤口愈合缓慢等。

（3）脂质代谢：GC 对脂质代谢具有两种影响。第一种影响是体内脂肪的急剧重新分布，如库欣综合征患者皮质醇分泌过多，会出现向心性肥胖，同时四肢的脂肪会减少，表现为满月脸、水牛背而四肢消瘦等。另一个影响是它可以促进其他药物（如 β 肾上腺素受体激动剂）的脂肪分解作用，从而导致 GC 给药后游离脂肪酸的增加。

（4）电解质和水分平衡：由于结构相似，GC 可产生弱的盐皮质激素样的钠水潴留作用，并对 Ca^{2+} 代谢产生多重影响，降低肠道对 Ca^{2+} 的摄取，增加破骨细胞对骨骼 Ca^{2+} 的动员，增加肾对 Ca^{2+} 的排泄，从而导致体内总 Ca^{2+} 储存量减少。

2. 允许作用（permissive action） GC 对有些组织细胞虽无直接活性，但可为其他激素发挥作用创造有利条件，称为允许作用。例如其可增强儿茶酚胺的收缩血管作用和胰高血糖素的升高血糖作用等。

（四）药理功能

1. 抗炎作用 GC 具有强大的抗炎作用，可以抑制不同原因诱发的炎症，以及各个阶段的炎症反应，涉及多种机制。GC 可诱导脂皮素 -1 的表达，抑制磷脂酶 A_2，从而抑制花生四烯酸衍生的白三烯及前列腺素等炎性介质。另外，可使血管活性因子和趋化因子的释放减少，脂肪分解酶和蛋白分解酶的分泌减少，白细胞向损伤区域的外渗减少，并最终减少纤维化。GC 还能减少促炎细胞因子和诱导型一氧化氮合酶的表达。

2. 免疫抑制及抗过敏作用 GC 干扰淋巴组织在抗原作用下的分裂和增殖，减少淋巴细胞数量。另外 GC 还能影响淋巴细胞的免疫反应，阻断致敏 T 淋巴细胞所诱发的单核细胞和巨噬细胞的募集等途径发挥免疫抑制作用。抗原 - 抗体反应引起肥大细胞脱颗粒而释放组胺、5- 羟色胺、缓激肽等过敏性物质，从而引起一系列过敏性反应症状。GC 能减少上述过敏介质的产生，抑制因过敏介质所致的炎症反应，减轻过敏性症状（表 33-2）。

3. 抗休克作用 大剂量 GC 具有抗休克作用，常用于感染中毒性休克的治疗，并辅助用于其他类型的休克。机制可能是：①扩张痉挛收缩的血管、兴奋心脏、加强心脏收缩力；②稳定溶酶体膜，减少心肌抑制因子（myocardial depressant factor，MDF）的释放；③抑制某些炎性因子的产生，减轻全身炎症反应及组织损伤，使微循环血流动力学恢复正常，改善休克状态；④提高机体对细菌内毒素的耐受力，但对外毒素无效。

表 33-2 糖皮质激素对炎症/免疫反应的抑制作用

细胞类型	抑制因子	抑制效果
巨噬细胞和单核细胞	花生四烯酸、PG 和 LT 细胞因子：IL-1、IL-6 和 TNF-α 急性期反应物	由糖皮质激素抑制 PLA_2 和 COX-2 介导细胞因子的产生和释放受阻；细胞因子对炎症产生多种影响（如↑T 细胞，↑成纤维细胞增殖）
内皮细胞	ELAM-1 和 ICAM-1 急性期反应物 细胞因子（如 IL-1） 花生四烯酸衍生物	ELAM-1 和 ICAM-1 对白细胞定位至关重要，与上述巨噬细胞和单核细胞相同
嗜碱性粒细胞	组胺、LTC_4	IgE 依赖性释放↓由糖皮质激素决定
成纤维细胞	花生四烯酸代谢	与上述巨噬细胞和单核细胞相同 糖皮质激素↓生长因子诱导的 DNA 合成和成纤维细胞增殖
淋巴细胞	细胞因子（IL-1、IL-2、IL-3、IL-6、TNF-α、GM-CSF、干扰素 γ）	与上述巨噬细胞和单核细胞相同

注：ELAM-1，内皮-白细胞黏附分子 1；ICAM-1，细胞间黏附分子 1；LT，白三烯；PG，前列腺素；PL，磷脂酶

4. 中枢神经系统 皮质类固醇会影响情绪、行为、认知、记忆和大脑兴奋性。肾上腺功能不全患者表现出多种神经系统症状，包括冷漠、抑郁、易怒甚至精神病。相反，糖皮质激素给药可致中枢神经系统的兴奋性增加，如注意力不集中、烦躁、失眠。

5. 其他作用

（1）退热作用：糖皮质激素类药物常有迅速、良好的退热作用。可能与稳定溶酶体膜减少内源性致热原的释放，抑制体温调节中枢对致热原的反应有关。但未明确诊断发热病因前，不可滥用，以免掩盖症状延误诊断。

（2）血液与造血系统：GC 使红细胞和血红蛋白含量增加，大剂量可使血小板增多。另外可导致循环中淋巴细胞、嗜酸性粒细胞、单核细胞和嗜碱性粒细胞数量减少。刺激骨髓中的中性粒细胞数目增多，但却降低其游走、吞噬、消化及糖酵解等功能，减弱对炎症区的细胞浸润与吞噬活动。

（3）骨骼：GC 抑制成骨细胞的活力，减少骨胶原的合成，促进胶原和骨基质的分解，使骨盐不易沉积，导致骨质形成障碍，还可以通过促进钙由尿液排泄而使骨盐进一步降低。长期大量应用本类药物可出现骨质疏松。

（4）消化系统：GC 增加胃酸及胃蛋白酶的分泌，增强食欲，促进消化并且由于对蛋白代谢的影响，使胃黏液分泌减少，上皮细胞的更新率降低，胃黏膜自我保护及修复能力减弱。长期使用有诱发或加重溃疡形成的危险。

（5）心血管系统：部分应用合成的糖皮质激素的患者中，可出现高血压。

（五）药理作用机制

1. 基因组效应 基因组效应一般在数小时后才显现出来。皮质类固醇主要通过影响正性糖皮质激素反应元件（glucocorticoid response element，GRE）和负性糖皮质激素反应元件（negative glucocorticoid response element，nGRE）调节的基因转录来发挥其作用。这些效应由糖皮质激素受体（glucocorticoid and mineralocorticoid receptors，GR）介导。GR 有 GRα 和 GRβ 两种亚型，GRα 活化后产生经典的激素效应。GRα 未活化时在胞质内与热休克蛋白 90（heat shock protein 90，HSP90）等结合，以复合体形式存在。当糖皮质激素进入细胞与该复合体结

合后，其构型改变，GRα 与复合体分离，随之 GC-GRα 复合体进入细胞核，与相应 GRE 或 nGRE 结合，从而导致靶细胞和组织蛋白质的组成和功能发生变化而发挥作用（表 33-2），而 GRβ 不具备与激素结合的能力，作为 GRα 拮抗体起作用。

2. 非基因组作用 皮质类固醇还具有更快的非基因效应，例如血浆内 GC 与 ACTH 之间的负反馈机制对细胞的作用发生在数分钟内。可能机制如下。①作用于细胞膜类固醇受体：细胞膜上还存在类固醇受体和相应的信号传导通路。目前认为 G 蛋白 - 蛋白激酶 C 系统是其细胞膜信号通路。②非基因的生化效应：目前认为 GC 对细胞能量代谢有直接的影响。如甲泼尼龙可以溶解于细胞膜，并影响其生化特性，直接影响线粒体内膜导致离子通透性增加，并继而导致氧化磷酸化解偶联等。③细胞质受体的受体外成分介导的信号通路，主要是指 HSP90 等受体外成分在与 GRα 分离后并未失去活性，而是进一步激活某些信号通路如酪氨酸激酶 C（Src）产生快速效应。

（六）临床应用

1. 内分泌疾病的治疗和诊断 ①用于肾上腺皮质功能不全的替代治疗，如肾上腺皮质的结构性或功能性病变导致的肾上腺功能不全，或者垂体前叶或丘脑下部的结构性或功能性病变导致的继发性肾上腺功能不全；②用于先天性肾上腺皮质增生症（CAH）的治疗，目的是恢复类固醇激素的生理水平，抑制促肾上腺皮质激素，从而消除激素过度分泌的影响；③地塞米松还可用于疑似库欣综合征患者的辅助诊断。

2. 非内分泌疾病的治疗用途

（1）免疫相关疾病

1）自身免疫病：GC 是治疗较严重的炎症性风湿病（如系统性红斑狼疮）和各种血管炎性疾病（如结节性多动脉炎等）的主要药物。通常与其他免疫抑制剂如环磷酰胺和甲氨蝶呤联合使用。

2）器官移植：GC 仍然是器官移植中免疫抑制药物的关键成分，也是治疗移植物抗宿主疾病的标准疗法，应与其他免疫抑制剂一起使用。

3）过敏性疾病：血清病、荨麻疹、接触性皮炎、支气管哮喘、蜂蜇伤和血管性水肿等，主要用肾上腺素受体激动药和抗组胺药，严重者可以通过给予足够剂量的 GC 作为辅助治疗。

4）免疫系统疾病：如肾病综合征是因为免疫系统功能出现紊乱，所产生的免疫复合物沉积在肾小球当中，从而造成肾出现了炎症反应，GC 因其发挥抗炎抗免疫作用，是治疗首选药。

（2）严重感染或炎症

1）严重急性感染：在危及生命的情况下，大剂量应用 GC，可迅速缓解症状，减轻炎症，减轻组织损害，保护重要器官，帮助患者度过危险期。原则上限于严重感染、组织破坏严重，且伴有中毒或休克症状严重的急性感染患者，如中毒性细菌性痢疾、中毒性肺炎、暴发性流行性脑膜炎、粟粒性肺结核、结核性脑膜炎等，在应用足量有效的抗菌药物治疗前提下，可加用 GC 作辅助治疗，达到目的后先撤 GC 后停抗菌药。对病毒性感染一般不用，但当某些严重病毒感染如病毒性肝炎、流行性乙型脑炎等所致病变和症状已对机体构成严重威胁时，需用 GC 迅速控制症状，防止或减轻并发症和后遗症。

2）防止某些炎症的后遗症：人体重要器官或关键部位由于炎症损害或恢复时产生粘连和瘢痕，可能引起严重功能障碍，如风湿性心瓣膜炎、损伤性关节炎及眼炎症等，早期应用糖皮质激素类药可减少炎性渗出，减轻愈合过程中纤维组织过度增生及组织粘连，达到防止后遗症的效果。

（3）抗休克治疗：对感染中毒性休克，需在确定足量有效的抗菌药物治疗前提下使用，及早、短时间大剂量突击使用。对过敏性休克为次选药，可与首选药肾上腺素合用。对低血容量性休克及心源性休克，可在病因治疗的同时，合用 GC 类药。

（4）恶性肿瘤：GC 是淋巴细胞凋亡的强效诱导剂，这构成了它们用于许多淋巴恶性肿瘤化疗的基础。GC 还被广泛用作辅助药物，以减轻癌症化疗或放疗的副作用。并可增加食欲、减少体重下降、减轻疲劳，并可用于控制化疗引起的恶心和呕吐。

（5）血液病：目前与抗肿瘤药物联合用药，治疗儿童急性淋巴细胞性白血病，但对急性非淋巴细胞性白血病的疗效较差。此外，还可用于再生障碍性贫血、粒细胞减少症、血小板减少症和过敏性紫癜等的治疗。停药后易复发。

（6）其他疾病

1）早产：可降低早产儿呼吸窘迫综合征、脑室内出血和死亡的发生率。

2）局部应用：皮肤病、鼻炎、接触性皮炎等。

3）胃肠道疾病：对保守治疗（即休息、饮食和柳氮磺胺吡啶）无效的炎症性肠病（慢性溃疡性结肠炎和克罗恩病），尤其是急性加重时，可采用糖皮质激素。

（七）不良反应

使用 GC 治疗会产生两类不良反应，一类是不规范停用 GC 治疗产生的毒副作用；另一类是长期使用超生理剂量产生的毒副作用。这两类不良反应都有可能危及生命，需要对每位患者的风险和益处进行仔细评估。

1. 停药反应

（1）医源性肾上腺皮质功能不全：长期使用 GC 治疗使 HPA 轴受到抑制，突然停用 GC 可致肾上腺皮质功能不全或危象，表现为恶心、呕吐、乏力、低血压和休克等，需及时抢救。有些患者 HPA 轴功能完全恢复的时间可能长达一年或更久。故对于长期接受 GC 治疗的患者，需逐渐停药。如果出现急性肾上腺功能不全的症状，应立即恢复使用 GC。如果患者在过去一年中曾接受过长期超生理剂量的 GC 治疗，遇到应激事件需要补充 GC。

（2）反跳现象：久用 GC 突然停药或减量过快会使原有疾病加重或复发，即为反跳现象。发生原因可能是患者对激素产生了依赖性或病情尚未完全控制，治疗需重新加大剂量给药，待症状缓解后再缓慢减量、停药。

（3）糖皮质激素抵抗：指大剂量 GC 治疗对患者疗效很差或无效，目前临床上还没有可以解决 GC 抵抗的有效措施。

2. 长期超生理剂量使用引起的不良反应

（1）医源性肾上腺皮质功能亢进症：由长期过量使用 GC 引起的代谢紊乱所致，表现为"满月脸""水牛背"、皮肤变薄、多毛、水肿、高血压、低血钾、糖尿病等，停药后症状可自行消失，必要时需对症治疗。另外服用相对小剂量的 GC 可导致儿童生长迟缓，导致生长发育障碍。

（2）消化系统影响：可诱发胃炎、溃疡形成，增加胃肠道出血的风险。大剂量应用应给予药物防止溃疡发生及急性消化道出血。

（3）诱发或加重感染：抑制免疫系统，降低机体抵抗力，久用可诱发感染或使体内潜在病灶扩散，特别是在白血病、再生障碍性贫血、肾病综合征等某些抵抗力已经降低的患者。

（4）心血管系统影响：长期应用会导致钠、水潴留和血脂升高，故可引起高血压和动脉粥样硬化。

（5）行为变化：服用大剂量皮质类固醇后或内源性库欣综合征患者常会出现焦虑、失眠、抑郁和明显的精神病等精神行为异常。

（6）骨骼影响：①骨质疏松。骨质疏松症是 GC 长期治疗常见的严重并发症，与剂量和疗程有关，肋骨和椎骨是最常见的骨折部位。②骨坏死。又称无菌性坏死，股骨头最常受到影响，也可能影响肱骨头和股骨远端。关节疼痛和僵硬通常是最早出现的症状。大多数受影响的患者最终需要关节置换。

（7）肌病：肌病的特点是四肢近端肌肉无力，严重者可能会影响患者的行走，这也是停药的一个指征。

（8）糖尿病：约半数长期应用患者出现糖耐量受损或糖尿病。应在控制原发病基础上，尽可能减少激素的用量，最好停药。如不能停药者，需加用降血糖药。

（9）白内障：白内障的发生与 GC 治疗的剂量和疗程有关，儿童的风险似乎尤其高。停止治疗可能不会导致白内障的完全消退。长期接受 GC 治疗，应定期接受裂隙灯检查，以发现 GC 诱发的后囊下白内障。

（八）禁忌证

严重的精神病（过去或现在）和癫痫，活动性消化性溃疡病，新近胃肠吻合术，骨折，骨质疏松，创伤修复期，青光眼，角膜溃疡，肾上腺皮质功能亢进症，严重高血压，糖尿病，孕妇，抗菌药物不能控制的感染如水痘、麻疹、全身性真菌感染等患者禁用。对于病情危急的适应证，虽有禁忌证存在，仍需使用，待危急情况过去后，尽早停药或减量。小儿及老年人应慎用。

（九）用法与疗程

1. 大剂量冲击疗法　此法用于急性、重度、危及生命的疾病的抢救，常用大剂量短效制剂氢化可的松静脉给药，疗程不超过 3~5 d。

2. 一般剂量长期疗法　多用于结缔组织病和免疫性疾病等。常用中效制剂泼尼松口服，获得临床疗效后逐渐减量，每 3~5 d 减量 1 次，每次按 20% 左右递减，直到最小有效维持量。为了减小 GC 对 HPA 轴的影响，根据 GC 分泌的昼夜节律性规律，采用以下两种给药方法。①每日清晨一次给药法：每日清晨 7~8 时 1 次给药，用短效可的松、氢化可的松等；②隔日清晨给药法：隔日 1 次，早晨 7~8 时给药。采用中效的泼尼松、泼尼松龙，而不用长效激素，以免引起对下丘脑-垂体-肾上腺轴的抑制。

3. 小剂量替代疗法　适用于治疗急、慢性肾上腺皮质功能不全症、脑垂体前叶（腺垂体）功能减退及肾上腺次全切除术后。一般维持量，可的松每日 12.5~25 mg，或氢化可的松每日 10~20 mg。

二、糖皮质激素的用药护理与注意事项

1. 糖皮质激素的用药护理　需要注意对患者的饮食、运动、睡眠、血压、血糖及皮损等情况定期进行评估监测。因为 GC 容易引起应激性溃疡，所以不建议吃过于辛辣刺激性的食物及大量饮酒。同时 GC 也容易引起骨质疏松、股骨头坏死等，平时要注意适量运动，但避免剧烈运动，以免加重骨损害。还要关注个人的睡眠质量，因为用药可能导致中枢兴奋性增加，会引起睡眠质量下降，造成失眠多梦。用药可能会导致血压升高，同时还会引起血糖出现升高的情况，需定期测血压及血糖的健康状态。长期服用激素会导致患者抵抗力下降，使用 GC 要对

局部皮肤进行妥善护理，出现痤疮时不要用手挤，挤压痤疮容易造成局部感染，尤其是颜面部危险三角区的痤疮。

2. 使用糖皮质激素时，需要注意以下事项 ①疗程及剂量谨遵医嘱使用：按照医生的处方来使用 GC，不要随意改变剂量、疗程，降低不良反应的发生率。②不要突然停药：长期使用 GC 后，停药时应遵医嘱逐渐减少剂量。③避免过度依赖：GC 强大的抗炎抗免疫作用是治疗疾病的基础，但长期使用可能导致身体对药物的依赖性，尽量寻找其他替代治疗方法。④监测副作用：如体重增加、骨质疏松、高血压、糖尿病、免疫抑制及继发性感染等。

第二节　盐皮质激素

盐皮质激素（mineralocorticoids）主要包括醛固酮（aldosterone）和去氧皮质酮（desoxycorticosterone）两种。醛固酮主要通过盐皮质激素受体（mineralocorticoid receptor，MR）作用于远曲小管和集合管，通过基因效应，生成醛固酮诱导蛋白（aldosterone induced protein，AIP），使小管上皮细胞钠通道活性增强，促进 Na^+、Cl^- 的重吸收和 K^+、H^+ 的排出，维持机体正常的水、电解质代谢。去氧皮质酮保钠作用只有醛固酮的 1%～3%。临床常与氢化可的松等合用作为替代疗法，治疗慢性肾上腺皮质功能减退症，以纠正患者失钠、失水和钾潴留等，恢复水和电解质的平衡。替代疗法的同时，需补充食盐 6～10 g/d。用药时需监测血压、血钾等。

第三节　皮质激素抑制剂

皮质激素抑制剂可代替外科的肾上腺皮质切除术，临床常用的有米托坦和美替拉酮等。

米托坦

米托坦（mitotane）能相对选择性地作用于肾上腺皮质细胞，损伤肾上腺皮质的正常细胞或瘤细胞，尤其是选择性作用于肾上腺皮质束状带及网状带细胞，使其萎缩、坏死。用药后血、尿中氢化可的松及其代谢物迅速减少。但不影响球状带，故醛固酮分泌不受影响。

口服后可从胃肠道吸收 40%，分布广泛，但脂肪是其主要贮藏组织，其水溶性代谢产物约占给药量的 25%，由尿中排出。停药后 6～9 周，在血浆中仍能测到微量的米托坦。主要用于治疗不能手术的肾上腺皮质肿瘤，还可治疗库欣综合征。可有消化道不适、中枢抑制、视物模糊、过敏反应及运动失调等不良反应，减小剂量这些症状可以消失。本品为酶诱导剂，可使某些药物（如香豆素类抗凝血药）的代谢增强；螺内酯可降低米托坦的作用效果，故不宜与螺内酯合用。对本品过敏者、高血压患者和精神抑郁患者禁用。

美替拉酮

美替拉酮（metyrapone）又称甲吡酮，能抑制 11β- 羟化反应，干扰 11- 去氧皮质酮转化为皮质酮，抑制 11- 去氧氢化可的松转化为氢化可的松，而降低其血浆水平；又能反馈性地促进 ACTH 分泌，导致 11- 去氧皮质酮和 11- 去氧氢化可的松代偿性增加，故尿中 17- 羟类固醇排泄也相应增加。临床用于治疗肾上腺皮质肿瘤和产生 ACTH 的肿瘤所引起的氢化可的松过多症和皮质癌。还可用于垂体释放 ACTH 功能试验。不良反应较少，可有眩晕、消化道反应等。

拓 展 阅 读　糖皮质激素受体调节剂

思 考 题

1. 简述糖皮质激素的药理作用及作用机制。
2. 简述糖皮质激素的临床应用及不良反应。
3. 糖皮质激素的禁忌证是什么？使用期间应该注意哪些问题？

（关凤英）

更多数字资源详见新形态教材网

- 学习目标
- 思维导图
- 拓展阅读
- 微课
- 自测题
- 本章小结
- 教学课件

第三十四章

免疫调节药

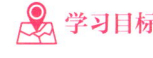
学习目标

思维导图

> **情境（案例）导入**
>
> 患者，女，31 岁。近 1 个月持续性右侧腕关节红肿、疼痛、晨僵，活动受限，伴有间断发热，体温 37.2～38℃，全身不适，乏力。就诊骨科，医生建议拍摄腕关节 X 线片，外周血测定红细胞沉降率、类风湿因子和 C 反应蛋白。检查结果显示，腕关节软组织肿胀，关节腔积液，红细胞沉降率升高，血清类风湿因子阳性，初步确诊为类风湿关节炎。转入风湿免疫科治疗，医生建议口服托法替尼联合非甾体抗炎药治疗。
>
> 问题与思考：
> 1. 常用的免疫抑制药有哪些？
> 2. 案例中应用托法替尼的目的是什么？

第一节 免疫抑制药

免疫抑制药常用于治疗自身免疫病、器官移植后的免疫排斥反应及其他免疫相关疾病。免疫系统中免疫细胞能够识别和攻击病原体，维护身体健康。然而在某些情况下，免疫细胞会出现异常活化，攻击自身正常组织，导致自身免疫病如类风湿关节炎（rheumatoid arthritis，RA）、系统性红斑狼疮（systemic lupus erythematosus，SLE）等的发生。免疫抑制药通过抑制免疫细胞的异常活化，减轻炎症和免疫反应，达到治疗目的。免疫抑制药可以分为化学药物、生物制剂、中药及天然药物和甾体类药物等。

一、化学药物

常用化学药物主要有环孢素、他克莫司、霉酚酸酯、甲氨蝶呤等。

环孢素

环孢素（cyclosporine）主要通过抑制 T 细胞的活性来抑制免疫反应。

【体内过程】

口服后，被肠道吸收，经肝代谢为活性代谢产物。环孢素代谢产物主要由胆汁排泄，小部分可经肾排泄。

【药理作用】

选择性作用于T淋巴细胞，抑制辅助性T细胞活化及对白细胞介素-2（IL-2）的反应性。抑制巨噬细胞产生IL-1。抑制嗜碱性粒细胞和肥大细胞释放炎症介质组胺、白三烯C4、前列腺素D_2（PGD_2）等。

【临床应用】

（1）器官移植：用于肾、肝、胰、心脏、肺、皮肤、角膜及骨髓移植。对肾移植疗效最好，1年生存率和移植肾1年存活率分别可达97.1%和89.5%。

（2）自身免疫病：治疗RA、SLE、皮肌炎等。

【不良反应】

涉及多个系统，包括肝、肾、消化系统、神经系统等。常见的不良反应包括高血压、肾功能障碍、颤抖、水肿、毛细管扩张性水肿、头痛、胃肠道症状等。

【药物相互作用】

与环孢素相互作用的药物包括CYP3A4酶诱导剂（如利福平、红霉素等）和抑制剂（如克拉霉素、氧氟沙星等）、肾毒性药物（如非甾体抗炎药、氨基糖苷类抗生素等）、降血压药物（如地高辛、血管紧张素转化酶抑制剂）等。饮酒和中草药也可能与环孢素发生相互作用。

他克莫司

他克莫司（tacrolimus），又名FK506，是一种强效免疫抑制剂，是从链霉菌属中分离出的发酵产物。

【药理作用】

通过抑制T淋巴细胞活性，减少细胞介导的免疫应答。他克莫司阻断IL-2的产生和释放来阻止T细胞的增殖和分化，还可以抑制如B细胞、NK细胞和巨噬细胞等细胞免疫反应。

【临床应用】

他克莫司被广泛应用于器官移植术后的免疫抑制治疗，包括肾、心脏、肺和肝移植患者。通过减少移植排斥反应，提高移植物的存活率。

【不良反应】

包括肝功能异常、肾毒性、神经毒性、消化系统反应（如恶心、呕吐、腹泻）、高血压、糖尿病、免疫抑制和感染增加等。长期使用他克莫司可能会导致一些严重的不良反应，例如恶性肿瘤和淋巴细胞增殖性疾病。

【药物相互作用】

他克莫司应避免与影响肝代谢酶的药物，如卡马西平、格拉非宁和氯霉素等。他克莫司还可影响其他药物的代谢和排泄，用药期间应密切监测患者联合药物的血药浓度。

霉酚酸酯

霉酚酸酯（mycophenolate mofetil，MMF）是霉酚酸（mycophenolic acid，MPA）的酯类衍生物，具有独特的免疫抑制作用。

【体内过程】

口服给药后，霉酚酸酯迅速达到峰值浓度（达峰时间为2~3h）。通过肝代谢，形成主要的活性代谢物——霉酚酸（M01BA02）及其他代谢产物，这些代谢产物主要通过尿液和粪便排出体外。

【药理作用】

1. 抑制嘌呤合成途径：霉酚酸酯通过抑制鸟苷酸环化酶的活性，从而阻止鸟苷酸的合成。

鸟苷酸是合成 DNA 和 RNA 的关键前体物质，因此霉酚酸酯的抑制作用会导致细胞内核酸的合成受阻，进而抑制细胞的生长和分裂。

2. 选择性抑制 T 细胞和 B 细胞：霉酚酸酯对 T 细胞和 B 细胞具有选择性抑制作用，但对其他免疫细胞（如巨噬细胞、自然杀伤细胞等）的影响较小。这种选择性抑制作用有助于减轻移植排斥反应，同时降低感染的风险。

3. 诱导免疫耐受：霉酚酸酯可以诱导免疫系统对移植物的耐受，从而降低排斥反应的发生。这一机制可能与霉酚酸酯对 T 细胞的抑制作用有关，因为它可以阻止 T 细胞的活化和增殖，从而减少对移植物的排斥反应。

4. 抗炎作用：霉酚酸酯具有一定的抗炎作用，可以减轻移植后的炎症反应。这一作用可能与其对 TNF-α 生成的抑制作用有关。

【临床应用】

（1）主要用于肾、肝及心脏等器官移植，能显著减少急性排斥反应。

（2）治疗银屑病和 RA 疗效较好，对 SLE 血管炎、重症 IgA 肾病也有一定效果。

（3）MMF 抑制卡氏肺孢菌生长需要的次黄嘌呤核苷磷酸脱氢酶的活性，预防卡氏肺孢菌感染。

【不良反应】

不良反应包括胃肠道反应（如胃痛、恶心、呕吐、腹泻）、肝功能损害、皮疹、过敏反应和中枢神经系统反应（如头痛、头晕、嗜睡等）。长期高剂量的霉酚酸酯还会引起肾功能损害和胃肠道溃疡等严重不良反应。

甲氨蝶呤

甲氨蝶呤（methotrexate，MTX）是抑制叶酸合成的抗肿瘤药物。

【体内过程】

经口服或静脉注射后，快速吸收并分布到全身组织，包括肝、肺、肾、脾等。甲氨蝶呤被细胞内多个转运蛋白主动转运进入细胞内，并在细胞内被多个酶和代谢途径代谢，其代谢产物主要通过肾排泄。

【药理作用】

抑制叶酸代谢途径中的二氢叶酸还原酶和甲氨基转移酶等关键酶，阻断 DNA 和 RNA 的合成，抑制细胞增殖和分裂，抑制免疫反应和炎症反应。

【临床应用】

（1）自身免疫病：治疗如皮肌炎、坏死性肉芽肿、RA、SLE、眼色素层炎、毛发红糠疹、天疱疮及银屑病等，可单用或与糖皮质激素合用。

（2）白血病：用于急性淋巴细胞白血病和急性髓细胞白血病的治疗。

（3）淋巴瘤：用于霍奇金淋巴瘤、非霍奇金淋巴瘤等治疗。

【不良反应】

不良反应包括消化道反应（如恶心、呕吐、口腔溃疡等）、皮肤反应（如皮疹、瘙痒等）、骨髓抑制（如白细胞减少、血小板减少等）、肝毒性反应、肺毒性反应、流产、畸胎、死胎等。严重的不良反应包括肺纤维化、肝功能损害等。

【药物相互作用】

（1）与非甾体抗炎药、解热镇痛药、苯巴比妥等联合服用增强 MTX 毒性。

（2）与肝素、苦参碱等联合服用降低甲氨蝶呤疗效。

（3）与山梨醇酶抑制剂、酒精等合用加重肝毒性。

硫唑嘌呤

硫唑嘌呤（azathioprine），是巯嘌呤的咪唑衍生物，在体内分解为巯嘌呤而起作用。

【体内过程】

硫唑嘌呤可以通过口服或静脉注射途径被吸收。口服给药后，在胃肠道被迅速吸收，血浆浓度迅速达到峰值。

【药理作用】

通过抑制嘌呤代谢而发挥作用，能抑制酶类如黄嘌呤酸合成酶（XO）和次黄嘌呤酸氧化酶（XDH）的活性，从而抑制尿酸的合成。硫唑嘌呤还可以增加尿酸的排泄，降低体内尿酸水平，从而起到治疗痛风和高尿酸血症的作用。

【临床应用】

（1）痛风：控制急性痛风发作和预防痛风反复发作。

（2）高尿酸血症：治疗与高尿酸血症相关的疾病，如高尿酸血症性肾病、尿酸性结石等。

【不良反应】

不良反应较少且一般较轻微，常见的不良反应包括胃肠道不适（如恶心、呕吐、腹泻等），皮疹，头痛和过敏反应。罕见严重不良反应有肝功能损害和骨髓抑制等。

【药物相互作用】

（1）与髓袢利尿剂（如呋塞米）合用时，可能增加尿酸排泄。

（2）与非甾体抗炎药合用时，硫唑嘌呤排泄降低，可能导致血药浓度升高。

环磷酰胺

环磷酰胺（cyclophosphamide，CTX）是免疫抑制剂，进入人体内被肝或肿瘤内磷酰胺酶或磷酸酶水解，变为活性代谢产物而起作用。

【体内过程】

通过口服或静脉给药进入体内，被代谢为活性环磷酰胺四羟甲基（4-OH-CPA），发挥抗癌和免疫抑制作用。4-OH-CPA通过与DNA结合抑制DNA合成和细胞增殖。

【药理作用】

抑制T细胞、B细胞和巨噬细胞功能，抑制免疫细胞产生炎症介质，减轻炎症反应和免疫应答。

【临床应用】

治疗自身免疫性疾病，如SLE、RA和天疱疮等。此外，还用于治疗淋巴瘤和白血病等恶性肿瘤。

【不良反应】

不良反应包括恶心、呕吐、腹泻、食欲减退、皮疹等胃肠道和皮肤反应。长期使用还可能导致骨髓抑制、免疫功能降低和感染风险增加等不良反应。

【药物相互作用】

（1）CTX可增加血清尿酸水平，与抗痛风药如别嘌呤醇等同用，应调整抗痛风药的剂量；别嘌呤醇会增加CTX的骨髓毒性，如同用应密切观察其毒性作用。

（2）与大剂量巴比妥或皮质激素同用可增加急性毒性。

（3）与多柔比星同用可增加心脏毒性，多柔比星总剂量不应超过 400 mg/m^2。

二、生物制剂

细胞因子在炎症免疫性疾病中发挥重要作用，以细胞因子为靶点的单克隆抗体治疗自身免疫病已成为研究热点。目前已经上市的或进入临床试验的单克隆抗体包括 TNF-α 抑制剂、IL-6 受体抗体、IL-1 受体拮抗剂、针对 B 淋巴细胞刺激因子的抗体或其受体的融合蛋白、针对 B 细胞表面抗原的单克隆抗体等。

（一）TNF-α 抑制剂

目前上市的 TNF-α 抑制剂（TNF-α inhibitor）包括英夫利昔单抗（infliximab）、依那西普（etancercept）、阿达木单抗（adalimumab）、赛妥珠单抗（certolizumab pegol）和戈利木单抗（golimumab）。

依那西普

依那西普（etanercept）是中国仓鼠卵巢（CHO）细胞产生的人肿瘤坏死因子受体 p75 Fc 融合蛋白。

【体内过程】

皮下注射。单次给药约 48 h 达峰值浓度。绝对生物利用度约为 76%。每周给药 2 次，稳态血药浓度约为单次给药峰度的 2 倍。在健康人和肾或肝功能异常人中血药浓度没有显著差别。

【药理作用】

主要通过结合游离、与膜结合的 TNF-α，抑制 TNF-α 与其受体结合，从而抑制 TNF-α 生物学活性。

【临床应用】

（1）RA：对于疾病高活动度伴有不良预后的早期 RA，初始治疗可以直接使用依那西普（单药或联合甲氨蝶呤）。早期使用依那西普可有效控制病情，延缓影像学进展，改善预后。改善抗风湿药（disease-modifying anti-rheumatic drug，DMARD）治疗失败的 RA 可以使用依那西普。

（2）强直性脊柱炎（ankylosing spondylitis，AS）：至少两种 NSAID 治疗无效或疗效欠佳的中轴型脊柱关节炎（spondyloarthritis，SpA），可以直接使用依那西普治疗；有髋关节受累者，或持续外周关节炎为主要表现的外周型 SpA 者，经传统 DMARD 充分治疗但疗效欠佳者，可选择依那西普与传统 DMARD 联用；常规治疗无效的有肌腱端炎症状的患者。

【不良反应】

（1）注射部位局部反应：是常见不良反应，常发生在开始治疗的 1 个月内，随后的治疗中发生率降低。

（2）肿瘤发生风险：在上市的 4 种 TNF-α 抑制剂（英夫利昔单抗、依那西普、阿达木单抗和赛妥珠单抗）处方信息中均注明了有肿瘤发生风险。

（3）诱发其他炎症免疫性疾病：如皮肤脉管炎、狼疮样综合征、SLE、间质性肺炎和自身免疫性肝炎等。

（4）增加感染概率：可增加结核病、真菌病、细胞内细菌感染的发病率。

（5）其他不良反应：为头痛、眩晕、皮疹、咳嗽、腹痛等。

【护理注意事项】

（1）感染：在治疗前、治疗中和治疗后，必须对患者的感染情况进行评价。如果患者出现严重感染必须停止使用依那西普。复发性或慢性感染患者应慎用。

（2）结核病：在治疗前对结核病风险高的患者进行活动性或潜伏性结核感染的评估和筛选试验。如果患者确诊为活动性结核感染，则禁止使用。

（3）乙型肝炎病毒激活：有 HBV 感染风险的患者在治疗前，必须对先前 HBV 感染情况进行评价。已确诊为 HBV 携带者的患者应慎用。

（4）心血管疾病：心功能分级 Ⅲ 或 Ⅳ 级的充血性心力衰竭患者禁用。对心功能 Ⅰ 或 Ⅱ 级患者，应权衡利益与风险。

（5）恶性肿瘤：有淋巴瘤既往史患者禁用，有肿瘤前期病变者慎用。

（6）外科手术：在围手术前 2~4 周，应停用依那西普。如术后未发生感染，且伤口愈合良好，可重新使用依那西普。

（7）疫苗接种：正在治疗的患者，可以接种灭活疫苗或重组疫苗。但不能接种活疫苗。

阿达木单抗

阿达木单抗（adalimumab）是全球首个获批重组全人源化 TNF-α 单克隆抗体。

【体内过程】

健康成人单剂量皮下注射阿达木单抗 40 mg 后，吸收和分布缓慢，绝对生物利用度平均为 64%。推荐剂量为 40 mg，每隔 1 周皮下注射。

【药理作用】

特异性、高亲和力结合 TNF-α，阻止 TNF-α 与细胞表面 TNF-α 受体 p55 和 p75 结合，从而拮抗 TNF-α 的生物活性。

【临床应用】

（1）RA：中到重度活动性 RA 一线治疗。可单独应用或与 MTX 或其他 DMARD 联用。

（2）银屑病关节炎（psoriatic arthritis，PsA）：可减轻 PsA 活动性关节炎症状和体征。可单独应用，也可与 DMARD 联用。

（3）强直性脊柱炎：可有效控制疾病活动性，显著改善患者的身体功能及健康相关生活质量，且此改善作用可维持 3 年以上。

（4）克罗恩病：用于对英夫利昔单抗无效或不耐受的活动性克罗恩病患者。

（5）斑块型银屑病：用于接受系统治疗或光疗，但又不适合其他系统治疗的中重度斑块型银屑病患者。

（6）幼年特发性关节炎（juvenile idiopathic arthritis，JIA）：治疗 4 岁以上中度至重度多关节型 JIA，可单独应用或与 MTX 联用。

【不良反应】

感染、注射部位反应、头痛和皮疹、恶性肿瘤，如淋巴瘤。

（二）CD20 单抗

目前国内外已上市的 CD20 单抗包括利妥昔单抗（rituximab）、奥法木单抗（ofatumumab）、奥妥珠单抗（obinutuzumab）、瑞帕妥单抗（ripertamab）。

利妥昔单抗

【药理作用】

利妥昔单抗是嵌合鼠/人单克隆抗体，与前 B 和成熟 B 细胞膜 CD20 特异性结合，通过补体依赖性细胞毒性和抗体依赖性细胞介导的细胞毒性诱导 B 细胞凋亡。

【临床应用】

（1）非霍奇金淋巴瘤（non-Hodgkin lymphoma，NHL）：用于复发或难治，低度或滤泡性，CD20 阳性 B 细胞 NHL。

（2）慢性淋巴细胞白血病（chronic lymphocytic leukemia，CLL）：适用于与氟达拉滨和环磷酰胺联用，治疗既往未治疗和治疗过 CD20 阳性的 CLL 患者。

（3）RA：用于治疗 TNF-α 单克隆抗体疗效不佳的 RA 患者，与 MTX 联用适用于治疗成年中度活动性 RA 患者。

【护理注意事项】

（1）滴注相关症状：表现为发热和寒战，常发生在第一次滴注时，通常在 2 h 内。随后出现恶心、荨麻疹、呼吸困难、舌或喉头水肿（血管神经性水肿）、心律失常等。

（2）原有心脏病加重。

（3）轻微和可逆性的出血。

（4）感染：在治疗期间及治疗后 1 年内，感染发生率分别为 17% 和 12%。

（三）IL-6 受体单克隆抗体

IL-6 在许多炎症性疾病如 RA、SLE、克罗恩病中高表达。目前国内外已上市的 IL-6 单抗包括托珠单抗（tocilizumab）、司妥昔单抗（siltuximab）、Kevzara（sarilumab）、Enspryng（satralizumab）。

托珠单抗

托珠单抗（tocilizumab）是免疫球蛋白 IgG1 亚型的重组人源化 IL-6 受体单克隆抗体。

【体内过程】

静脉注射后，进行双相清除。总清除率呈浓度依赖性，包括线性和非线性清除。在低浓度时，以浓度依赖的非线性清除。在高浓度时，主要表现为线性清除。

【药物作用】

特异性结合可溶性及膜结合的 IL-6 受体（sIL-6R 和 mIL-6R），抑制其介导的信号传导。

【临床应用】

与 MTX 联合治疗中度至重度活动性 RA 有效，对 TNF-α 拮抗药难治的 RA 患者能够达到快速持久的临床改善效果。

【不良反应与护理注意事项】

（1）输液反应：严重输液反应罕见。一旦出现应紧急处理：维持气道通畅、吸氧、皮下注射肾上腺素。

（2）感染：①细菌感染；②结核感染；③肝炎病毒感染；④EB 病毒感染等。

（3）肿瘤发生风险：对恶性肿瘤患者不推荐使用托珠单抗治疗。

（4）消化道：有消化性溃疡或憩室炎病史的患者应慎用托珠单抗。

（5）实验室检查异常：①血脂检查异常；②肝氨基转移酶升高；③中性粒细胞减少。

（6）其他注意事项：①外科手术。建议在进行大型外科手术前至少 14 d 停用托珠单抗；②疫苗接种。不推荐使用活疫苗；③妊娠。美国 FDA 将托珠单抗归为妊娠 C 类药物，在整个妊娠期间不推荐使用托珠单抗。

（四）IL-17 单抗

目前国内外已上市的 IL-17 单抗包括苏金单抗（secukinumab）、依奇珠单抗（ixekizumab）等。

苏金单抗

苏金单抗（secukinumab）是一种重组、高亲和性、全人免疫球蛋白G1κ单克隆抗体，选择性地与IL-17A结合，中和IL-17A的作用。用于银屑病的治疗。

【不良反应与护理注意事项】

（1）感染：在慢性感染或复发性感染中慎用。如发生严重感染，终止使用。

（2）结核：开始用药治疗前，评价结核感染。

（3）克罗恩病：对活动性克罗恩病患者应慎用。

（4）过敏反应：如发生过敏反应，立即终止使用，并适当对症治疗。

（5）疫苗接种：用药期间不接种活疫苗。

（五）IL-23单抗

目前国内外已上市的IL-23单抗包括古塞奇尤单抗（guselkumab）、替拉珠单抗（tildrakizumab）、瑞莎珠单抗（risankizumab）。

古塞奇尤单抗

古塞奇尤单抗（guselkumab）是一种使用DNA重组技术在中国仓鼠卵巢细胞中产生的全人源免疫球蛋白G1γ（IgG1γ）单克隆抗体（mAb）。用于银屑病的治疗。

【不良反应与护理注意事项】

（1）感染：在慢性感染或复发性感染中慎用。如发生严重感染，终止使用。

（2）结核：开始用药治疗前，评价结核感染，活动性结核感染患者不可使用。

（3）过敏反应：如发生过敏反应，立即终止使用，并适当对症治疗。

（4）疫苗接种：用药期间不接种活疫苗。

三、中药和天然药物

随着中药的深入研究，发现多种药物具有免疫调节作用，如苷类、生物碱类、糖类、挥发油类、有机酸类等。

（一）苷类

苷类药物如白芍总苷、人参总苷、绞股蓝总苷、黄芪甲苷、雷公藤总苷、三七总皂苷等，主要发挥抗炎和免疫调节作用。

雷公藤总苷

雷公藤总苷（tripterygium glycosides，TG）具有较强的抗炎和免疫抑制作用，通过抑制多种炎症细胞因子IL-1、IL-6、IL-8、TNF-α的产生而发挥抗炎作用。

【临床应用】

（1）RA联合小剂量MTX可治疗老年性RA。

（2）SLE联合环磷酰胺治疗难治性狼疮性肾炎，疗效确切。

（3）肾脏疾病。治疗肾炎、肾病综合征、肾小球疾病，对狼疮模型的肾小球硬化具有明确的保护作用。

【不良反应与护理注意事项】

主要有皮肤过敏反应、心血管系统不良反应、消化系统反应、造血系统反应、神经系统不良反应、生殖系统不良反应、肝肾不良反应；还可引起脱发、色素沉着、腰痛等。服药期间血小板、白细胞减少，引起月经紊乱及精子活力降低，数量减少，停药可恢复正常。孕妇忌服。老年患者及严重心血管病的患者慎用。

白芍总苷

白芍总苷（total glycosides of peony，TGP）是从传统中药白芍中提取的有效成分，包括芍药苷、羟基芍药苷、芍药花苷、芍药内酯苷、苯甲酰芍药苷等，其中芍药苷是TGP的主要活性成分。TGP具有免疫调节作用和抗炎镇痛作用。

【临床应用】

（1）RA：TGP能改善RA患者的临床症状和体征，降低红细胞沉降率和类风湿因子，降低RA患者升高的IL-1水平。TGP对幼年特发性关节炎有效，疗效与MTX相当，可以减少激素的用量，缩短激素的疗程，不良反应少。

（2）SLE：TGP用于治疗合并有白细胞减少症的SLE患者时安全、有效，并且可以降低SLE患者感染的发生率。TGP与糖皮质激素联合治疗SLE疗效显著，且可减少激素用量，不良反应轻，耐受性好。

（3）骨关节炎（osteoarthritis，OA）：TGP组在缓解疼痛、改善下肢功能方面与萘丁美酮组疗效相近，但不良反应发生率低。

（4）强直性脊柱炎：与柳氮磺胺吡啶联合应用，肝脏损伤明显下降。

（5）干燥综合征：TGP对干燥综合征患者有良好的治疗作用，能明显增加唾液分泌，降低红细胞沉降率，改善便秘症状。

【不良反应】

TGP的不良反应少，发生率低，偶有软便和稀便，长期使用患者耐受性好。

（二）生物碱类

生物碱类如青藤碱、川乌总碱、槐果碱、雷公藤新碱等，均表现为抗炎和免疫抑制作用。

青藤碱

青藤碱（sinomenine）是从青风藤中提出的生物碱，有较强的抗炎镇痛及免疫抑制作用。青藤碱的化学结构类似吗啡，镇痛作用很强，而且似无明显成瘾性。对免疫细胞增殖具有明显抑制作用，降低IL-1、IL-6、TNF-α等炎症细胞因子水平。临床治疗RA、OA等自身免疫病。

第二节 免疫增强剂

免疫增强剂能激活一种或多种免疫活性细胞，增强机体特异性和非特异性免疫功能，加速诱导免疫应答反应；或替代体内缺乏的免疫活性成分，产生免疫代替作用；或对机体的免疫功能产生双向调节作用。临床上主要用于免疫缺陷疾病、恶性肿瘤的辅助治疗，以及难治性细菌或病毒感染。常用免疫增强剂依其来源分为5类：①微生物来源的药物，如卡介苗；②人或动物免疫系统产物，如胸腺素、转移因子、干扰素、白介素等；③化学合成药物，如左旋咪唑、聚肌胞苷酸等；④中药及其他，如香菇多糖、人参、黄芪等中药有效成分；植物血凝素（PHA）、刀豆蛋白A及胎盘多糖等。

卡介苗

卡介苗为减毒的牛型结核杆菌，含有多种发挥免疫增强作用的物质，一般分为活菌苗和死菌苗两种。用于预防结核病。接种后2周左右，局部可出现红肿浸润，溃疡。严禁皮下或肌内注射。用前请检查包装容器、标签、外观、有效期是否符合要求。疫苗瓶有裂纹不得使用。重新溶解时间应不超过3 min。使用时应注意避光。患结核病、急性传染病、肾炎、心脏病、湿疹、其他皮肤病、免疫缺陷症者禁用。

白介素-2（IL-2）

白介素-2（IL-2）由T淋巴细胞产生，诱导T淋巴细胞增殖，通过作用于IL-2受体而发挥作用。临床用于肾细胞癌、恶性黑色素瘤、恶性淋巴瘤等恶性肿瘤；联合用于免疫缺陷病治疗；用于中毒性休克、烧伤后感染；用于慢性活动性乙型肝炎病毒感染、丙型肝炎病毒感染及慢性活动性EB病毒感染等；用于控制癌性胸、腹腔积液；用于辅助治疗耐药结核菌株引起的难治性肺结核。

IL-2不良反应包括：间质性肺水肿、呼吸性碱中毒；用药后可发生行为变化、认知障碍。可出现低血压、心动过速、心律失常等症状。静脉注射后可出现中性粒细胞计数升高，淋巴及单核细胞计数下降，部分患者有红细胞下降或凝血功能障碍。可发生少尿、水钠潴留、氮质血症及内分泌功能紊乱。部分患者出现恶心、呕吐、腹泻、黄疸、氨基转移酶升高等。

干扰素

干扰素（IFN）主要分为IFN-α、IFN-β和IFN-γ，口服不吸收，可以通过肌内注射或者皮下注射给药。此类药物具有抗病毒、抗肿瘤和免疫调节作用，对感冒、乙型肝炎、带状疱疹及腺病毒性角膜炎等感染有预防作用。临床治疗恶性肿瘤、病毒性皮肤病、炎症性皮肤病等。不良反应包括寒战、发热、流感样症状、注射部位可出现红斑压痛、严重时有呼吸困难、肝功能降低、过敏反应等。

拓展阅读 中医药与免疫调节

第三节　免疫调节药的用药护理

1. **用药依从性**　患者需按照医生或药师的指导正确使用药物，并遵守规定的用药剂量和用药时间。此外，患者应定期复诊，监测药物疗效和不良反应。

2. **监测药物疗效和毒副作用**　应密切关注药物临床疗效，包括实验室指标和临床症状等。针对免疫抑制药的毒副作用（如感染、肝肾功能损害、骨髓抑制等），应定期监测相关指标，及早发现异常情况并采取相应措施。

3. **合理用药**　在使用免疫抑制药时，要根据患者的具体情况（如年龄、性别、肝肾功能等）调整剂量，并结合其他药物的使用情况进行合理用药。应注意避免与其他药物产生不良相互作用，避免饮酒或吸烟等不良生活习惯。

4. **预防感染**　由于免疫抑制药可能会降低患者的免疫力，因此患者需加强个人卫生，尤其是手部卫生。同时，应避免与感染患者密切接触，避免到人群密集场所，定期接种疫苗，积极预防感染的发生。

5. **注意营养摄入**　免疫抑制药物可能会导致食欲减退、恶心、呕吐等副作用，影响患者的营养摄入。应合理调整饮食，并咨询专业营养师，保证患者充足的营养摄入。

思 考 题

1. 常用的免疫抑制剂有哪些不良反应?
2. 比较 TNF-α 抑制剂、B 细胞表面 CD20 单抗、IL-6 受体单克隆抗体、IL-17 单抗、IL-23 单抗的特点和临床应用。
3. 生物制剂的优点和缺点是什么?
4. 比较雷公藤总苷和白芍总苷毒副作用的区别。
5. 比较中药免疫增强剂的特点和临床应用。
6. 各种免疫疾病应选择何种治疗药物。
7. 简述中药制剂在肿瘤中的应用。

(张玲玲)

更多数字资源详见新形态教材网

- 学习目标
- 思维导图
- 拓展阅读
- 微课
- 自测题
- 本章小结
- 教学课件

第三十五章
抗骨质疏松药

学习目标

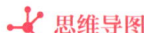思维导图

> **情境（案例）导入**
>
> 患者，女，52岁。间断腰背疼痛3年，近1个月加重就诊。2年前停经，无高血压、糖尿病等慢性病史，无遗传病及传染病史。体温36.4℃。四肢关节无红肿及变形、脊椎无畸形，无压痛及叩击痛。血、尿常规无异常。双光能X线骨密度检查（DXA）：腰椎骨密度总T值 -2.8，左侧股骨颈T值 -2.2。诊断为绝经后骨质疏松症。
>
> 问题与思考：
> 1. 通过本章的学习，请分析上述患者是否可选用阿仑膦酸钠进行治疗。
> 2. 除了双膦酸盐类药物外，骨吸收抑制药还有哪几类？

骨质疏松症（osteoporosis）是一种以骨量低下，骨组织超微结构破坏为特征，导致骨脆性增加，易发生骨折的全身性代谢性骨病。骨质疏松症是中老年人，尤其是绝经后妇女的一种常见病、多发病。根据病因，骨质疏松症分为三大类：原发性骨质疏松症、继发性骨质疏松症和特发性骨质疏松症。原发性骨质疏松症属于衰老相关的骨组织退行性病变，包括两型：Ⅰ型为绝经后骨质疏松症，为高转换型骨质疏松症，因妇女绝经期后雌激素减少导致。Ⅱ型为老年性骨质疏松症，为低转换型骨质疏松症，多为超过65岁的男性和70岁以上的女性患者，因衰老等因素造成骨形成功能减弱、合成分泌类骨质减少和矿化能力降低所致。继发性骨质疏松症为由其他疾病或药物等因素所诱发的骨质疏松。特发性骨质疏松症常见于8~14岁青少年，常伴有遗传性家族史，确切病因不明；妊娠期和哺乳期发生的骨质疏松症也属此类。

在儿童生长期，骨组织经历了生长和塑建（modeling）过程，而在成年期骨组织主要进行骨的重建（remodeling）。骨重建的过程是一个有序的活动，最先是激活，随后出现骨吸收，最后为骨形成。当破骨细胞过度激活引起骨吸收活动增强，可导致骨量的丢失增加，产生骨质疏松。当成骨细胞功能受到抑制，骨形成活动降低，骨量形成不足，也可导致骨质疏松。

目前防治骨质疏松的药物主要分为骨吸收抑制药、骨形成促进药和骨矿化促进药。

第一节 骨吸收抑制药

骨吸收抑制药是指能够抑制破骨细胞的激活过程，或者降低功能异常亢进的破骨细胞活

性，从而使其对骨质的吸收减少，进而防止骨量丢失。该类药物可降低骨转换率，维持骨量，但不能高效刺激骨形成和大幅增加骨量。

一、双膦酸盐类

双膦酸盐（bisphosphonates）是目前最重要的一类骨吸收抑制药物。双膦酸盐的结构与内源性骨代谢调节剂焦磷酸盐（pyrophosphate，P-O-P）类似，但双膦酸盐与两个磷相连的是碳原子（P-C-P）而不是氧。它与焦磷酸盐具有共同的性能，均能抑制破骨细胞介导的骨吸收，但与焦磷酸盐不同的是焦磷酸盐可被体内的焦磷酸酶水解，而双膦酸盐可抵抗焦磷酸酶的水解，稳定地吸附于骨表面，不仅能抑制内源性的骨吸收，还能抑制由甲状旁腺激素（PTH）、前列腺素（PG）等诱导的骨吸收。

双膦酸盐类药物已经历三代。第一代依替膦酸二钠（etidronate disodium），又名羟乙基膦酸钠、依膦，是1977年批准上市的第一个不含氮原子的双膦酸盐类药物。药物活性和结合力相对较弱，长期使用可阻滞正常的骨矿化，久用可导致骨软化。

第二代为不含氮原子的双膦酸盐类药物如氯屈膦酸二钠（clodronate disodium）和帕米膦酸钠（pamidronate sodium）。其药物活性和结合力为依替膦酸二钠的10～100倍，对骨矿化作用干扰小。

第三代药物阿仑膦酸钠（alendronate sodium），1993年上市，这种含氮原子的双膦酸盐作用更强，不良反应发生率更低，耐受性更好，是目前常用的抗骨质疏松症双膦酸盐类口服药物。2009年，美国FDA批准唑来膦酸（zoledronic acid）注射液用于妇女绝经后骨质疏松的防治，作用更强，效果更持久，1年仅需给药1次。

目前常用含氮原子双膦酸盐用于治疗骨质疏松症，主要包括阿仑膦酸钠、伊班膦酸钠（ibandronate sodium）、利塞膦酸钠（risedronate sodium）和唑来膦酸注射液。

阿仑膦酸钠

阿仑膦酸钠（alendronate sodium）为第三代双膦酸盐类骨吸收抑制剂，是破骨细胞介导的骨吸收抑制剂，对骨矿化没有抑制作用。

【体内过程】

口服后主要在小肠内吸收，但吸收差，生物利用度约为0.7%，食物和矿物质可显著减少其吸收。血浆蛋白结合率约80%，血浆半衰期短。吸收后的药物20%～60%被骨组织迅速摄取，骨中达峰时间约为用药后2h，其余部分迅速以原形经肾排泄消除。服药后24h内99%以上的体内存留药物集中于骨组织，在骨内的半衰期为10年以上。

【药理作用与作用机制】

对破骨细胞具有直接抑制作用，阻断破骨细胞的骨吸收作用。阿仑膦酸钠可进入细胞，降低成熟破骨细胞溶酶体酶的释放，干扰其骨吸收作用。在阿仑膦酸钠作用下破骨细胞发生细胞骨架和形态改变，导致具有破骨细胞能力的皱褶缘消失，破骨细胞脱离骨面，骨吸收能力大大降低，细胞缩小，与周围组织的黏附力下降，最终凋亡。

阿仑膦酸钠抗骨吸收作用较依替膦酸二钠强1000倍，并且没有骨矿化抑制作用。能够增加骨质疏松症患者的骨量密度，降低骨折的风险。

【临床应用】

主要用于绝经后骨质疏松症，预防髋部和脊柱骨折。也适用于治疗男性骨质疏松症和糖皮质激素诱发的骨质疏松症。

【不良反应】

少数患者可见胃肠道反应，如恶心、腹胀、腹痛、便秘、消化不良，如不按规定方法服用者可有食管溃疡，偶有血钙降低，短暂白细胞升高，尿红细胞、白细胞升高，头痛，骨骼肌疼痛，罕见皮疹或红斑。偶见长期使用双膦酸盐类药物患者出现颌骨坏死。

为降低药品对食管的刺激，本药应在清晨用 200 mL 温开水送服，用药后至少 30 min 方可进食，30 min 内应避免躺卧。饮料、食物和一些药物可降低阿仑膦酸钠的吸收，因此在服用本品前后 30 min 内不宜进食任何食物和药品。

唑来膦酸

唑来膦酸（zoledronic acid）为长效双膦酸盐类药物，与羟磷灰石的结合力最强，具有强大的抗骨吸收作用。唑来膦酸可抑制破骨细胞对骨小梁的溶解和破坏，阻止肿瘤引起的溶骨性病变，从而减少骨吸收，减轻疼痛，并能够降低由骨转移所致的高钙血症及其他并发症的发生率。临床用于治疗骨质疏松症；恶性肿瘤溶骨性骨转移引起的骨痛；恶性肿瘤引起的高钙血症。唑来膦酸以 5 mg 的剂量静脉滴注给药治疗骨质疏松症，每年仅需给药 1 次。

二、降钙素

降钙素（calcitonin，CT）是由甲状腺的滤泡旁细胞（又称 C 细胞）分泌的含有 32 个氨基酸的单链多肽类激素。其主要生理功能是调节体内血钙、血磷的水平。当血 Ca^{2+} 升高时，降钙素即被释放，血浆降钙素浓度升高；相反，血 Ca^{2+} 降低时，降钙素的分泌减少，血降钙素水平降低。不同物种的降钙素结构相似，都具有单链和排列顺序不同的 32 个氨基酸，其氨基酸的排列顺序取决于物种。鱼降钙素与人降钙素受体的结合能力较人降钙素强数十倍。因此，临床上常用的降钙素是鲑鱼降钙素（salmon calcitonin，sCT）和鳗鱼降钙素（eel calcitonin，eCT），主要是注射剂和鼻喷剂。此外，将鲑鱼降钙素中的二硫键以稳定的 1,2-亚乙基代替制成的 31 个氨基酸组成的降钙素衍生物，称依降钙素，作用与降钙素相同。

【体内过程】

肌内注射或皮下注射 1 h 内血药浓度达到峰值，半衰期 70～90 min，血浆蛋白结合率 30%～40%。大部分以代谢物从肾排泄。

【药理作用与作用机制】

（1）降低血钙：降钙素能抑制骨钙释放入血液和细胞外液，从而降低血钙。

（2）抑制破骨细胞活性：降钙素能够直接与破骨细胞降钙素受体结合，抑制破骨细胞的活性，从而降低骨转换，对骨骼起保护作用。

（3）调节钙磷代谢：降钙素可抑制肾脏近曲小管对钙、磷的重吸收。

（4）镇痛作用：降钙素能特异性地缓解骨痛，对骨质疏松骨折或骨骼变形所致的慢性疼痛及肿瘤骨转移等引起的骨痛均有效。降钙素镇痛的机制目前尚不清楚。其镇痛作用可能与抑制前列腺素的合成有关；也可能通过中枢神经系统直接导致中枢性镇痛有关。

【临床应用】

（1）骨质疏松症：早期和晚期的绝经后骨质疏松症及老年性骨质疏松症。

（2）伴有骨质溶解和（或）骨质减少的骨痛：用于继发于乳腺癌、肺癌、肾癌、骨髓瘤或其他恶性肿瘤的骨转移性疼痛。

（3）高钙血症及其危象：降钙素降低血钙作用起效快，较安全。此外，临床常将降钙素与另一骨吸收抑制剂双膦酸盐类药物联合应用，治疗恶性肿瘤所致的高钙血症。

（4）变形性骨炎：通过抑制破骨细胞活性，能明显减轻变形性骨炎的骨痛症状，改善活动度。

【不良反应】

有面部潮红、发热感、恶心、呕吐、食欲减退、口干、头晕等。偶见过敏反应，严重者可致休克。注射给药时使用前须做皮试。

三、雌激素类药物

雌激素（estrogen）缺乏是绝经后妇女骨质疏松症的首要病因。目前，补充雌激素的替代疗法已成为治疗绝经后骨质疏松症的重要治疗手段之一。但雌激素替代疗法存在导致患者罹患子宫内膜癌和乳腺癌的风险增加等不良反应。目前，常用的雌激素类药物主要有尼尔雌醇、替勃龙、雌激素激动/拮抗剂雷洛昔芬（raloxifene）等。

【药理作用及作用机制】

（1）直接作用于雌激素受体。雌激素可直接作用于破骨细胞雌激素受体，增加破骨细胞凋亡，减少破骨活动。此外，雌激素可作用于成骨细胞雌激素受体，刺激成骨细胞的增殖和胶原合成。

（2）影响骨吸收因子，抑制骨吸收过程。雌激素抑制破骨细胞 IL-6 的合成，阻断 IL-6 受体，降低 PGE_2 活性，抑制 IL-1、IL-6 和 TNF-α 的释放等，从而抑制由细胞因子激活引起的骨吸收增加。

（3）影响钙调节激素，间接减少骨吸收。雌激素可促进降钙素分泌，抑制骨吸收；雌激素还可增强肝 25-羟化酶、肾 1α-羟化酶活性，提高 $1,25-(OH)_2D_3$ 水平，促进肠钙吸收。

【临床应用】

围绝经期妇女雌激素替代治疗的首选药物。近年发现，绝经后骨质疏松症的发病率日趋增大，应用适量雌激素，可直接调节骨代谢，延缓和减少绝经后的骨丢失，缓解骨关节疼痛，降低骨折的发生率，还可改善其他围绝经期症状，如疲劳、烦躁、外阴干燥、老年性阴道炎等，提高绝经后妇女的生活质量。为了减轻雌激素所致子宫内膜增生作用，雌激素常与孕激素合用，称为激素替代疗法。

【不良反应及禁忌证】

大剂量可致恶心、呕吐、腹胀、头痛、头晕；突破性出血；乳房胀痛，白带增多；高血压。禁用于雌激素依赖性疾病（如乳腺癌、子宫内膜癌、宫颈癌、较大子宫肌瘤等）病史者、血栓病、高血压患者。

四、植物雌激素

植物雌激素（phytoestrogen）来源于植物，其结构与雌激素相似，主要包括三类化合物：异黄酮类（isoflavone）、香豆素类（coumestans）和木脂素类（lignans）。由于异黄酮类化合物为植物雌激素主要组成成分，目前研究较多，依普黄酮（ipriflavone）已证明是一种骨吸收抑制剂和骨形成增强剂，已广泛应用于骨质疏松症的防治。

依普黄酮

依普黄酮（ipriflavone）为 7-异丙氧基异黄酮，是一种合成的异黄酮衍生物。在动物和人体中均不影响生殖系统，但却能增加雌激素的活性，具有雌激素样的抗骨质疏松症作用，对各种实验性骨质疏松症均能减少骨丢失。其作用机制主要是促进成骨细胞的增殖，促进骨胶原合成和骨基质的矿化，增加骨量；减少破骨细胞前体细胞的增殖和分化，抑制破骨细胞的活性，降低骨吸收；通过雌激素样作用增加降钙素的分泌，间接产生抗骨吸收作用。适用于改善原发性骨质疏松症的症状，提高骨量减少者的骨密度。

五、RANK 配体抑制剂

狄诺塞麦

狄诺塞麦（denosumab）是核因子 κB 受体活化因子（RANK）配体抑制剂，是批准用于治疗高骨折风险的妇女绝经后骨质疏松的人源化单克隆抗体。破骨细胞及其前体细胞表面的核因子 κB 受体活化因子（RANK）和核因子 κB 受体活化因子配体（RANKL）相互作用，继而促进破骨细胞的形成、存活和功能。在成骨细胞谱系当中的各种细胞均可产生骨保护素（osteoprotegerin，OPG），与 RANKL 结合，致使破骨细胞介导的骨吸收功能受到抑制。狄诺塞麦与 RANKL 具有高亲和力，二者特异性结合从而阻断 RANK/RANKL 相互作用，抑制破骨细胞的功能，从而减缓骨吸收过程，增加骨密度和骨强度，有效降低骨折发生的风险。最常见不良反应为背痛、四肢疼痛、肌肉骨骼疼痛、高胆固醇血症。低钙血症患者禁用。

第二节　骨形成促进药

骨形成促进药是指通过增加成骨细胞的活性，进而促进骨形成的药物。骨形成促进药包括甲状旁腺激素（parathyroid hormone，PTH）及 PTH 类似物等。

甲状旁腺激素及其类似物

甲状旁腺激素（parathyroid hormone，PTH）在甲状旁腺内生成前体，通过甲状旁腺的主细胞分泌。甲状旁腺激素是含 84 个氨基酸残基的单链多肽，N 端第 1～34 氨基酸片段为生物活性部位。目前，应用于临床的有 PTH_{1-34} 和 PTH_{1-84}。

成骨细胞膜存在 PTH 受体，能与 PTH_{1-84} 和 PTH_{1-34} 片段结合。小剂量 PTH 激动成骨细胞 PTH 受体，通过活化环腺苷酸（cyclic adenosine monophosphate，cAMP）依赖的蛋白激酶 A 及钙离子依赖的蛋白激酶 C 信号途径发挥生物学作用。甲状旁腺激素能增加成骨细胞的数目，促进成骨细胞释放骨生长因子，促进骨基质形成和骨矿化，从而促进骨形成，增加骨量。PTH 促进骨骼合成代谢的作用采用小剂量和间歇给药方式。但大剂量 PTH 通过 PTH 受体激活磷脂酶 C 系统，加强破骨细胞功能，使骨吸收效应超过成骨效应，反而导致骨量丢失。

特立帕肽

特立帕肽（teriparatide）是重组人 PTH_{1-34}，是被批准的骨形成促进药。

【体内过程】

皮下注射吸收好，生物利用度为 95%，股部或腹部皮下注射特立帕肽 20 μg，注射后 30 min 血药浓度达峰值，血浆中钙的浓度在给药后 4～6 h 达到峰值，皮下注射半衰期为 1 h。在肝代谢，经肾排泄。

【药理作用与作用机制】

特立帕肽的作用和机制与 PTH 相似。其药理作用呈剂量相关性，给药剂量不同可产生促进骨质形成或骨吸收作用，分别增加或降低骨密度：在人体内，以 20 μg 剂量每日给药 1 次，具有同化作用，促进骨质形成，增加骨骼质量和骨骼强度。相反地，若大剂量连续给药，则产生类似甲状旁腺功能亢进的症状，刺激破骨细胞活性，使骨吸收效应大于骨形成，进而降低骨密度。

【临床应用】

治疗妇女绝经后骨质疏松症并具有高度骨折风险的患者,以及男性原发性和继发性性腺功能低下的骨质疏松症并具有高度骨折风险者。特立帕肽能使骨密度增加,降低脊椎骨和非脊椎骨的脆性,与其他抗骨质疏松药合用具有协同作用。

【不良反应】

患者对特立帕肽治疗的总体耐受性较好,最常见的不良反应有恶心、肢体疼痛、头痛和眩晕。有些患者在治疗初期给药 4 h 内有直立性低血压,但通常不影响治疗。

第三节 骨矿化促进药

骨矿化促进药主要包括钙剂和维生素 D,两者是人体钙磷代谢的重要物质。常用的钙制剂有磷酸钙(calcium phosphate)、枸橼酸钙(calcium citrate)、乳酸钙(calcium lactate)和葡萄糖酸钙(calcium gluconate)等。主要不良反应包括便秘,口服大量钙可致轻度胃部不适,严重者可引起胃酸增多、厌食,过量可导致高钙血症。

维生素 D 在体内经代谢生成活性维生素 D。活性维生素 D $[1,25\text{-}(OH)_2D_3]$ 能增加小肠对钙和磷的吸收,维持钙磷平衡。在骨重建过程中,活性维生素 D 可增加成骨细胞活性。足量钙和维生素 D 的摄入能补充矿物质,预防骨量丢失和减少骨折的发生。但单纯补钙和维生素 D 对已确诊的骨质疏松症的治疗是不够的。钙剂和维生素 D 只是作为一种与不同的促骨形成药物或抗骨吸收药物合用的基础治疗药。活性维生素 D 不需要经过肝、肾羟化就有活性,更适用于老年人、肝肾功能不全和维生素 D 代谢障碍者。

第四节 抗骨质疏松药的用药护理

骨质疏松症是可预防可治疗的疾病,加强骨质疏松症的预防宣教,认识到骨质疏松症的预防尤为重要。成年人骨量每年以约 0.5% 丢失,骨质疏松症的发生是与骨峰值密切相关的。骨峰值越高,其患骨质疏松症的概率就越小。因此鼓励年轻时就应该加强锻炼,提高骨峰值对骨质疏松的预防有重要意义。此外,合理的、适当的运动及足够的日照对预防骨质疏松症有重要意义。一旦发生骨质疏松症,则需要进行药物治疗。

1. **基础治疗措施** 补充足够的钙和维生素 D 及适合患者的定期负重锻炼。加强营养,低盐高钙饮食,适量补充蛋白质,保证足够的日照。

2. **注意用药疗程** 所有治疗应至少坚持 1 年。除双膦酸盐类药物外,其他抗骨质疏松症药物一旦停药,疗效将快速下降。双膦酸盐类药物停用后,其抗骨质疏松性骨折作用可能会保持数年。由于双膦酸盐类药物使用超过 5 年后,可能增加罕见不良反应(如下颌骨坏死或非典型股骨骨折)的风险,双膦酸盐类药物治疗 3~5 年后建议考虑药物假期。在药物假期期间,应监测患者骨密度、骨转换标志物等指标,如有骨密度明显降低或新发骨折,即应立刻重启治疗或换用其他抗骨质疏松药物(如特立帕肽)。特立帕肽疗程不应超过 2 年。

3. **联合用药与序贯治疗** 抗骨质疏松症治疗常常以钙和维生素 D 为基础治疗药,与骨吸收抑制药或骨形成促进药联合应用。一般不建议相同作用机制的药物联合应用。为了防止快速骨丢失,也可考虑两种骨吸收抑制药联合应用,如降钙素与双膦酸盐短期联合应用。联合应用骨吸收抑制药与骨形成促进药,可增加骨密度,但尚未知对骨折发生率的影响,是否联合应用须权衡治疗的成本和收益。下列情况须考虑药物序贯治疗：骨吸收抑制药治疗失败、疗程过长或存在严重不良反应；骨形成促进药如特立帕肽的推荐疗程为不超过 2 年，此类药物停药后应序贯治疗，序贯使用骨吸收抑制药治疗，以维持骨形成促进药所取得的疗效。

4. **骨质疏松性骨折的用药**　骨质疏松症的严重后果是发生骨质疏松性骨折，骨折期间除常规骨折治疗外，应积极进行抗骨质疏松症治疗，包括骨吸收抑制药或骨形成促进药。现有证据表明，骨吸收抑制药可减少骨转换，有助于抗骨折疗效。

5. **个体化用药**　应针对不同患者进行个性化的用药，及时监测药物治疗的效果，全面评估患者发生骨质疏松性骨折的风险。

拓展阅读　罗莫佐单抗

思 考 题

1. 骨吸收抑制药与骨形成促进药的药理作用有何异同？各有何优缺点？
2. 为什么持续大剂量使用特立帕肽会加重骨质疏松症状？

（徐道华）

更多数字资源详见新形态教材网

　　学习目标　　　思维导图　　　拓展阅读　　　微课
　　自测题　　　　本章小结　　　教学课件

第八篇

化学治疗药物

第三十六章

抗菌药物

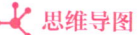

> **情境（案例）导入**
>
> 患者，男，56岁。发热，咳嗽，最高体温达40℃，就医诊断为重症肺炎、支气管炎。经痰细菌培养出肺炎克雷伯菌（+++），药敏试验结果显示对哌拉西林、他唑巴坦等耐药。
>
> **问题与思考：**
> 1. 通过本章的学习，如何给患者选用合理的抗菌药物进行治疗？
> 2. 在使用该类药物时应注意哪些事项？

病原微生物（或称病原体）是指可以侵犯人体，进而引起感染甚至传染病的微生物，包含朊毒体、寄生虫（原虫、蠕虫、医学昆虫）、真菌、细菌、螺旋体、支原体、立克次体、衣原体、病毒等，其中以细菌和病毒的危害性最大。用于防治病原微生物和恶性肿瘤所致疾病的药物治疗统称为化学治疗（chemotherapy），简称化疗。抗微生物药（antimicrobial drug）是一类能够通过抑制或杀灭病原微生物，从而防治其所致感染性疾病的药物。抗微生物药主要包括抗菌药物（antibacterial drug）、抗真菌药（antifungal drug）和抗病毒药（antiviral drug）等。

抗微生物药能通过干扰病原微生物代谢过程中的不同环节，从而杀灭或抑制其生长增殖，进而达到防治疾病的目的。但抗微生物药不可避免地会对机体产生不良反应，同时病原微生物在与药物的接触过程中也会产生耐药性。理想的抗微生物药物应具备以下特点：对病原微生物具有高度选择性；对人体基本无毒或毒性较低；病原微生物不易产生耐药性；具有较好的药代动力学参数；使用方便、价格低廉等。因而，在使用抗微生物药的过程中，应充分注意机体、病原微生物和抗微生物药三者之间的相互关系，综合考虑机体病理特点、生理状况和药物的药理学特点，从而合理使用抗微生物药物（图36-1）。

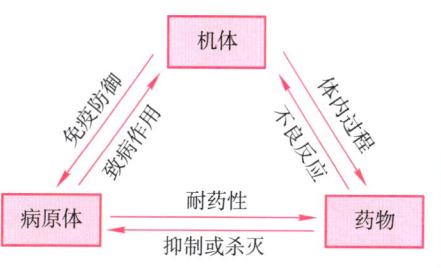

图36-1 机体、病原微生物和抗菌药物三者之间的关系

第一节 抗菌药物的常用术语

化疗指数（chemotherapeutic index，CI）是评价化学治疗药物有效性和安全性的重要指标，通常用药物治疗感染动物的半数致死量（median lethal dose，LD_{50}）与治疗感染动物的半数有效量（median effective dose，ED_{50}）的比值表示，即 LD_{50}/ED_{50}。化疗指数越大，表明该药物治疗效果越强，同时毒性越小，临床应用价值也越高。但化疗指数大的药物并非绝对安全，如对机体几乎无毒性的青霉素类药物，可能诱发过敏性休克这一严重的不良反应。

抗菌药（antibacterial drug）是指具有抑制或杀灭细菌作用的化学药物，包括抗生素和人工合成抗菌药。

抗生素（antibiotics）是指由各种微生物（如细菌、真菌、放线菌属等）产生的，具有抑制或杀灭其他微生物的物质，包括天然抗生素和人工半合成抗生素。

抑菌药（bacteriostatic drug）指仅对细菌生长繁殖有抑制作用而无杀灭作用的抗菌药，如磺胺类、大环内酯类、四环素类等，抗菌药的作用机制见图36-2。

杀菌药（bactericidal drug）是指能直接杀灭细菌的抗菌药，如青霉素类、头孢菌素类、氨基糖苷类和喹诺酮类等。

抗菌谱（antimicrobial spectrum）指抗菌药抑制或杀灭病原微生物的范围，包括广谱和窄谱两种。某些抗菌药仅作用于单一菌种或局限于某属细菌，如异烟肼只作用于结核分枝杆菌，称为窄谱抗菌药。广谱抗菌药指对多种病原微生物有效的抗菌药，能抑制或杀灭病原微生物的范围很大，如四环素类除对革兰氏阴性、阳性菌有抗菌作用外，也能抑制支原体、衣原体、立克次体等病原微生物的感染。

抗菌活性（antibacterial activity）指抗菌药物抑制或杀灭病原微生物的能力，可用体外和体内两种方法测定。体外抗菌活性常用最低抑菌浓度（minimum inhibitory concentration，MIC）和最低杀菌浓度（minimum bactericidal concentration，MBC）来表示。最低抑菌浓度是指在体外培养细菌 18～24 h 后能抑制培养基内病原菌生长的最低药物浓度。最低杀菌浓度是指杀灭 99.9% 的培养基内细菌所需的最低药物浓度。

抗生素后效应（post-antibiotic effect，PAE）指细菌与抗生素短暂接触后，当药物浓度低

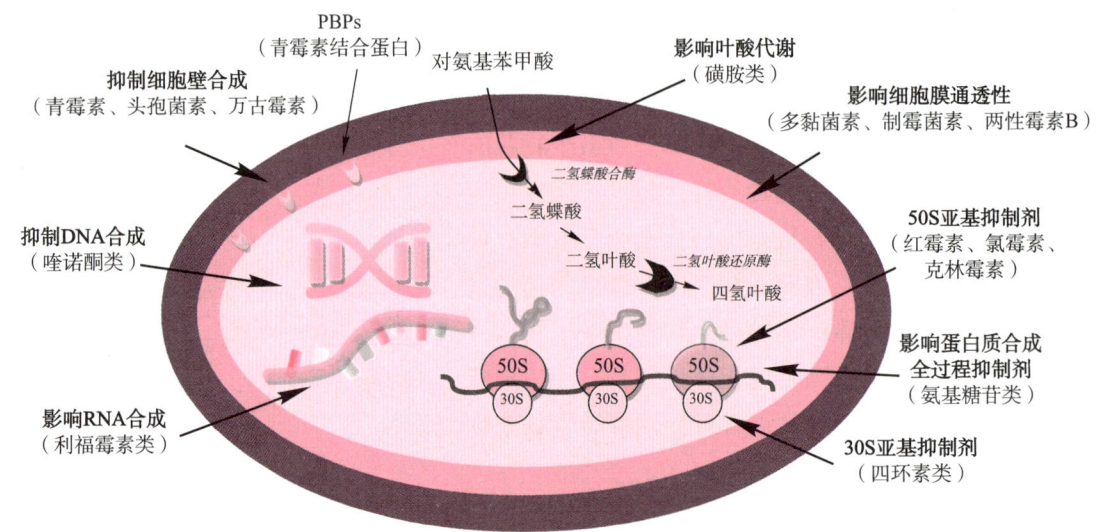

图 36-2 抗菌药的作用机制

于最低抑菌浓度或被机体完全消除后，细菌生长繁殖仍持续受到抑制的效应。氨基糖苷类和喹诺酮类，均具有较长的PAE。

第二节 细菌耐药性及产生机制

细菌的耐药性（resistance）是指在常规治疗剂量下，细菌对于抗菌药物的敏感性降低或消失，导致药物对耐药菌疗效下降甚至失效。细菌的耐药性根据其发生的原因可分为固有耐药性和获得性耐药性两种。固有耐药性（intrinsic resistance）又称天然耐药性，由细菌的种类特性和染色体基因决定，自身缺少某种抗菌药物的作用靶点或者缺乏药物转运系统导致药物无法进入菌体发挥作用。固有耐药性代代相传，不会改变。如肠道革兰氏阴性杆菌对青霉素G的天然耐药、链球菌对氨基糖苷类抗生素天然耐药、铜绿假单胞菌对多数抗生素均不敏感、抗真菌药物两性霉素B对细菌无效等。获得性耐药性（acquired resistance）常发生在细菌与抗菌药物多次接触后，由质粒介导，通过改变自身的代谢途径，使其不被抗生素杀灭。如金黄色葡萄球菌因产生β-内酰胺酶的质粒而对β-内酰胺类抗生素高度耐药。获得性耐药性可因不再接触抗菌药而消失，也可因质粒将耐药基因转移给染色体而遗传后代，成为固有耐药。

细菌耐药性的产生机制主要有以下几方面，具体如图36-3。

1. 产生灭活酶 细菌产生灭活抗菌药物的酶使抗菌药物失活是耐药性产生的最重要机制之一，可使抗菌药物在作用于细菌之前即被灭活酶破坏而失去抗菌作用。这些灭活酶可由质粒和染色体基因表达，主要包括：①β-内酰胺酶。对β-内酰胺类抗生素耐药，可使该类抗生素的β-内酰胺环裂解而失去抗菌活性。②氨基糖苷类抗生素钝化酶。细菌在接触氨基糖苷类抗生素后产生钝化酶使后者失去抗菌作用，常见的钝化酶有乙酰化酶、腺苷化酶、核苷化酶和磷酸化酶等。③其他酶类。细菌可产生氯霉素乙酰转移酶灭活氯霉素；产生酯酶灭活大环内酯类抗生素；金黄色葡萄球菌产生核苷转移酶灭活林可霉素等。

2. 降低细菌外膜通透性 细菌接触抗菌药物后，可以通过改变通道蛋白的性质和数量来降低细菌的膜通透性而产生获得性耐药。正常情况下细菌外膜的通道蛋白以Omp F和Omp C

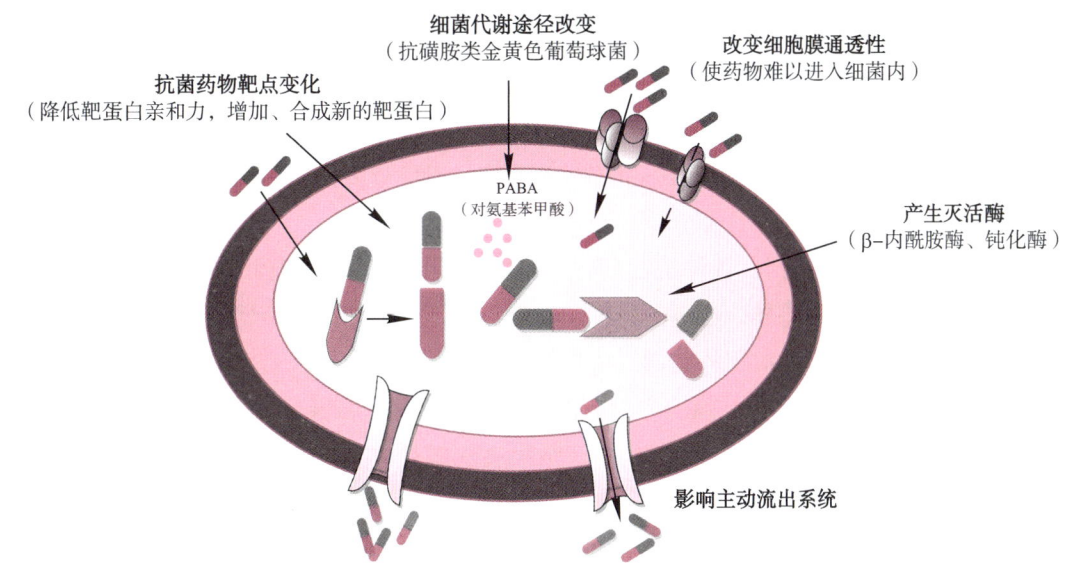

图36-3 抗菌药物的耐药机制

组成非特异性跨膜通道，允许抗菌药物分子进入菌体，当细菌多次接触药物后，菌株发生突变，Omp F 蛋白合成发生障碍，引起 Omp F 通道蛋白数量缺失，导致 β- 内酰胺类、喹诺酮类等药物进入菌体的量大大减少，形成耐药性。

3. 改变靶位蛋白结构 ①细菌通过改变与抗菌药结合部位的靶位蛋白结构，降低抗菌药物与作用靶点的亲和力，使抗菌药药效降低或者失效，出现耐药。如革兰氏阳性球菌中的肺炎链球菌对青霉素高度耐药就是通过该机制产生的。②细菌与抗菌药接触之后产生一种新的、原来敏感菌没有的靶蛋白，使抗菌药不能与新的靶蛋白结合，从而产生高度耐药。如耐甲氧西林金黄色葡萄球菌（methicilin resistant *Staphylococus aureus*，MRSA）比敏感的金黄色葡萄球菌的青霉素结合蛋白多了一个青霉素结合蛋白 -2α（penicillin binding protein，PBP-2α），其与抗生素结合的亲和力极低，因而形成高度的多重耐药性。

4. 影响主动流出系统 某些细菌能将菌体内的药物泵出体外，这种泵运行时需要能量，故称主动流出系统（active efflux system）。细菌的主动流出系统由三部分组成，即转运子、附加蛋白和外膜蛋白，三者缺一不可，又称三联外排系统。具备主动流出系统的细菌包括大肠埃希菌、金黄色葡萄球菌、表皮葡萄球菌、铜绿假单胞菌、空肠弯曲杆菌等，它们对四环素类、喹诺酮类、大环内酯类、氯霉素类、β- 内酰胺类等均产生多重耐药。

5. 改变代谢途径 金黄色葡萄球菌对磺胺类抗菌药产生耐药的主要原因可能与细菌改变叶酸的代谢途径有关，如产生较多的对氨基苯甲酸或二氢蝶酸合成酶或直接利用外源性叶酸。

第三节　抗菌药物应用的基本原则

抗菌药物用于疾病的防治，为人类的生命健康做出了极大贡献，使得许多严重的感染性疾病得以控制。随着抗菌药物的广泛使用，尤其是不合理使用和滥用，可引起各种严重的不良反应与药源性疾病，甚至致残或危及生命。同时，不合理使用抗菌药物也是其产生耐药性的主要因素。由于耐药性在同种和不同种细菌之间移动，促进了耐药性和多重耐药性的发展，也逐渐成为危害人类健康的一大难题。因此，抗菌药物的临床合理应用至关重要。

1. 尽早明确病原菌 在患者出现严重症状之前，应尽早从患者的感染部位、血液、尿液、痰液等样品中培养分离出致病菌，并对其进行体外抗菌药物敏感性试验，以便有针对性地选择最佳的抗菌药物进行治疗。危重患者在未获得致病菌及药敏结果前，可根据患者的部分症状进行临床诊断，推测可能的致病菌给予适当的抗菌药物进行治疗，以免耽误病情。当获得致病菌及药敏结果后，有针对性地调整使用适宜的抗菌药物，避免过度应用广谱抗菌药，以免掩盖典型的临床症状或产生严重的不良反应。

2. 严格按照适应证用药 各种抗菌药物有不同的抗菌谱，即使有相同抗菌谱的药物也可能存在药效学和药动学的差异，各抗菌药物的临床适应证亦不相同。根据抗菌药物的临床适应证选药是防止抗菌药不合理应用的关键。应根据病原菌、病理情况、感染部位和严重程度等选择不同特征的抗菌药物。例如，确诊为细菌性、继发性细菌或真菌感染者，可使用抗菌药物；由结核分枝杆菌、非结核分枝杆菌、支原体、衣原体、螺旋体、立克次体及部分原虫等病原微生物所致的感染亦有指征应用抗菌药物；缺乏细菌及上述病原微生物感染的临床或实验室诊断证据，以及病毒性感染患者，均无应用抗菌药物的指征。

3. 根据患者特殊病理、生理状况等合理选药 应用抗菌药物有效控制感染，必须在感部位达到有效的抗菌浓度。一般在血液丰富的组织器官（如肝、肾、肺等）药物浓度较高，在血液供应较少的部位及脑脊液中药物浓度较低。对于药物分布较少的器官组织感染，应尽量选用在这些部位能达到有效浓度的药物。

此外，还应考虑患者的肝、肾功能状态，制订出科学、安全、合理的用药方案。肾功能减退患者需要减少剂量或延长给药周期，避免使用主要经肾排泄且具有明显肾毒性的药物，如四环素、氯霉素、磺胺类等。肝功能减退患者应避免使用对肝有损害的药物，如异烟肼、利福平、两性霉素 B 等；经肝代谢的药物如磺胺类、哌拉西林、酮康唑等或具有肝肠循环的药物如四环素、红霉素等则需要及时减量或避免应用。

4. 特殊人群的合理选药 老年人尤其是高龄患者，其各脏器功能日渐衰退，药物的代谢及排泄能力均有所降低，使用与青壮年同剂量的抗菌药时，血药浓度会增高，血浆半衰期也有所延长，极易引起毒性反应。因此，老年人使用药物时，需调整给药剂量，制订个性化给药方案，或根据检测的血药浓度合理用药，以达到安全用药的目的。

早产儿、新生儿的肝肾均未发育完全，体内酶系如肝药酶等的分泌不足或缺乏，肾清除功能较差，血浆蛋白与药物的结合能力也较弱。抗菌药物若依据体重折算给药，则往往血药浓度较儿童及成年人高，血浆半衰期延长。因此，用药需十分谨慎，需按日龄调整给药剂量和给药间隔时间。

儿童患者应避免使用氨基糖苷类药物，该药有明显的耳、肾毒性；万古霉素和去甲万古霉素也有一定的耳、肾毒性；四环素类药可导致牙齿黄染及牙釉质发育不良；喹诺酮类药物对骨骼发育可能产生不良影响。

妊娠期妇女应避免使用能透过胎盘屏障对胎儿有不利影响的药物，如四环素、喹诺酮类药物，具有明显的致畸作用和毒性作用；应禁用氯霉素，因孕晚期大量使用，可引起新生儿"灰婴综合征"。

5. 抗菌药物的预防应用 预防使用抗菌药物的目的是防止细菌可能引起的感染，目前占抗菌药物使用量的 30%～40%。不适当的预防性用药可引起病原菌高度耐药，发生继发感染而难以控制。因此，预防性用药主要用于以下情况：①尚无细菌感染征象但暴露于致病菌感染的高危人群；②预防用药适应证和抗菌药物选择基于循证医学证据；③针对一种或一种以上最可能的细菌感染进行预防性用药，不盲目选用广谱抗菌药或多种抗菌药物进行联用预防多部位感染；④积极纠正导致感染风险增加的原发疾病或基础状况，倾向于可以治愈或纠正者，预防性用药价值较大；⑤外科手术中根据手术切口类别及可能感染的细菌类别综合考虑预防使用等。

6. 抗菌药物联合用药 如果单一的抗菌药物能够治疗的感染，则不需要联合用药，当病原体尚未查明的严重感染，或者有免疫缺陷病患者的严重感染，则需要联合用药。两种或两种以上抗菌药物联合使用时，在体外或动物实验中可表现为作用的无关、相加、协同或拮抗等效果，联合用药主要以增强抗菌效果、降低不良反应为目的。如某些不同生长特点的菌群，需要联合使用具有不同抗菌机制的药物，可以减少长时间使用造成的耐药性；为减少毒性较大的抗菌药物的使用，联合其他同样有效的药物可适当减少用量，如两性霉素 B 与氟胞嘧啶联合治疗隐球菌脑膜炎，可减少两性霉素 B 的用量，从而降低其毒性作用。

拓展阅读 抗菌药物发展的重要阶段

> **思 考 题**
>
> 1. 抗菌药物的作用机制和耐药机制分别有哪些?
> 2. 临床上应如何合理安全使用抗菌药物?

(李 琳)

更多数字资源详见新形态教材网

| 学习目标 | 思维导图 | 拓展阅读 | 微课 |
| 自测题 | 本章小结 | 教学课件 |

第三十七章

β-内酰胺类抗生素

> 学习目标
> 思维导图

> **情境（案例）导入**
>
> 患者，男，3岁，因持续发热2d到医院就诊。查体：体温37.5℃，双侧扁桃体Ⅰ度肿大，左侧扁桃体表面可见脓苔。诊断为急性扁桃体炎。
>
> 问题与思考：
> 1. 该患者需首选哪类抗生素治疗？
> 2. 临床上使用该类药物时应注意什么？

β-内酰胺类（β-lactams）抗生素是临床上最为常用的抗菌药物之一，其化学结构中含有可决定其抗菌活性的β-内酰胺环。主要包括青霉素类、头孢菌素类、非典型β-内酰胺类和β-内酰胺酶抑制剂类等（图37-1）。该类抗生素具有抗菌活性强、适应证广、高效低毒、种类多、使用广泛等特点。

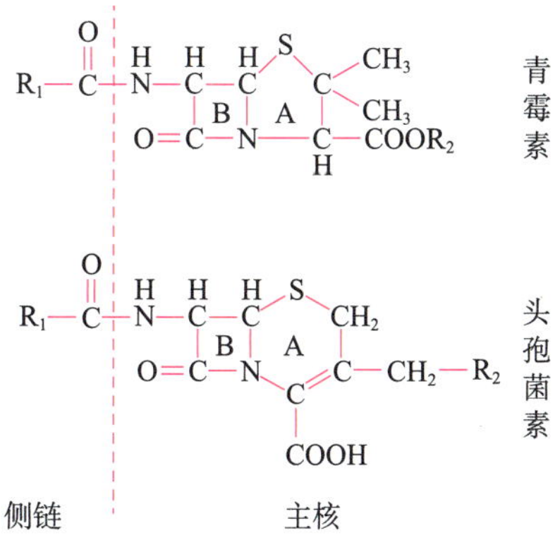

图37-1 青霉素类、头孢菌素类化学结构示意图

第一节 β-内酰胺类抗生素的共性

一、抗菌谱

β-内酰胺类的抗菌作用强大，大多数为快速杀菌药。对大多数革兰氏阳性球菌（溶血性链球菌、甲型溶血性链球菌、金黄色葡萄球菌、肺炎链球菌和表皮葡萄球菌等）、革兰氏阳性

杆菌（破伤风梭菌、白喉棒状杆菌、炭疽杆菌、乳酸杆菌等）、部分革兰氏阴性球菌（脑膜炎奈瑟菌、淋病奈瑟球菌等）、少数革兰氏阴性杆菌（伤寒沙门菌、副伤寒沙门菌、百日咳鲍特菌等）以及螺旋体（梅毒螺旋体、钩端螺旋体、回归热螺旋体等）和放线菌等均具有强大的抗菌作用。

二、抗菌作用机制

其β-内酰胺环中酰胺键能与细菌细胞膜上的特殊蛋白共价结合，即青霉素结合蛋白（penicillin binding proteins，PBPs）。PBPs是细胞壁黏肽合成中的关键性转肽酶，β-内酰胺类抗生素与之结合之后，能抑制转肽酶的活性，从而阻止细胞壁黏肽的交叉联合，阻碍细胞壁的合成，菌体失去渗透屏障而膨胀、裂解、死亡。

不同β-内酰胺类抗生素的抗菌谱及抗菌活性亦有差异。革兰氏阳性菌一般较革兰氏阴性菌对β-内酰胺类药物更为敏感。革兰氏阳性菌细胞壁黏肽层厚而坚韧，占胞壁重量的65%~95%，胞质内渗透压高；革兰氏阴性菌胞壁黏肽仅占胞壁重量的1%~10%，胞质内渗透压较低，黏肽层外侧尚有外膜。哺乳动物细胞无细胞壁，因而β-内酰胺类药物对人和动物的毒性小。

β-内酰胺类抗生素还能增加细菌细胞壁自溶酶的活性，从而促进细菌裂解、溶化、死亡。

三、耐药机制

细菌对β-内酰胺类抗生素产生耐药性的机制可概括为以下几种。

1. 产生β-内酰胺酶 β-内酰胺酶（β-lactamase）是一种水解酶，其可使β-内酰胺环水解裂开，进而使β-内酰胺类抗生素失去抗菌活性，是该类抗生素最常见的耐药机制。已发现的β-内酰胺酶有200余种，主要包括青霉素酶、头孢菌素酶、广谱酶、羧苄青霉素酶、金属酶等。

2. PBPs的组成及功能改变 细菌中存在多种PBPs，有不同的结构和功能，PBPs可通过发生结构改变、增加合成量或基因重组形成新型PBPs，其保留PBPs原有功能，但对β-内酰胺类抗生素亲和力降低，导致结合减少，从而使抗生素失去抗菌作用。如耐甲氧西林金黄色葡萄球菌（methicillin resistant Staphylococcus aureus，MRSA）具有多重耐药性就与产生的新PBPs-2α 导致与药物亲和力降低有关。

3. 菌膜通透性的改变 细菌细胞壁黏肽层含量的不同决定了β-内酰胺类抗生素透入菌体的难易程度。革兰氏阳性菌细胞壁对β-内酰胺类抗生素可以通透，革兰氏阴性菌的外膜对某些β-内酰胺类抗生素不易通透，从而产生非特异性低水平耐药。另外，β-内酰胺类抗生素是通过外膜孔道进入革兰氏阴性菌体内发挥抗菌作用的，如果外膜孔道蛋白发生改变，可使药物不易进入靶部位。如Omp F是β-内酰胺类、四环素类、喹诺酮类和氯霉素等药物通过外膜到达靶细胞的非特异性跨膜通道，Omp F的丢失，使进入菌体的β-内酰胺类等药物大量减少，引起上述药物的多重耐药。

4. 主动外排作用 在细菌的细胞膜上存在一组主动外排系统，可将抗菌药物迅速排出菌体外，阻止其产生抗菌作用。如大肠埃希菌、金黄色葡萄球菌、表皮葡萄球菌、铜绿假单胞菌和空肠弯曲杆菌等。

5. 自溶酶的缺乏 细菌缺少自溶酶可使β-内酰胺类抗生素的杀菌作用下降或仅有抑菌作用。如金黄色葡萄球菌的耐药。

第二节　青霉素类抗生素

青霉素类（penicillin）的基本结构中均含有青霉素的母核6-氨基青霉烷酸（6-aminopenicillanic acid，6-APA），该母核是由噻唑烷环（A环）和β-内酰胺环（B环）骈合而成（图37-2）。β-内酰胺环是抗菌活性的必需结构，不同的侧链则主要影响其抗菌谱、抗菌活性及药代动力学等特性。通过对侧链的化学改造，已开发出一系列半合成青霉素。

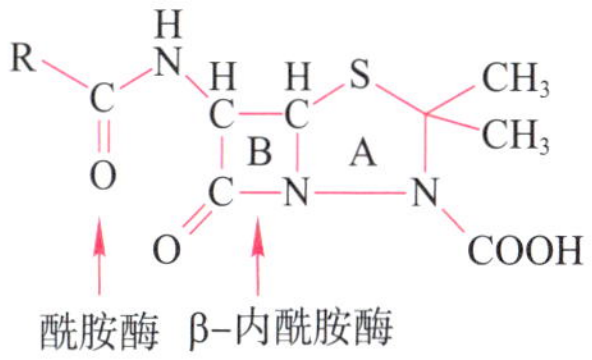

图37-2　青霉素类的基本结构

一、天然青霉素

青霉素G

青霉素G（penicillin G，benzylpenicillin）是从青霉菌培养液中提取得到的5种青霉素（X、F、G、K、双H）之一，其侧链为苄基，又称苄青霉素。青霉素G因化学性质稳定、抗菌作用强、毒性低、产量较高、价格低廉，故目前仍是临床治疗敏感菌所致各种感染的首选天然抗生素。青霉素G常用其钠盐或钾盐。青霉素G的干燥粉末在室温中可保存数年，但其水溶液极不稳定，易被酸、碱、醇、氧化剂、金属离子等分解破坏，故需临用前用盐水配制。

【体内过程】

青霉素G不耐酸，极易被胃酸及消化酶破坏，口服吸收少而不规则，肌内注射吸收迅速且完全。注射后0.5~1h达血药浓度高峰，血浆半衰期为0.5~1h，有效血药浓度可维持4~6h，但个体差异性较大。主要分布于细胞外液，能广泛分布于各种关节腔、浆膜腔、间质液、淋巴液、胎盘、肝、肾等。不易透过血-脑屏障，但炎症时青霉素G透入脑脊液的量可提高并达到有效抗菌浓度。青霉素G主要以原形由肾小管分泌，肾功能不全者半衰期可达7~10h。丙磺舒可与青霉素G竞争肾小管的分泌排泄，从而提高青霉素G的血药浓度，延长作用时间。

【药理作用】

青霉素G抗菌作用很强，在细菌繁殖期低浓度可抑菌，高浓度可杀菌。对病原菌有高度抗菌活性。①大多数革兰氏阳性球菌：溶血性链球菌、肺炎球菌、草绿色链球菌、敏感金黄色葡萄球菌和表皮葡萄球菌等。②革兰氏阳性杆菌：破伤风梭菌、白喉棒状杆菌、炭疽杆菌、产气荚膜梭菌、乳酸杆菌等。③革兰氏阴性球菌：脑膜炎奈瑟菌、敏感淋病奈瑟球菌等。④少数革兰氏阴性杆菌：流感杆菌、百日咳鲍特菌等。⑤其他类：梅毒螺旋体、钩端螺旋体、回归热螺旋体、牛放线杆菌等。青霉素G对大多数革兰氏阴性杆菌作用较弱，对肠球菌不敏感，对真菌、原虫、立克次体、病毒无效。金黄色葡萄球菌、淋病奈瑟球菌、肺炎球菌、脑膜炎奈瑟菌对本药极易产生耐药性。

【临床应用】

肌内注射或静脉滴注是治疗敏感的革兰氏阳性球菌和杆菌、革兰氏阴性球菌及螺旋体所致感染的首选药物。如溶血性链球菌引起的咽炎、扁桃体炎、丹毒、蜂窝织炎、猩红热、产褥热等；肺炎链球菌引起的大叶性肺炎、中耳炎、脑膜炎、菌血症等；脑膜炎奈瑟菌引起的流行性脑脊髓膜炎，但耐药菌株治疗后易复发；淋病奈瑟球菌虽然耐药性较为普遍，但对不产耐药酶的菌株，青霉素仍有效；放线杆菌病、梅毒、回归热、钩端螺旋体病等；与抗毒素配伍应用治疗破伤风、白喉、炭疽病等。

【不良反应】

（1）变态反应：为青霉素G最常见的不良反应，各种类型的变态反应均可能出现，总发生率为3%～10%。其中，Ⅱ型即溶血性贫血、药疹、接触性皮炎、间质性肾炎、哮喘等和Ⅲ型即血清病样反应较为多见，停药可消失。最为严重的是Ⅰ型即过敏性休克，发生率占用药人数的（0.4～1.5）/万，抢救不及时可迅速致死，死亡率为0.1/万。

过敏性休克患者的临床表现主要为循环衰竭、呼吸衰竭和中枢抑制。主要防治措施：①询问过敏史，对青霉素G过敏者禁用；②初次使用、用药间隔3 d以上或换批号者必须做皮肤过敏试验，反应阳性者禁用；③注射液需临用现配；④患者每次用药后需观察30 min，无反应者方可离去；⑤在没有急救药物和抢救设备的条件下禁用；⑥一旦发生过敏性休克，首先应停用青霉素G，皮下注射或肌内注射肾上腺素0.5～1 mg，严重者应及时缓慢静脉注射或滴注，必要时加入糖皮质激素和抗组胺药，并采用其他急救措施。

（2）赫氏反应（Herxheimer reaction）：应用青霉素G治疗梅毒、钩端螺旋体病、炭疽病、鼠咬热等时，可出现症状加剧的现象，表现为全身不适、寒战、高热、咽痛、肌肉痛、心跳加快等。一般发生于开始治疗的6～8 h，12～24 h消失。此反应可能是大量病原体被杀死后释放的物质所引起的全身反应。

（3）其他不良反应：肌内注射青霉素G可发生周围神经炎、局部肿痛或硬结；剂量过大或静脉给药过快可对大脑皮质产生直接刺激作用；鞘内注射可引起脑膜或神经刺激症状。

【药物相互作用】

（1）丙磺舒、阿司匹林、吲哚美辛、保泰松可竞争性抑制青霉素G从肾小管分泌，使其排泄减少，血药浓度增高，可延长其作用时间。

（2）青霉素G属于繁殖期杀菌药，四环素类、磺胺类、红霉素类、氯霉素类等为抑菌药，可抑制细菌繁殖，从而抑制青霉素G的杀菌作用，因而两者合用可产生拮抗作用。

（3）与氨基糖苷类有协同抗菌作用，因抗菌机制不同而致抗菌活性增强，抗菌谱扩大。但两者不可混合静脉给药，以防相互作用导致药效降低。

（4）与重金属（铜、锌和汞等）呈配伍禁忌。

（5）与以下药物混合使用易出现溶液浑浊，如林可霉素、四环素、万古霉素、红霉素、两性霉素B、去甲肾上腺素、间羟胺、苯妥英钠、异丙嗪、维生素B族、维生素C等。

二、半合成青霉素

青霉素G具有抗菌谱窄、不耐酸、不耐酶和易引起过敏反应等缺点。1959年开始，保留青霉素G的6-APA母核，对其侧链进行一系列化学合成改造，从而获得耐酸、耐酶、广谱、抗铜绿假单胞菌等多种半合成青霉素。

（一）耐酸青霉素类

青霉素V、非奈西林

青霉素V（penicillin V, phenoxymethylpenicillin, 苯甲氧青霉素）、非奈西林（pheneticillin, 苯氧乙基青霉素）属苯氧青霉素，其抗菌谱与抗菌活性同青霉素G，可耐酸、口服吸收好是其主要优点。主要用于革兰氏阳性球菌引起的轻度感染，如化脓性链球菌引起的咽炎、扁桃体炎等上呼吸道感染，也用于风湿热的预防和恢复期的巩固治疗。

(二)耐酶青霉素类

属苯唑青霉素类，通过改变青霉素 G 化学结构的侧链，形成空间位阻保护 β- 内酰胺环，使其不易被青霉素酶水解。抗菌谱与青霉素 G 相同，但抗菌活性不及青霉素 G。其共同特点是耐酸、耐酶，主要用于耐青霉素 G 的金黄色葡萄球菌所致感染等，其中双氯西林（dicloxacillin）和氟氯西林（flucloxacillin）的抗菌作用较强。

甲氧西林（methicillin）是第一个发现的耐酶青霉素，对大多数 β- 内酰胺酶具有高度亲和力，故对产青霉素酶的金黄色葡萄球菌、绝大多数革兰氏阳性球菌、奈瑟菌具有抗菌活性，但不及青霉素 G。金黄色葡萄球菌对本药特殊耐药，一旦耐药，则与 β- 内酰胺酶无关，系产生了新的 PBP（如 PBP-2α）所致，该菌株对所有 β- 内酰胺类抗生素耐药，被称为耐甲氧西林金黄色葡萄球菌（MRSA）。甲氧西林不耐酸，只能肌内或静脉注射给药。临床主要用于治疗产青霉素酶的金黄色葡萄球菌所致的败血症、心内膜炎、肺炎、骨髓炎、肝脓肿、皮肤软组织感染等。主要以原形从肾脏排泄，排泄速度较青霉素 G 慢，有效血药浓度维持时间较长。不良反应较少，除与青霉素 G 有交叉过敏反应外，少数患者口服后可出现嗳气、恶心、腹胀、腹痛、口干等胃肠道反应。

(三)广谱青霉素类

本类药物的共同特点是耐酸、可口服，对革兰氏阳性菌和阴性菌均有杀菌作用，对革兰氏阴性菌的杀菌作用优于青霉素 G，因不耐酶，故对耐药金黄色葡萄球菌和铜绿假单胞菌感染无效。

氨苄西林

氨苄西林（ampicillin）耐酸可口服，但吸收不完全，严重感染需注射用药。口服后 2 h 达血药浓度峰值，肌内注射 0.5～1 h 达血药浓度峰值，半衰期为 1～1.5 h。主要以原形经肾排出。

易透过革兰氏阴性杆菌的细胞外膜，进入细胞，如对伤寒沙门菌、副伤寒沙门菌、百日咳鲍特菌、大肠埃希菌、痢疾志贺菌等均有较强抗菌作用，临床上主要用于治疗敏感菌引起的泌尿道感染、伤寒、副伤寒及其他沙门菌感染、革兰氏阴性杆菌败血症、菌痢、细菌性脑膜炎、胆道感染、中耳炎等。与青霉素 G 有交叉过敏反应，尚可引起胃肠道反应、二重感染等。

本品与氯唑西林按 1∶1 组成复方制剂氨唑西林（ampicloxacillin），供肌内和静脉用药，可提高抗菌效果。

阿莫西林

阿莫西林（amoxicillin）口服吸收迅速且完全，口服后 2 h 达血药浓度峰值，是同等剂量氨苄西林的 2.5 倍，半衰期为 1～1.3 h。抗菌谱和抗菌活性与氨苄西林相似，但对肺炎球菌、肠球菌、沙门菌属、幽门螺杆菌的杀菌作用比氨苄西林强。主要用于敏感菌所致的呼吸道、尿道、胆道感染及伤寒治疗。此外，也可用于慢性活动性胃炎和消化道溃疡的治疗。

本品与氟氯西林按 1∶1 组成复方制剂新灭菌（biflocin）抗菌效果好。

(四)抗铜绿假单胞菌的广谱青霉素类

本类药物均为广谱抗生素，特别对铜绿假单胞菌有强大作用，对耐青霉素的金黄色葡萄球菌无效。不耐酸、不耐酶，故均需注射给药。

羧苄西林

羧苄西林（carbenicillin，羧苄青霉素）血浆蛋白结合率为 50%，体内分布与青霉素 G 相似，脑脊液的浓度尚不足以治疗铜绿假单胞菌引起的脑膜炎。半衰期为 1 h 左右。

抗菌谱与氨苄西林相似，对革兰氏阴性杆菌作用强，尤其对铜绿假单胞菌有强效，对耐氨苄西林的大肠埃希菌仍有效。临床常用于治疗烧伤继发铜绿假单胞菌感染，也可用于治疗铜绿假单胞菌、大肠埃希菌、变形杆菌引起的尿路感染。常与阿米卡星或依替米星联合应用，有协同作用，但不能将两者置于同一容器中，以防止相互作用而导致药效降低。

与青霉素G有交叉过敏反应，大剂量注射时应注意防止电解质紊乱、神经系统毒性及出血。

哌拉西林

哌拉西林（piperacillin，氧哌嗪青霉素）采用肌内注射和静脉给药，血浆蛋白结合率低（17%~22%）。脑中血药浓度较高。半衰期为1 h。

抗菌谱广，尤其对革兰氏阴性杆菌（包括铜绿假单胞菌）具有很强的抗菌作用，较羧苄西林和氨苄西林作用强。对革兰氏阳性菌的作用与氨苄西林相似。不耐酶，对产酶的金黄色葡萄球菌无效。临床主要用于治疗铜绿假单胞菌、大肠埃希菌、变形杆菌、流感杆菌、伤寒沙门菌等所致的呼吸道感染、泌尿道感染、胆道感染和败血症。不良反应主要是皮疹、皮肤瘙痒等，极少数患者可发生腹泻。

（五）抗革兰氏阴性杆菌青霉素类

美西林、替莫西林、匹美西林

美西林（mecillinam）和替莫西林（temocillin）为注射给药，匹美西林（pivmecillinam）为口服给药。匹美西林在体内水解为美西林而发挥作用。主要对革兰氏阴性杆菌作用强，但对铜绿假单胞菌无效，对革兰氏阳性菌作用弱。美西林和匹美西林主要作用于大肠埃希菌和某些敏感菌所致尿路感染和伤寒的治疗。不良反应发生率低，主要为胃肠道反应和过敏反应等。

第三节 头孢菌类抗生素

头孢菌素类（cephalosporins）是由真菌培养液中提取的头孢菌素C，水解得到母核7-氨基头孢烷酸（7-aminocephalosporanic acid，7-ACA）接上不同侧链而制成的一系列半合成抗生素。本类抗生素活性基团也是β-内酰胺环，与青霉素具有相似的理化特征、生物活性、作用机制和临床应用，具有抗菌谱广、杀菌力强、耐酸、对β-内酰胺酶稳定及过敏反应少等优点。根据头孢菌素类的抗菌谱、抗菌强度、对β-内酰胺酶的稳定性及肾脏毒性，可分为5代。

（一）第一代头孢菌素

供注射用的有头孢噻吩（cefalotin，先锋霉素Ⅰ）、头孢唑林（cefazolin，先锋霉素Ⅴ）、头孢乙氰（cefacetrile，先锋霉素Ⅶ）、头孢匹林（cefapirin，先锋霉素Ⅷ）等。供口服用的有头孢氨苄（cefalexin，先锋霉素Ⅳ）、头孢羟氨苄（cefadroxil）等。供口服和注射用的有头孢拉定（cefradine，先锋霉素Ⅵ）。

（二）第二代头孢菌素

供注射用的有头孢呋辛（cefuroxime）、头孢孟多（cefamandole）、头孢替安（cefotiam）、头孢尼西（cefonicid）、头孢雷特（ceforanide）等。供口服用的有头孢呋辛酯（cefuroxime axetil）、头孢克洛（cefaclor）等。

（三）第三代头孢菌素

供注射用的有头孢噻肟（cefotaxime）、头孢唑肟（ceftizoxime）、头孢曲松（ceftriaxone）、头孢他啶（ceftazidime）、头孢哌酮（cefoperazone）、头孢匹胺（cefpiramide）、头孢甲肟（cefmenoxime）、头孢磺啶（cefsulodin）等。供口服用的有头孢克肟（cefixime）、头孢特仑酯（ceferam pivoxil）、头孢他美酯（cefetamet pivoxil）、头孢布烯（ceftibuten）、头孢地尼

（cefdinir）、头孢泊肟酯（cefpodoxime pivoxetil）等。

（四）第四代头孢菌素

供注射用的有头孢匹罗（cefpirome）、头孢吡肟（cefepime）、头孢利定（cefolidine）等。

（五）第五代头孢菌素

供注射用的有头孢洛林（ceftaroline）、头孢吡普（ceftobiprole）等。

1. 体内过程 凡能口服的制剂均耐酸，胃肠吸收好，其他均需注射给药。药物吸收后，能透入各组织中，易透过胎盘，在滑囊液、心包积液中可达较高浓度。第三代头孢菌素组织穿透能力强，可分布于前列腺、眼房水和胆汁中，并能透过血-脑屏障，在脑脊液中达有效浓度。多经肾排泄，尿中浓度较高，凡能影响青霉素排泄的药物同样也能影响头孢菌素类的排泄。头孢哌酮、头孢曲松主要经肝胆系统排泄。多数头孢菌素的半衰期较短，为 0.5～2 h，有的也可达 3 h，但头孢曲松的半衰期可长达 8 h。

2. 药理作用与临床应用 头孢菌素类为杀菌药，抗菌机制与青霉素相同，能与细菌细胞膜上的 PBPs 结合，阻碍黏肽的形成，从而抑制细胞壁的合成。细菌对头孢菌素可产生耐药性，并与青霉素类有部分交叉耐药。

第一代头孢菌素对革兰氏阳性菌的抗菌作用较第二、三代强，但对革兰氏阴性菌的作用弱，可被细菌产生的 β-内酰胺酶所破坏，对铜绿假单胞菌和厌氧菌无效。主要用于敏感菌所致的呼吸道、尿路、皮肤、软组织等感染，还可用于预防外科手术后切口感染。

第二代头孢菌素对革兰氏阳性菌作用略低于第一代，对革兰氏阴性菌作用明显增强，对奈瑟菌属和厌氧菌有一定疗效，但对铜绿假单胞菌无效。对多种 β-内酰胺酶较为稳定。可用于治疗敏感菌所致肺炎、胆道感染、菌血症、尿路感染和其他组织器官感染等。

第三代头孢菌素对革兰氏阳性菌的作用不及第一、二代，对革兰氏阴性菌（包括肠杆菌类、铜绿假单胞菌及厌氧菌）有较强作用，对 β-内酰胺酶有较高的稳定性。可用于危及生命的败血症、脑膜炎、肺炎、骨髓炎、盆腔炎及尿路等严重感染的治疗，还能有效控制严重的铜绿假单胞菌感染。

第四代头孢菌素抗菌谱更广，对革兰氏阳性菌、革兰氏阴性菌均有很强的抗菌作用，对大多数厌氧菌有抗菌活性，对 β-内酰胺酶高度稳定，可用于治疗对第三代头孢菌素耐药的细菌感染。

第五代头孢菌素对革兰氏阳性菌作用强于前四代，尤其对耐甲氧西林金黄色葡萄球菌、耐万古霉素金黄色葡萄球菌、耐甲氧西林表皮葡萄球菌、耐青霉素肺炎链球菌有效，对某些厌氧菌也具有很好的抗菌作用，对革兰氏阴性菌作用与第四代头孢菌素相似。对大部分 β-内酰胺酶高度稳定。主要用于复杂性皮肤与软组织感染以及革兰氏阴性菌引起的糖尿病足、社区获得性肺炎和医院获得性肺炎等。

3. 不良反应 毒性较低，不良反应少，常见的是过敏反应，多为皮疹、荨麻疹等，罕见过敏性休克，但与青霉素类有交叉过敏现象。口服给药可发生胃肠道反应，静脉给药可发生静脉炎。第一代头孢菌素部分品种大剂量使用时可损害近曲小管细胞，导致肾毒性；第二代头孢菌素较之减轻；第三、四代头孢菌素则几乎无肾毒性。第三、四代头孢菌素偶见二重感染，头孢孟多、头孢哌酮可引起低凝血酶原症或血小板减少而导致严重出血。

4. 药物相互作用 头孢菌素类与其他有肾毒性的药物合用可加重肾损害，如氨基糖苷类、强效利尿药等。与乙醇同时应用可产生"双硫仑"样反应，严重时可危及生命，故头孢菌素类药物治疗期间或停药 3 d 内应忌酒。

第四节 其他 β-内酰胺类抗生素

（一）碳青霉烯类

碳青霉烯类（carbapenems）是目前抗菌谱最广、作用最强、对 β-内酰胺酶稳定，具有广谱、高效、低毒、耐酶等特点的一类临床用于严重感染的抗生素。

亚胺培南

亚胺培南（imipenem）不能口服，在体内易被脱氢肽酶水解失活。为增强药物稳定性与疗效，临床上常与脱氢肽酶抑制剂西司他汀（cilastatin）等量配比组成复方注射剂，称为泰能（tienam）。该类药物对革兰氏阳性菌、革兰氏阴性菌及厌氧菌均有良好抗菌效果。临床主要用于革兰氏阳性菌、革兰氏阴性菌和厌氧菌所致的各种严重感染，且对其他常用药物疗效欠佳者有效，如尿路、皮肤软组织、呼吸道、腹腔、妇科感染、败血症及脊髓炎等。常见不良反应为恶心、呕吐、腹泻、药疹、静脉炎和一过性肝氨基转移酶升高。药物剂量过大可致惊厥、意识障碍等严重中枢神经系统反应及肾损害等。

美罗培南（meropenem）对肾脱氢肽酶稳定，因而不需要配伍脱氢肽酶抑制剂。帕尼培南（panipenem）与一种氨基酸衍生物倍他米隆（betamipron）组成复方制剂，后者可减轻帕尼培南的肾毒性。

（二）头霉素类

头霉素类（cephamycins）代表药有头孢西丁（cefoxitin）、头孢美唑（cefmetazole）、头孢替坦（cefotetan）、头孢拉宗（cefbuperazone）、头孢米诺（cefminox）等。对 β-内酰胺酶稳定性较头孢菌素类强，抗菌谱和抗菌活性均与第二代头孢菌素相同，最突出的特点是抗厌氧菌作用强于第二、三代头孢菌素。该药在组织中分布广泛，脑脊液中含量最高，半衰期为 0.7 h，以原形从肾脏排出。主要用于盆腔、腹腔和妇科的需氧和厌氧菌的混合感染。常见不良反应有皮疹、静脉炎、蛋白尿、嗜酸性粒细胞增多等。

（三）单环 β-内酰胺类

氨曲南（aztreonam）是第一个成功用于临床的该类抗生素，具有耐酶、高效、低毒、与青霉素等无交叉过敏性等优点。对需氧革兰氏阴性菌包括铜绿假单胞菌作用强大，对革兰氏阳性菌和厌氧菌作用较弱。临床用于革兰氏阴性杆菌所致的下呼吸道、尿路、软组织感染及脑膜炎、败血症的治疗。不良反应少而轻，主要为皮疹、血清转氨酶升高、胃肠道不适等。本品可用于青霉素过敏患者，也可作为第三代头孢菌素的替代品使用，与头孢菌素、万古霉素、甲硝唑等有配伍禁忌。

（四）氧头孢烯类

氧头孢烯（oxacephems）类代表药为拉氧头孢（latamoxef），属广谱抗生素。对革兰氏阳性球菌和阴性杆菌的作用同第三代头孢菌素类，对铜绿假单胞菌的作用次之，对厌氧菌（尤其是脆弱拟杆菌）的作用明显强于第一、二、三代头孢菌素。临床主要用于呼吸道、尿路、妇科、胆道感染及脑膜炎、败血症的治疗。可引起皮疹，偶见凝血酶原减少或血小板功能障碍而致出血。

（五）β-内酰胺酶抑制剂

β-内酰胺酶抑制剂（β-lactamase inhibitors）代表药为克拉维酸（clavulanic acid，棒酸）、舒巴坦（sulbactam，青霉烷砜）和他唑巴坦（tazobactam，三唑巴坦），主要是针对细菌产生的

β-内酰胺酶而发挥作用,药物本身没有或仅有微弱的抗菌活性,但与不耐 β-内酰胺酶的 β-内酰胺类抗生素合用时,可使其免受 β-内酰胺酶的水解,从而增强 β-内酰胺类抗生素的疗效。

拓展阅读 β-内酰胺酶抑制剂

思 考 题

1. β-内酰胺类抗生素的作用机制及耐药机制是什么?
2. 青霉素最主要的不良反应是什么?需如何防治?
3. 青霉素类的抗菌谱及临床应用是什么?
4. 试述头孢菌素类药物的分类、特点及临床应用。

(李　琳)

更多数字资源详见新形态教材网

- 学习目标
- 思维导图
- 拓展阅读
- 微课
- 自测题
- 本章小结
- 教学课件

第三十八章 其他类抗生素

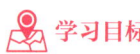
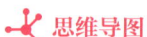

情境（案例）导入

患者，男，60 kg，68岁。因发热、咳嗽、咳脓痰5天，加重伴气促1天入院。入院初步诊断为肺炎，连续4天静脉给予哌拉西林他唑巴坦（4.5 g q8h）和阿米卡星（0.6 g qd）。患者在第5天出现少尿，复查血肌酐较入院时明显升高，伴有双侧耳鸣，医院立即停用阿米卡星。

问题与思考：
1. 患者出现少尿，血肌酐升高及双侧耳鸣的原因是什么？
2. 氨基糖苷类抗生素主要不良反应有哪些？
3. 氨基糖苷类抗生素用药注意事项有哪些？

第一节 大环内酯类抗生素

大环内酯类（macrolides）抗生素是一类含有14、15或16元大环内酯环结构的弱碱性抗生素。常用的大环内酯类抗生素可以分为天然和半合成两大类（表38-1）。

表38-1 常用的大环内酯类抗生素

类别	抗生素
天然大环内酯类	
14元环	红霉素
16元环	螺旋霉素、醋酸螺旋霉素、麦迪霉素、交沙霉素
半合成大环内酯类	
14元环	克拉霉素、罗红霉素、地红霉素
15元环	阿奇霉素
16元环	罗他霉素、乙酰麦迪霉素

一、大环内酯类抗生素共性

（一）体内过程

1. 吸收 红霉素不耐酸，易被胃酸破坏，口服吸收少，故临床一般服用其肠溶衣片或酯化产物，但肠溶型药物生物利用度较低。新型半合成大环内酯类抗生素分子结构经过修饰，对胃酸稳定，口服生物利用度较高，血药浓度和组织细胞内药物浓度均增加。

2. 分布 红霉素能广泛分布于除脑脊液以外的各种体液和组织，在扁桃体、中耳、肺组织、痰液、胸腔积液、腹水和前列腺液中均能达到有效浓度，不能通过血-脑屏障，但脑膜炎时，少量药物可进入脑脊液中。新型半合成大环内酯类在血液、体液及组织细胞内药物浓度高且持久，其中以罗红霉素的血药浓度和细胞内浓度为最高。

3. 代谢 红霉素主要通过肝代谢，能通过与细胞色素 P_{450} 系统相互作用，抑制肝药酶的活性，从而影响多种药物的氧化。克拉霉素被氧化为 14-羟基克拉霉素，仍具有抗菌活性。阿奇霉素不在肝内代谢。

4. 排泄 红霉素和阿奇霉素主要以活性形式聚积和分布在胆汁中，经胆汁排泄，部分药物经肝肠循环被重吸收。克拉霉素及其代谢产物经肾排泄，肾功能不良患者应适当调整服药剂量。

（二）药理作用

大环内酯类抗生素抗菌谱较窄，对大多数革兰氏阳性菌如葡萄球菌［包括产 β-内酰胺酶的葡萄球菌和耐甲氧西林金黄色葡萄球菌（MRSA）］、肺炎链球菌、溶血性链球菌、白喉棒状杆菌、破伤风梭菌、炭疽芽孢杆菌等具有强大的抗菌作用。对某些革兰氏阴性菌如脑膜炎奈瑟菌、淋病奈瑟球菌、流感嗜血杆菌、百日咳鲍特菌等也有效。对脆弱拟杆菌和梭杆菌以外的各种厌氧菌亦具有抗菌作用。此外，对军团菌属、胚胎弯曲杆菌、某些螺旋体、肺炎支原体、立克次体属和衣原体属等亦有效。

新型半合成大环内酯类如阿奇霉素、克拉霉素、罗红霉素等抗菌谱扩大，对军团菌属、支原体属、衣原体属等作用较强，前两者对流感嗜血杆菌、卡他莫拉菌、淋病奈瑟球菌亦具有良好的抗菌作用。

（三）作用机制

大环内酯类抗生素为繁殖期抑菌剂，其抗菌机制为与细菌核糖体的 50S 亚基结合，从而抑制细菌蛋白质的合成。14 元大环内酯类阻断肽酰基 t-RNA 移位，16 元大环内酯类抑制肽酰基的转移反应，选择性抑制细菌蛋白质合成。由于细菌的核糖体为 70S，由 50S 和 30S 亚基构成，而哺乳动物核糖体为 80S，由 60S 和 40S 亚基构成，因此，大环内酯类对哺乳动物核糖体几乎无影响。

（四）耐药机制

大环内酯类抗生素产生耐药性的方式主要有以下几种。

1. 产生灭活酶 从大环内酯类抗生素诱导的细菌中分离出了多种灭活酶，包括酯酶、磷酸化酶、甲基化酶、葡萄糖酶、乙酰转移酶和核苷转移酶，使大环内酯类抗生素发生化学反应而失活。

2. 靶位结构改变 细菌针对大环内酯类抗生素产生耐药基因，由此合成一种甲基化酶，使得核糖体的药物结合部位发生甲基化。

3. 摄入减少 细菌可改变其膜成分或生成新的成分，导致大环内酯类抗生素进入菌体内的量减少，但药物与核糖体的亲和力不变。大环内酯类抗生素对革兰氏阴性菌的耐药性是由细菌脂多糖外膜屏障，使药物难以进入菌体内而导致。

4. 外排增多 细菌通过基因编码产生外排泵，可针对性地泵出大环内酯类抗生素，如链球菌内的 Mef、葡萄球菌和粪肠球菌中的 Msr 均为能量依赖性的主动外排系统，从而对该类药物耐药。

二、常用大环内酯类抗生素

红霉素

红霉素（erythromycin）是从链霉菌培养液中提取分离出的一种具有14元环的大环内酯类抗生素，在中性溶液中稳定，遇酸（pH＜5）迅速降解失活，在碱性环境中抗菌作用增强。红霉素可因食物影响而减少吸收，一般选在进食前后间隔1h服药为宜。

【临床应用】

红霉素抗革兰氏阳性菌效力不及青霉素，但临床常用作治疗耐青霉素的金黄色葡萄球菌感染和对青霉素过敏者的替代药，还可用于厌氧菌引起的口腔感染和由化脓性链球菌、肺炎链球菌等所致呼吸道感染以及肺炎支原体、肺炎衣原体、鹦鹉热衣原体等所致的呼吸道、泌尿生殖系统感染。红霉素是治疗军团菌病、弯曲菌肠炎的首选药物。

【不良反应】

口服可引起胃肠道反应，如厌食、恶心、呕吐及腹痛等。少数患者可发生肝损害，表现为氨基转移酶升高、肝大、黄疸等，一般停药数天后可恢复。偶可见过敏性药疹、药热、耳鸣等反应。静脉滴注时可因刺激性强而引起局部疼痛或血栓性静脉炎。

阿奇霉素

阿奇霉素（azithromycin）是唯一用于临床的半合成的15元大环内酯类抗生素。口服吸收快、组织分布广，血浆蛋白结合率低，细胞内药物游离浓度高，半衰期长达35~48h，每日仅需给一次药，大部分以原形由粪便排出体外，少部分经尿排泄。

阿奇霉素的抗菌谱较红霉素广，对肺炎支原体的作用最强，增加了对革兰氏阴性菌的抗菌作用，对某些细菌表现为快速杀菌作用。临床可用于治疗敏感菌所致呼吸道、皮肤、软组织及泌尿生殖器的严重感染，还可用于治疗艾滋病患者的鸟型分枝杆菌感染。

不良反应率低，绝大多数患者均能耐受，轻度至中度肝、肾功能不全者可以应用。

克拉霉素

克拉霉素（clarithromycin）属半合成的14元大环内酯类抗生素。对酸稳定，口服较红霉素吸收迅速完全，分布广泛且组织浓度高，不受进食影响；代谢后的产物仍具有抗菌作用，半衰期为3~7h；经尿排泄。

抗菌谱与红霉素类似，对需氧革兰氏阳性球菌和嗜肺军团菌的抗菌活性在大环内酯类抗生素中最强；对厌氧菌、衣原体、流感嗜血杆菌等的作用也强于红霉素；对多分枝杆菌和某些原虫也有抑制作用。

不良反应发生率低。常见有胃肠道反应，偶见皮疹、头痛、心脏毒性等。

【药物相互作用】

（1）碱性药物如碳酸氢钠等可中和胃酸，防止红霉素被胃酸破坏，提高其生物利用度和抗菌活性。

（2）与盐酸氨溴索合用可提高肺部药物的浓度，增强抗菌活性。

第二节 林可霉素类抗生素

林可霉素类抗生素包括林可霉素（lincomycin）和克林霉素（clindamycin）。林可霉素由链丝菌产生，克林霉素为林可霉素的半合成衍生物。林可霉素和克林霉素的抗菌谱和抗菌机制相同，其中克林霉素的抗菌活性更强，口服吸收更好，毒性较低，因此在临床上较为常用。

【体内过程】

（1）吸收：林可霉素口服吸收差，生物利用度仅为20%～30%，且易受食物影响，肌内注射后血药浓度较高；克林霉素口服吸收迅速完全，生物利用度为87%，受食物影响小，其血浆浓度为口服等量林可霉素的2倍。林可霉素半衰期为4～4.5 h，克林霉素半衰期为2.5 h。

（2）分布：吸收后组织分布广泛，可在全身大多数组织中达到有效治疗浓度，骨组织中浓度更高；能透过胎盘屏障，在乳汁中的浓度与血药浓度相当；不易透过血－脑屏障，但炎症时可在脑组织中达有效治疗浓度。

（3）代谢与排泄：主要经肝代谢，其代谢物及原形药经胆汁排入肠道或经肾小球滤过排泄。停药后，克林霉素在肠道中的抑菌作用一般可持续5 d，对敏感菌可持续2周。

【抗菌作用及机制】

两药的抗菌谱及作用机制均与红霉素类似，为窄谱抑菌药，能不可逆地与细菌核糖体50S亚基结合，通过抑制转肽作用和mRNA移位，从而抑制细菌蛋白质的合成。

林可霉素最主要的特点是对各种厌氧菌具有强大的抗菌作用。克林霉素的抗菌活性比林可霉素强4～8倍，对革兰氏阳性菌具有较强的抗菌活性。对金黄色葡萄球菌（包括耐青霉素G的菌株）、表皮葡萄球菌、溶血性链球菌、甲型溶血性链球菌、肺炎链球药和白喉杆菌等具有极强的抗菌活性；对部分需氧革兰氏阴性球菌，如脑膜炎奈瑟菌、淋病奈瑟球菌，以及人型支原体和沙眼衣原体也具有良好的抗菌作用；但对革兰氏阴性杆菌、肠球菌、MRSA、肺炎支原体几乎无作用。

【临床应用】

主要用于厌氧菌，包括脆弱拟杆菌、产气荚膜梭菌、放线杆菌等引起的口腔、腹腔和妇科感染；治疗需氧革兰氏阳性球菌引起的呼吸道、骨及软组织、胆道感染、败血症及心内膜炎等；对金黄色葡萄球菌引起的骨髓炎为首选药。

【不良反应】

（1）胃肠道反应：恶心、呕吐、腹泻等。长期用药可引起二重感染，导致潜在致死性假膜性肠炎，表现为发热、腹泻、腹痛等，多见于林可霉素。

（2）过敏反应：轻度皮疹、瘙痒或药热，也可出现一过性中性粒细胞减少和血小板减少。

（3）其他：偶见黄疸和肝损伤。肝功能不全者慎用，新生儿与孕妇不宜使用。

【药物相互作用】

（1）与大环内酯类、氯霉素类抗生素相互竞争细菌的结合部位，因而具有交叉耐药性。

（2）不宜与氨基糖苷类和多肽类抗生素合用，可加剧对神经－肌肉接头的阻滞作用。

（3）不宜与抑制肠胃蠕动的止泻药合用，因可使肠内毒素延迟排出，导致腹泻加剧和时间延长。

（4）不能与卡那霉素、新生霉素混合静脉注射，也不能与氨苄西林、氨茶碱、葡萄糖酸钙合用，易发生配伍禁忌。

第三节　多肽类抗生素

多肽类抗生素是具有多肽结构特征的一类抗生素，包括万古霉素类、多黏菌素类和杆菌肽类。

一、万古霉素类

万古霉素类属糖肽类抗生素，包括万古霉素（vancomycin）、去甲万古霉素（norvancomycin）和替考拉宁（teicoplanin）。万古霉素是从链霉菌培养液中分离获得，化学性质稳定。去甲万古霉素是我国科学家从诺卡菌属培养液中分离获得，替考拉宁是从游动放射菌属培养液中分离获得，其脂溶性较万古霉素高50~100倍。

（一）体内过程

口服难吸收，肌内注射可引发局部剧烈疼痛和组织坏死，故临床上多静脉给药。体内可广泛分布于各组织和体液，可透过胎盘，但难透过血-脑屏障和血-眼屏障，炎症时透入增多，可达有效治疗浓度。主要以原形经肾排泄，少量经胆汁排泄。万古霉素和去甲万古霉素的半衰期约为6h，替考拉宁的半衰期长达47h。

（二）抗菌作用和作用机制

可与细菌细胞壁前体肽聚糖结合，抑制肽聚糖的交叉连接，从而抑制细胞壁的合成，造成细胞壁缺损而杀灭细菌，尤其对处于分裂期的细菌呈快速杀菌作用。

对革兰氏阳性菌作用强，特别是对革兰氏阳性球菌具有强大的杀菌作用，包括敏感葡萄球菌、耐甲氧西林金黄色葡萄球菌（MRSA）、耐甲氧西林的表皮葡萄球菌（methicillin resistant *staphylococcus epidermidis*，MRSE）、各种链球菌、甲型溶血性链球菌、肺炎球菌及肠球菌等。

（三）临床应用

仅用于严重的革兰氏阳性菌感染，特别是MRSA、MRSE及耐β-内酰胺类的肺炎链球菌感染，如败血症、心内膜炎、骨髓炎、呼吸道感染等。口服给药可治疗难辨梭状芽孢杆菌及其他毒素所致的假膜性肠炎和消化道感染。

（四）不良反应

（1）耳毒性：当血药浓度超过800 mg/L且持续数天时，可引发听力减退、耳鸣，甚至耳聋，但及早停药可恢复。老年患者使用万古霉素时易引起耳毒性，应调整剂量并随时监测。孕妇、哺乳期妇女慎用。

（2）肾毒性：主要损伤肾小管，表现为蛋白尿、管型尿、少尿、血尿等，甚至肾衰竭。

（3）过敏反应：偶可引起恶心、呕吐、金属异味感和眩晕。快速静脉注射偶发疼痛和血栓性静脉炎。

（五）药物相互作用

（1）万古霉素与碱性溶液有配伍禁忌，遇重金属可发生沉淀。

（2）避免与氨基糖苷类抗生素合用，会增加耳毒性和肾毒性。

二、多黏菌素类

多黏菌素类（polymyxins）是从多黏杆菌中分离出的一组多肽类抗生素，包含多黏菌素A、多黏菌素B、多黏菌素C、多黏菌素D、多黏菌素E、多黏菌素M等多种成分，临床常用的有多黏菌素B、多黏菌素E和多黏菌素M，多为硫酸盐制剂。

（一）体内过程

口服不吸收，但盐酸多黏菌素M吸收好。肌内注射2h后血药浓度可达峰浓度，有效浓度可维持8~12h。体内可广泛分布各组织，但穿透能力弱，脑脊液、胸腔、关节腔和感染病灶内浓度低。体内代谢较慢，主要经肾排泄，连续给药易导致药物在体内蓄积。半衰期约为

6 h，儿童半衰期仅为 1.6 ~ 2.7 h。

（二）抗菌作用和作用机制

主要作用于敏感菌的胞质膜，其具有表面活性，其带正电荷的游离氨基能与革兰氏阴性杆菌细胞膜磷脂中带负电荷的磷酸根结合，使细菌细胞膜的通透性增加，导致胞质内的磷酸盐、核苷酸等成分外渗，引起细菌死亡。同时，本类药物还影响核质和核糖体的功能。

系窄谱慢效杀菌药，对静止期和繁殖期细菌均有杀菌作用。多黏菌素 B 的抗菌作用强于多黏菌素 E。仅对某些革兰氏阴性杆菌有强大抗菌活性，如对大肠埃希菌、肠杆菌属、克雷伯菌属及铜绿假单胞菌呈高度敏感，对志贺菌属、沙门菌属、流感杆菌、真杆菌属、百日咳鲍特菌等也较为敏感。

（三）临床应用

主要用于铜绿假单胞菌引起的败血症、泌尿道和烧伤创面感染。还可用于大肠埃希菌、肺炎杆菌等革兰氏阴性杆菌所致的脑膜炎、败血症等。与利福平、磺胺类和甲氧苄啶等合用时，具有协同抗菌作用，可提高多重耐药革兰氏阴性杆菌导致的医院院内感染的疗效。口服用于肠道术前准备和消化道感染。局部用于创面、头面部、呼吸道、泌尿道及鞘内革兰氏阴性杆菌感染。

（四）不良反应

常用量即可出现明显不良反应，总发生率可高达 25%，肾毒性和神经毒性较为常见，停药可消失。还可引起过敏反应，吸入给药可引起哮喘等。多黏菌素 B 的毒性作用高于多黏菌素 E。

三、杆菌肽类

杆菌肽（bacitracin）是从枯草杆菌培养液中分离获得，为含噻唑环的多肽类抗生素的混合物。主要成分为杆菌肽 A。

本类抗生素属慢效杀菌药，对革兰氏阳性菌尤其是金黄色葡萄球菌和链球菌具有强大的抗菌作用，对耐 β- 内酰胺酶的革兰氏阳性菌也有作用。对革兰氏阴性球菌、螺旋菌、放线杆菌具有一定作用。对革兰氏阴性杆菌无效。临床上因其肾毒性仅用于局部抗感染，如耐青霉素的金黄色葡萄球菌所致的各种感染，其优点是刺激性小，过敏反应少，不易产生耐药性。

第四节　氨基糖苷类抗生素

氨基糖苷类（aminoglycosides）抗生素是由氨基醇环和氨基糖分子经苷键结合而成的碱性抗生素。分为天然和人工半合成两大类：天然来源的氨基糖苷类主要由链霉菌和小单孢菌产生，包括链霉素、卡那霉素、妥布霉素、大观霉素、新霉素、庆大霉素、小诺米星、西索米星等；人工半合成的氨基糖苷类是一些天然来源的氨基糖苷类经人工化学结构改造而获得的，包括奈替米星、异帕米星、卡那霉素 B、阿贝卡星、依替米星等。

（一）体内过程

1. **吸收**　极性和解离度较大，口服难吸收，肌内注射吸收迅速而完全，给药后 0.5 ~ 2 h 达到峰浓度。

2. **分布**　除链霉素外，其他的氨基糖苷类抗生素血浆蛋白结合率均低于 10%。主要分布在细胞外液，在肾皮质及内耳的淋巴液中浓度很高，易引发耳毒性和肾毒性。不易透过血 - 脑屏障，可透过胎盘屏障并蓄积在胎儿血浆和羊水，但不能渗入机体细胞内。

3. 代谢与排泄 在体内不被代谢。除奈替米星外，氨基糖苷类药物主要以原形经肾小球滤过排出，在肾小管不重吸收，故尿液中药物浓度极高，对敏感菌导致的尿路感染的治疗有利。药物半衰期为 2~3 h，肾功能减退时半衰期明显延长。

（二）抗菌作用和作用机制

主要通过干扰细菌蛋白质的起始、肽链延伸阶段和终止阶段，抑制细菌蛋白质合成，还能破坏细胞膜的完整性，从而增加通透性而导致细菌死亡。

本类药物属于快速杀菌药，对繁殖期和静止期细菌均有杀菌作用。对各种需氧革兰氏阴性杆菌有强效，如大肠埃希菌、铜绿假单胞菌、变形杆菌属、克雷伯菌属、肠杆菌属、志贺菌属和枸橼酸杆菌属等；对沙雷菌属、产碱杆菌属、沙门菌属、嗜血杆菌及分枝杆菌等也有一定的抗菌作用；对革兰氏阴性球菌作用较差；对多数革兰氏阳性菌作用较差，但庆大霉素、阿米卡星等对产酶和不产酶的金黄色葡萄球菌及耐甲氧西林金黄色葡萄球菌等革兰氏阳性菌敏感；对肠球菌和厌氧菌不敏感；链霉素、卡那霉素对结核分枝杆菌敏感。

（三）临床应用

主要用于敏感需氧革兰氏阴性杆菌引起的全身感染，如脑膜炎、呼吸道、泌尿系统、皮肤及软组织、胃肠道、创伤、烧伤及骨关节感染等。但对于败血症、肺炎、脑膜炎等严重感染，单独使用效果不佳，需联合应用其他抗革兰氏阴性杆菌的药物，如广谱半合成青霉素、第三代头孢菌素及氟喹诺酮类等。口服不易吸收，可用于治疗消化道感染、肝性脑病、肠道术前准备等。外用软膏或眼膏或冲洗液治疗局部感染。此外，链霉素、卡那霉素可用于治疗结核病。

（四）不良反应

1. 耳毒性 主要是前庭神经和耳蜗听神经损伤，发生率为 15%~25%。前庭神经损伤表现为头晕、视力减退、眩晕、恶心、呕吐、眼球震颤和共济失调。其发生率依次为新霉素＞卡那霉素＞链霉素＞西索米星＞阿米卡星＞庆大霉素＞妥布霉素＞奈替米星＞依替米星。耳蜗听神经功能损伤可引起耳鸣、听力减退和永久性耳聋。其发生率依次为新霉素＞卡那霉素＞阿米卡星＞西索米星＞庆大霉素＞妥布霉素＞奈替米星＞链霉素＞依替米星。该毒性还能影响子宫内胎儿。

2. 肾毒性 该类药物可在肾皮质高浓度蓄积，导致肾小管，尤其是近曲小管上皮细胞溶酶体破裂，线粒体损害，钙调节转运过程受阻，轻则引起肾小管肿胀，重则产生急性坏死。通常表现为蛋白尿、管型尿、血尿等，严重者可出现无尿、氮质血症、肾衰竭等症状。其发生率依次为新霉素＞卡那霉素＞庆大霉素＞妥布霉素＞阿米卡星＞奈替米星＞链霉素＞依替米星。临床用药应定期进行肾功能检查，尿量每 8 小时少于 240 mL 应立即停药。

3. 神经-肌肉阻断作用 常见于大剂量胸膜内、腹膜内或静脉滴注速度过快，偶见于肌内注射。可引起心肌抑制、血压下降、肢体瘫痪和呼吸肌麻痹等。可能是该类药物与突触前膜钙结合部位结合，抑制神经末梢乙酰胆碱的释放，阻断神经-肌肉接头处传递而导致。其严重程度依次为新霉素＞链霉素＞卡那霉素＞奈替米星＞阿米卡星＞庆大霉素＞妥布霉素＞依替米星。抢救时应立即注射钙剂（氯化钙或葡萄糖酸钙）和新斯的明。

4. 过敏反应 表现为皮疹、发热、血管神经性水肿、口周发麻等，重者导致过敏性休克，死亡率高。故使用前应做皮肤试验，抢救时静脉注射钙剂及肾上腺素等。

（五）药物相互作用

（1）与其他耳毒性药物不宜联用，如强效利尿药、万古霉素、甘露醇等，以免增加耳毒性。

（2）应避免合用肾毒性药物，如两性霉素 B、第一代头孢菌素类、多黏菌素、万古霉素等。

(3)与肌肉松弛药（地西泮等）联用，可增加神经-肌肉阻滞。

(4)抗胆碱酯酶药（如新斯的明等）可以抵抗某些氨基糖苷类的神经肌肉阻滞作用，可用于本类药物所致的重症肌无力或呼吸麻痹的急救。

链霉素

链霉素（streptomycin）是1944年从链霉菌培养液中获得并且用于临床的第一个氨基糖苷类抗生素，是最早的抗结核病药物。口服不吸收，肌内注射吸收快，30~45 min达到峰浓度，血浆蛋白结合率为35%。90%可经肾小球滤过排出体外，半衰期为5~6 h。临床上是治疗结核病的一线药；与四环素类联合首选治疗鼠疫、兔热病和布氏菌病；与青霉素合用治疗溶血性链球菌、甲型溶血性链球菌及肠球菌等引起的心内膜炎。

庆大霉素

庆大霉素（gentamicin）抗菌谱比链霉素广，对各种需氧革兰氏阴性杆菌，包括铜绿假单胞菌等均具有较强的杀菌作用，对耐药金黄色葡萄球菌也有效。口服吸收少，肌内注射吸收迅速而完全。半衰期为4 h，24小时内有40%~65%以原形经肾排出。

庆大霉素是治疗各种革兰氏阴性杆菌感染的首选药，尤其对沙雷菌属作用更强，为氨基糖苷类的首选。与青霉素或其他抗生素合用，协同治疗严重的肺炎球菌、铜绿假单胞菌、肠球菌、葡萄球菌或甲型溶血性链球菌感染。口服可治疗肠炎、伤寒及术前肠道消毒。可局部用于眼、耳、喉、鼻部感染及皮肤、黏膜表面感染。

卡那霉素

卡那霉素（kanamycin）是从链霉菌培养液中分离获得，有A、B、C三种成分，其中以卡那霉素A常用。口服吸收差，肌内注射吸收迅速而完全，在胸腔液和腹腔液中分布浓度较高。半衰期为2~3 h，主要经肾排泄。对革兰氏阴性杆菌、敏感金黄色葡萄球菌、结核分枝杆菌有一定的抗菌作用。目前主要用于治疗耐药金黄色葡萄球菌及敏感革兰氏阴性杆菌引起的感染，也可作为抗结核病治疗的二线药物，还可口服作为术前肠道准备。

妥布霉素

妥布霉素（tobramycin）是从链霉菌培养液中分离获得，也可由卡那霉素B脱氧获得。口服吸收差，肌内注射吸收迅速而完全，可渗入胸腔、腹腔、滑膜腔并达到有效治疗浓度。半衰期为1.6 h，24 h内约有93%以原形经肾排出。

抗菌谱与庆大霉素相似，对铜绿假单胞菌、肠杆菌、变形杆菌等的抗菌活性较庆大霉素强，对庆大霉素耐药的铜绿假单胞菌仍有效。临床主要用于治疗铜绿假单胞菌引起的各种感染。不良反应较庆大霉素轻微。

阿米卡星

阿米卡星（amikacin）又名丁胺卡那霉素，是卡那霉素的半合成衍生物。肌内注射吸收迅速而完全。半衰期为2.2 h，24 h内约有98%以原形由肾脏排出。

抗菌谱广，对铜绿假单胞菌等革兰氏阴性杆菌、金黄色葡萄球菌均有强大的抗菌作用，对非典型结核分枝杆菌敏感。其最主要的优点是对多种氨基糖苷类灭活酶稳定。临床主要用于治疗对其他氨基糖苷类抗生素耐药的菌株所致的严重感染。另外，其与β-内酰胺类联用可获得协同作用，当粒细胞缺乏或其他免疫缺陷患者合并严重革兰氏阴性杆菌感染时，联用效果更佳。

依替米星

依替米星（etimicin）为一种新的半合成水溶性氨基糖苷类抗生素。抗菌谱广、抗菌活性强、毒性低。对大部分革兰氏阳性菌和阴性菌均有良好的抗菌作用。对产青霉素酶的部分葡萄球菌和部分耐甲氧西林的葡萄球菌（MRSA）亦具有一定的抗菌活性。依替米星是氨基糖苷类药物中不良反应发生率最低的药物。

第五节　四环素类抗生素

四环素类（tetracyclines）属于广谱抗生素，具有菲烷的基本骨架。在酸性溶液中较稳定，在碱性溶液中易降解，故临床一般用其盐酸盐。第一代四环素类包括四环素、金霉素、土霉素和地美环素等；第二代四环素类包括美他环素、多西环素和米诺环素；第三代四环素类有替加环素。

（一）抗菌作用和作用机制

四环素类抗生素必须进入细菌体内才能发挥抑菌作用。在细胞质内，药物与核糖体 30S 亚基的 A 位特异性结合，阻止氨基酰 tRNA 进入 A 位，从而阻碍肽链延长，抑制细菌蛋白质的合成。此外，四环素类尚可促进细胞膜通透性增加，导致胞内核苷酸及其他重要成分外漏，从而抑制细菌 DNA 的复制。高浓度时也具有杀菌作用。

本类药物抗菌谱、作用机制和临床应用类似，属于广谱快速抑菌药。药物的抗菌活性依次为替加环素 > 米诺环素 > 多西环素 > 美他环素 > 地美环素 > 四环素 > 土霉素。对革兰氏阳性菌的抗菌活性强于革兰氏阴性菌，对衣原体、支原体、螺旋体、立克次体有抑菌作用。

（二）临床应用

因耐药菌株增多和疗效不理想，多数细菌性感染已少用。

（1）四环素首选治疗立克次体感染（斑疹伤寒、Q 热和恙虫病）。

（2）多西环素首选治疗衣原体感染（鹦鹉热、沙眼、性病性淋巴肉芽肿等）、支原体感染（支原体肺炎和泌尿生殖系统感染等）和螺旋体感染（回归热等）。

（3）四环素类药物还可以首选治疗鼠疫、布鲁菌病、霍乱、幽门螺杆菌感染引起的消化性溃疡等。

（4）土霉素仍可用于治疗肠阿米巴病，疗效优于其他四环素类。金霉素仅保留外用制剂，用于治疗结膜炎和沙眼等疾病。

四环素

【体内过程】

口服部分吸收，四环素（tetracycline）能与多价金属阳离子如 Mg^{2+}、Ca^{2+}、Al^{3+}、Fe^{2+} 等络合，故与含这些离子的药物和食物同时服用会减少其吸收。组织分布广泛，可进入胎儿血液循环及乳汁，多沉积于骨和牙组织，胆汁中药物浓度为血药浓度的 10~20 倍。半衰期为 6~9 h。有明显的肝肠循环，不易透过血 - 脑屏障，20%~55% 以原形经肾排泄，碱化尿液可增加药物排泄。

【抗菌特点】

对革兰氏阳性菌的抗菌活性强于革兰氏阴性菌，但是对革兰氏阳性菌的作用不及青霉素类和头孢菌素类，对革兰氏阴性菌的作用不及氨基糖苷类及氯霉素类。极高浓度时具有杀菌作用。对伤寒杆菌、副伤寒杆菌、铜绿假单胞菌、结核分枝杆菌、真菌和病毒无效。

【不良反应】

（1）胃肠道反应：口服可引起恶心、呕吐、腹泻等症状。餐后服用可减轻刺激症状，但影响药物吸收。

（2）二重感染：长期应用广谱抗生素时，人体内的菌群生态环境发生变化，敏感菌被抑制，非敏感菌大量繁殖，造成新的感染，又称菌群交替症。常分为两种：一种是真菌感染，以白念珠球菌居多，表现为鹅口疮、肠炎，应立即停药并进行抗真菌治疗；另一种是难辨梭状芽孢杆菌感染所致的假膜性肠炎，可产生大量外毒素引起肠壁坏死、体液渗出、剧烈腹泻等症状，应立即停药并使用万古霉素或甲硝唑治疗。

（3）对牙齿和骨骼发育的影响：四环素可在任何骨组织中形成稳定的四环素-磷酸钙复合物，导致恒齿黄染、牙釉质发育不良和骨生长抑制。孕妇、哺乳期妇女及8岁以下儿童禁用。

（4）其他：长期大量使用可引起肝毒性和肾毒性，偶见过敏反应和前庭反应如头晕、恶心、呕吐等。

多西环素

多西环素（doxycycline）属长效半合成四环素类，是目前四环素类药物的首选药。抗菌活性比四环素强2～10倍，具有强效、速效、长效的特点；抗菌谱同四环素，对土霉素或四环素耐药的金黄色葡萄球菌仍敏感，但与其他同类药物有交叉耐药。口服吸收迅速且完全，不易受食物影响，半衰期长达12～22 h。临床适应证见前述，特别适合肾外感染伴肾衰竭者（其他多数四环素类药物可能加重肾衰竭）以及胆道系统感染。也用于酒渣鼻、痤疮、前列腺炎和呼吸道感染如慢性气管炎、肺炎。可引起恶心、呕吐、腹泻、舌炎、口腔炎和肛门炎，应饭后服用。

米诺环素

抗菌谱与四环素相似，抗菌活性强于其他同类药物，对四环素或青霉素类耐药的A型链球菌、B型链球菌、金黄色葡萄球菌和大肠埃希菌敏感。主要用于治疗酒渣鼻、痤疮和沙眼衣原体所致的性传播疾病，以及上述耐药菌引起的感染。除与四环素类共有的不良反应外，米诺环素（minocycline）可产生独特的前庭反应，出现恶心、呕吐、眩晕、运动失调等症状，一般不作为首选药。

替加环素

替加环素（tigecycline）抗菌谱广，除假单胞菌属、变形杆菌属对其不敏感外，多数菌属对其均敏感。对耐甲氧西林金葡菌、耐青霉素肺炎链球菌和耐万古霉素肠球菌等革兰氏阳性菌及多数革兰氏阴性菌均有良好的抗菌活性。口服难吸收，需静脉给药。临床用于治疗敏感菌所致的复杂性腹腔内感染、复杂性皮肤和软组织感染、社区获得性肺炎，但18岁以下患者不推荐使用。

第六节　氯霉素类抗生素

氯霉素

氯霉素（chloramphenicol）是1947年首次由委内瑞拉链丝菌中分离获得的，曾广泛用于治疗各种敏感菌所致感染，后临床发现其可诱发致命性不良反应即骨髓抑制作用，使其应用受到极大限制。氯霉素右旋体无抗菌活性且保留毒性，目前临床使用人工合成的左旋体。

【体内过程】

口服吸收迅速而完全，0.5 h可达有效治疗浓度，2～3 h达到血药峰浓度。血浆蛋白结合率为50%～60%，半衰期为2.5 h。体内分布广泛，易透过血-脑屏障、胎盘屏障和血眼屏障，有效血药浓度可维持6～8 h。体内90%的药物在肝与葡萄糖醛酸结合失活。代谢产物和10%

的原形药物经肾排出。肌内注射吸收慢，血药浓度较低，仅为口服同剂量的50%~70%，但维持时间较长。注射用氯霉素为琥珀酸钠盐，水中溶解度大，在组织内水解产生氯霉素。

【抗菌作用和作用机制】

氯霉素与细菌核糖体50S亚基上的肽酰转移酶可逆性结合，阻断肽链延伸，使蛋白质合成受阻。

抗菌谱广，是快速抑菌剂，高浓度时也具杀菌作用。对革兰氏阴性菌的抗菌作用强于阳性菌，对流感嗜血杆菌、脑膜炎奈瑟菌、肺炎链球菌具有杀灭作用。对立克次体感染如斑疹伤寒也有效。

【临床应用】

由于氯霉素的毒性作用，现临床已经少用。

（1）耐药菌诱发的严重感染：如无法使用青霉素类药物的细菌性脑膜炎和脑脓肿、多药耐药的流感嗜血杆菌感染等。

（2）伤寒：氯霉素属备选药，首选氟喹诺酮类或第三代头孢菌素类。对于非流行期患者，伤寒杆菌对氯霉素一般较敏感，可选用，疗程2~3周，用药后可降低肠穿孔等严重并发症的发生率和病死率。

（3）立克次体感染：斑疹伤寒、Q热和恙虫病等立克次体重度感染的孕妇，8岁以下儿童，四环素类药物过敏者可选用。

（4）其他：与其他抗菌药联合使用，治疗腹腔或盆腔的厌氧菌感染。也可作为眼科的局部用药，治疗敏感菌所致的眼内感染、全眼球感染、沙眼和结膜炎。

【不良反应】

（1）骨髓抑制：与药物的剂量和疗程有关，多在用药5~7 d后，出现红细胞减少症、白细胞减少症、血小板减少症，立即停药后可恢复。

（2）再生障碍性贫血：与药物的剂量和疗程无关，是特异质反应，少见但不可逆，死亡率高。

（3）灰婴综合征：新生儿、早产儿缺乏葡萄糖醛酸转移酶，肾排泄功能尚不完善，氯霉素易在体内蓄积而引起中毒，导致循环衰竭、血压下降、呼吸困难、腹胀、呕吐、患儿面色苍白等症状，称为"灰婴综合征"。多在用药2~9 d后发生，死亡率高。新生儿、早产儿禁用，妊娠末期或分娩期的孕妇慎用。严重肝病和严重肝功能不全者用后也会出现类似的蓄积中毒症状。

（4）其他：口服有胃肠道反应，少数出现过敏反应，可损害神经系统，还可引起视神经炎、严重失眠及中毒性精神病，及时停药可消失，有精神病史者禁用。长期或大剂量应用可致二重感染。

【药物相互作用】

（1）氯霉素是肝药酶抑制剂，可增加双香豆素、甲苯磺丁脲、苯妥英钠、氯磺丙脲等的血药浓度，使其作用增强或毒性增加。

（2）氯霉素可拮抗维生素B_{12}的造血作用，可使后者经肾排泄增加，导致贫血或周围神经炎。

甲砜霉素

甲砜霉素（thiamphenicol）是氯霉素苯环上的硝基被甲砜基取代的化合物，其抗菌作用与氯霉素相似，虽也有血液系统毒性，但可逆，不出现再生障碍性贫血。主要用于轻症感染，一般不用于细菌性脑膜炎。

拓展阅读 军团病

思 考 题

1. 大环内酯类抗生素作用机制是什么?哪些细菌对其敏感?
2. 红霉素的不良反应有哪些?临床应用时如何进行用药护理?
3. 氨基糖苷类药物有哪些共同特点?试述代表药物庆大霉素的临床应用。
4. 试述四环素类药物的不良反应及临床应用。
5. 氯霉素类药物的不良反应有哪些?用药时要注意哪些事项?

（李 琳）

更多数字资源详见新形态教材网

- 学习目标
- 思维导图
- 拓展阅读
- 微课
- 自测题
- 本章小结
- 教学课件

第三十九章 人工合成抗菌药

学习目标

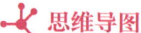思维导图

情境（案例）导入

患儿，女，8岁。出现高热、尿频、腹痛症状后入院。诊断为尿路感染，尿液培养显示大肠埃希菌感染，且该菌对阿莫西林、头孢菌素等表现出耐药性。医生决定使用喹诺酮类抗菌药——环丙沙星，治疗开始后48 h，患者退热，尿频减少；2周后显示大肠埃希菌明显得到控制。

问题与思考：
1. 为什么该案例使用环丙沙星治疗？
2. 喹诺酮类抗菌药有何不良反应？应如何理性看待？

人工合成抗菌药是指完全由人工合成的具有抑制或杀灭微生物作用的药物，主要包括喹诺酮类（quinolone）、磺胺类（sulfonamide）、硝基呋喃类（nitrofuran）和硝基咪唑类（nitroimidazole）。其中氟喹诺酮类（fluoroquinolone）药物发展最为迅速，已成为临床治疗细菌感染性疾病的重要药物。

第一节 喹诺酮类药物

一、概述

喹诺酮类药物是以4-喹诺酮（或称吡酮酸）为基本结构的合成抗菌药。按照药物化学结构、抗菌作用和体内过程等特点，喹诺酮类药物分为4代。

第一代喹诺酮类药物以1962年研制的萘啶酸为代表，因疗效不佳，副作用大，现已不再使用。

第二代喹诺酮类药物是1973年合成的吡哌酸等，抗菌谱由革兰氏阴性菌扩大到部分革兰氏阳性菌，并且对铜绿假单胞菌有效，抗菌活性也有所提高，但血药浓度低而尿中浓度高，仅限于治疗革兰氏阴性菌引起的泌尿道和消化道感染，现较少使用。

第三代喹诺酮类药物是20世纪80年代以来相继研发出的氟喹诺酮类药物，如诺氟沙星、环丙沙星、氧氟沙星、左氧氟沙星、洛美沙星、氟罗沙星、司帕沙星等。与第二代喹诺酮类药物相比，第三代喹诺酮类药物不仅血药浓度大为提高，在组织和体液内分布更广，半衰期更

长，而且抗菌谱扩大，抗菌活性也明显增强。

第四代喹诺酮类药物是20世纪90年代后期至今研制的新氟喹诺酮类药物，如莫西沙星、吉米沙星、加替沙星等。与前三代相比，无论是抗菌作用或药动学性能等均显著改善，既保留了抗革兰氏阴性菌的高活性，又明显增强了抗革兰氏阳性菌活性，并且对厌氧菌、支原体、衣原体等也有一定作用。

第三、四代氟喹诺酮类具有以下共同点：①抗菌谱广，尤其对革兰氏阴性杆菌（包括铜绿假单胞菌）有强大的杀菌作用，对金黄色葡萄球菌及产酶金黄色葡萄球菌也有良好抗菌作用，对结核分枝杆菌、支原体、衣原体及厌氧菌也有作用。②本类药物与其他抗菌药物间无交叉耐药性，当细菌对青霉素类及头孢菌素类耐药仍可选择此类药物。③具有良好的药代动力学特征，口服吸收良好，可静脉给药。体内分布广，组织体液浓度高，可达有效抑菌或杀菌浓度。半衰期相对较长，大多为3~7 h。血浆蛋白结合率低（14%~30%），多数经尿道排泄，尿中浓度高。④临床应用广，适用于敏感菌所致的呼吸道感染、尿道感染、前列腺炎、淋病及革兰氏阴性杆菌所致的骨、关节、皮肤软组织感染。⑤不良反应少，常见的有恶心、呕吐、食欲减退、皮疹、头痛、眩晕，偶有抽搐等中枢神经系统症状，停药后可消退。

（一）体内过程

喹诺酮类药物大部分口服吸收迅速而完全，1~2 h达峰浓度，除环丙沙星和诺氟沙星外，其余药物的生物利用度均可达80%~95%。食物可延迟血药浓度达峰时间，与富含铁、钙、镁的食物同服可降低药物的生物利用度。药物在组织和体液分布较为广泛，大多数主要是以原形经肾排出，少量经肝代谢或经粪便排出。血浆半衰期相对较长，为3~7 h以上，司帕沙星半衰期可达17.6 h，环丙沙星和诺氟沙星则相对较短。

（二）药理作用

喹诺酮类药物抗菌谱广，抗菌活性强，对繁殖期和静止期的细菌均有较强杀菌作用。细菌对本类抗菌药与其他抗菌药间无交叉耐药性。

喹诺酮类药物抗革兰氏阴性菌的主要机制是抑制细菌的DNA回旋酶（DNA gyrase），通过抑制其切口和封口功能而阻碍细菌DNA合成，最终导致细菌死亡。喹诺酮类药物抗革兰氏阳性菌的主要机制是抑制拓扑异构酶Ⅳ（topoisomerase Ⅳ），影响子代DNA解环链而干扰DNA复制。另有研究认为，喹诺酮类药物的抗菌作用还可能与抑制细菌RNA和蛋白质合成，诱导菌体DNA错误复制等有关。

（三）耐药性

喹诺酮类药物耐药机制与抗菌靶点突变有关。细菌染色质上，喹诺酮类药物耐药决定区（quinolone resistant determining region，QRDR）的基因突变，是耐药性产生的最主要机制。除此之外，质粒介导的耐药性、细菌细胞膜通透性改变、主动外排机制、细菌生物被膜的形成也均是产生喹诺酮类药物耐药性的原因。

（四）临床应用

1. 泌尿生殖系统感染　环丙沙星、氧氟沙星与β-内酰胺类同为首选药，用于治疗单纯性淋病奈瑟球菌性尿道炎或宫颈炎，但对非特异性尿道炎或宫颈炎疗效差。环丙沙星是铜绿假单胞菌性尿道炎的首选药。氟喹诺酮类对敏感菌所致的急、慢性前列腺炎及复杂性前列腺炎，均有较好效果。

2. 呼吸系统感染　万古霉素与左氧氟沙星或莫西沙星联合用药是治疗青霉素高度耐药肺炎链球菌感染的首选药。氟喹诺酮类（除诺氟沙星）可替代大环内酯类用于支原体肺炎、衣原体肺炎、嗜肺军团菌引起的军团病。

3. 肠道感染与伤寒 首选用于治疗志贺菌引起的急、慢性细菌性痢疾和中毒性菌痢，以及鼠伤寒沙门菌、猪霍乱沙门菌、肠炎沙门菌引起的胃肠炎（食物中毒）。对沙门菌引起的伤寒或副伤寒，应首选氟喹诺酮类或头孢曲松。对空肠弯曲菌导致腹泻、胃肠炎则应首选大环内酯类，氟喹诺酮类为备选药。本类药也可用于旅行性腹泻。

4. 其他 包括革兰氏阴性杆菌感所致的骨髓炎、关节炎、菌血症，以及革兰氏阴性菌引起的皮肤和软组织感染。氟喹诺酮类对脑膜炎奈瑟菌具有强大的杀菌作用，并且在鼻咽分泌物中浓度高，可用于鼻咽部带菌者的根除治疗。此外，还可用于沙眼衣原体、支原体等所致胞内感染，耐药结核杆菌和其他分枝杆菌、麻风杆菌感染，患肺囊性纤维化的儿童感染铜绿假单胞菌时亦可考虑应用氟喹诺酮类。

（五）不良反应

1. 胃肠道反应 最常见味觉异常、食欲减退、恶心、呕吐、腹痛、腹泻及便秘等，常与剂量有关。

2. 过敏反应 主要表现为皮疹、荨麻疹、皮炎和剥脱性皮炎等，以环丙沙星和诺氟沙星为多。

3. 中枢神经系统损害 轻症者表现为失眠、头晕、头痛，严重者出现精神异常、抽搐、惊厥等。

4. 光敏反应 表现为光照部位的皮肤出现瘙痒性红斑，严重者出现皮肤脱落。

5. 泌尿系统损害 主要表现为肾功能损害，包括尿频、少尿、结晶尿、尿液浑浊、蛋白尿、面部水肿、肾炎，严重者出现肾衰竭。

6. 软骨损害 本类药物易浓缩、沉积于骨髓中，直接损害软骨细胞的发育，影响儿童和胎儿的骨骼发育。故孕妇、哺乳期妇女和18岁以下的儿童应禁用。

7. 其他 如腱炎、腱断裂、关节痛、肝毒性等。

（六）禁忌证及注意事项

（1）不宜常规用于儿童、孕妇、哺乳期妇女，不宜用于有精神病或癫痫病史者，禁用于喹诺酮类过敏者。

（2）避免与抗酸药、含金属离子的药物同服。必须合用时，应间隔2～4h服用。

（3）喹诺酮类与茶碱类、非甾体抗炎药同用时，可能加重喹诺酮类的中枢神经系统毒性，应慎用或避免合用。

（4）用药期间应避免日照。

二、常用喹诺酮类药物

环丙沙星

环丙沙星（ciprofloxacin）是体外抗菌活性最强的喹诺酮类药物，具广谱抗菌活性，杀菌效果好，几乎对所有细菌的抗菌活性均较诺氟沙星及依诺沙星强2～4倍，对大肠埃希菌、铜绿假单胞菌、流感嗜血杆菌、淋病奈瑟球菌、链球菌、军团菌、金黄色葡萄球菌具有抗菌作用。环丙沙星主要用于治疗敏感菌引起的泌尿道、胃肠道、呼吸道、骨关节、腹腔及皮肤软组织等感染。

氧氟沙星

氧氟沙星（ofloxacin）具有广谱抗菌作用，抗菌作用强。在痰液、尿液及胆汁中的浓度高，尿中排出量居氟喹诺酮类药物之首。主要用于敏感菌所致的呼吸道、泌尿生殖道、胆道和皮肤软组织及盆腔感染等。亦可作为治疗伤寒及抗结核分枝杆菌的二线药物。

左氧氟沙星

左氧氟沙星（levofloxacin）是氧氟沙星的左旋体，其抗菌谱与氧氟沙星相似，体外抗菌活性是氧氟沙星的 2 倍。对革兰氏阴性菌具有较强抗菌活性，对革兰氏阳性菌、军团菌、支原体和衣原体也有良好的抑制作用，但对厌氧菌和肠球菌的作用较差。适用于敏感菌引起的泌尿道、呼吸道和胃肠道感染，此外可治疗伤寒，骨和关节感染、皮肤软组织感染和败血症等全身感染。

司帕沙星

司帕沙星（sparfloxacin）为第三代喹诺酮类药物，对革兰氏阳性菌、厌氧菌、结核分枝杆菌、衣原体和支原体的抑制活性明显优于环丙沙星，并优于氧氟沙星；对军团菌和革兰氏阴性菌的抑制活性与氧氟沙星接近。口服吸收良好，肝肠循环明显，体内 50% 的药物随粪便排泄，25% 在肝代谢失活，半衰期为 17.6 h。临床用于上述细菌所致的呼吸系统、泌尿生殖系统和皮肤软组织感染，也用于骨髓炎和关节炎等。易产生光敏反应和中枢神经毒性。

莫西沙星

莫西沙星（moxifloxacin）为第四代喹诺酮类药物，对多数革兰氏阳性菌和革兰氏阴性菌、厌氧菌、结核分枝杆菌、衣原体和支原体作用强；对肺炎链球菌、金黄色葡萄球菌、支原体和衣原体作用明显强于环丙沙星；对肺炎链球菌和金黄色葡萄球菌作用超过司帕沙星。用于治疗呼吸道、泌尿道和皮肤软组织感染。不良反应发生率相对较低，常见一过性轻度呕吐和腹泻。

吉米沙星

吉米沙星（gemifloxacin）为第四代喹诺酮类药物，同时作用于细菌 DNA 回旋酶和拓扑异构酶Ⅳ，抗菌活性强耐药性少。吉米沙星除了保持对革兰氏阴性菌的强大抗菌活性外，对包括多重耐药性肺炎链球菌在内的革兰氏阳性菌也具有良好的抗菌活性。临床主要用于治疗敏感菌引起的慢性支气管炎急性发作、社区获得性肺炎、急性鼻窦炎等。也用于厌氧菌所致的泌尿生殖系统、消化系统、皮肤和软组织感染。

三、喹诺酮类药物的用药护理

（1）需确认是否为喹诺酮类药物过敏史者、孕妇、婴幼儿及 18 岁以下患者、糖尿病患者。

（2）喹诺酮类药物可致重症肌无力症状加重、呼吸肌无力而危及生命。重症肌无力患者应用喹诺酮类药物应特别谨慎。

（3）可能发生皮疹、皮肤瘙痒等过敏反应，偶可发生渗出性多形红斑及血管神经性水肿。少数患者有光敏反应，用药期间建议患者避免在紫外线及日光下过度暴露。

（4）含镁或铝的抗酸药和含金属阳离子的多种维生素制剂等药物可以明显影响喹诺酮类药物的吸收，应至少间隔 2 h 服用。

（5）肝功能减退时，如属重度（肝硬化腹水）可减少药物清除，血药浓度增高，肝、肾功能均减退者尤为明显，均需权衡利弊后应用，并调整剂量。

（6）中枢神经系统疾病患者，如癫痫病史者均应避免应用，有指征时需仔细权衡利弊后使用。

（7）用药后多饮水，利于代谢物排泄。左氧氟沙星注射剂迅速静脉滴注或静脉注射可能导致低血压、结晶尿和管型尿，应当避免给药速度过快，静脉滴注时间大于 60 min。

第二节　磺胺类药物

一、概述

磺胺药是对氨基苯磺酰胺衍生物，分子中含有苯环、对位氨基和磺酰胺基。磺胺类药物属于广谱抑菌药，曾广泛用于临床，现已大部分被抗生素及喹诺酮类药物所取代。但某些磺胺类药物对流行性脑脊髓膜炎、鼠疫等感染性疾病疗效显著，在抗感染药物中仍占有一定地位。

（一）药物分类

磺胺类药物分为三大类，包括用于全身性感染的肠道易吸收类如磺胺嘧啶（sulfadiazine，SD）和磺胺甲噁唑（sulfamethoxazole，SMZ），用于肠道感染的肠道难吸收类如柳氮磺吡啶（sulfasalazine，SASP）以及外用磺胺类如磺胺醋酰钠（sulfacetamide sodium，SA-Na）和磺胺嘧啶银（sulfadiazine silver，SD-Ag）。

（二）体内过程

用于全身性感染的磺胺类药物口服吸收快而完全，一般在服药 2~4 h 后血药浓度达到峰值；用于肠道感染类的磺胺类药物口服不吸收，在肠内保持高浓度，经解离恢复游离氨基后发挥抗菌作用。肠道易吸收类磺胺类药物体内分布广泛，血浆蛋白结合率为 25%~95%。磺胺类药物主要在肝经乙酰化代谢为无活性代谢产物，也可与葡萄糖醛酸结合。主要从肾以原形药、乙酰化物、糖醛酸结合物三种形式排泄。口服难吸收的磺胺类药物主要经肠道排出。

（三）药理作用

磺胺类药物为广谱抑菌药，对大多数革兰氏阳性菌和革兰氏阴性菌有良好的抗菌活性。对磺胺类药物敏感的细菌，在生长繁殖过程中不能直接利用现成的叶酸，必须以蝶啶、对氨基苯甲酸（PABA）为原料，在二氢蝶酸合成酶（dihydropteroate synthetase）的作用下生成二氢叶酸，并进一步与谷氨酸生成二氢叶酸，后者在二氢叶酸还原酶（dihydrofolate reductase）催化下被还原为四氢叶酸。四氢叶酸活化后，可作为一碳基团载体的辅酶参与核酸的合成。磺胺类药物与 PABA 的结构相似，通过与 PABA 竞争性抑制二氢蝶酸合成酶，阻碍二氢叶酸的形成，从而发挥抑菌作用。

PABA 与二氢蝶酸合成酶的亲和力较磺胺类药物强数千倍以上，使用磺胺类药物时应首剂加倍。脓液及坏死组织中含有大量的 PABA，局部麻醉药普鲁卡因在体内也能水解产生 PABA，它们均可减弱磺胺类药物的抗菌作用。

（四）耐药性

磺胺类药物之间有交叉耐药。耐药机制可能为细菌二氢蝶酸合成酶经突变或质粒转移后，对磺胺类药物的亲和力降低，因而不能有效地与 PABA 竞争；某些耐药菌株对磺胺类药物的通透性降低；细菌改变代谢途径而直接利用外源性叶酸等。

（五）临床应用

用于治疗敏感菌引起的全身性感染、肠道感染及局部应用。

（六）不良反应

1. **肾脏损害**　磺胺类药物可在尿中沉淀，产生结晶尿、血尿等，甚至造成肾损害。适当增加饮水量和碱化尿液，能通过降低药物的浓度和促进药物的离子化而预防结晶尿。

2. **过敏反应**　局部用药或服用长效制剂时易发生。最常见为皮疹、药物热，常于用药

后数天至数周出现；偶见剥脱性皮炎、多形红斑等。本类药物有交叉过敏反应，有过敏史者禁用。

3. 血液系统反应 长期用药可抑制骨髓造血功能导致血小板减少、粒细胞减少甚至再生障碍性贫血，用药期间应定期检查血常规。对葡萄糖-6-磷酸脱氢酶缺乏者易引起溶血性贫血。

4. 神经系统反应 少数患者出现头晕、头痛、精神萎靡、步态不稳等症状，用药期间应避免高空作业和驾驶。

5. 其他 口服引起恶心呕吐、上腹不适和食欲减退，餐后服用或同服碳酸氢钠可减轻反应。可致肝损害甚至暴发性肝衰竭，肝功能受损者避免使用。新生儿、2岁以下婴儿、孕妇及哺乳期妇女禁用。

二、常用磺胺类药物

磺胺嘧啶

口服易吸收，但吸收较缓慢，血药浓度达峰时间为3~6 h，半衰期为8~13 h，是磺胺类药物中血浆蛋白结合率最低（38%~48%）和血-脑屏障透过率最高的药物，在脑脊液中的浓度最高可达血药浓度的80%，因此对防治流行性脑脊髓膜炎有突出疗效，常为首选药。与乙胺嘧啶合用治疗弓形虫病。但该药在尿中溶解度低，易发生结晶尿，使用时应增加饮水量，必要时同服等量碳酸氢钠碱化尿液。与甲氧苄啶合用产生协同抗菌作用。

磺胺甲噁唑

又名新诺明。口服吸收与排泄均较慢，分布广泛，可进入血-脑屏障、胎盘屏障和乳汁中。半衰期为10~12 h，一次给药后有效浓度可维持10~24 h，其脑液中浓度虽低于SD，但仍可用于流行性脑脊髓膜炎的预防。尿液中浓度与SD相似，故也适用于大肠埃希菌等敏感菌所致的泌尿道感染。主要与甲氧苄啶合用，产生协同抗菌作用。

柳氮磺吡啶

口服生物利用度10%~20%，药物大部分集中在小肠远端和结肠，本身无抗菌活性，在肠道分解释放出有活性的磺胺吡啶和5-氨基水杨酸。磺胺吡啶有较弱的抗菌作用，5-氨基水杨酸具有抗炎和免疫抑制作用。柳氮磺吡啶主要用于炎症性肠病，即克罗恩病（Crohn's disease）和溃疡性结肠炎，还可用于强直性脊柱炎的治疗。长期用药不良反应较多，如胃肠道反应、过敏反应、贫血等，尚可引起男性精子减少或不育症。

磺胺醋酰钠

磺胺醋酰钠几乎不具有刺激性，穿透力强，适用于眼科感染性疾病如沙眼、角膜炎和结膜炎。

三、磺胺类药物的用药护理

（1）SMZ和对甲氧苄啶过敏者、巨幼细胞贫血患者、孕妇及哺乳期妇女、2月龄以下的婴儿、重度肝肾损害者禁用。

（2）本品所致的严重不良反应虽少见，但常累及各器官并可致命，如渗出性多形红斑、剥脱性皮炎、大疱性表皮松解萎缩性皮炎、暴发性肝坏死、粒细胞缺乏症、再生障碍性贫血等异常，故用药过程应密切观察。

（3）葡萄糖-6-磷酸脱氢酶缺乏症、血卟啉病、失水、艾滋病、休克和老年患者慎用。

（4）对呋塞米、矾类、噻嗪类利尿药、磺脲类药物、碳酸酐酶抑制药呈现过敏的患者，对磺胺类药物亦可过敏。

（5）应用磺胺类药物期间多饮水，保持高尿流量，以防结晶尿的发生。患者用药期间定期检查血常规、尿常规和肝肾功能。

（6）柳氮磺吡啶肠溶片不可压碎及掰开服用。遇有胃肠道刺激症状，除强调餐后服药外，也可分成小量多次服用，甚至每小时1次，使症状减轻。

（7）口服柳氮磺吡啶可抑制叶酸的吸收和代谢，引起叶酸缺乏从而导致严重的血液系统障碍（如巨红细胞症和血细胞减少症），可以通过给予叶酸制剂纠正。

第三节　其他合成抗菌药

甲氧苄啶

甲氧苄啶（trimethoprim，TMP）是细菌二氢叶酸还原酶抑制药。抗菌谱与SMZ相似，但抗菌活性比SMZ强数十倍。TMP单用易产生耐药性，常与磺胺类药物或某些抗生素合用有增效作用。TMP口服吸收迅速而完全，分布广泛，选择性强，在脑膜炎症时脑脊液中药物浓度接近血药浓度。

复方磺胺甲𫫇唑

复方磺胺甲𫫇唑（compound sulfamethoxazole，SMZco）又名复方新诺明。由SMZ和TMP按5∶1的比例制成的复方制剂，两药的主要药动学特性相似。SMZ抑制二氢蝶酸合成酶，TMP抑制二氢叶酸还原酶，SMZco通过该双重阻断机制协同阻断细菌四氢叶酸合成；抗菌活性是两药单独等量应用时的数倍至数十倍，甚至呈现杀菌作用。主要用于大肠埃希菌、克雷伯菌属和变形杆菌引起的泌尿道感染，肺炎链球菌和流感嗜血杆菌引起的上呼吸道感染或支气管炎，志贺菌属引起的肠道感染，产肠毒素大肠埃希菌所致旅行者腹泻，是卡氏肺孢菌肺炎的治疗首选药及预防性用药。

呋喃妥因

呋喃妥因（nitrofurantoin）又名呋喃坦啶，属硝基呋喃类药物，抗菌谱较广，耐药菌株形成缓慢，与其他类别抗菌药之间无交叉耐药。口服易吸收，可透过胎盘屏障和血-脑屏障。主要用于大肠埃希菌、肠球菌和葡萄球菌引起的泌尿道感染。尿pH为5.5时抗菌作用最佳。常见的不良反应为恶心、呕吐及腹泻，偶见皮疹、药物热等过敏反应；大剂量或长时间使用引起头痛、头晕和嗜睡等，甚至造成周围神经炎；长期服药可致间质性肺炎和肺纤维化；g-6-PD缺乏的患者、新生儿和孕妇使用该药可发生溶血性贫血。

甲硝唑

甲硝唑（metronidazole）又名灭滴灵。属硝基咪唑类药物，同类药物还有替硝唑和奥硝唑。其分子中的硝基在细胞内无氧环境中被还原成氨基，从而抑制病原体DNA合成，发挥抗厌氧菌作用。对脆弱拟杆菌尤为敏感，对破伤风梭菌、滴虫、阿米巴原虫及贾第鞭毛虫具有很强的杀灭作用，但对需氧菌或兼性需氧菌无效。口服吸收良好，体内分布广泛，可进入感染病灶和脑脊液。临床主要用于治疗厌氧菌引起的口腔、腹腔、女性生殖道、下呼吸道、骨和关节等部位的感染。对幽门螺杆菌所致的消化性溃疡以及耐四环素艰难梭菌感染所致的假膜性小肠结肠炎有特殊疗效。亦是治疗阴道滴虫病和阿米巴病的首选药。不良反应一般较轻微，包括胃肠道反应、过敏反应、外周神经炎等。

拓展阅读　氟喹诺酮在儿童中的应用

思 考 题

1. 试述磺胺类药物的基本结构与抗菌作用机制。
2. 试述喹诺酮类药物的抗菌作用机制及主要临床应用。
3. 喹诺酮类药物有哪些共同的药理学特点?

（于春雷）

更多数字资源详见新形态教材网

- 学习目标
- 思维导图
- 拓展阅读
- 微课
- 自测题
- 本章小结
- 教学课件

第四十章
抗真菌药

学习目标

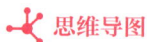思维导图

情境（案例）导入

患者，男，69岁。两个月前因左手腕桡侧"腱鞘囊肿"行外科手术切除。术后创口糜烂，每日外科换药，间断使用"头孢噻肟钠、头孢呋辛"等药物治疗，创口仍经久不愈，每日创面有大量渗液。10 d 前患者出现发热，最高体温38.7℃。创面分泌物细菌培养（-），念珠菌（+）；血培养细菌（-），念珠菌（+）。诊断为皮肤念珠菌感染并发败血症。

问题与思考：
1. 本患者是否可选用氟康唑进行治疗？
2. 除氟康唑外，本患者的治疗还可选择哪些抗真菌药物？

真菌为真核微生物，结构与细菌不同，具有由甲壳质和多糖组成的坚固细胞壁和由麦角固醇组成的细胞膜，其生长不被抗细菌药物抑制。因此抗细菌药物对真菌感染治疗效果差，真菌感染只能用抗真菌药物进行治疗。根据药物化学结构的不同，可将常用抗真菌药分为以下几类。

1. **多烯类** 两性霉素 B（amphotericin B）、制霉菌素（nystatin）等。
2. **唑类**

（1）咪唑类：如酮康唑（ketoconazole）、咪康唑（miconazole）、克霉唑（clotrimazole）、益康唑（econazole）等；此类药物因毒性大，临床上主要局部用药治疗浅部真菌感染。

（2）三唑类：如氟康唑（fluconazole）、伊曲康唑（itraconazole）、伏立康唑（voriconazole）等；与咪唑类比较，三唑类对人的毒性作用较小。此类药物临床上应用广泛，可全身给药治疗浅部和深部真菌感染。

3. **嘧啶类** 氟胞嘧啶（flucytosine）。
4. **烯丙胺类** 特比萘芬（terbinafine）。
5. **其他类** 卡泊芬净（caspofungin），米卡芬净（micafungin），灰黄霉素（griseofulvin）。

第一节 多烯类抗真菌药

两性霉素 B

两性霉素 B（amphotericin B）又名庐山霉素（fungilin），是从链丝菌培养液中提取的多烯

类抗生素。两性霉素 B 抗菌谱广，几乎对所有真菌均有抗菌作用。对本药敏感的真菌有白色念珠菌、新型隐球菌、皮炎芽生菌、组织胞浆菌、球孢子菌属、孢子丝菌属等。

【作用机制】

两性霉素 B 与真菌细胞膜上的重要成分麦角固醇结合，损伤细胞膜通透性，致细胞膜的屏障作用产生障碍，细胞内重要物质如钾离子、核苷酸和氨基酸等外漏，破坏细胞的正常代谢而抑制其生长。本药损伤真菌细胞膜，使其他药物更易进入真菌细胞内，因此本药与其他一些抗真菌药（如氟胞嘧啶和唑类抗真菌药）合用可出现协同作用。细菌细胞膜上无类固醇，故对细菌无效。人体内的肾小管细胞和红细胞的膜上有类固醇，故两性霉素 B 易引起肾损伤和红细胞膜损伤。

【体内过程】

两性霉素 B 口服和肌内注射难吸收，且局部刺激性大，临床采用缓慢静脉滴注给药。血浆蛋白结合率为 91%～95%。肝、脾药物浓度较高，肺、肾次之。脑脊液内药物浓度为血药浓度的 2%～3%，故真菌性脑膜炎时须鞘内注射。本药主要在肝代谢，代谢物及约 5% 的原形药从尿中排出，体内消除缓慢，血浆半衰期约为 24 h。本药不易被透析所清除。

【临床应用】

两性霉素 B 适用于隐球菌病、北美芽生菌病、播散性念珠菌病、球孢子菌病、组织胞浆菌病，由毛霉菌、酒曲菌属、犁头霉菌属、内胞霉属和蛙粪霉属等所致的毛霉菌病，由申克孢子丝菌引起的孢子丝菌病，由烟曲菌所致的曲霉病等。由于两性霉素 B 的明显毒性，故该药主要用于诊断已确立的深部真菌感染（培养或组织学检查阳性则更佳），且病情危重呈进行性发展者。对临床真菌感染征象不明显，仅皮肤或血清试验阳性的患者不宜选用。

两性霉素 B 静脉滴注给药用于真菌性肺炎、心内膜炎、尿路感染等；鞘内注射用于真菌性脑膜炎，本药是目前治疗深部真菌感染的首选药；局部可用于治疗指甲、皮肤黏膜等浅部真菌感染。由于静脉用药毒性较大，在临床上两性霉素 B 也常用作导入疗法，即开始用本药治疗，接着用其他抗真菌药如唑类继续治疗慢性真菌感染或防止复发。

【不良反应】

（1）静脉滴注过程中或静脉滴注后数小时发生寒战、高热、严重头痛、恶心和呕吐，有时并可出现血压下降、眩晕等。

（2）肾功能损害，尿中可出现红细胞、白细胞、蛋白和管型，血尿素氮及肌酐升高，肌酐清除率降低，也可引起肾小管性酸中毒。应定期进行肾功能检查。

（3）由于大量钾离子排出所致的低钾血症。应高度重视，及时补钾。

（4）血液系统毒性反应：可发生正常红细胞性贫血，血小板减少也偶可发生。

（5）肝毒性较为少见：由本药所致的肝细胞坏死、急性肝衰竭亦有发生。

（6）心血管系统反应：静滴过快时可引起心室颤动或心搏骤停。本药所致引起的电解质紊乱亦可导致心律失常的发生。两性霉素 B 刺激性大，注射部位可发生血栓性静脉炎。

【护理用药注意事项】

两性霉素 B 毒性大，选用本药时必须权衡利弊后做出决定。治疗期间定期严密随访血、尿常规，肝、肾功能，血钾，心电图等，如血尿素氮或血肌酐明显升高时，则需减量或暂停使用，直至肾功能恢复。

制霉菌素

制霉菌素（nystatin）为多烯类抗生素，其抗真菌作用和作用机制与两性霉素 B 相似，但毒性更大，不作注射用。对念珠菌、隐球菌等真菌和阴道滴虫有抑制作用。对念珠菌的抗菌作用较强。口服后胃肠道吸收很少，对全身真菌感染无治疗作用。临床上局部用于治疗皮肤、口腔等浅表部位的念珠菌感染和阴道滴虫病；口服也可用于治疗胃肠道真菌感染。口服后可发生恶心、呕吐、腹泻等。局部应用可引起皮炎。

第二节　唑类抗真菌药

唑类抗真菌药按其化学结构分为咪唑类和三唑类。咪唑类包括酮康唑（ketoconazole）、咪康唑（miconazole）、克霉唑（clotrimazole）等，其中酮康唑和咪康唑可用于全身或皮下真菌感染，克霉唑因口服吸收差和不良反应多而限于局部用药。三唑类包括氟康唑（fluconazole）和伊曲康唑（itraconazole）、伏立康唑（voriconazole）等，可作为治疗深部真菌感染首选药。唑类抗真菌药作用机制相同，为选择性抑制真菌甾醇-14α-去甲基酶（一种细胞色素P450酶），使细胞膜麦角固醇合成受阻，细胞膜通透性发生改变，同时使14α-甲基甾醇在真菌细胞内堆积而损伤真菌的一些酶如ATP酶及电子转运有关的酶，从而抑制真菌生长。与咪唑类比较，三唑类在体内代谢较慢；对真菌细胞色素P450酶的选择性较咪唑类高，因此对人的毒性作用较小，疗效较好。

酮康唑

酮康唑（ketoconazole）为广谱抗真菌药，对多种浅部和深部真菌均有抗菌作用。由于存在严重肝毒性，其口服制剂在临床已禁止使用。临床用于多种浅部真菌感染，如皮肤真菌感染、指甲癣、阴道念珠菌感染、胃肠霉菌感染等。

咪康唑

咪康唑（miconazole）为广谱抗真菌药。主要局部应用治疗阴道、皮肤或指甲的真菌感染，特别是皮肤癣菌病和皮肤念珠菌病。口服咪康唑治疗肠道念珠菌感染。较少静脉给药治疗全身真菌感染。全身用药不良反应较多。

克霉唑

克霉唑（clotrimazole）为广谱抗真菌药，对浅表真菌及某些深部真菌均有抗菌作用。口服吸收差，不良反应多，治疗深部真菌感染效果差，因此主要局部用药治疗浅部真菌和皮肤黏膜的念珠菌感染。

益康唑

益康唑（econazole）对白念珠菌、球孢子菌、新生隐球菌、荚膜组织胞浆菌、皮炎芽生菌及癣菌等真菌有抗菌作用。主要局部用药治疗皮肤念珠菌病、体癣、股癣、足癣和花斑癣。

氟康唑

氟康唑（fluconazole）的抗菌谱与酮康唑相似，对念珠菌、新型隐球菌、小孢子菌属和毛癣菌属等有抑制作用。体外抗真菌作用不及酮康唑，但体内抗真菌作用比酮康唑强10~20倍。口服吸收迅速而完全，生物利用度达90%。血浆蛋白结合率低，仅为11%，穿透力强，体内分布广泛。其最大特点是对正常和炎症脑膜具有强大穿透能力，脑脊液中药物浓度可达血药浓度的50%以上。

氟康唑临床主要用于全身性或局部念珠菌、隐球菌等真菌感染；体癣、手癣、足癣、花斑癣、头癣、指（趾）甲癣等皮肤真菌感染；预防易感人群（如接受化疗或放疗患者或艾滋病患者）真菌感染。

氟康唑的不良反应发生率低，患者耐受良好，常见不良反应有恶心、腹痛、腹泻、头晕、头痛等。

【护理用药注意事项】

氟康唑用药中需要定期检查肾功能，用于肾功能减退患者需减量应用。治疗开始前和治疗中均应定期检查肝功能，如肝功能持续异常，或出现肝毒性临床症状时均需立即停药。

伊曲康唑

伊曲康唑（itraconazole）为广谱抗真菌药，在唑类药物中抗真菌作用最强。对大部分浅部和深部真菌均有抗菌活性。本药对皮肤癣菌（毛癣菌、小孢子菌、絮状表皮癣菌）、酵母菌（新型隐球菌、念珠菌、糠秕孢子菌）、曲霉菌、组织胞浆菌、巴西副球孢子菌、某些镰刀菌、分枝孢子菌、皮炎芽生菌等具有高度抗菌活性。伊曲康唑脂溶性高，口服吸收好。原形药和其代谢物的血浆蛋白结合率＞99%，不易进入脑脊液。单次给药后半衰期为15~20 h。药物可分布到大多数组织，在组织中浓度为血药浓度的2~5倍。

伊曲康唑用于治疗浅部真菌感染如手足癣、体癣、股癣、甲癣、花斑癣、真菌性结膜炎和口腔、阴道念珠菌感染和深部真菌感染如系统性念珠菌病、曲霉菌病、隐球菌脑膜炎、组织胞质菌病、芽生菌病、球孢子菌病和副球孢子菌病等。其不良反应较轻，多数用药者耐受良好。常见的不良反应有恶心、呕吐、厌食等消化道症状。

【护理用药注意事项】

伊曲康唑持续用药超过1个月的患者，以及治疗过程中如出现厌食、恶心、呕吐、疲劳、腹痛或尿色加深的患者，建议检查肝功能。伊曲康唑主要在肝代谢，因而肝功能异常患者慎用。

伏立康唑

伏立康唑（voriconazole）是一种广谱的三唑类抗真菌药，体外试验表明伏立康唑具有广谱抗真菌作用。伏立康唑对念珠菌属（包括耐氟康唑的克柔念珠菌，光滑念珠菌和白念珠菌耐药株）具有抗菌作用，对所有检测的曲霉属真菌有杀菌作用。此外，伏立康唑在体外对其他致病性真菌亦有杀菌作用，包括对现有抗真菌药敏感性较低的菌属，例如足放线菌属和镰刀菌属。

伏立康唑口服吸收迅速而完全，给药后1~2 h达血药峰浓度，绝对生物利用度约为96%。本品在组织中广泛分布。血浆蛋白结合率约为58%。主要在肝代谢，仅有少于2%的药物以原形经尿排出。

伏立康唑临床用于治疗侵袭性曲霉病；对氟康唑耐药的念珠菌引起的严重侵袭性感染（包括克柔念珠菌）；由足放线菌属和镰刀菌属引起的严重感染。主要用于治疗免疫缺陷患者中进行性的可能威胁生命的感染。

【护理用药注意事项】

伏立康唑治疗前应纠正电解质紊乱，包括低钾血症、低镁血症和低钙血症。用药期间必须监测肾功能（主要为血肌酐）和肝功能（主要为肝功能检查和胆红素）。

第三节 嘧啶类抗真菌药

氟胞嘧啶

氟胞嘧啶（flucytosine）又称5-氟胞嘧啶，是人工合成的广谱抗真菌药。

【药理作用】

对隐球菌属、念珠菌属和球拟酵母菌具有较高的抗菌活性;对着色真菌、少数曲霉菌属有一定抗菌活性;对其他真菌的抗菌作用均差。

本药通过真菌的胞嘧啶渗透酶被摄入真菌内,在胞嘧啶脱氨酶作用下去氨基,转化为活性产物5-氟尿嘧啶。5-氟尿嘧啶结构与尿嘧啶相似,替代尿嘧啶参与真菌的核酸代谢,从而干扰DNA和RNA的合成。真菌对本药(尤其单用时)易产生耐药性。体内、外试验均证实本药和两性霉素B合用可产生协同作用,可能与两性霉素B损伤细胞膜后使本药更易进入真菌细胞内有关;本药和唑类抗真菌药合用也可产生协同作用。由于哺乳动物的细胞内缺乏胞嘧啶脱氨酶,不能将氟胞嘧啶转变为氟尿嘧啶,故本药选择性作用于真菌,而对人体细胞代谢影响较小。

【临床应用】

氟胞嘧啶主要用于念珠菌、隐球菌和其他敏感真菌所引起的肺部感染、尿路感染、败血症、心内膜炎等的治疗。其疗效不如两性霉素B,临床上不宜单用,常与两性霉素B合用。

【不良反应】

氟胞嘧啶可引起恶心、呕吐、腹泻、腹痛等胃肠道反应;皮疹、嗜酸性粒细胞增多等变态反应;转氨酶升高、黄疸等肝毒性反应;白细胞、血小板减少,偶可发生骨髓抑制。

【护理用药注意事项】

氟胞嘧啶用药期间注意检查血常规及肝、肾功能,严重肝病患者和肾功能不全患者禁用。

第四节 烯丙胺类抗真菌药

特比萘芬

特比萘芬(terbinafine)对浅部真菌如曲霉菌、镰孢霉属和其他丝状真菌有良好的抑菌活性。体外抗皮肤真菌活性比酮康唑和伊曲康唑强。其抗菌机制为抑制真菌角鲨烯环氧化酶而抑制真菌麦角固醇的合成,真菌细胞膜的屏障功能产生障碍;此外,角鲨烯环氧化酶受抑,甾醇角鲨烯在真菌细胞内富集,从而对真菌产生毒性作用。

特比萘芬主要用于治疗皮肤癣菌引起的甲癣、体癣、手癣、足癣等浅表真菌感染,效果优于伊曲康唑。治疗甲癣优于灰黄霉素,连续用药12周,治愈率可达90%。可外用也可口服。本药对酵母菌和白念珠菌引起的癣病无效。

【护理用药注意事项】

特比萘芬不良反应发生率低,主要有胃肠道反应和头痛。用药期间注意肝功能有无异常。

第五节 其他类抗真菌药

卡泊芬净

葡萄糖多聚物1,3-β-D-葡聚糖是许多真菌细胞壁的主要成分,可维持细胞壁结构完整,使药物不易渗入。1,3-β-D-葡聚糖合成酶可催化真菌细胞壁中多聚葡聚糖的合成,卡泊芬净(caspofungin)是一种半合成脂肽类化合物,通过非竞争性抑制1,3-β-D-葡聚糖合成酶活性而抑制真菌细胞壁合成,导致真菌细胞壁的完整性被破坏,使真菌细胞内渗透压不稳定,最终导致真菌细胞溶解死亡。由于哺乳动物细胞缺乏1,3-β-D-葡聚糖合成酶,故该类化合物对真菌细胞具有较高的特异性,能迅速杀灭真菌,而对人体正常细胞影响不大。

卡泊芬净对真菌曲霉菌属和念珠菌属有良好的抗真菌活性。由于新型隐球菌不含1,3-β-D-葡聚糖合成酶，故对其天然耐药。卡泊芬净对镰孢霉属、根霉属、丝孢酵母属等作用差。

卡泊芬净主要用于治疗念珠菌菌血症和其他念珠菌感染，如腹内脓肿、腹膜炎、胸膜腔感染等；感染侵袭性曲霉菌的患者；粒细胞减少发热患者的经验性治疗。

【护理用药注意事项】

卡泊芬净主要不良反应有发热、恶心、呕吐、皮肤潮红及静脉炎等。用药期间注意检查血常规及肝功能。

灰黄霉素

灰黄霉素（griseofulvin）化学结构与核酸的主要组分鸟嘌呤相似，可竞争性抑制鸟嘌呤进入DNA分子中，干扰真菌DNA合成，并能与真菌微管蛋白结合而抑制真菌的有丝分裂。本药对各种皮肤癣菌如小孢子癣菌、毛癣菌、表皮癣菌均有抑制作用，对深部真菌无效。口服易吸收，吸收量与颗粒大小有关，油脂食物可促进其吸收。吸收后体内分布广泛，皮肤、脂肪、毛发、指甲等组织的药物含量较高。主要在肝代谢，并以失活代谢产物从尿中排出，半衰期约为24 h。

灰黄霉素主要用于治疗敏感真菌所致的头癣、体癣、股癣、甲癣等，对头癣疗效较好，对指（趾）甲角质癣的疗效较差。治疗癣菌皮肤感染一般需用药数周至数月，待癣病病变组织完全脱落后，新组织生出后才不易复发。本药不易透过皮肤角质层，故外用无效。目前灰黄霉素的临床用途多被伊曲康唑或特比萘芬所取代。

拓展阅读 真菌感染的分类与临床挑战

思 考 题

1. 三唑类抗真菌药有哪些？
2. 为什么三唑类抗真菌药较咪唑类抗真菌药毒性小？

（徐道华）

更多数字资源详见新形态教材网

- 学习目标
- 思维导图
- 拓展阅读
- 微课
- 自测题
- 本章小结
- 教学课件

第四十一章 抗病毒药

学习目标
思维导图

> **情境（案例）导入**
>
> 患者，男，35岁，诊断为获得性免疫缺陷病。医生为他制订了抗逆转录病毒治疗（ART）方案，以控制病毒载量并提高免疫功能。患者开始接受以下3种药物的联合治疗。恩曲他滨：每天1次，口服200 mg毫克。替诺福韦：每天1次，口服300 mg。利匹韦林：每天1次，口服25 mg。经过12周的治疗，患者的CD4细胞计数上升至600细胞/mm³。经过持续治疗，患者在后续随访中保持了稳定的病毒控制，生活质量明显改善。
>
> 问题与思考：
> 1. 该种治疗方案的原理是什么？
> 2. 在整个治疗过程中，应该注意哪些护理事项？

病毒寄生于宿主细胞内，其增殖是以病毒基因组（DNA或RNA）为模板，通过转录和（或）逆转录、翻译等复杂的生化过程复制DNA或RNA，合成蛋白质后，通过组装产生新的病毒颗粒。

抗病毒药的分类有多种：按病毒种类分类包括广谱抗病毒药、抗RNA病毒药和抗DNA病毒药；按病毒所致疾病分类包括抗疱疹病毒药、抗艾滋病病毒药、抗流感病毒药、抗肝炎病毒药等。

第一节 广谱抗病毒药

利巴韦林

【体内过程】

口服吸收迅速，也可经气雾吸入，药物在呼吸道分泌物中的浓度高于血药浓度。药物可以透过胎盘，也可以进入乳汁，在肝脏内代谢。

【药理作用】

利巴韦林（virazole，病毒唑）是鸟苷类衍生物，对多种RNA和DNA病毒有抑制作用，对呼吸道合胞病毒、流行性出血热病毒、甲型肝炎病毒、丙型肝炎病毒、麻疹病毒、乙型脑炎病毒、腺病毒、带状疱疹病毒和各种流感病毒均有抑制作用。利巴韦林在细胞内先后磷酸化为

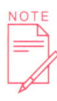

一、二和三磷酸型，其中一磷酸利巴韦林竞争性抑制一磷酸肌苷脱氢酶，进而干扰三磷酸鸟苷的合成；三磷酸利巴韦林竞争性抑制病毒 RNA 聚合酶，阻碍 mRNA 的转录过程。此外，利巴韦林在细胞内可能有多个作用靶点，最终表现出较强的抗病毒作用。

【临床应用】

口服用于甲型肝炎、单纯疱疹、麻疹、呼吸道病毒感染。气雾剂喷雾用于呼吸道病毒引起的鼻炎、咽炎等。感染早期静脉滴注治疗流感和副流感病毒性肺炎、小儿腺病毒性肺炎、拉萨热和病毒性出血热等。滴鼻治疗甲、乙型流感。乳膏剂治疗带状疱疹和生殖器疱疹。滴眼剂治疗流行性结膜炎、单纯疱疹病毒角膜炎等。

【不良反应】

少数用药者可出现腹泻、乏力、白细胞减少、可逆性贫血等。

【禁忌证】

动物实验表明本药有致畸作用，孕妇忌用。

干扰素

干扰素（interferon，IFN）为一类蛋白质类细胞因子，具有抗病毒、免疫调节和抗增生作用。目前已被证明有抗病毒作用的 IFNs 有 3 种，即 IFN-α、IFN-β 和 IFN-γ。IFN-α 和 -β 具有抗病毒和抗增生作用，可刺激淋巴细胞、自然杀伤细胞和巨噬细胞的细胞毒性作用。IFN-γ 的抗病毒和抗增生作用较弱，但免疫调节作用较强。

IFN 与细胞内特异性受体结合，进而影响相关基因，导致抗病毒蛋白的合成。IFN 为广谱抗病毒药，对病毒穿透细胞膜过程、脱壳、mRNA 合成、蛋白翻译、病毒颗粒组装和释放均可产生抑制作用。目前已知 IFNs 所诱导的蛋白质有 3 种：①蛋白激酶，使延长因子 2 磷酸化，抑制病毒肽链启动；②寡聚异腺苷（oligoisoadenylate）合成酶，激活 RNA 酶，降解病毒 mRNA；③磷酸二酯酶，降解 tRNA 末端核苷，抑制病毒肽链延长。

临床常用的干扰素为基因工程产物，有普通型和长效型，可用于多种病毒感染性疾病如慢性肝炎、疱疹性角膜炎、带状疱疹等，另外还广泛用于抗肿瘤。干扰素全身用药可引起一过性发热、恶心、疲乏等症状，停药后即消失。

此外，具有广谱抗病毒作用的生物制剂还有胸腺肽 α（thymosin α）和转移因子（transfer factor，TF）等。

第二节　抗艾滋病病毒药

人类免疫缺陷病毒（HIV）为 RNA 逆转录病毒（retrovirus）。我国临床应用的抗艾滋病药物的作用靶点主要为逆转录酶和蛋白酶。HIV 逆转录酶为多功能酶蛋白，其功能是催化病毒前 DNA 合成，因此抑制逆转录酶可抑制 HIV 早期复制过程。HIV 蛋白酶具有催化 HIV 蛋白前体裂解为成熟蛋白质（包括逆转录酶蛋白酶、整合酶和结构蛋白质）的作用，因此 HIV 蛋白酶对 HIV 的感染性至关重要，抑制 HIV 蛋白酶导致病毒停留在不成熟、无感染性的病毒颗粒状态。目前已批准临床用于抗 HIV 的药物有 3 类：核苷类逆转录酶抑制药（NRTI）、非核苷类逆转录酶抑制药（NNRTI）和 HIV 病毒蛋白酶抑制药（PI）。

一、核苷类逆转录酶抑制药

NRTI 为核苷类似物，此类药物一般在宿主细胞质内发生磷酸化，形成活性代谢产物三磷酸核苷类似物，继而作为酶的底物竞争性抑制病毒逆转录酶，阻止病毒 DNA 合成。此类药物有齐多夫定、去羟肌苷（didanosine，DDI，双脱氧肌苷）、拉米夫定、司他夫定（stavudine）、扎西他滨（zalcitabine）和阿巴卡韦（abacavir）。

齐多夫定

【体内过程】

齐多夫定（zidovudine，ZDV）口服吸收率为 65%，体内分布广泛，为 1.6 L/kg，主要在肝代谢，约 18% 原形药物经尿排出，血浆半衰期约为 1 h。

【临床应用】

齐多夫定为治疗 HIV 感染的首选药，可减轻或缓解 AIDS 相关症状，减缓疾病进展，延长患者生存期。临床上与其他抗 HIV 药合用（"鸡尾酒"疗法），可增强疗效、防止或延缓耐药性产生。

【不良反应】

可引起骨髓抑制，出现白细胞或红细胞减少，多发生在连续用药 6~8 周或用量较大时。ZDV 还有一定骨骼肌和心肌毒性，表现为肌痛、肌无力、心电图异常，停药可恢复。其他不良反应有恶心、头痛、发热、疲乏等。

拉米夫定

拉米夫定（lamivudine，3TC）为胞嘧啶衍生物，抗病毒作用及机制与抗 HIV 药物齐多夫定相同。在体内外均具有显著的抗 HIV-1 活性，与其他核苷逆转录酶抑制剂有协同作用，通常与司他夫定或齐多夫定合用治疗 HIV 感染。拉米夫定也能抑制 HBV 的复制，有效治疗慢性 HBV 感染，成为治疗 HBV 感染最有效的药物之一。口服生物利用度已超过 80%，且不受食物影响。血浆蛋白结合率 < 36%，半衰期为 2.5 h。主要以原形经肾排泄，肾功能不良患者应减少服药剂量。不良反应主要为头痛、失眠、疲劳和胃肠道不适等。

二、非核苷类逆转录酶抑制药

NNRTI 包括地拉韦定（delavirdine）、奈韦拉平（nevirapine）和依法韦仑（efavirenz）。NNRTI 不需细胞内磷酸化代谢激活，可直接结合到逆转录酶并破坏催化位点从而抑制逆转录酶的活性；也可抑制 RNA 或 DNA 依赖性 DNA 多聚酶活性，但不插入到病毒 RNA。由于作用机制不同，故与 NRTI 和 PI 合用可协同抑制 HIV 复制。NNRTI 可有效预防 HIV 从感染孕妇到胎儿的子宫转移发生率，也可治疗分娩后 3 d 内的新生儿 HIV 感染。但从不单独应用于 HIV 感染，因单独应用时 HIV 迅速产生耐药性。NNRTI 类均口服给药，且有较好的口服生物利用度，在体内经 CYP3A（一种细胞色素 P450 同工酶）代谢，主要经尿排泄。皮疹为最常见不良反应。出现轻微皮疹患者可以继续服药，严重且危及生命的皮疹应立即停药。其他不良反应包括药物热、恶心、腹泻、头痛、疲劳和嗜睡。也需注意监测患者肝功能。

奈韦拉平

奈韦拉平（nevirapine）为特异性抑制 HIV-1 逆转录酶。

【体内过程】

口服吸收率 > 90%，在肝代谢，代谢物主要经肾排出。可诱导肝 P450 酶。单次和多次给药的半衰期分别 45 h 和 25~30 h。

【临床应用】

常与其他抗逆转录病毒药物合用于治疗 HIV-1 成人和儿童患者。最近研究表明，用奈韦拉平、齐多夫定和双脱氧肌苷三药合用治疗 HIV-1 成年患者，52% 的患者血浆 HIV-1 RNA 低于每毫升 400 个拷贝。

【不良反应】

最常见的有药疹、发热、疲劳、头痛、失眠、恶心。

三、HIV 蛋白酶抑制药

HIV 蛋白酶抑制药有沙奎那韦（saquinavir）、利托那韦（ritonavir）、奈非那韦（nenavir）、茚地那韦（indinavir）、安普那韦（amprenavir）等。

此类药物具有以下共同特点：①选择性抑制 HIV 蛋白酶，对 HIV-1 病毒复制均有很强的抑制作用。本类药物对人细胞蛋白酶的亲和力很弱。②干扰病毒复制的晚期，与 NRTI 合用可产生协同作用。③病毒易产生耐药性，但比 NNRTI 慢。④均被细胞色素 P450 代谢，可明显影响很多药物的药代动力学过程，因而易引起明显而复杂的药物相互作用。⑤不良反应有脂肪重新分布（出现水牛背、躯干肥胖、面部和外周萎缩）、胰岛素抵抗、高脂血症、恶心、呕吐、腹泻和感觉异常等。

拓展阅读 艾滋病病毒暴露后处理措施

第三节 抗流感病毒药

金刚烷胺、金刚乙胺

【体内过程】

口服均易吸收，体内分布广泛。金刚烷胺（amantadine）绝大部分以原形从尿中排出，半衰期为 12~18 h。金刚乙胺（rimantadine）代谢物 60%~90% 从尿中排出，半衰期为 24~36 h。

【药理作用】

金刚烷胺和金刚乙胺仅对亚洲甲型流感病毒（influenza A virus）有效，金刚乙胺的抗病毒作用比金刚烷胺强 4~10 倍。两药的抗病毒机制相似，可能有两个方面：①作用于离子通道 M_2 蛋白而影响病毒脱壳和复制；②通过影响血凝素而干扰病毒组装。

【临床应用】

此两药仅用于亚洲甲型流感病毒感染的预防和治疗。预防有效率为 70%~90%；发病 48 h 内治疗用药可改善症状，缩短病程 1~2 d，并可加速患者功能恢复。此外，金刚烷胺还用于震颤麻痹症。

【不良反应】

一般有轻微胃肠症状（食欲减退、恶心）和中枢神经症状（如神经过敏、注意力不集中、头昏）。金刚乙胺不良反应较轻。大剂量的金刚烷胺或其血药浓度过高时可引起严重的神经毒性作用，可出现精神错乱、幻觉、癫痫发作甚至昏迷和心律失常。在老年人，抗组胺药和抗胆碱药可增加金刚烷胺引起神经毒性的可能性。

【禁忌证】

金刚烷胺对大鼠有胎毒作用和致畸作用，孕妇和哺乳期妇女慎用。

奥司他韦

奥司他韦（oseltamivir）活性代谢产物是选择性的流感病毒神经氨酸酶抑制剂。神经氨酸酶是病毒表面的一种糖蛋白酶，其对新形成的病毒颗粒从被感染细胞中释放和感染性病毒在人体内进一步播散至关重要。药物抑制 A 型和 B 型流感病毒的神经氨酸酶，抑制病毒从感染的细胞中释放，从而减少甲型或乙型流感病毒的传播，是公认的抗禽流感、甲型 H1N1 病毒最有效的药物之一。不良反应包括恶心、呕吐、腹泻、头晕、疲劳、鼻塞、咽痛和咳嗽等。

扎那米韦

【体内过程】

口服吸收率低，约 5%，故口服无效。临床常采用鼻内用药或干粉吸入用药。干粉吸入滞留在口咽部和下呼吸道的量分别约为 80% 和 15%。吸入用药的吸收率 <20%。约 90% 的代谢物从尿中排出体外。经口吸入和静脉注射的半衰期分别为 2.5~5 h 和 1.7 h。

【药理作用】

扎那米韦（zanamivir）为抗流感病毒 A 和 B 的新药，对金刚烷胺和金刚乙胺耐药病毒仍有抑制作用。其抗病毒机制为高度选择性、竞争性抑制病毒神经氨酸酶，抑制病毒从感染细胞的释放，阻止病毒在呼吸道扩散。

【临床应用】

扎那米韦用于流感的治疗和预防。用药越早疗效越好，早期治疗可降低疾病的严重性，缩短感染病程 1~3 d；可使下呼吸道并发症发生危险性降低 40%。预防性用药可使易感人群感染率下降 79%。

【不良反应】

局部使用一般患者耐受良好。曾有报道，扎那米韦可引起喘鸣、支气管痉挛，哮喘或气道慢性阻塞性疾病患者可出现肺功能状态恶化。

第四节 抗疱疹病毒药

阿昔洛韦

【体内过程】

口服吸收差。生物利用度仅为 15%~20%，可分布到全身各组织，包括脑、肾、肺、肝、小肠、肌肉、脾、乳汁、子宫、阴道黏膜与分泌物、脑脊液及疱疹液。在肾、肝和小肠中浓度高，脑脊液中浓度约为血中浓度的 50%。阿昔洛韦血浆蛋白结合率低，主要经肾小球滤过和肾小管分泌排泄，半衰期为 2~4 h。药物可通过胎盘。局部应用后可在疱疹损伤区达到较高浓度。

【药理作用】

阿昔洛韦（acyclovir，无环鸟苷）为广谱、高效的抗病毒药。是最有效的抗 I 型和 II 型单纯疱疹病毒（herpes simplex virus，HSV）药物之一，对水痘-带状疱疹病毒（varicella-zoster vitus，VZV）和 EB 病毒（Epstein-Barr virus）等其他疱疹病毒有效。对正常细胞几乎无影响，而在被感染的细胞内，在病毒腺苷激酶和细胞激酶的催化下，转化为三磷酸无环鸟苷，对病毒 DNA 多聚酶呈强大的抑制作用，阻滞病毒 DNA 的合成。

【临床应用】

阿昔洛韦为 HSV 感染的首选药。局部应用治疗疱疹性角膜炎、单纯疱疹和带状疱疹，口服或静脉注射可有效治疗单纯疱疹脑炎、生殖器疱疹、免疫缺陷患者单纯疱疹感染等。

与阿昔洛韦相类似的药物还有伐昔洛韦（valacyclovir）、更昔洛韦（ganciclovir）、泛昔洛韦

（famciclovir）和喷昔洛韦（penciclovir）。伐昔洛韦为阿昔洛韦的前体药物，在体内水解成阿昔洛韦而发挥作用，因此二者作用及适应证均相同。更昔洛韦用于治疗巨细胞病毒性视网膜炎。泛昔洛韦和喷昔洛韦还适用于病毒性肝炎。

【不良反应】

最常见的不良反应为胃肠道功能紊乱，头痛和斑疹。静脉输注可引起静脉炎、可逆性肾功能紊乱包括血尿素氮和肌酐水平升高、神经毒性包括震颤和谵妄等。与青霉素类、头孢菌素类和丙磺舒合用可致其血药浓度升高。

第五节　抗肝炎病毒药

病毒性肝炎是由肝炎病毒引起，以损害肝脏为主的感染性疾病。迄今为止已经得到分型的肝炎病毒有6种，即甲型肝炎病毒（hepatitis A virus，HAV）、HBV、HCV、HDV、HEV和HGV。甲型和戊型病毒性肝炎起病急，有自愈性，不会转化为慢性，不需特殊治疗。乙型、丙型和丁型病毒性肝炎绝大多数为慢性，病程迁延，最终可发展为慢性肝炎、肝硬化和肝细胞肝癌，应予积极治疗，主要采用抗病毒、免疫调节、改善肝功能和抗肝纤维化治疗。

干扰素

干扰素（interferon，IFN）是美国食品药品监督管理局批准的第一个抗肝炎病毒药物，与利巴韦林联合应用较单用效果更好。在临床上主要用于治疗乙型肝炎、丙型肝炎和丁型肝炎。

拉米夫定

拉米夫定（lamivudine）除了用于HIV治疗外，也能抑制HBV的复制，有效治疗慢性HBV感染，成为目前治疗HBV感染最有效的药物之一。

恩替卡韦

恩替卡韦（entecavir）具有较强的抗HBV能力，且能抑制肝细胞内的共价闭环DNA（covalently closed circular DNA，cccDNA），同时，其耐受性好，长期应用，耐药的发生率也较低，可有效治疗慢性乙型病毒性肝炎。它可作为抗HBV感染的联合用药，对野生型和耐拉米夫定的HBV效果良好。

索非布韦

索非布韦（sofosbuvir，SOF）是一种新型抗丙型肝炎病毒药，2013年首个获批上市的对所有HCV基因型均有效的直接抗病毒药（directing antiviral agent，DAA）。索非布韦是针对HCV NS5B RNA聚合酶的第一个药物。索非布韦在细胞中产生具有药理活性的尿嘧啶三磷酸类似物，插入合成的HCV核酸链中，阻断RNA链的复制，从而抑制HCV的增殖。索非布韦一般与其他药物合用来治疗HCV感染。最常见的不良反应包括疲倦、头痛、食欲减退等。

第六节　抗病毒药物的用药护理

（1）利巴韦林可能引起溶血性贫血，进而发生心肌梗死，因此有明显或不稳定心血管疾病的患者需慎用。利巴韦林有明显胚胎毒性，提醒育龄期妇女用药期间必须采取避孕措施；男性患者如妻子已怀孕，则应禁房事。

（2）干扰素引起的流感样症状加服解热镇痛药后可减轻或消除，症状也可随着继续用药或调整剂量而缓解。

（3）齐多夫定等药物有抑制骨髓造血功能，出现贫血、中性粒细胞和血小板减少，用药期间应定期进行血常规检查。

（4）在注射减毒活流感疫苗2周内不应服用磷酸奥司他韦，在服用磷酸奥司他韦后48 h内不应注射减毒活流感疫苗。

（5）阿昔洛韦注射液浓度不超过7 g/L，否则易引起静脉炎。静脉滴注时每次滴注时间在1 h以上，滴速过快时可引起肾衰竭。

思 考 题

1. 抗HIV药物有哪几类？各类药物作用机制如何？
2. 简述常用抗病毒药利巴韦林的主要临床应用。
3. 简述干扰素的药理作用及临床应用。

（于春雷）

更多数字资源详见新形态教材网

学习目标　　思维导图　　拓展阅读　　微课
自测题　　　本章小结　　教学课件

第四十二章 抗结核药

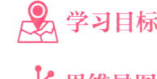
学习目标
思维导图

> **情境（案例）导入**
>
> 患者，男，45岁。因咳嗽、咳痰、胸痛和低热前来就诊。经过胸部X线和痰涂片检查，确诊为肺结核。治疗方案：异烟肼，每日1次，口服300 mg。利福平，每日1次，口服450 mg。吡嗪酰胺，每日1次，口服1 500 mg。乙胺丁醇，每日1次，口服750 mg。治疗周期3个月。初期定期监测患者的肝功能和药物副作用，并每月进行痰液检查和影像学检查。接受治疗2个月后，患者的症状显著改善，咳嗽和痰量减少。经过6个月的治疗，复查结果显示痰液检查阴性，胸部X线检查显示病灶明显吸收。患者成功完成治疗，恢复良好，定期复查保持健康。
>
> 问题与思考：
> 1. 该治疗方案各药物的作用是什么？
> 2. 为什么患者的治疗周期长达6个月？治疗期间应注意哪些护理事项？

结核病（tuberculosis，TB）是由结核分枝杆菌（mycobacterium tuberculosis，MTB）感染引起的慢性传染病，可侵犯全身多种组织和器官，引起肺结核、骨结核、肾结核、肠结核、淋巴结核、结核性脑膜炎等，其中肺结核最常见。由于耐多药结核病（multidrug-resistant tuberculosis，MDR-TB）和广泛耐药结核病（extensive drug-resistant tuberculosis，XDR-TB）的出现及全球流行，结核病至今仍是传染病中的头号杀手。

根据临床应用情况，抗结核药可分为两类。①一线抗结核药：包括异烟肼、利福平、乙胺丁醇、吡嗪酰胺、链霉素等为常用抗结核药，除乙胺丁醇是抑菌药之外，其他均为杀菌药，临床疗效好、不良反应少。②二线抗结核药：包括左氧氟沙星、莫西沙星、阿米卡星、对氨基水杨酸、卡那霉素、利福喷丁、乙硫异烟胺、丙硫异烟胺、卷曲霉素、贝达喹啉、利奈唑胺等，抗菌作用和安全性均不如一线药物，主要作为结核分枝杆菌对一线药物产生耐药或患者不能耐受一线药物时的备选药物。

第一节 常用抗结核药

异烟肼

异烟肼（isoniazid）又称雷米封，是异烟酸的肼类化合物，易溶于水，性质稳定。具有杀菌活性强、不良反应少、价格低廉、口服方便等优点，是治疗各种结核病的首选药物。

【体内过程】

口服或注射均易吸收，口服后 1~2 h 血浆浓度可达高峰，并迅速分布于全身体液和细胞液中，其中脑脊液、胸腔积液、腹水、关节腔、肾、纤维化或干酪样病灶及淋巴结中含量较高。异烟肼大部分在肝内乙酰化为无效的乙酰异烟肼和异烟酸，少部分以原形从尿中排出。

异烟肼在体内的乙酰化过程是在肝中乙酰转移酶的作用下完成的，当机体内缺乏 N- 乙酰转移酶时，乙酰化过程受阻，异烟肼的代谢减慢，易导致蓄积中毒。临床上依据体内异烟肼乙酰化速度的快慢将人群分为两种类型：快代谢型和慢代谢型，前者半衰期为 70 min 左右，后者为 3 h。若每日给药，则代谢慢者不良反应相对重而多；若采用间歇给药方法，特别是每周 1 次给药，代谢快者疗效相对较差。故临床上应根据不同患者的代谢类型确定给药方案。遗传因素是影响异烟肼乙酰化速度的主要原因，表现为明显的种族差异。我国人群中快代谢型者约占 50%，慢代谢型者占 26%，中间型者约占 24%。

【药理作用】

异烟肼对结核分枝杆菌具有高度选择性，对生长旺盛的活动期结核分枝杆菌有强大的杀灭作用，是治疗活动性结核的首选药物。对静止期结核分枝杆菌无杀灭作用而仅有抑菌作用，故清除药物后，结核分枝杆菌可恢复正常的增殖活动。其作用强度与渗入到病灶部位的浓度有关，低浓度时有抑菌作用，高浓度时有杀菌作用。

异烟肼抗结核分枝杆菌的作用机制是：异烟肼与菌体的 β- 酮脂酰载体蛋白合成酶（β-ketoacyl carrier protein synthetase）形成复合体，抑制分枝杆菌细胞壁特有的重要成分分枝菌酸（mycolic acid）的合成，损害了细胞壁的结构完整性和对菌体的屏障保护作用，引起结核分枝杆菌死亡。异烟肼还可通过抑制结核分枝杆菌的 DNA 合成或抑制菌体的某些酶，引起菌体代谢紊乱而死亡。

异烟肼单用时可缓慢产生耐药性。其耐药机制可能是结核分枝杆菌中的药物靶位发生基因突变，使异烟肼不能与靶位结合来发挥作用。也可能是菌体细胞膜对药物的通透性降低，使进入菌体内的药物减少而产生耐药性。异烟肼与其他抗结核药无交叉耐药性，与其他抗结核药联用可延缓耐药性产生。

【临床应用】

对各种类型的结核病患者异烟肼均为首选药物。对早期轻症肺结核或预防性用药时可单独使用，规范化治疗时必须联合使用其他抗结核药，以防止或延缓耐药性的产生。对粟粒性结核和结核性脑膜炎应加大剂量，延长疗程，必要时注射给药。

【不良反应】

（1）神经系统：常见不良反应为周围神经炎，表现为手足麻木、肌肉震颤和步态不稳等。大剂量可出现头痛、头晕、兴奋和视神经炎，严重时可导致中毒性脑病和精神病。此作用是由于其结构与维生素 B_6 相似，使维生素 B_6 排泄增加而致体内缺乏所致。维生素 B_6 缺乏会使中枢 γ- 氨基丁酸（GABA）减少，引起中枢过度兴奋，因此使用时应注意及时补充维生素 B_6，预防不良反应的发生。癫痫患者同时应用异烟肼和苯妥英钠可引起过度镇静或运动失调，故癫痫及精神病患者慎用。

（2）肝毒性：异烟肼可损伤肝细胞，使氨基转移酶升高，少数患者可出现黄疸，严重时亦可出现肝小叶坏死，故应定期检查肝功能。快代谢型患者对异烟肼敏感，故此型患者和肝功能不良者慎用。

（3）其他：可发生各种皮疹、发热、胃肠道反应、粒细胞减少、血小板减少和溶血性贫血，用药期间亦可能产生脉管炎及关节炎综合征。

【药物相互作用】

（1）异烟肼为肝药酶抑制剂，可使香豆素类抗凝血药、苯妥英钠及交感胺的代谢减慢，血药浓度升高，合用时应调整剂量。

（2）与利福平合用或用药期间饮酒均可增加异烟肼对肝的毒性作用。

（3）与肾上腺皮质激素合用，使血药浓度降低。与肼屈嗪合用则毒性增加。

利福平

【体内过程】

利福平（rifampicin）是利福霉素 SV（rifamyein SV）的人工半合成品，为橘红色结晶粉末。口服易吸收，24 h 血浆药物浓度达峰值，半衰期为 1.5～5 h。食物、对氨基水杨酸钠可减少其吸收，若两药合用，应间隔 8～12 h。利福平穿透力强，体内分布广，包括脑脊液、胸腔积液、腹腔积液、结核空洞、痰液及胎盘。该药主要在肝代谢为去乙酰基利福平，其抗菌能力较弱，仅为利福平的 1/10。利福平从胃肠道吸收以后，由胆汁排泄进行肠肝循环。由于药物及代谢物呈橘红色，加之体内分布广，故其代谢物可使大小便、唾液、痰液、泪液和汗液均呈橘红色。本药为肝药酶诱导剂，连续服用可缩短自身的半衰期。

【药理作用】

利福平抗菌谱广，抗菌作用强。对结核分枝杆菌、麻风分枝杆菌及非典型分枝杆菌均具有强大的抗菌作用。对结核分枝杆菌的杀灭作用与异烟肼相当。穿透性强，能进入吞噬细胞和结核病灶内，杀灭各种结核病灶中和细胞内外的结核分枝杆菌，尤其对快速繁殖菌群和间断缓慢繁殖菌群具有杀菌作用。对大多数革兰氏阳性和革兰氏阴性菌有显著抗菌作用，尤其对耐药金黄色葡萄球菌和脑膜炎球菌具有强大抗菌作用。对沙眼衣原体及某些病毒也有一定抑制作用。

抗菌机制为特异性地与细菌依赖 DNA 的 RNA 多聚酶 β 亚单位结合，抑制细菌 RNA 的合成，对人和动物细胞的 RNA 多聚酶无影响，故对病原体具有较高的选择性。

单用利福平可使病原体迅速产生耐药性，其耐药机制与药物靶点蛋白的基因突变有关。利福平与其他抗结核药之间无交叉耐药性，联合用药可增强异烟肼和链霉素的抗结核分枝杆菌作用，延缓耐药的产生。

【临床应用】

（1）利福平与其他抗结核药联合使用可治疗各种类型的结核病，包括初治及复发患者。与异烟肼合用治疗初发患者，可降低结核性脑膜炎的病死率，减少后遗症的发生；与乙胺丁醇及吡嗪酰胺合用对复治患者产生良好的治疗效果。

（2）治疗麻风病和耐药金黄色葡萄球菌及其他敏感细菌所致感染。

（3）利福平在胆汁中浓度较高，也可用于重症胆道感染。

（4）局部用药可用于沙眼、急性结膜炎及病毒性角膜炎的治疗。

【不良反应】

（1）胃肠道反应：常见恶心、呕吐、腹痛、腹泻，一般不严重。

（2）肝脏毒性：长期大量使用利福平可出现黄疸、肝大、肝功能减退等症状，严重时可致死亡。此种不良反应在慢性肝病患者、乙醇中毒患者、老年患者或者使用异烟肼者发生率明显增加，其机制尚不清楚。故用药期间应定期复查肝功能，严重肝病、胆道阻塞患者禁用。

（3）流感综合征：大剂量间隔使用时可诱发发热、寒战、头痛、肌肉酸痛等类似感冒的症状，其发生频率与剂量大小、间隔时间有明显关系，所以间隔给药方法现已不使用。

（4）其他：个别患者出现皮疹、药物热等重症反应。偶见疲乏、嗜睡、头晕和运动失调等。此外，动物实验证实该药有致畸作用，故禁用于妊娠早期妇女。

【药物的相互作用】

利福平是肝药酶诱导剂，可加速自身及许多药物的代谢，如洋地黄毒苷、奎尼丁、普萘洛尔、维拉帕米、巴比妥类药物、口服抗凝血药、氯贝丁酯、美沙酮及磺酰脲类口服降血糖药、口服避孕药、糖皮质激素和茶碱等。利福平与这些药物合用时注意调整剂量。

拓展阅读 抗结核药的分类

乙胺丁醇

【体内过程】

乙胺丁醇（ethambutol）是人工合成的乙二胺衍生物，水溶性好。口服吸收迅速，经 2～4 h 血浆浓度即可达峰值，并广泛分布于全身组织和体液，但脑脊液浓度较低。乙胺丁醇大部分以原形经肾排泄；少部分在肝内转化为醛及二羧酸衍生物由尿液排出，对肾有一定毒性，肾功能不良时应慎重使用。

【药理作用】

乙胺丁醇对细胞内外的繁殖期结核分枝杆菌有较强的选择性抑制作用，对其他病原体几乎无作用。抗结核分枝杆菌作用比异烟肼、利福平和链霉素弱，对大多数耐异烟肼和链霉素的结核分枝杆菌仍具有抗菌活性。

其抗菌作用机制是与菌体内 Mg^{2+} 结合，干扰结核分枝杆菌的 RNA 合成；还能抑制分枝杆菌的阿拉伯糖基转移酶（arabinosyl transferase），阻止分枝杆菌细胞壁成分阿拉伯聚糖的聚合反应，影响菌体细胞壁的合成。本品单用可缓慢产生耐药性，与其他抗结核药之间无交叉耐药性。

【临床应用】

乙胺丁醇用于各型肺结核和肺外结核。与异烟肼和利福平合用治疗初治患者，与利福平和卷曲霉素合用治疗复治患者。特别适用于经链霉素和异烟肼治疗无效的患者。

【不良反应】

乙胺丁醇在治疗剂量下一般较安全，但连续大剂量使用 2～6 个月可产生严重的毒性反应，如球后视神经炎引起的弱视、红绿色盲和视野缩小，与乙硫异烟胺合用增加发生率。用药期间应定期进行眼科检查，一旦发现立即停药，应用大量维生素 B_6 治疗，多数患者停药后可自行恢复。年幼、有色觉障碍者慎用。少数患者可出现皮疹、药物热等过敏反应。本品也可引起胃肠道反应和高尿酸血症。

吡嗪酰胺

【体内过程】

吡嗪酰胺（pyrazinamide）是人工合成的烟酰胺类似物，微溶于水，性质稳定。口服易吸收，1～2 h 后达峰。体内分布广泛，在肝、肺、胆汁和脑脊液中药物浓度与血浆药物浓度相近。主要在肝代谢为有活性的代谢产物吡嗪酸，并进一步转化为无活性的羟基代谢产物。代谢产物（30%～60%）和部分原形药（4%～14%）经肾排泄。

【药理作用】

本品在酸性环境中抗结核分枝杆菌作用较强，主要杀灭巨噬细胞和单核细胞内的缓慢繁殖菌群。吡嗪酰胺可被巨噬细胞或单核细胞摄取，经吡嗪酰胺酶转化为吡嗪酸而发挥抗菌作用。

抗菌作用机制涉及多个途径和靶点，如抑制能量产生、抑制反式翻译及抑制持续生存所需的泛酸盐/辅酶A等。单用易产生耐药性，与其他抗结核药无交叉耐药性，与异烟肼和利福平合用有显著协同作用。

【临床应用】

临床主要用于抗结核病的联合用药（三联或四联）方案中。吡嗪酰胺为短期（6个月）联合治疗方案中不可缺少的重要药物，其对细胞内缓慢繁殖菌群的杀灭作用，可防止或减少停药后复发。

【不良反应】

长期大量使用可引起肝损害。在结核病联合治疗方案中，主张小剂量、短程使用，并定期检查肝功能。肝功能异常者慎用或禁用。本品也可引起高尿酸血症、过敏反应等，有痛风病史者慎用。

链霉素

链霉素（streptomycin）是第一个有效的抗结核药，在体内仅有抑菌作用，抗结核作用仅次于异烟肼和利福平。穿透力弱，只分布于细胞外液，不易渗入细胞、纤维化或干酪化病灶，也不易透过血-脑屏障，因此对结核性脑膜炎疗效最差。结核分枝杆菌对链霉素易产生耐药性，且长期使用耳毒性发生率高，临床上主要与其他抗结核药联合用于早期结核病患者的强化治疗。

第二节　其他抗结核药

对氨基水杨酸

对氨基水杨酸（para-aminosalicylic acid，PAS）口服吸收快而完全，体内分布广，但不易进入巨噬细胞和脑脊液内。主要在肝代谢，原形药及乙酰化代谢产物经肾排泄。PAS属于抑菌药，能竞争性抑制二氢叶酸合成酶，阻止二氢叶酸的合成，从而使蛋白质合成受阻，抑制结核分枝杆菌的繁殖。仅对细胞外的结核分枝杆菌有抑制作用，对其他分枝杆菌、细菌和病毒等无作用。临床上不单独用于结核病的治疗，因其耐药性产生缓慢，目前主要与异烟肼和链霉素联合使用，延缓耐药性的产生，增加疗效。对氨基水杨酸钠不宜与利福平合用，因其可影响利福平的吸收。常见不良反应为胃肠道反应及过敏反应，长期大量使用可导致肝损害。本品水溶液不稳定，见光可分解变色，故应用时应新鲜配制，并在避光条件下使用。

利福喷丁、利福定

利福喷丁（rifapentine）和利福定（rifadin）均为利福霉素衍生物。其抗菌机制和抗菌谱与利福平相同，对结核分枝杆菌的抗菌效力分别比利福平强8倍和3倍。与异烟肼、乙胺丁醇等抗结核病药物有协同作用。此两药的半衰期较利福平长。此两药与利福平有交叉耐药。

左氧氟沙星、莫西沙星

左氧氟沙星（levofloxacin）、莫西沙星（moxifloxacin）均为氟喹诺酮类药物，作用于DNA拓扑异构酶Ⅰ抑制结核分枝杆菌的DNA超螺旋。临床上作为二线抗结核药，主要与其他抗结核药联合用于成年人MDR-TB的治疗。常见不良反应包括皮疹、胃肠道反应及神经系统不良反应如头晕、头痛和失眠等。长期大剂量应用会出现心血管系统不良反应和肝、肾损害。18岁以下儿童及青少年、孕妇、哺乳期妇女禁用。

第三节　抗结核药的用药护理

一、用药护理注意事项

（1）评估过敏史，异烟肼与乙硫异烟胺、吡嗪酰胺、烟酸或其他化学结构相似药物存在交叉过敏。

（2）异烟肼结构与维生素 B_6 相似。大剂量应用时，可使维生素 B_6 大量随尿排出，抑制脑内谷氨酸脱羧变成 γ-氨酪酸而导致惊厥，同时也可引起周围神经系统多发性病变。异烟肼中毒时可用大剂量维生素 B_6 对抗。

（3）利福平针剂仅用于静脉滴注，不能肌内注射或皮下注射。稀释后静脉滴注，滴注时间应超过 2～3 h，但应在 4 h 内滴完。利福平不能与其他药物混合以免发生沉淀，与其他静脉注射药物合并治疗时需要通过不同部位注射，以免药物析出。

（4）吡嗪酰胺与别嘌醇、秋水仙碱、丙磺舒、磺吡酮合用，可增加血清尿酸浓度而降低上述药物对痛风的疗效。因此合用时应调整剂量以便控制高尿酸血症和痛风。

（5）对氨基水杨酸钠静脉滴注的溶液需新配，滴注时应避光，溶液变色不得使用。静脉滴注久易致静脉炎。

二、结核病药物治疗的原则

1. 早期用药　早期结核多为浸润性，病灶血流量较大，药物容易进入病灶，而晚期常有纤维化、干酪化及厚壁空洞形成，病灶及其周围血流量减少，药物不易接近结核分枝杆菌；早期结核分枝杆菌处于增殖期对药物较敏感，因此患者一旦确诊应立即化疗。

2. 联合用药　未接触过抗结核病药的结核分枝杆菌，大部分对异烟肼、利福平、乙胺丁醇及链霉素很敏感，但结核病对药物治疗反应缓慢，单用药易产生耐药性，加之长期大剂量用药易产生毒性反应。因此为提高疗效、降低药物毒性、缩短疗程、防止或延缓耐药性产生，在结核病治疗中必须强调采用二联、三联甚至四联用药。联合用药中，必须保证至少有两个药对结核分枝杆菌敏感。一般以异烟肼为基础加其他 1～2 个抗结核病药。对重症结核病如结核性脑膜炎、结核空洞、肾结核开始就应采用 4 个或更多抗结核病药合用。

3. 长期、全程、规律、适量用药　结核分枝杆菌可处于对药物不敏感的静止状态，也可处于药物不易接近的环境，故治疗结核病需要长期、全程、规律用药。治疗结核在开始阶段多采用强化治疗，待病情得到控制后可采用维持治疗以巩固疗效防止复发。由于药物的毒性、耐药性和抗结核治疗的长期性等问题，适量用药也很重要。

思 考 题

1. 试述异烟肼的抗菌作用、抗菌机制、应用及主要不良反应。
2. 试述抗结核药的用药原则。
3. 抗结核药联合应用的目的是什么？

（于春雷）

🔗 **更多数字资源详见新形态教材网**

- 学习目标
- 思维导图
- 拓展阅读
- 微课
- 自测题
- 本章小结
- 教学课件

第四十三章 抗寄生虫药

📍 学习目标

 思维导图

情境（案例）导入

患者，男，36岁。1个月前到东南亚洽谈业务，回国后出现反复腹痛、腹泻，自行服用抗生素无效。近两周症状逐渐加剧，并伴有恶心、呕吐、胀气，排黏液性血便，粪便有腥臭味，排便时有明显里急后重感，遂入院治疗。经粪便病原学检查，确诊为"急性阿米巴痢疾"。

问题与思考：
1. 通过本章的学习，应该使用哪种药物进行针对性治疗？
2. 使用该种药物时，有哪些用药护理注意事项？

寄生虫病是寄生虫侵入人体引起的疾病，可分为原虫病和蠕虫病。原虫病包括疟疾、阿米巴病、利什曼病等；蠕虫病包括吸虫病、丝虫病和线虫病等。抗寄生虫药包括抗原虫药（antiprotozoal drug）和抗蠕虫药（antihelmintic drug）。

第一节 抗 疟 药

疟疾是一种由疟原虫感染引起，经雌性按蚊传播的传染性疾病，是对人类危害最大的寄生虫病之一。感染人体的疟原虫主要有间日疟、三日疟、恶性疟和卵形疟等。抗疟药（antimalarial drug）是用于预防或治疗疟疾的药物。

一、疟原虫的生活史及抗疟药的作用环节

疟原虫的生活史可分为在人体内的无性生殖和在雌性按蚊体内的有性生殖两个阶段。

1. 无性生殖阶段 在人体内进行，包含3个时期：原发性红细胞外期、红细胞内期和继发性红细胞外期。

2. 有性生殖阶段 在雌性按蚊体内进行。雌、雄配子体随被吸吮的人血进入蚊体内，经有性生殖发育成子孢子，并移至按蚊的唾液腺内，成为疟疾传染流行的根源。

二、抗疟药的分类

根据药物的作用环节，抗疟药主要分为以下3类。

1. 主要用于控制疟疾症状的抗疟药 如氯喹、奎宁、青蒿素等，作用于红细胞内期的疟

原虫。

2. 主要用于控制疟疾复发和传播的抗疟药 如伯氨喹，作用于继发性红细胞外期的疟原虫和杀灭配子体。

3. 主要用于病因性预防的抗疟药 如乙胺嘧啶、磺胺类，作用于原发性红细胞外期的疟原虫和抑制配子体发育。

三、常用抗疟药

（一）主要用于控制疟疾症状的抗疟药

氯喹

氯喹（chloroquine）是人工合成的 4- 氨基喹啉类衍生物。

【体内过程】

本品口服吸收快而完全，达峰时间为 1~2 h。主要在肝代谢，其代谢产物去乙基氯喹亦有部分抗疟作用，仅小部分原形经肾排泄，酸化尿液可加速排泄。半衰期约 50 h，作用持久。

【药理作用与临床应用】

（1）抗疟作用：氯喹与疟原虫 DNA 中碱基对结合，形成氯喹 -DNA 复合物，抑制 DNA 的复制和转录，并使 DNA 断裂。对各型疟原虫红细胞内期的裂殖体均有强大的杀灭作用，能迅速控制疟疾症状，对恶性疟有根治作用，是控制疟疾症状的首选药。具有起效快、作用强而持久的特点。药物在体内代谢和排泄缓慢，能延迟良性疟的复发。对红细胞外期无效，不能做病因性预防和良性疟的根治。

（2）抗肠外阿米巴作用：在肝细胞内浓度高，可杀灭阿米巴滋养体；在肠壁组织含量少，故主要用于不宜使用甲硝唑治疗的阿米巴肝脓肿和阿米巴肝炎，对阿米巴痢疾及其他肠外阿米巴病无效。

【不良反应】

（1）一般性反应：抗疟剂量时，不良反应较少，停药后可自行消失。

（2）视力损害：大剂量长疗程时，可出现视网膜病变，甚至视神经萎缩导致视力下降，严重者可致失明。一般为可逆性，出现视力损害时应及时停用。

（3）耳毒性：可损伤内耳，导致听力下降，停药后用血管舒张药及糖皮质激素可恢复。孕妇大量服用可致小儿先天性耳聋、智力迟钝及胎儿脑积水、四肢畸形等，故孕妇禁用。

（4）阿 - 斯综合征：可致心律失常和血压下降，严重者可致阿 - 斯综合征，导致心搏骤停。洋地黄化后应用本品易致心脏传导阻滞。与伯氨喹合用，部分患者可产生严重的心血管反应。宜采用序贯服用法，疗效不减，不良反应减弱。

（5）急性中毒：表现为急性循环衰竭、惊厥、呼吸和心搏停止，甚至死亡。

奎宁

奎宁（quinine）为奎尼丁的左旋体，是从金鸡纳树皮中提取的生物碱，故又名金鸡纳霜，是最早应用于临床的抗疟药，但由于不良反应较多，目前已不作为抗疟首选药。

本品与疟原虫 DNA 双螺旋形成复合物，阻止其转录与蛋白质合成。对各型疟原虫红细胞内期裂殖体均有杀灭作用，能控制临床症状，但作用较氯喹弱，且毒性大。因极少产生抗药性，临床主要用于对氯喹耐药的恶性疟和脑型疟的抢救。大量、长期用药时出现耳鸣、视听力下降、头痛、恶心、呕吐等症状，称为金鸡纳反应，严重者产生暂时性耳聋，停药后常可恢复。给药剂量 > 4 g/24 h 时可直接损害神经组织和视力。

青蒿素

青蒿素（artemisinin）是从黄花蒿茎叶中提取一种倍半萜内酯过氧化物。

【体内过程】

口服吸收迅速完全，1 h 后血药浓度达到峰值，具有明显的首过效应。易透过血-脑屏障进入脑组织，故对脑型疟有效。体内代谢快，代谢产物仍有抗疟作用，可迅速从肾和肠道排出。由于代谢和排泄均快速，有效血药浓度维持时间短，不利于彻底杀灭疟原虫，复发率较高。

【药理作用】

青蒿素通过产生自由基，破坏红细胞内期恶性疟原虫的生物膜，或与原虫蛋白结合，使其失去功能而死亡。对红细胞外期疟原虫无效。控制疟疾症状所需时间较氯喹短，但因在体内消除快，作用短暂，复发率较氯喹高 20%~30%。与伯氨喹合用可使复发率降低 10% 左右。

【临床应用】

（1）能控制各型疟疾的急性发作，但主要用于耐氯喹的恶性疟的治疗。

（2）可用于治疗凶险型恶性疟如脑型疟和黄疸型疟疾。

（3）疟原虫易对青蒿素产生耐药，与乙胺嘧啶合用，可延缓其耐药性发生。

【不良反应】

青蒿素不良反应少。常见恶心、呕吐等胃肠道反应，偶见四肢麻木和心动过速。剂量过大可影响造血系统功能和引起肝损害，具有潜在的致畸效应。

咯萘啶

咯萘啶（malaridine）为我国研制的抗疟药，对间日疟、恶性疟原虫红细胞内期的裂殖体均有杀灭作用，对耐氯喹疟原虫有较强作用。该药口服、肌内注射和静脉滴注均有效，毒性较低，可用于治疗脑型疟及耐氯喹虫株所致的恶性疟。少数患者出现头痛、头晕、恶心、呕吐等症状，停药后可消失。

蒿甲醚、青蒿琥酯

蒿甲醚（artemether）是青蒿素的脂溶性衍生物，溶解度比青蒿素大、性质稳定，可制成澄明的油剂进行肌内注射，显效迅速。青蒿琥酯（artesunate）是青蒿素的水溶性衍生物。两药的作用机制同青蒿素，效果强于青蒿素。对红细胞内期无性生殖体有强大的杀灭作用，主要用于治疗重症恶性疟和抗氯喹恶性疟，与伯氨喹合用可降低良性疟的复发率。不良反应较轻。

双氢青蒿素

双氢青蒿素（dihydroartemisinin）为青蒿素及其衍生物的有效代谢产物。治疗有效率 100%，复发率约为 2%。不良反应少。

本芴醇

本芴醇（benflumetol）是我国研制的抗疟新药。口服吸收慢，达峰时间为 4~5 h，组织分布广，半衰期为 24~72 h。对红细胞内期的无性生殖体有彻底的杀灭作用。用于治疗恶性疟，特别适用于抗氯喹恶性疟的治疗，可与青蒿素同用。不良反应较轻。

（二）主要用于控制疟疾复发和传播的抗疟药

伯氨喹

伯氨喹（primaquine）是人工合成的 8-氨基喹啉类衍生物。伯氨喹在体内的代谢和排泄均较快，故作用时间短，需每天给药。本品抗疟作用机制可能与其代谢产物具有氧化性质，诱导疟原虫的活性氧产生或干扰其线粒体电子转运有关。伯氨喹可作为控制疟疾复发和阻止疟疾传播的首选药物，对恶性疟红细胞内期无效，因此不能控制疟疾症状的发作。毒性较其他抗疟药高，目前尚无合适的药物取代。葡萄糖-6-磷酸脱氢酶（G-6-PD）缺乏者，服用常规剂量的伯氨喹可发生急性溶血性贫血和高铁血红蛋白血症，应立即停药，并同时给予地塞米松或泼尼松、静脉滴注5%葡萄糖氯化钠注射液、碱化尿液可缓解症状。严重者应输血。有蚕豆病及其他溶血性贫血病史及家族史者应禁用。系统性红斑狼疮、类风湿关节炎患者服用本品易发生粒细胞缺乏，应慎用。

（三）主要用于预防的抗疟药

乙胺嘧啶

乙胺嘧啶（pyrimethamine）是目前病因性预防疟疾的首选药物。

【体内过程】

口服在肠道吸收慢而完全，4~6 h 血药浓度达峰值，维持 48 h 以上，半衰期为 80~95 h。本品排泄慢，作用持久，一次用药预防作用可维持 1 周以上。

【药理作用】

本品能抑制疟原虫的二氢叶酸还原酶，干扰叶酸正常代谢，影响疟原虫的核酸合成，从而抑制其生长繁殖。

【临床应用】

（1）对原发性红细胞外期的恶性疟和间日疟原虫有抑制作用，是病因性预防药物。

（2）对各种疟原虫红细胞内期的抑制作用仅限于未成熟的裂殖体阶段，对成熟者无效，因此不能迅速控制症状。

【不良反应】

（1）口服一般抗疟剂量时，毒性低。

（2）巨幼细胞贫血。大剂量长期服用会出现叶酸缺乏症，引起巨幼细胞贫血或粒细胞减少，应及时停药或用亚叶酸钙治疗。

（3）急性中毒。过量会引起急性中毒，因有甜味，易被儿童当作糖果大量服用，轻者出现恶心、呕吐、胃烧灼感、心悸、烦躁不安；重者出现发绀、眩晕、抽搐、惊厥、昏迷甚至死亡。中毒时应立即洗胃、输液、静脉注射巴比妥类药物对抗惊厥等。

（4）对动物有致畸作用，孕妇禁用。

【药物相互作用】

与磺胺类或砜类合用可增强疗效，并减少抗药性的产生。

第二节　抗阿米巴药和抗滴虫药

一、抗阿米巴药

抗阿米巴药（antiamebic drug）根据作用部位分为 3 类：肠道内、肠道外或两者兼有作用的药物。多数抗阿米巴药对滋养体具有杀灭作用，少数药物具有杀灭包囊作用。

甲硝唑

【体内过程】

甲硝唑（metronidazole）口服吸收迅速而完全，2~3 h 达有效血药浓度，一次给药可维持 12 h，半衰期为 8~10 h。

【药理作用与临床应用】

（1）抗阿米巴作用：本品对肠内、外阿米巴滋养体有很强的杀灭作用，是治疗阿米巴病的首选药物。治疗急性阿米巴痢疾和肠外阿米巴病效果最好，对无症状带虫者疗效较差。

（2）抗滴虫作用：对阴道毛滴虫有直接杀灭作用，是治疗滴虫病的首选药物。

（3）抗贾第鞭毛虫作用：是目前治疗贾第鞭毛虫最有效的药物。

（4）抗厌氧菌作用：对所有厌氧球菌、革兰氏阴性厌氧杆菌和革兰氏阳性厌氧芽孢梭菌均有较强的杀灭作用。

【不良反应】

治疗量不良反应较少而轻。常见的有头晕、恶心、呕吐和口腔金属味等。少数患者出现肢体麻木、感觉异常、共济失调和惊厥等神经系统症状，少见定向障碍和癫痫发作等。长期大剂量使用有致癌、致畸作用，故孕妇及哺乳期妇女禁用。甲硝唑可干扰乙醛代谢，导致双硫仑样反应，服药期间和停药初期严禁饮酒。

替硝唑

替硝唑（tinidazole）为甲硝唑的衍生物，口服吸收良好，血浆半衰期为12~14 h，口服一次有效血药浓度可维持72 h。对阿米巴痢疾和肠外阿米巴病的疗效与甲硝唑相当，毒性偏低。可用于阴道滴虫和厌氧菌感染的治疗。

喹碘方

喹碘方（chiniofon）为卤化喹啉类，口服吸收少，在肠腔内浓度高。对阿米巴原虫有杀灭作用。常用于治疗无症状和慢性阿米巴痢疾。与甲硝唑或氯喹合用于肠内、外阿米巴病，可肃清肠腔内小滋养体及包囊，起到根治和切断传染源的作用。主要不良反应为腹泻，常在用药2~3 d后开始，一般不需停药，数天后症状自动消失。

二氯尼特

二氯尼特（diloxanide）是最有效的杀阿米巴包囊药，单独应用是治疗无症状或仅有轻微症状的带包囊者的首选药物。不良反应较轻。

巴龙霉素

巴龙霉素（paromomycin）为氨基糖苷类广谱抗生素，口服吸收少，肠内浓度高。通过抑制蛋白质合成，直接杀灭阿米巴滋养体，对肠外阿米巴病无效，可用于阿米巴肠炎或阿米巴痢疾的治疗。口服不良反应轻。

二、抗滴虫药

滴虫病（trichomoniasis）主要是由阴道毛滴虫所致的滴虫阴道炎。阴道毛滴虫常寄生在女性的尿道和阴道内，多数通过性接触而传染。甲硝唑是目前治疗滴虫病的首选药。乙酰砷胺（acetarsol）是五价砷剂，毒性较大，将其片剂放置阴道穹后部可直接杀灭阴道滴虫。

第三节 抗血吸虫药和抗丝虫药

一、抗血吸虫药

血吸虫病（schistosomiasis）是由日本血吸虫、曼氏血吸虫和埃及血吸虫引起，通过中间宿主钉螺传播，在我国流行的是日本血吸虫病。目前临床治疗血吸虫病的首选药物为吡喹酮

（praziquantel），具有高效、低毒、疗程短、可口服等优点。此外，青蒿素衍生物青蒿琥酯、蒿甲醚等具有杀灭血吸虫童虫的作用，可作为血吸虫感染的预防性药物。

二、抗丝虫药

丝虫病（filariasis）是由丝虫寄生在淋巴组织、皮下组织或浆膜腔内所致的慢性寄生虫病。早期表现为淋巴管炎和淋巴结炎，晚期则出现淋巴管阻塞引起的一系列症状和体征，如象皮肿、睾丸鞘膜积液及乳糜尿等。主要抗丝虫药是乙胺嗪（diethylcarbamazine）。

第四节　抗肠道蠕虫药

抗肠道蠕虫药（anti-intestinal worm drug）主要通过干扰蠕虫活动，引起虫体麻痹或痉挛，将其逐出体外。

甲苯咪唑

甲苯咪唑（mebendazole）又称甲苯达唑，是广谱抗肠道蠕虫药，抑制线虫对葡萄糖的摄入，导致糖原耗竭，用于防治钩虫、蛔虫、蛲虫、鞭虫、粪类圆线虫等肠道寄生虫病。该药吸收少、排泄快，故起效较慢，需要数日能将虫体排出体外。不良反应少。可与小剂量噻嘧啶合用。

阿苯达唑

阿苯达唑（albendazole）属于广谱、高效、低毒的驱肠虫药，抑制寄生虫对葡萄糖的吸收，导致虫体糖原耗竭，对线虫、血吸虫、绦虫有明显的驱除作用，对钩虫、蛔虫、鞭虫等也有效；对虫卵发育有显著抑制作用。不良反应与禁忌证同甲苯咪唑。

哌嗪

哌嗪（piperazine）为常用驱蛔虫药，对蛔虫和蛲虫有较强的作用，可使虫体出现弛缓性麻痹，随粪便排出体外。主要用于治疗肠道蛔虫病和胆道蛔虫病。不良反应轻，大剂量可见胃肠道及神经系统反应。孕妇禁用，肝、肾功能不全和神经系统疾病患者禁用。

左旋咪唑

左旋咪唑（levamisole）是咪唑类衍生物四咪唑的左旋异构体，为广谱抗肠道蠕虫药，对蛔虫、钩虫、蛲虫均有明显驱虫作用。主要用于蛔虫病、钩虫病及混合感染。本品还具有免疫调节作用，可提高患者对细菌及病毒感染的抵抗力。

左旋咪唑不良反应较轻，治疗量偶见恶心、呕吐、腹痛、头晕、乏力、味觉障碍等，大剂量应用有肝功能异常、粒细胞减少病例出现。妊娠早期及肝、肾功能不全者禁用。

噻嘧啶

噻嘧啶（pyrantel）为广谱高效抗肠道蠕虫药，对钩虫、绦虫、蛲虫、蛔虫感染均有较好疗效。该药是去极化型肌松药，同时抑制胆碱酯酶使乙酰胆碱积累，使虫体神经-肌肉去极化，引起虫体痉挛麻痹而排出体外。

氯硝柳胺

氯硝柳胺（niclosamide）口服不被吸收，肠道内浓度较高，可抑制虫体细胞内线粒体氧化磷酸化过程，减少ATP生成。主要用于牛带绦虫和短膜壳绦虫病的治疗。同时作为灭钉螺药，对血吸虫的尾蚴和毛蚴有杀灭作用，可用于血吸虫病的预防。不良反应可见轻微头晕、胸闷、腹部不适等。

吡喹酮

吡喹酮（praziquantel）是广谱抗吸虫和驱绦虫药。对多种吸虫有强大的杀灭作用，对绦虫感染和猪囊尾蚴病也有良效，是治疗各种绦虫病的首选药。

恩波吡胺

恩波吡胺（pyrvinium embonate）能抑制虫体有氧呼吸，并阻碍虫体对葡萄糖的吸收，使之因营养缺乏而死亡。主要用于蛲虫感染患者驱虫，治愈率达 80%～95%。口服吸收极少，毒性低，可有胃肠刺激反应，如恶心、呕吐、腹痛、腹泻等。因药物为深红色，能使粪便染红及污染衣物，应注意。

第五节　抗寄生虫药的用药护理

一、用药前评估

（1）明确用药目的。

（2）掌握基本资料。了解患者的年龄、性别、血涂片结果、大便中虫卵及虫体检查结果，血液常规指标，妊娠时间，肝、肾功能及水、电解质平衡情况。熟悉患者有无遗传病史，有无蚊虫叮咬史，有无发热及发热类型。是否曾用抗疟药预防及治疗，询问患者生活、工作环境是否疟疾流行区，家居、工作等环境有无蚊蝇滋生地。

二、用药期间护理

（1）氯喹长期用药可引起角膜浸润，导致视力障碍，用药中应嘱咐患者戴墨镜，定期进行眼科检查。

（2）氯喹、奎宁静脉滴注速度快会引起严重低血压和心律失常，故应慢速滴注，并密切观察患者的心律和血压变化。

（3）伯氨喹毒性大，患者用药时如出现深色尿应立即报告医生，如有贫血或溶血需立即停药。有粒细胞缺乏倾向、蚕豆病史及家族史者禁用本药。

（4）用乙胺嘧啶治疗时，应定期查血常规，并嘱咐患者多食富含叶酸的食物，以防止叶酸缺乏。

（5）氯喹、乙胺嘧啶有致畸的作用，孕妇禁用。

（6）服用甲硝唑可能出现头晕、肢体麻木和感觉异常，应立即停药；服药期间应禁酒。

（7）服用卤化喹啉类药应注意患者有无过敏反应，对碘过敏、甲状腺肿大及严重肝肾疾病者禁用。

（8）服用吡喹酮应注意患者有无心电图改变及肝功能异常，心、肝功能不全者慎用。

（9）服用甲苯达唑、阿苯达唑期间，患者有胃肠道反应时可和食物同服。用药过程中了解患者大便排虫情况，检查疗效。

（10）氯硝柳胺用药前应先服镇吐药，防止由于呕吐绦虫节片被消化，散出的虫卵逆流入胃及十二指肠，引起猪囊尾蚴病。服药时嘱咐患者将药充分咬碎后吞服，尽量少饮水。

（11）哌嗪与吩噻嗪类药物合用可使后者的锥体外系症状加重，与噻嘧啶合用，会发生相互拮抗作用。哌嗪大剂量应用可出现中枢神经中毒症状，表现为眩晕、震颤、共济失调、乏力、幻觉和惊厥等，一旦出现应立即停药，用药前应向患者说明用药方法及大剂量时可能发生的不良反应。

（12）治疗脑型猪囊尾蚴病时，因虫体死亡后的炎症反应会引起脑水肿、颅内压增高，因此，应同时使用脱水药和糖皮质激素以防意外。

（13）孕妇和 2 岁以下小儿禁用甲苯达唑、阿苯达唑、噻嘧啶。妊娠早期、肝肾功能不全者禁用左旋咪唑。

三、用药后护理评价

患者经系统治疗后，临床症状是否消失，营养不良是否纠正，贫血症状有无改善；大便中是否无虫体排出，镜检正常；有无明显药物不良反应。

拓展阅读　阿米巴原虫生活史

思　考　题

1. 简述甲硝唑的作用及应用、不良反应与用药护理。
2. 常用抗疟药有哪几类？各类代表药有哪些？

（李　飞）

更多数字资源详见新形态教材网

- 学习目标
- 思维导图
- 拓展阅读
- 微课
- 自测题
- 本章小结
- 教学课件

第四十四章

抗恶性肿瘤药

学习目标

思维导图

情境（案例）导入

患者，男，50岁。患有急性淋巴细胞白血病，采用环磷酰胺化疗。在治疗期间，出现尿频、尿急、尿痛、血尿等症状。

问题与思考：
1. 患者出现上述症状的原因是什么？
2. 为了缓解上述症状，护理人员应采取哪些护理措施？

目前对恶性肿瘤主要采取外科手术、放射治疗、化学药物治疗（chemotherapy，化疗）、免疫治疗、靶向治疗等综合治疗手段。传统细胞毒类抗肿瘤药会导致严重的毒副作用，但在目前的肿瘤化学治疗中仍起主导作用。

第一节 细胞毒类抗肿瘤药

根据抗肿瘤作用的生化机制，此类药物包括抗代谢药，影响DNA结构与功能的药物，干扰转录过程和阻止RNA合成的药物，以及抑制蛋白质合成与功能的药物。

一、抗代谢药

抗代谢药（antimetabolites）又称干扰核酸生物合成的药物，本类药物的化学结构与核酸代谢所必需的物质如叶酸、嘌呤、嘧啶等相似，通过干扰正常核酸代谢而阻止肿瘤细胞分裂。

（一）二氢叶酸还原酶抑制药

甲氨蝶呤

甲氨蝶呤（methotrexate，MTX）又称氨甲蝶呤，为二氢叶酸（FH_2）还原酶抑制剂，是最早用于临床的抗叶酸制剂。

【体内过程】

口服吸收程度与剂量有关，有饱和现象，大剂量时口服吸收不完全；血浆蛋白结合率约为50%，静脉给药消除呈三时相消除，半衰期分别为 0.75 h、3.5 h、2.7 h，主要以原形经肾排泄。

【药理作用】

甲氨蝶呤的化学结构与叶酸相似,通过抑制二氢叶酸还原酶,可阻断二氢叶酸还原成四氢叶酸,主要作用于 S 期,阻碍嘌呤核苷酸的合成,使肿瘤细胞不能分裂繁殖。

【临床应用】

用于治疗儿童急性白血病,疗效显著。也用于治疗绒毛膜上皮癌、恶性葡萄胎、卵巢癌、乳腺癌、头颈部肿瘤及消化道恶性肿瘤等。

【不良反应】

不良反应常见口腔炎、消化道反应及肝硬化。骨髓抑制较明显,可使白细胞及血小板减少,严重者甚至全血常规下降。为减轻甲氨蝶呤的骨髓毒性,主张先用大剂量甲氨蝶呤,一段时间后再用甲酰FH_4作为"救援剂",以保护骨髓正常细胞,减少毒性。

【药物相互作用】

与血浆蛋白结合的甲氨蝶呤可以被磺胺药和阿司匹林类药物置换游离出来。

(二)胸苷酸合成酶抑制药

氟尿嘧啶

氟尿嘧啶(fluorouracil)又称 5-氟尿嘧啶(5-FU),是尿嘧啶 5 位上的氢被氟取代的衍生物,是临床应用最广的抗嘧啶类药物,属广谱抗肿瘤药。

【体内过程】

多采用静脉给药。静脉注射 15 mg/kg 后,半衰期为 10~20 min,约 20% 以原形经肾排泄,其余大部分主要在肝代谢,转变成 CO_2 和尿素,可以经肺及肾排泄;脑脊液中浓度较高,达 7 mmol/L。

【药理作用】

氟尿嘧啶在细胞内转变成 5-氟脱氧尿苷酸(5F-dUMP),抑制脱氧胸苷酸合成酶,使脱氧尿苷酸(dUMP)不能通过甲基化转变为脱氧胸苷酸(dTMP),影响 DNA 合成。氟尿嘧啶在体内还可转化为 5-氟尿苷,掺入 RNA 中干扰蛋白质合成。对各期细胞都有效。

【临床应用】

氟尿嘧啶对多种肿瘤如消化道肿瘤和乳腺癌疗效较好。主要用于食管癌、胃癌、结肠癌、直肠癌、胰腺癌及肝癌,也可用于卵巢癌、子宫癌、鼻咽癌、膀胱癌及前列腺癌等,是肿瘤联合治疗方案中的常用药物,为重要的抗癌药物之一。也可局部应用其软膏剂治疗恶变前皮肤角化和表浅基底细胞瘤。

【不良反应】

(1)胃肠道毒性:静脉滴注后常见且最早出现的是消化道反应,主要表现为食欲减退、恶心、呕吐、胃炎、腹痛及腹泻等。

(2)骨髓抑制:一般于用药后第 2 周出现骨髓抑制、白细胞及血小板减少,用药期间应定期检查血常规。

(3)神经系统反应:少数患者出现神经系统反应,如小脑共济失调(急性小脑综合征)。

(4)其他:还有口腔黏膜炎、皮疹、色素沉着等。

【药物相互作用】

(1)合用别嘌呤醇,可降低氟尿嘧啶所引起的骨髓抑制。

(2)合用甲氨蝶呤,若氟尿嘧啶用药在先、甲氨蝶呤用药在后,则产生抵抗;反之,先用甲氨蝶呤,4~6 h 后再用氟尿嘧啶,则产生抗肿瘤协同作用。

（3）西咪替丁可升高本品血药浓度，使毒性增加。

（4）本品与亚叶酸钙合用，疗效大幅增强。

卡培他滨

卡培他滨（capecitabine）为氟尿嘧啶的衍生物，口服吸收迅速，在肝转化为无活性的 5′-脱氧-5′-氟胞苷，在肝和肿瘤组织通过胞苷脱氨酶转化为 5′-脱氧-5′-氟尿苷，在肿瘤组织的胸苷磷酸化酶作用下生成 5-氟尿嘧啶而发挥作用，其临床应用及不良反应与氟尿嘧啶相似。

（三）嘌呤核苷酸互变抑制药

巯嘌呤

巯嘌呤（mercaptopurine）又称 6-巯基嘌呤（6-MP），是腺嘌呤 6 位上的 $-NH_2$ 被 $-SH$ 取代的衍生物，化学结构与次黄嘌呤相似，为嘌呤核苷酸互变抑制剂或嘌呤核苷酸合成抑制剂。

【药理作用】

巯嘌呤作为次黄嘌呤的结构类似物，干扰嘌呤代谢，阻碍 DNA 合成，使肿瘤细胞不能增殖。对 S 期细胞作用最显著，对其他期细胞也有效。肿瘤细胞容易对其产生耐药性。

【临床应用】

巯嘌呤主要用于儿童急性淋巴细胞白血病，可作为维持治疗，大剂量亦用于治疗绒毛膜上皮癌、恶性葡萄胎等。

【不良反应】

最常见的不良反应为骨髓抑制、白细胞及血小板减少；胃肠反应较多见，成年患者约 1/3 出现黄疸，停药后可恢复；少见皮疹、脱发、间质性肺炎、肺纤维化。

（四）核苷酸还原酶抑制药

羟基脲

【体内过程】

羟基脲（hydroxycarbamide，HU）口服吸收良好，血药浓度 2 h 达高峰；易透过血-脑屏障，主要在肝代谢，经肾排泄，半衰期为 3~4 h。

【药理作用】

本品为核苷二磷酸还原酶抑制剂，能直接损伤 DNA，对 RNA 及蛋白质合成无抑制作用。主要作用于 S 期，能使部分细胞滞留在 G_1~S 过渡期，有利于增加肿瘤细胞对放射治疗或某些化疗药的敏感性。

【临床应用】

本品主要用于治疗慢性粒细胞白血病，也用于恶性黑色素瘤、胃癌、肠癌、头颈癌和乳腺癌。

【不良反应】

不良反应主要为骨髓抑制、白细胞和血小板减少，用药 10 d 后发生，停药 1~2 周可恢复。有时出现胃肠道反应，有恶心、呕吐等；偶尔有皮疹、脱发等。有报告指出可引起睾丸萎缩和致畸作用。

（五）DNA 聚合酶抑制药

阿糖胞苷

【体内过程】

阿糖胞苷（cytarabine，Ara-C）口服生物利用度低，临床常静脉滴注给药，进入体内后迅速被胞苷脱氨酶代谢失活，主要以无活性阿糖尿苷经尿肾排泄，静脉注射的血浆半衰期仅为

10 min。持续静脉滴注时药物易透过血-脑屏障，脑脊液浓度为血浆中的40%，因脑脊液中胞苷脱氨酶含量低，其半衰期为2~11 h。

【药理作用】

本品本身无活性，需在体内经脱氧胞苷激酶及磷酸或二磷酸嘧啶核苷酸激酶催化形成二磷酸及三磷酸阿糖胞苷，与三磷酸脱氧胞苷竞争，抑制DNA聚合酶，干扰DNA合成。主要作用于S期。

【临床应用】

主要用于治疗成人急性淋巴细胞白血病或单核细胞白血病；对恶性淋巴瘤亦有一定疗效，但需与柔红霉素等合用。也可用于单纯疱疹性结膜炎、眼部带状疱疹的治疗。

【不良反应】

主要为骨髓抑制及胃肠道反应，可出现巨幼细胞贫血及发热反应、呕吐、腹痛及胃肠出血。偶见肝功能异常及高尿酸血症，肝肾功能不全者禁用。

【药物相互作用】

四氢尿苷可抑制脱氨酶，延长阿糖胞苷血浆半衰期，提高血药浓度，其增效作用。与柔红霉素合用治疗急性粒细胞白血病缓解率达50%~70%，为常用方案。不与5-FU合用。

(六) 多靶点叶酸拮抗药

培美曲塞

培美曲塞 (pemetrexed) 为一种结构上含有核心为吡咯嘧啶基团的抗叶酸制剂。主要经肾清除，给药后24 h内，70%~90%可以原形排出。临床用于非鳞状细胞型非小细胞肺癌，联合顺铂用于治疗无法手术的恶性胸膜间皮瘤，且只能静脉给药。最常见的不良反应为乏力、恶心和食欲减退，与顺铂联用时出现呕吐、中性粒细胞减少、白细胞减少、贫血、口腔炎、咽炎、血小板减少和便秘。

二、影响DNA结构与功能的药物

(一) 烷化剂

本类药均具有活泼的烷化基团，能烷化DNA和蛋白质上的氨基、羟基、羧基等重要基团，导致DNA及蛋白质结构与功能损害，从而引起细胞死亡。故此类药有较强的致畸、致癌、致突变作用，毒性较大，属周期非特异性药物。

氮芥

氮芥 (chlormethine, nitrogen mustard, HN_2) 是最早用于恶性肿瘤治疗的烷化剂。目前主要用于霍奇金淋巴瘤、非霍奇金淋巴瘤等，尤其适用于纵隔压迫症状明显的恶性淋巴瘤患者。常见的不良反应为胃肠道反应、骨髓抑制、脱发、耳鸣、听力丧失、眩晕、黄疸、月经失调及男性不育等。

环磷酰胺

【体内过程】

环磷酰胺 (cyclophosphamide, CTX) 口服吸收良好，也可静脉注射，血浆蛋白结合率50%，在肝和肿瘤组织内分布浓度较高，可透过血-脑屏障。主要在肝代谢，小部分以原形从肾排泄。血浆半衰期为3~10 h。

【药理作用】

环磷酰胺为目前应用最广的氮芥类烷化剂，毒性较氮芥低，化疗指数比其他烷化剂高。体外无活性，体内后在肝转化成醛磷酰胺后才具活性。

【临床应用】

对恶性淋巴瘤、多发性骨髓瘤、乳腺癌、卵巢癌、小细胞肝癌、神经母细胞瘤、视网膜母细胞瘤、急性白血病、慢性粒细胞白血病均有明显疗效。也常作为免疫抑制剂，治疗红斑狼疮、类风湿关节炎等自身免疫病，还可用于器官移植的抗排斥反应。

【不良反应】

胃肠道反应较轻；骨髓抑制作用明显，导致粒细胞明显减少；可致出血性膀胱炎；偶见脱发、肝功能损害、皮肤色素沉着、月经失调等；有致癌、致畸、致突变作用。

【药物相互作用】

（1）可使血清尿酸水平增高，若同时使用别嘌醇等抗痛风药，应调整抗痛风药剂量。别嘌醇可增加环磷酰胺毒性，如合用应密切观察。

（2）可抑制胆碱酯酶活性，故可延长可卡因作用并增加毒性。

（3）大剂量巴比妥类、皮质激素类药物可影响环磷酰胺代谢，合用可增加其急性毒性。

（4）合用多柔比星可增加其心脏毒性。

噻替派

噻替派（thiotepa，TSPA）为合成的抗肿瘤药，抗瘤谱较广，对多种实体瘤均有效。主要用于治疗卵巢癌、乳腺癌、消化道癌等，膀胱灌注用于膀胱癌。骨髓毒性较氮芥轻，消化道反应少，患者较易耐受。

白消安

白消安（busulfan）口服易吸收，显著抑制粒细胞的生成，低剂量时即可明显选择性抑制粒细胞生成。主要用于治疗慢性粒细胞白血病，1个疗程后缓解率可达85%~90%。也用于原发性血小板增多症及真性红细胞增多症等慢性骨髓增殖性疾病。近年来还用于骨髓移植和外周血干细胞移植的干预处理。

（二）破坏DNA的铂类配合物

铂类配合物（platinum coordination complex）包括顺铂和卡铂、奥沙利铂等，主要破坏DNA的结构与功能而发挥抗肿瘤作用，属细胞周期非特异性药物。

顺铂

顺铂（cisplatin，DDP）又称顺氯氨铂，是第一代铂类抗肿瘤药。

【体内过程】

口服无效，静脉注射后开始在肾、肝、膀胱中分布最多，血浆蛋白结合率约90%，18~24 h后肾积蓄最多。不易通过血-脑屏障。血浆消除呈双相，第一相半衰期为25~49 min，分布后血浆半衰期为55~73 h。原形药物经肾缓慢排泄，给药后5 d内仅排出27%~43%。

【药理作用与临床应用】

本品抑制肿瘤细胞的DNA复制过程，破坏DNA的结构和功能。为多种实体肿瘤治疗的一线用药，也是临床联合化疗中最常用的药物之一。对睾丸肿瘤、乳腺癌、肺癌、卵巢癌、头颈部鳞癌、膀胱癌、骨肉瘤等疗效确切。

【不良反应】

主要为胃肠道反应、肾毒性、骨髓抑制及听神经毒性，与药物应用剂量有关。

【药物相互作用】

（1）与具有骨髓抑制、耳肾毒性药物合用可增加毒性，需减量。

（2）与多柔比星合用可导致白血病发生。

（3）合用硫辛酸、青霉胺或其他螯合剂，本品疗效降低。

（4）使用时接种活疫苗可增加活疫苗感染风险。

卡铂

卡铂（carboplatin）又称碳铂，为第二代铂类抗肿瘤药，抗瘤谱广，用于小细胞肺癌、卵巢癌、睾丸肿瘤及头颈部鳞癌等。主要毒性反应是骨髓抑制，50%以上患者有不同程度的白细胞和血小板减少，停药后可自行恢复。与顺铂有交叉耐药性。

奥沙利铂

奥沙利铂（oxaliplatin）为第三代铂类抗肿瘤药，通过产生烷化络合物作用于DNA，形成链内和链间交联，从而抑制DNA的合成和复制。作为一线药与氟尿嘧啶和亚叶酸联合用于治疗转移性结直肠癌。主要不良反应为恶心、呕吐、腹泻、轻度骨髓抑制等。与顺铂和卡铂的交叉耐药少。

（三）破坏DNA的抗生素

丝裂霉素

丝裂霉素（mitomycin C，MMC）又名自力霉素，是从链霉菌培养液中分离得到的抗生素。

【体内过程】

水溶性较好。口服能吸收，其有效剂量是静脉注射剂量的8倍，故一般采用静脉给药。在肝中代谢，经尿排出，半衰期为5~40 min。

【药理作用】

丝裂霉素化学结构具有烷化作用，通过与DNA双链交叉连接，抑制DNA复制，也能使部分DNA断裂。对各期细胞均有杀伤作用，其中G_1晚期及S早期细胞最敏感。

【临床应用】

为广谱抗肿瘤药。对多种实体肿瘤有效，尤其是消化道肿瘤，主要用于治疗胃癌、胰腺癌、结肠癌、肝癌、肺癌、乳腺癌和宫颈癌等。常与氟尿嘧啶、多柔比星、阿糖胞苷和长春碱等合用以提高治疗效果。

【不良反应】

主要为骨髓抑制，表现为白细胞及血小板减少、消化道反应；此外，对肾、肺也有毒性。对局部组织有较强的刺激作用，不可漏出血管外，否则可引起局部疼痛、坏死及溃疡。妊娠及哺乳期妇女禁用。

【药物相互作用】

与多柔比星同时应用可增加心脏毒性。

博来霉素

博来霉素（bleomycin，BLM）又名争光霉素，是从自轮枝链霉菌中分离得到的糖肽抗生素，主要成分为博来霉素A_2。

【体内过程】

口服无效，须肌内注射或静脉注射。注射给药后广泛分布到肝、脾、肾等各组织中，尤以皮肤、肺及淋巴组织中浓度较高。可部分透过血-脑屏障，50%~80%以原形经尿中排出，血浆半衰期为4 h。

【药理作用】

博来霉素能引起DNA单链或双链断裂，阻止DNA复制。不会引起RNA链的断裂，属细胞周期非特异性药物，但对 G_2 期细胞作用较强。

【临床应用】

为广谱抗肿瘤药。主要用于鳞状上皮癌（头、颈、口腔、食管、皮肤、阴茎、阴道、外阴、子宫颈等部位）的治疗，也用于恶性淋巴瘤和睾丸癌，与长春碱或顺铂合用治疗效果更好。亦可用于治疗银屑病。

【不良反应】

肺毒性是其最严重的不良反应，可引起间质性肺炎或肺纤维化，老年人的发生率明显增加。用药期间应定期做肺 X 线及肺功能检查，如出现肺炎样病变停药。部分患者可有发热反应、脱发、恶心、呕吐等。

【药物相互作用】

与其他抗肿瘤药合用时有诱发间质性肺炎、肺纤维化的风险。

（四）拓扑异构酶抑制药

真核细胞 DNA 拓扑结构由 DNA 拓扑异构酶Ⅰ（topo Ⅰ）和 DNA 拓扑异构酶Ⅱ（topo Ⅱ）进行调节，两者在 DNA 复制、转录和修复中，以及正确染色体的形成等过程中发挥着重要作用。

喜树碱、羟喜树碱

喜树碱（camptothecine，CPT）是从我国特有的植物喜树中提取的一种生物碱，羟喜树碱（hydroxycamptothecin，HCPT）是喜树碱羟基衍生物。二者能特异性地抑制 topo Ⅰ，引起 DNA 断裂，破坏 DNA 结构，抑制 DNA 合成，属于细胞周期特异性药，对 S 期细胞的作用强于 G_2 期细胞。静脉注射后，绝大多数药物与血浆蛋白结合，主要以原形经肾排泄。喜树碱临床用于治疗肝癌、胃癌、结肠癌、肺癌、绒毛膜上皮癌、头颈部肿瘤及急慢性淋巴细胞白血病等，主要不良反应有胃肠道反应、骨髓抑制，少数有脱发、皮疹等，最严重的为泌尿系统毒性，表现为尿频、尿痛、血尿等，使其临床应用受到限制。羟喜树碱的不良反应少且较轻，几无膀胱毒性。

托泊替康

【体内过程】

托泊替康（topotecan）口服或静脉给药。本品通过 pH 依赖的可逆性开环转变为无活性的羧酸盐形式，约 51% 以原形经尿排出，18% 以原形经肠道排出。

【药理作用】

本品为喜树碱半合成衍生物，属 topo Ⅰ 抑制药，造成 DNA 双链结构和功能损伤。

【临床应用】

主要用于初始化疗或序贯化疗失败的转移性卵巢癌，以及对化疗敏感的一线化疗失败的小细胞肺癌。还可用于治疗骨癌、宫颈癌、中枢神经系统恶性肿瘤等。

【不良反应】

不良反应较少，最严重的不良反应为骨髓抑制，常见不良反应有头痛、呼吸困难、胃肠道反应、脱发、皮疹等。

伊立替康

【体内过程】

伊立替康（irinotecan）静脉给药后血浆浓度呈指数消除，半衰期为 6~12 h。主要在肝内由羧酸酯酶转化为活性代谢产物 SN-38，静脉滴注 90 min 内 SN-38 可达最大浓度。SN-38 代谢为葡萄糖苷酸，其半衰期为10~20h。伊立替康及活性代谢产物经尿液排出。

【药理作用】

本品为半合成水溶性喜树碱类衍生物，其活性代谢产物SN-38为topo Ⅰ抑制药。伊立替康及SN-38可与topo Ⅰ-DNA复合物结合，阻止单链断裂的DNA再连接，继而引起DNA双链断裂。主要作用于S期。

【临床应用】

主要用于晚期大肠癌治疗，对骨癌、宫颈癌、中枢神经系统肿瘤、胃癌、卵巢癌、阴茎癌、直肠癌、结肠癌、软组织肉瘤、小细胞肺癌等均有一定疗效。

【不良反应】

严重不良反应为延迟性腹泻、中性粒细胞减少，但多为剂量限制性毒性。其他不良反应包括胃肠道反应、贫血、脱发等。

【药物相互作用】

与CYP3A4诱导药或抑制药合用时，伊立替康及代谢产物SN-38的血浆浓度会大幅度下降或上升，因此使用前需停用CYP3A4酶诱导药或抑制药。

依托泊苷

依托泊苷（etoposide，VP-16）又名鬼臼乙叉苷、足草乙苷。

【体内过程】

口服生物利用度为50%，0.5~4h后血药浓度可达峰值。静脉注射后，约97%的药物与血浆白蛋白结合，主要经肾排泄，血浆半衰期平均为7h。

【药理作用】

本品为活性天然产物鬼臼毒素的半合成衍生物。抑制topo Ⅱ的活性，干扰DNA的结构和功能，主要作用于S期和G_2期细胞，使细胞滞留于G_2期。

【临床应用】

与其他抗肿瘤药如顺铂等合用，治疗小细胞肺癌和睾丸癌，疗效较突出。对恶性淋巴瘤、神经母细胞瘤、卵巢癌、乳腺癌及急性粒细胞白血病也有一定疗效。

【不良反应】

骨髓抑制较明显，有白细胞计数减少、贫血等；可见胃肠道反应，表现为食欲缺乏、恶心、呕吐及腹泻等；还有脱发、直立性低血压。

【药物相互作用】

（1）依托泊苷有明显的骨髓抑制，与其他细胞毒性药物联用时应减量。

（2）与环孢素合用可使其毒性增加。

（3）与他莫昔芬合用可增加他莫昔芬的毒性。

（4）因依托泊苷与血浆蛋白的结合率高，因此与血浆蛋白结合的药物可影响其排泄。

（5）与环磷酰胺及甲氨蝶呤合用时，间质性肺炎的发生率增高。

三、干扰转录过程及阻止RNA合成的药物

药物可嵌入DNA碱基之间，干扰转录过程，阻止mRNA的合成，属于DNA嵌入剂。

多柔比星

多柔比星（doxorubicin）又名阿霉素（adriamycin，ADM），为蒽环类抗生素。毒副作用大，最严重的毒性反应为心脏毒性，轻者表现为心律失常，重者可出现心肌炎、心力衰竭，现

临床已较少使用。

放线菌素 D

放线菌素 D（dactinomycin）又名更生霉素，是第一个从链霉菌属中提取的多肽类抗恶性肿瘤抗生素。静脉注射后，组织中滞留时间长，半衰期为 30~40 h。放线菌素 D 能阻止转录过程，抑制 RNA 合成。抗瘤谱较窄。用于治疗实体瘤如肾母细胞瘤（Wilms 瘤）、横纹肌肉瘤、神经细胞瘤等。常见消化道反应、骨髓抑制和脱发。

四、抑制蛋白质合成与功能的药物

药物可干扰微管蛋白聚合功能、干扰核糖体的功能或影响氨基酸供应，从而抑制蛋白质合成与功能。

（一）微管蛋白活性抑制药

长春碱、长春新碱

长春碱类为夹竹桃科植物长春花（*Vinca rosea* L.）中所含的生物碱，主要包括长春碱（vinblastine，VLB）和长春新碱（vincristine，VCR）。

【体内过程】

静脉给药。血浆药物的消除曲线呈双相，80% 的药物与血浆蛋白结合，代谢物主要随胆汁排泄，部分以原形经尿排泄。

【药理作用】

抑制微管蛋白聚合而影响纺锤体形成，将细胞阻滞于有丝分裂中期。长春碱抑制有丝分裂的作用较长春新碱强，但长春新碱抑制作用不可逆。长春碱类主要作用于 M 期细胞，大剂量也影响 S 期细胞。

【临床应用】

长春碱主要用于急性白血病、恶性淋巴瘤、绒毛膜上皮癌、睾丸肿瘤，对乳腺癌、头颈部肿瘤、肾母细胞瘤等也有效。

长春新碱主要用于急性或慢性白血病、恶性淋巴瘤、小细胞肺癌和乳腺癌。起效较快；常与泼尼松合用作为诱导缓解药。其他适应证与长春碱相同，常需与其他抗肿瘤药物合用以提高疗效，降低毒性反应的发生。

【不良反应】

长春碱的不良反应有骨髓抑制，可引起白细胞及血小板减少等；可引起周围神经炎，表现为指（趾）尖麻木、感觉异常、四肢疼痛、腱反射迟钝或消失；胃肠道反应，常见恶心呕吐、腹泻腹痛、便秘等；可见脱发、乏力、头晕及失眠等。长春新碱的不良反应与长春碱相似，但骨髓抑制和胃肠道反应轻，周围神经系统毒性更强。二者均有局部组织刺激作用，静脉给药时药液外漏可引起局部组织坏死。

紫杉醇

紫杉醇（paclitaxel，PTX）是从红豆杉科植物红豆杉的干燥根、枝叶及树皮中分离出的紫杉烷二萜成分。

【体内过程】

静脉滴注后，血浆药物呈双相消除，半衰期为 5.3~17.4 h，主要在肝代谢，代谢物随胆汁经粪便排泄。

【药理作用】

紫杉醇能抑制细胞有丝分裂，使细胞阻滞于 M 期而发挥抗肿瘤作用。主要作用于 G_2 期和 M 期细胞。

【临床应用】

紫杉醇是临床治疗卵巢癌和乳腺癌的一线药物，对头颈部癌、食管癌、非小细胞肺癌、胃癌、膀胱癌、恶性黑色素瘤及恶性淋巴瘤等也有效。

【不良反应】

（1）骨髓抑制：为主要的剂量限制性毒性，延长紫杉醇的给药时间可增加骨髓毒性，可出现贫血。

（2）过敏反应：紫杉醇不溶于水，静脉滴注前需在无菌注射液中加入聚氧乙基代蓖麻油以提高其溶解度，因降解时释放组胺，可引起过敏反应，主要表现为支气管痉挛性呼吸困难、低血压、血管神经性水肿、荨麻疹等，过敏反应的发生与剂量无关。对用聚氧乙基代蓖麻油配制的药物有过敏反应的患者忌用。

（3）神经毒性：主要为周围神经毒性，表现为指（趾）尖麻木、疼痛等感觉异常。

（4）心脏毒性：有低血压、心动过缓及心电图异常。

（5）其他：如骨关节和肌肉疼痛、胃肠道反应、肝毒性、脱发等。

（二）干扰核糖体功能的药物

三尖杉酯碱、高三尖杉酯碱

三尖杉酯碱（harringtonine，HRT）及高三尖杉酯碱（homoharringtonine，HHT）是从三尖杉科三尖杉属植物的枝叶及树皮中分离的生物碱。

【体内过程】

肌内注射或口服吸收慢而不完全，主要用于静脉注射。主要在肝代谢，经肾和胆汁排泄。

【药理作用】

使细胞多聚核糖体解聚，干扰蛋白核糖体功能，抑制真核细胞蛋白质合成。对细胞内 DNA 合成也有抑制作用。对 G_1 和 G_2 期细胞杀伤作用最强。

【临床应用】

主要用于治疗急性粒细胞白血病，疗效显著，对骨髓增生异常综合征、慢性粒细胞白血病及真性红细胞增多症等也有一定疗效。

【不良反应】

包括骨髓抑制和胃肠道反应、脱发等。部分患者有心脏毒性，出现心房扑动、心肌缺血、心肌损伤。严重或频发的心律失常患者禁用。

（三）影响氨基酸供给的药物

L-门冬酰胺酶

门冬酰胺是机体蛋白质合成所必需的氨基酸，某些肿瘤细胞不能自行合成，需从细胞外摄取。L-门冬酰胺酶（L-asparaginase，L-ASP）水解血清中的门冬酰胺，使肿瘤细胞缺乏门冬酰胺供应，生长受到抑制。多用于治疗急性淋巴细胞白血病。主要不良反应有消化道反应，可引起过敏反应，用药前应做皮试。

第二节 非细胞毒类抗肿瘤药

一、调节体内激素平衡药物

激素类抗肿瘤药物可以通过影响体内激素水平，达到抑制肿瘤生长的目的。激素作用较广泛，选择性低，不良反应较多。

（一）雌激素及抗雌激素类药

常用的有己烯雌酚（diethylstilbestrol）及炔雌醇（ethinylestradiol）等。主要用于前列腺癌的治疗，还用于晚期及绝经7年以上的乳腺癌转移患者的治疗，对有骨髓转移者疗效较好，缓解率达40%。不良反应较多，目前已很少用于治疗前列腺癌，有时用于治疗绝经后乳腺癌。

常用抗雌激素类药有他莫昔芬（tamoxifen），为人工合成非甾体抗雌激素类药，是雌激素受体部分激动药，具有雌激素样作用，但作用弱。口服吸收迅速，排泄较慢，80%以结合形式由粪便排出。主要用于乳腺癌和卵巢癌的治疗，对雌激素受体阳性患者疗效较好，对绝经后的乳腺癌效果也较好。不良反应较少，主要有月经不调等生殖系统反应，一般较轻微，停药后可逐渐恢复。妊娠期妇女禁用。

（二）雄激素及抗雄激素类药

常用雄激素类药的有丙酸睾酮（testosterone propionate）、甲睾酮（methyltestosterone）等，抑制腺垂体分泌促卵泡激素，使卵巢释放雌激素减少并对抗雌激素作用。用于晚期乳腺癌的治疗，对有骨转移者疗效较好。

抗雄激素类药物有氟他胺（flutamide）及比卡鲁胺（bicalutamide）等，为非甾体类雄激素拮抗药，能与雄激素竞争雄激素受体，抑制细胞对雄激素的摄取。主要用于未经治疗或对激素控制治疗法无效的晚期前列腺癌患者。

（三）孕激素类药

甲羟孕酮（medroxyprogesterone，MPA）及甲地孕酮（megestrol）等为黄体酮的衍生物。主要通过抑制垂体催乳素或促进卵泡素的分泌而抑制肿瘤。用于治疗乳腺癌、子宫内膜癌、肾癌、前列腺癌等。

（四）肾上腺皮质激素类药

常用的为糖皮质激素，有泼尼松（prednisone）、泼尼松龙（prednisolone）和地塞米松（dexamethasone，DXM）等。糖皮质激素抑制淋巴组织，使淋巴细胞溶解，还能抑制淋巴细胞有丝分裂，用于治疗急性淋巴细胞白血病和恶性淋巴瘤。与其他抗肿瘤药如抗叶酸药、抗嘌呤药联合应用，可增强疗效。短期小剂量应用，可缓解恶性肿瘤患者的某些症状，如发热、明显的毒血症状等；症状缓解后可停用激素，继续使用抗肿瘤药。本类药物有免疫抑制作用，使机体免疫力下降，易造成肿瘤扩散及诱发感染。

（五）芳香化酶抑制药

氨鲁米特

氨鲁米特（aminoglutethimide）抑制肾上腺皮质激素合成，还可特异性地抑制将雄激素转化为雌激素的芳香化酶，减少雌激素的生成。绝经期妇女的雌激素主要由雄激素转化而来，因此，可用于治疗绝经后晚期乳腺癌。还有抑制肾上腺皮质激素合成的作用，也用于治疗库欣综合征（Cushing syndrome），代替肾上腺切除术或垂体切除术、手术治疗无效者。

依西美坦

依西美坦（exemestane）为一种不可逆的甾体芳香酶抑制剂，通过与芳香酶的活性位点不可逆结合而使其失活，从而明显降低绝经妇女血中雌激素水平。主要用于经他莫昔芬辅助治疗 2~3 年后，绝经后雌激素受体阳性妇女的早期浸润性乳腺癌的辅助治疗，直至完成总共 5 年的辅助内分泌治疗。还可用于经他莫昔芬治疗后，病情仍有进展的自然或人工绝经后的晚期乳腺癌。

阿那曲唑

阿那曲唑（anastrozole）是高选择性的第三代非甾体类芳香酶抑制剂。主要用于治疗绝经后的晚期乳腺癌、雌激素受体阴性并对他莫昔芬呈阳性反应的患者、绝经后雌激素受体阳性的早期乳腺癌的辅助治疗。

二、分子靶向药物

（一）单克隆抗体类

曲妥珠单抗

曲妥珠单抗（trastuzumab）是 DNA 重组人源化单克隆抗体，1998 年经美国 FDA 批准用于临床，2002 年在我国上市。临床主要用于 HER-2 过表达的转移性乳腺癌。

利妥昔单抗

利妥昔单抗（rituximab）为首个临床应用的分子靶向药物，与 CD20 特异性结合导致 B 细胞溶解，抑制 B 细胞增殖，诱导成熟 B 细胞凋亡。主要用于治疗 CD20 阳性弥漫大 B 细胞性非霍奇金淋巴瘤，多与标准 CHOP 化疗（环磷酰胺、多比柔星、长春新碱、泼尼松）8 个周期联合治疗。可用于治疗类风湿关节炎。

贝伐珠单抗

贝伐珠单抗（bevacizumab）属重组人源化免疫球蛋白 G1（IgG1）单克隆抗体，是美国第一个获批上市的抑制肿瘤血管生成的药物。可选择性地与人血管内皮生长因子（VEGF）结合，抑制肿瘤血管生成，从而抑制肿瘤生长与转移。临床主要用于与含氟尿嘧啶方案联用治疗转移性结直肠癌，与卡铂和紫杉醇联用治疗转移性非鳞状非小细胞肺癌，与干扰素 α 联合治疗转移性肾癌、进展期恶性胶质瘤。不良反应主要有胃肠道穿孔、出血、动脉血栓栓塞、高血压、心肌梗死、脑梗死、蛋白尿及阻碍伤口愈合等。

（二）小分子化合物类

伊马替尼

伊马替尼（imatinib）为苯胺嘧啶的衍生物，可抑制 Abl 酪氨酸激酶活性和 Bcr-Abl 表达阳性细胞的增殖，主要用于治疗 Bcr-Abl 阳性慢性粒细胞白血病。伊马替尼还可抑制 PDGF 受体、干细胞因子受体 c-Kit 的酪氨酸激酶，用于治疗胃肠道间质瘤。最常见的不良反应有胃肠道反应、水肿、肌肉痉挛和肌肉骨骼疼痛，较为严重的是血液系统毒性和肝损伤。伊马替尼作为肝 CYP450 底物，能显著降低肝 CYP3A4 的代谢活性，可增加经 CYP3A4 代谢的其他药物的血浆浓度。

吉非替尼

吉非替尼（gefitinib）为苯胺喹唑啉衍生物，是一种选择性的表皮生长因子受体酪氨酸蛋白激酶抑制药（EGFR-TKI），阻断表皮生长因子（EGF）与 EGFR 结合，促进细胞凋亡；抑制肿瘤血管新生，增强放化疗疗效。主要用于晚期非小细胞肺癌经铂类抗肿瘤药治疗失败后的治疗。常见的不良反应有胃肠道反应、皮肤反应和肝功能异常。

舒尼替尼

舒尼替尼（sunitinib）是首个选择性靶向多种受体酪氨酸激酶的新型药物。主要用于对伊马替尼抵抗或无法耐受的胃肠道间质瘤和转移性肾细胞癌。

硼替佐米

硼替佐米（bortezomib）属可逆性蛋白酶体抑制药，对多种类型的肿瘤细胞具有细胞毒性。临床上主要用于治疗多发性骨髓瘤。主要的不良反应是外周神经病变和外周神经痛。其他不良反应包括骨髓抑制、疲劳、乏力、恶心、呕吐等。

（三）其他

亚砷酸

亚砷酸（arsenious acid，三氧化二砷，As_2O_3）是砒霜的主要成分，具有诱导细胞凋亡、抗肿瘤血管增生及抗肿瘤转移的作用。临床用于治疗急性早幼粒细胞白血病（M3型），使用亚砷酸治疗后，M3型白血病的完全缓解率可达90%以上。目前该药已被国际公认为治疗M3型白血病的一线用药，也用于实体瘤如肝癌和胃癌的治疗。不良反应有皮疹、心电图异常变化、消化道反应等。应用不当可引起砷中毒。

全反式维A酸

全反式维A酸（all-trans retinoic acid，ATRA）是维生素A的代谢中间体，属类视黄醇，可抑制白血病细胞的增殖，诱导白血病细胞分化成熟，用于诱导缓解急性早幼粒细胞白血病（acute promyelocytic leukemia，APL），已成为此病有效治疗方案的一部分。全反式维A酸与亚砷酸或化疗药物联合用药可获得较好疗效。常见的不良反应为皮肤黏膜、骨骼肌、肝的损害和畸胎。

重组人血管内皮抑素

重组人血管内皮抑素（rh-endostatin）是我国自主研发的首个血管内皮抑素的基因工程药物。主要通过抑制肿瘤内皮细胞的生长，抑制肿瘤血管生成，阻断肿瘤细胞的营养供给，诱导肿瘤细胞凋亡。临床用于配合化疗且不能手术的非小细胞肺癌，血管内皮抑素联合化疗可使非小细胞肺癌生存率提高一倍。主要不良反应为心脏毒性和消化系统不良反应。

三、肿瘤免疫治疗药物

肿瘤免疫治疗药物激发和增强机体肿瘤免疫应答，协同机体免疫系统高效杀伤肿瘤细胞。有代表性的是"程序性死亡蛋白-1（programmed death-1，PD-1）抑制药"和"程序性死亡蛋白配体1（programmed death ligand，PD-L1）抑制药"。

纳武单抗

纳武单抗（nivolumab）是针对PD-1的单克隆抗体，通过阻断PD-1通路介导的免疫抑制反应，提高肿瘤细胞的免疫原性。用于治疗黑色素瘤、晚期非小细胞肺癌、PD-L1表达阳性的复发性或转移性头颈部鳞癌。最常见的不良反应是皮疹，免疫介导的不良反应包括肺炎、肝炎、肾炎和肾功能不全、甲状腺功能减退和亢进、胚胎-胎儿毒性等。

帕姆丽珠单抗

帕姆丽珠单抗（pembrolizumab）为PD-1抑制药，主要用于治疗一线治疗失败的不可切除或转移性黑色素瘤、非小细胞肺癌等。不良反应有疲劳、肌肉骨骼酸痛、胃肠道反应、皮肤反应、咳嗽、呼吸困难等。

第三节 抗恶性肿瘤药的用药护理

一、用药前评估

1. **明确用药目的** 抗恶性肿瘤药可使大多数肿瘤病情得到缓解，症状减轻或使肿瘤瘤体缩小，提高患者的生存质量，少数可达治愈。

2. **掌握基本资料**

（1）用药前应了解患者机体的一般情况，包括年龄、体重、营养状况、肿瘤局部情况、血常规、血电解质（尤其血钾、尿酸等）及肝、肾功能等情况。询问患者是否处于妊娠期，是否属于高危患者，如老年体衰或恶病质者。

（2）了解患者是否用过黄嘌呤氧化酶抑制剂如别嘌醇，镇静药如苯巴比妥、异丙嗪等，特别是应了解患者目前是否正在应用抗恶性肿瘤药或是否正在进行放射治疗等。询问患者是否患有严重心肝肾疾病、感染及其他严重并发症。

（3）了解患者有无吸烟、饮酒的嗜好及不良饮食习惯，是否有活动义齿等。

二、用药期间护理

（1）在用药期间应定期监测血常规。白细胞及血小板对药物过量最为敏感，常作为用药剂量的指标，当白细胞、血小板大幅度降低时，应停用有骨髓抑制作用的抗肿瘤药。

（2）注意监测肝、肾功能。如环磷酰胺应注意观察排尿情况，顺铂应注意监测血液尿素氮和肌酐水平，治疗后要记录患者摄水量及排尿量。有心肌毒性的药物如多柔比星，在治疗前、中、后均应作心功能检查。

（3）因多数抗肿瘤药如长春碱和长春新碱有较强的局部刺激性，静脉注射给药后应注意观察。药液外渗时应立即停止给药，立即局部注射生理盐水稀释；出现红肿热痛时应对症治疗，必要时采用局部皮下封闭疗法。

（4）不良反应严重时，应酌情减量或停药，并采取相应治疗措施。如胃肠道反应严重者，应注意补液或补充电解质，并进行对症治疗；骨髓抑制严重者，还应给予抗生素预防感染。用环磷酰胺应维持足够的摄水量，防止引起出血性膀胱炎，而出现小便困难及血尿等症状；易引起胃肠道反应的药物，宜餐后或睡前给药并同服镇静、止吐药。

三、用药后护理评价

用药后是否达到预期治疗效果，病情是否缓解，症状是否减轻，肿瘤是否缩小；有无不良反应发生，以及患者能否适应和耐受。

拓展阅读 肿瘤疫苗

思 考 题

1. 细胞毒类抗肿瘤药按其抗肿瘤作用的生化机制可分为哪几类？请各举 1~2 个代表药。各类药物的作用机制如何？

2. 紫杉醇抗肿瘤作用的机制是什么？临床主要应用有哪些？
3. 简述细胞毒类抗肿瘤药常见的不良反应。

(李　飞)

第九篇

其他药物

第四十五章 调节糖类、水、电解质及酸碱平衡药

学习目标

思维导图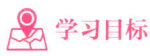

情境（案例）导入

患者，男，45岁，被确诊为慢性心力衰竭。医生开具强心苷和利尿药的联合治疗方案，不久患者出现了低钾血症，包括疲劳、精神萎靡、肌肉无力和心律不齐。医生决定为其补充氯化钾，以维持正常的血钾水平。经过一段时间的监测和调整，患者血钾水平逐渐恢复到正常范围，症状得到了有效缓解。

问题与思考：

1. 为什么强心苷和利尿药合用会导致低钾血症？
2. 治疗低钾血症除了使用药物外，还需要注意哪些护理事项？

人的体液主要成分是水和各种电解质，水、糖、电解质和酸碱平衡是维持人体内环境稳定，保证正常代谢反应和生理功能的必要条件。水、糖、电解质、酸碱紊乱引起严重后果，甚至危害生命，可通过及时补充相应成分预防与纠正。

第一节 葡 萄 糖

葡萄糖注射液

【体内过程】

葡萄糖注射液（glucose injection solution）经静脉注射直接进入血液循环，在体内转化为二氧化碳和水，或者转化为糖原和脂肪等储能物质。

【药理作用】

葡萄糖是体内主要的营养物质和热量来源。注射葡萄糖后可补充热量和血容量。50%高渗葡萄糖溶液可产生利尿和脱水作用。

【临床应用】

（1）补充体液：使用5%葡萄糖注射液。为不能自主进食患者或者呕吐、腹泻、失血患者补充能量和体液。

（2）低血糖：静脉注射50%葡萄糖注射液治疗低血糖、胰岛素休克、脑水肿。

（3）高钾血症：使用25%葡萄糖注射液，与胰岛素一起静脉滴注，胰岛素促进钾离子进入细胞，降低血钾水平。

（4）保肝：用于药物中毒、细菌毒素中毒、急性酒精中毒造成肝损伤。

（5）脑水肿、肺水肿、青光眼：使用50%葡萄糖溶液，常与甘露醇合用。

【不良反应】

（1）输液速度过快加重心脏负担，心、肾功能不全者控制用量和滴速。

（2）高渗葡萄糖注射液外渗可致局部肿痛，甚至静脉炎；皮下注射导致皮下坏死。

（3）长期单独补充葡萄糖，易出现低钾、低钠、低磷血症。

（4）与血液混合输注引起红细胞凝集和溶血。

（5）治疗脑水肿时突然停药引起反跳现象。

（6）温度过低注射引起痉挛。

【药物相互作用】

本品呈弱酸性，不能作为青霉素、氨苄西林、阿莫西林、头孢哌酮、磺胺嘧啶、呋塞米、肝素钠、维生素 B_6 的溶剂；也不能溶解大多数生物制剂和抗肿瘤药物。

第二节　调节水、电解质平衡药

氯化钠

【体内过程】

氯化钠（sodium chloride）静脉注射后进入血液循环，主要分布在细胞外液。钠离子和氯离子是维持细胞外液容量和渗透压的重要离子，经肾小球滤过后随尿排出。

【药理作用】

正常血清中钠离子浓度为 135～145 mmol/L，占血浆阳离子的92%，是决定血浆渗透压的主要离子。体内丢失钠离子，导致低钠血症，造成脑水肿、血容量和血压下降、头痛、乏力、肌肉抽搐、昏迷等。

【临床应用】

（1）低钠血症：迅速补充钠离子，可用生理盐水，紧急时可用3%～5%高渗氯化钠溶液。

（2）脱水和休克：大量出血或失水时输入生理盐水，以暂时维持血容量。

（3）低氯性代谢性碱中毒：多发生在儿童，因尿中氯离子减少，肾小管加强钠氢交换以重吸收钠，导致碱中毒。治疗时给予生理盐水。

（4）冲洗伤口：生理盐水与体液等渗，无刺激性，用于输血前后冲洗管道，或冲洗各种导管、医疗器械、冲洗伤口等。

【不良反应】

（1）输入过多，导致水钠潴留，引起水肿、高血压、心率加快、胸闷、呼吸困难、急性左心衰竭等。心肾功能不全者、高血压、肾炎、肝硬化腹水、颅内压增高患者慎用。脑水肿患者禁用。

（2）生理盐水的氯离子浓度比血浆高50%，已有酸中毒患者易引起高氯性酸中毒，可合用碳酸氢钠或乳酸钠。

（3）肺水肿患者禁用，高血压患者慎用。

氯化钾

【体内过程】

氯化钾（potassium chloride）静脉注射后进入血液循环，97%的钾离子分布在细胞内。

90% 钾离子经肾排泄，10% 经肠道排泄。

【药理作用】

钾离子是细胞内的主要阳离子，是维持细胞内渗透压、调节酸碱平衡、调节神经冲动和心肌收缩的重要离子。钾离子可与细胞外的氢离子发生氢钾交换，调节酸碱平衡。钾离子也是维持心肌细胞静息电位的关键离子，高钾时心脏兴奋性下降，缺钾时心脏兴奋性增加。低钾血症时有肌肉无力、肌肉抽搐和痉挛、心跳过速和心律失常、便秘和腹胀等症状。

【临床应用】

（1）低钾血症：因呕吐、腹泻、使用洋地黄类或利尿药等患者预防和治疗低钾血症。

（2）防治强心苷中毒：补充钾离子对抗强心苷的心脏毒性，维持心脏正常功能。

（3）低钾周期性麻痹：低钾周期性麻痹为遗传疾病，是钾离子通道异常导致肌肉麻痹和无力，可口服给药。

【不良反应】

（1）禁止静脉推注，静脉滴注时浓度不超过 0.3%，滴注速度要慢，每小时不超过 1 g，一天不超过 6 g。

（2）注射速度过快或肾损伤患者引起高钾血症，有疼痛、疲乏、肌张力降低、低血压、心律失常甚至心搏骤停。

（3）口服氯化钾刺激肠胃，引起溃疡和胃肠绞痛。可饭后或者稀释成 10% 水溶液服用。胃肠溃疡患者慎用。

（4）使用时做心电监护，检查血清钾和 pH。出现不良反应用葡萄糖酸钙、胰岛素和葡萄糖注射液急救。

【药物相互作用】

（1）与糖皮质激素合用降低补钾效果。

（2）与抗胆碱药、非甾体抗炎药合用加重胃肠道刺激。

（3）与保钾利尿药、含钾药物、ACEI、环孢霉素、肝素等合用发生高钾血症的概率增加。

氯化钙

同类钙盐有氯化钙（calcium chloride）、葡萄糖酸钙、乳酸钙等。

【体内过程】

静脉注射后进入血液循环，45% 钙离子与血浆蛋白结合，80% 钙离子经粪便排出，20% 钙离子经尿排出。

【药理作用】

钙离子可维持神经肌肉的兴奋性，血清钙降低引起神经肌肉兴奋性升高，发生抽搐。钙离子促进骨骼和牙齿的钙化。钙离子还可降低毛细血管通透性，参与凝血过程。

【临床应用】

（1）低钙血症：用于血清钙降低引起的手足抽搐、肠绞痛、输尿管绞痛。

（2）佝偻病、软骨病及儿童、孕妇、哺乳期妇女补钙。

（3）荨麻疹、渗出性水肿、瘙痒性皮肤病的辅助用药：一般静脉缓慢注射。

（4）镁中毒：竞争性拮抗镁离子，用于镁盐中毒。

（5）氟中毒：与氟化物生成不溶的氟化钙，用于氟中毒急救。

【不良反应】

（1）对组织有强烈刺激性，注射时漏出血管可导致组织坏死。不能皮下或者肌内注射。

（2）静脉滴注全身有发热感。

（3）静脉滴注过快引起心律失常甚至心搏骤停。使用时进行心电监护。

【药物相互作用】

与强心苷合用增强其心脏毒性，强心苷应用期间或者停药后 7 d 禁用。

口服补液盐

口服补液盐（oral rehydration salt）含有氯化钠、氯化钾、碳酸氢钠（或枸橼酸钠）和葡萄糖，可预防和治疗体内失水和电解质紊乱，对腹泻、呕吐等导致的轻度至中度失水有良好的效果。严重失水或者使用本品无效者改用静脉注射补液。无尿和少尿者禁用，葡萄糖吸收障碍者禁用。

第三节　调节酸碱平衡药

碳酸氢钠

【体内过程】

碳酸氢钠（sodium bicarbonate）口服易吸收，形成的碳酸氢根与氢离子结合生成碳酸，进一步变为二氧化碳和水。

【药理作用】

可结合体内氢离子，升高 pH。还可碱化尿液。

【临床应用】

（1）代谢性酸中毒：碳酸氢钠是治疗代谢性酸中毒首选药，轻度宜口服，重度宜静脉滴注。

（2）预防磺胺类药物肾损伤：通过碱化尿液，防止磺胺类在尿道结晶后物理损伤肾。

（3）预防尿酸性肾结石。

（4）高钾血症：缺氧性酸中毒时 ATP 生成减少，钠钾交换不足，停留在细胞外的钾离子增多，造成高钾血症。

（5）弱酸性药物中毒：促进弱酸性药物（巴比妥类、水杨酸、甲醇）经肾排泄。

【不良反应】

（1）口服后与胃酸反应生成大量二氧化碳，导致胃胀、嗳气，胃溃疡患者有胃穿孔风险。

（2）碳酸氢钠过量导致碱中毒。出现口中异味、水肿、肌肉疼痛和抽搐、呼吸减慢、疲惫等症状。

（3）因在体内形成的二氧化碳经肺排出，不用于呼吸性酸中毒。肺功能不全者慎用。

（4）加重水钠潴留和低钾血症。充血性心力衰竭者慎用。

（5）肌内注射时疼痛，一般静脉注射，注意从血管漏出导致血管坏死。

（6）与氨基糖苷类合用，增强后者治疗泌尿系统感染效果。

【药物相互作用】

（1）与肾上腺皮质激素合用引起高钠血症和水肿。

（2）与 H_2 受体拮抗药合用，减少后者吸收。

（3）与酸性药物合用中和，效果减弱。

（4）与庆大霉素、红霉素、哌替啶等注射液合用，易发生分解和沉淀反应。

氯化铵

氯化铵（ammonium chloride）进入体内后，铵离子迅速经尿排出，氯离子和氢离子结合形成酸，纠正碱中毒。主要用于重度碱中毒、祛痰。使用过量和肾功能不全时引起高氯性酸中毒。溃疡、代谢性碱中毒、肝肾功能不全、心力衰竭患者禁用。

第四节　调节糖类、水、电解质及酸碱平衡药的用药护理

（1）使用前明确用药目的，了解患者的状况，检查血清中钠、钾、氯、钙水平，记录患者血压、呼吸、脉搏等情况。评估药物过敏史，明确用药禁忌，如肺水肿者禁用氯化钠，急慢性肾衰竭者慎用碳酸氢钠。

（2）向患者介绍电解质平衡的知识，如饮食中限制钠、钾的摄入，必要时通过食物补充。如低钾血症时食用香蕉、柠檬、橘子、葡萄等含钾丰富的食物。

（3）用药期间注意药物之间的相互作用。如碳酸氢钠不与维生素 C 等酸性药物合用。监测患者的肝肾功能，以及血清中钠、钾、氯、钙水平，CO_2 结合力，血液 pH 等。发现高氯性酸中毒、高钠血症、高钾血症时应及时停药并报告医生。

（4）氯化钾静脉滴注时进行心电监护，防止心律失常。

（5）用药后观察患者原有症状解除，评价药物疗效，症状消失后需调整治疗方案，以免引起不良反应。

拓展阅读　低钾血症

思　考　题

1. 欲碱化尿液，促进酸性药排泄，可以使用何种药物？
2. 地高辛中毒需要补充血液中的微量元素，应该选择何种药物？
3. 随着浓度和给药途径不同，葡萄糖溶液有不同的临床用途，试举一二例说明。

（甘诗泉）

更多数字资源详见新形态教材网

- 学习目标
- 思维导图
- 拓展阅读
- 微课
- 自测题
- 本章小结
- 教学课件

第四十六章

解毒药与造影剂

学习目标

思维导图

> **情境（案例）导入**
>
> 患儿，男，7岁。因居住的老房子油漆中含有大量铅，出现了一系列症状，包括头痛、腹痛、嗜睡。医生进行血铅检测，发现其血铅浓度远超正常范围，制订了以下治疗方案：患儿离开铅污染的环境，以防止进一步暴露；多吃富含钙、铁和维生素C的饮食；给患儿使用螯合剂治疗。
>
> 问题与思考：
> 1. 治疗铅中毒可以选用何种螯合剂？
> 2. 医生建议调整饮食结构，对治疗铅中毒有何好处？

第一节 解 毒 药

毒物是通过口服、吸入、接触、注射等方式，经胃肠道、呼吸道、皮肤和血液等途径侵入人体，引起有害效应的物质。在24 h内引起机体病理变化为急性中毒；蓄积到一定程度再出现症状的为慢性中毒。解毒药（antidote）是直接对抗毒物或者解除毒物对人体毒性作用的药物，包括一般的解毒药和特异性解毒药。本章主要介绍特异性解毒药，有机磷农药中毒解救药物见第八章。

拓展阅读46-1 常见农药中毒的解救

一、金属、类金属中毒解救药物

（一）金属中毒机制

汞、银、锌、铅、锰、铜、镍等金属元素与砷、磷、锑、铋等类金属与体内的细胞氧化还原酶的活性基团结合，抑制该类酶活性，导致中毒（表46-1）。

（二）金属中毒常用解毒药

1. 含巯基解毒药 含巯基解毒药与金属或类金属的亲和性比酶强，一方面防止金属和类金属结合人体的酶，另一方面竞争性结合已经与酶结合的金属或类金属，使含巯基的酶恢复活性。本品所含巯基（-SH）与金属、类金属络合成为无毒、难以解离的化合物，随后经尿排出。

表 46-1　部分金属、类金属中毒的表现与解药

原子序数	金属	中毒表现	解毒药
3	锂	恶心、震颤、癫痫、心血管疾病	硫酸钠、碳酸氢钠
12	镁	恶心、呕吐、低血压、中枢神经系统反应、麻木	葡萄糖酸钙
13	铝	透析性痴呆	去铁胺
25	锰	无力、类帕金森症状、心肌梗死、生殖功能障碍	依地酸钙钠、二巯丁二钠
26	铁	呕吐、肝损伤、休克、肾衰竭、死亡、肠道溃疡、呕血、腹痛、黑便	去铁胺
28	镍	皮肤过敏、肺损伤、中枢神经损伤、肺癌、鼻癌、骨癌	二乙基二硫代氨基甲酸钠
29	铜	黄疸肝炎、肝硬化、胃肠炎、癌症、Wilson病	青霉胺、二巯丙醇
33	砷	皮肤癌、肺癌、神经毒性、心衰、胃肠炎、乌脚病	二巯丙醇、二巯基丙磺酸钠
48	镉	肾损伤、糖尿病、肺炎、肺气肿、贫血、胃肠炎、肺癌、骨痛病	依地酸二钠、二巯丁二钠
56	钡	心脏损害、四肢瘫痪、呼吸麻痹	硫代硫酸钠
80	汞	震颤、易兴奋、牙龈-口腔炎、神经系统发育不良、肺炎、肾小管坏死、水俣病	二巯丙醇、二巯基丙磺酸钠、青霉胺
81	铊	神经毒性、致畸、致突变	氯化钾、普鲁士蓝
82	铅	学习和记忆力下降、儿童生长迟缓、肾病高血压、贫血、胚胎毒性	二巯丙醇、依地酸钙钠、二巯琥珀酸
83	铋	肾损伤	二巯基丙磺酸钠

二巯丙醇

二巯丙醇（dimercaprol）最早作为砷毒气的解毒剂出现在二战时。本品含两个巯基，通过夺取与含巯基的酶结合的金属，恢复生物酶的活性，解除中毒症状。缺点为形成的络合物可继续发生解离，解离的二巯丙醇因为氧化很快失效，因此需要尽早和反复给药。本品主要用于砷、铅、汞和金中毒，必须通过肌内注射，注意注射部位容易疼痛，形成水肿。本品可使砷和汞重新分布到中枢神经系统，不建议用于治疗两者的慢性中毒。

不良反应发生率约50%。治疗剂量即可出现高血压、恶心、头痛、流泪、发热、心动过速等。剂量过大时可缩小血管，导致血压升高、心动过速、抽搐甚至昏迷。用药期间需要监测血压和心率。注意本品可增强镉、铁、硒、银、铀的毒性。部分二巯丙醇的制剂含有花生油，对花生过敏者不宜使用。

二巯丁二钠

二巯丁二钠（sodium dimercaptosuccinate）为我国自主研制的解毒药。因水溶液不稳定，使用时现配现用。其作用与二巯丙醇近似，对砷、汞、铅中毒有较好的疗效，对锑剂（酒石酸锑钾）的作用强。相较二巯丙醇，本品毒性较小，注射后可见头痛、头晕、恶心、乏力、口臭、四肢酸痛等，使用时应缓慢注射以减少不良反应。偶见过敏反应。

二巯基丙磺酸钠

二巯基丙磺酸钠（sodium 2,3-dimercaptopropane sulfonate）作用与二巯丙醇近似，是治疗砷、汞中毒的首选药，对铅、铬、铜、锑、铋中毒也有一定效果，还可作为毒鼠强、杀虫单、杀虫双的特效解毒药。通常缓慢静脉注射给药，毒副作用小，最常见的不良反应是胃肠功能紊乱，少数患者有皮疹，此时需要停药。偶见过敏性休克。

青霉胺

青霉胺（penicillamine）作用强于二巯丙醇，对铜、铅、汞、锌中毒作用较好。目前主要用于铜中毒的解救，是治疗遗传性铜代谢障碍疾病（肝豆状核变性）的首选药。还用于治疗严重的类风湿关节炎。不良反应超过 1/3，有头痛、咽痛、乏力、厌食、恶心、腹痛、腹泻、口腔炎、溃疡等，还能引起皮肤瘙痒、药物热、皮疹、淋巴结肿大等过敏反应。少数患者还有骨髓抑制，用药期间应定期检查血常规。注意本品是青霉素的水溶性衍生物，与青霉素有交叉过敏反应，用药前需做青霉素皮试，过敏者禁用。

2. 金属络合解毒药 本类药物直接结合金属离子，形成的可溶性络合物经尿排泄。

依地酸钙钠

依地酸钙钠（calcium disodium edetate）可与铅、钴、铜等形成可溶性络合物，是无机铅中毒的特效药，对锌、镁、铬、锰、镉等金属和镭、铀、钇、钚等放射性元素也有一定的效果。本品难以穿透细胞膜，口服吸收较差，注射过快有低钙性抽搐，通常缓慢静脉注射。不良反应少，部分患者有短暂头晕、恶心、乏力等症状。大剂量可造成肾损伤，无尿患者禁用。通过维持尿量、减少剂量和将疗程限制在 5 d 内，可很大程度减少肾损伤。

注意铅中毒时不能使用依地酸二钠，因其大量结合钙，威胁生命。使用本品治疗铅中毒，血铅水平下降后，铅从软组织转移到血液再进入大脑，导致神经系统效应。

去铁胺

去铁胺（deferoxamine）最初从链霉菌中分离，与体内的 Fe^{3+} 络合，是铁中毒的特效解毒药。也用于治疗肾衰竭时的铝中毒。本品口服吸收差，必须注射给药，维生素 C 可促进其与铁络合。本品不能直接用氯化钠溶液溶解。不良反应有注射部位疼痛，注射过快可引起低血压、面部潮红、心动过速、惊厥等。排出的铁螯合物使尿液呈橘红色。

二、氰化物中毒解救药物

氰化物是含有氰根（CN^-）的化合物，目前的氰化物（氰化钠、氰化钾、氢氰酸）主要用于工业生产，毒性极强。氰化物可经过皮肤、呼吸道进入体内。木薯的根部，高粱的杆，桃、杏、枇杷、梅、樱桃等水果的核仁和叶中含有氰苷，水解产生氢氰酸，大量误食后可引起中毒。氰化物中毒症状有呼吸困难、心动过速、痉挛、昏迷、低血压甚至死亡。

（一）氰化物中毒机制和解毒机制

细胞色素氧化酶是线粒体内的重要酶，在细胞呼吸过程中发挥关键作用，其活性依赖于内膜上的铁离子。氰化物进入体内释放氰离子（CN^-），与细胞内的 Fe^{2+} 结合形成稳定的铁氰化合物，阻碍细胞正常的呼吸和能量代谢。氰化物还能干扰呼吸中枢，造成呼吸抑制甚至呼吸停止。

解救氰化物中毒首先要使用活性炭减少其吸收，再使用能与氰离子（CN^-）结合形成稳定络合物的药物，通常为亚硝酸钠和硫代硫酸钠。亚硝酸钠将氰酸盐转化为毒性较小的氰化物，硫代硫酸钠负责帮助排出氰化物，两者需联合给药。

（二）氰化物常用解毒药

1. 高铁血红蛋白形成剂

亚硝酸钠

亚硝酸钠（sodium nitrite）将体内的亚铁血红蛋白氧化为高铁血红蛋白，后者与 CN^- 结合，形成低毒性的氰化高铁血红蛋白。本品维持时间较长，解救氰化物效果好于亚甲蓝。可引起恶心、呕吐、头晕、头痛、冷汗、抽搐等不良反应。由于可扩张血管，静脉注射时速度宜慢，以免引起血压骤降。孕妇禁用。

亚甲蓝

亚甲蓝（methylthioninium chloride）原为碱性染料，用于解救氰化物中毒时需静脉注射，直接经肾排泄。小剂量时可将高铁血红蛋白还原为血红蛋白，对亚硝酸盐、硝酸甘油引起的高铁血红蛋白血症有效；大剂量时将血红蛋白氧化为高铁血红蛋白，后者与 CN^- 结合。由于氰化高铁血红蛋白可部分解离出 CN^-，应立即静脉注射硫代硫酸钠。大剂量注射时引起头痛、恶心、腹痛、头晕、多汗、心前区疼痛、意识障碍等。注意使用后尿液呈蓝色，排尿时尿道口有刺痛，可提前向患者解释。

2. 供硫剂

硫代硫酸钠

硫代硫酸钠（sodium thiosulfate）具有硫原子，在硫氰酸酶的参与下，将 CN^- 转化为无毒的硫氰酸盐（SCN^-）后随尿排泄。临床上主要用于氰化物中毒解救。解毒作用慢，一般在亚硝酸钠或亚甲蓝之后立即使用。本品在血液中转化为亚硫酸钠，与钡离子生成无毒的亚硫酸钡，所以也是钡盐中毒的特效药，还可用于砷、汞、铋、碘中毒。偶有头晕、乏力、恶心等反应，静脉注射过快引起低血压，需控制注射速度。注意本品与亚硝酸钠均可引起低血压，合用时不宜混合注射。

三、灭鼠药中毒解救药物

灭鼠药的种类较多，使用解救药物前需确定具体的药物。目前的灭鼠药主要有抗凝血剂、磷毒鼠药。曾经的砒霜、碳酸钡、硫酸亚铊、黄磷、氟乙酸钠、氟乙酰胺、甘氟等均已不再生产销售，此处不予介绍。

（一）抗凝血剂中毒解救药物

抗凝血剂是最常用的一类灭鼠药，通过干扰维生素 K 的作用，导致凝血障碍。鼠摄入抗凝血剂后无法形成凝血因子，出血后死亡。人误食后先表现为恶心、呕吐、精神不振，随之有鼻出血、牙龈出血、皮肤紫癜、便血、尿血、咯血等中毒症状，严重者甚至休克。第一代抗凝血剂有敌鼠钠盐、氯敌鼠、杀鼠灵、杀鼠迷，第二代抗凝血剂有溴敌隆、大隆、氟鼠灵等，均可用维生素 K_1 解救。

维生素 K_1

维生素 K_1（vitamin K_1）是抗凝血剂的特效解毒药，通过与灭鼠药竞争性结合凝血酶原，恢复凝血酶原的活性。本品用于解救抗凝血剂时，可同时给予足量的维生素 C 和糖皮质激素辅助治疗。

（二）磷毒鼠药中毒解救药物

磷毒鼠药目前已逐步停止生产，主要有毒鼠磷和磷化锌。为了防止中毒，一般的磷毒鼠药添加了催吐成分酒石酸锑钾。毒鼠磷为有机磷化合物，中毒机制类似于有机磷类农药中毒，主要抑制胆碱酯酶的活性。可用阿托品和氯解磷定等药物。

磷化锌是急性灭鼠药，是金属磷化物，进入老鼠消化系统后与酸液反应生成有毒的磷化氢气体，作用于神经系统，破坏代谢机能致死。人吸入过量的磷化氢，12~48 h 后出现心脏和肝衰竭。目前无特效解毒药，除尽快催吐外，还可用 0.5% 硫酸铜溶液洗胃，将磷化锌转变为无毒的磷化铜，再用 0.3% 过氧化氢溶液或 0.05% 高锰酸钾溶液反复洗胃，随后口服硫酸钠导泻。

由于磷可溶于脂肪，导泻时不用牛奶、动植物油等。

其他毒物的解毒药见表46-2。

表46-2 其他毒物的解毒药

毒物	解毒药
阿片类	纳洛酮、烯丙吗啡
巴比妥类	尼可刹米、贝美格
苯二氮䓬类	氟马西尼
乙醇	纳洛酮
甲醇	10%葡萄糖溶液、胰岛素、甲吡唑
苯	葡醛内酯
四氯化碳	L-半胱氨酸、葡醛内酯
亚硝酸盐	亚甲蓝
有机氟	乙酰胺
一氧化碳	吸氧（高压氧舱）
氢氟酸	钙
异烟肼	吡哆醇
三环类	毒扁豆碱+利多卡因、普萘洛尔

四、中毒患者的用药护理

（1）将患者搬离现场，清理呼吸道，保持呼吸道通畅，必要时给予心肺复苏。

（2）及时脱去衣物，用肥皂水等清理皮肤。及时用依米丁等催吐、洗胃或灌肠促进胃肠排空，或使用活性炭、牛奶、蛋清、花生油等吸附毒物。使用导泻药、利尿药加速毒物排出。必要时建立静脉通道，通过增加血容量稀释毒物。

（3）观察并记录中毒症状，检查血压、脉搏、呼吸、体温等生命体征，观察皮肤是否有潮红、发热、干燥等情况。观察腹部是否有肠梗阻、肠鸣音、腹部痛性痉挛、腹泻等。进行动脉血气分析，检测钠、钾、氯和碳酸氢盐水平。测定血尿酸氮和肌酐水平，以评价肾毒性。

（4）通过心电图的特性分析锂、砷中毒情况。

（5）有特异性解毒药时需尽早、足量使用。氰化物中毒可用高压氧治疗。

（6）给药后以对症治疗为主，目的是维持生命体征（呼吸管理、循环管理、体液管理、体温维持）。

第二节 造 影 剂

造影剂（contrast media）也叫对比剂或显影剂，是一种用于医学影像学的特殊药物，注入（或服用）后可增强人体内部结构在X线、CT扫描、MRI或其他影像学检查的可见性。造影剂可增加受试者影响的对比度，以便观察到不同的器官、细胞、组织或躯体腔隙，目前主要用于医学成像过程中对血管、体腔等部位的显影。根据造影原理的不同，常用造影剂分为X线造影剂、磁共振造影剂和超声造影剂，其中以X线造影剂使用范围较广（图46-1）。

一、X 线造影剂

数字 X 摄影（DR）和计算机断层扫描（CT）是根据人体对 X 线的吸收系数的差异进行成像，分辨率高，成像清晰，主要用于检测脏器形态。X 线造影剂主要含有碘、钡、钙等高原子序数元素，临床使用的主要品种有碘克沙醇、碘海醇、碘佛醇、碘帕醇、碘普罗胺等非离子型造影剂。该类 X 线造影剂应用范围广，费用较为便宜，应用于神经系统、心血管系统、胸部脏器、腹部脏器、盆腔脏器、骨骼与关节等部位。

【体内过程】

碘剂可通过静脉注射或者口服进入血液循环，一旦进入体内，它们通常与血浆蛋白结合形成复合物，经肾排泄，小部分 X 射线造影剂也可通过胆汁进入肠道，最终排出体外。

【药理作用】

X 线造影剂吸收 X 线，由于本身密度和周围的组织与器官不同，对 X 线的吸收程度也不同，与周围组织和器官产生明暗差异，从而产生对比度高的二维或三维图像，使组织和器官清晰可见。

【临床应用】

（1）医用硫酸钡也称钡餐，为白色粉末，使用时口服，主要用于 X 线照射下的消化道造影。

（2）碘海醇是最常用的造影剂，也是评估 X 线造影剂效果的"金标准"。

（3）碘帕醇含碘量高，显影效果好，毒性低，可用于脊髓神经根造影、脑池造影、脑室造影和各类血管造影。

（4）碘克沙醇的水溶性较好，与血液等渗，能降低不良反应风险和患者不适，适用于心血管造影、脑血管造影、腹部血管造影、尿路造影、静脉造影和 CT 增强检查等。

（5）碘佛醇亲水性最好，主要用于血管造影、心室造影和尿路造影。

【不良反应与注意事项】

目前使用的主要是以碘海醇、碘克沙醇为代表的非离子型有机碘造影剂，它们的主要优点是：①渗透压低，不带电荷，不影响内环境的稳定性，安全性高；②性能稳定，耐受性好，对周围血管、肺循环血管和心脏传导系统影响小；③对比度高，可用于心血管造影。

碘造影剂最常见的不良反应是过敏反应，如瘙痒、荨麻疹、面色潮红、血管炎等。其余不良反应还有头痛、恶心、呕吐，甚至急性肾损伤、呼吸心搏骤停、血管性水肿和意识丧失。肾功能不全患者通常禁用碘造影剂。

【药物相互作用】

一般而言，碘造影剂不与其他药物相互作用。使用碘造影剂时，需要注意少数对肾产生负担的药物，如非甾体类抗炎药和少数抗生素。含镁和含铝的抗酸药可能干扰造影剂的吸收，影响成像质量。

拓展阅读46-2 造影剂的历史

二、磁共振造影剂

磁共振成像（MRI）无电离辐射，是将人体置于特殊磁场，利用无线电磁波激发人体内水分子的氢原子核，氢原子核发生极化并以特定频率振荡，发出射电信号并释放能量，经处理可得到磁共振图像。磁共振造影剂用于 MRI 检查，通常含有锰、铁、钆等金属离子。磁共振造影剂本身不产生信号，进入人体后所含的金属离子在磁场中产生磁性，与周围的水分子相互作用,影响水分子的磁化行为,改变磁共振信号的特性。磁共振成像过程中可使用不同脉冲序列,使局部组织更亮或者更暗,形成对比度强烈的图像。由于磁共振造影剂是金属螯合物,随血液流动,所以血流量大的部分图像更清晰。

磁共振造影剂费用昂贵,对含水分较多的软组织的分辨率甚至好于CT,主要用于全身软组织病变、颅脑、脊髓、心脏大血管、关节、骨骼、盆腔等造影。

目前使用较多的顺磁性磁共振造影剂有钆贝葡胺(Gd-BOPTA)、钆特酸葡胺(Gd-DOTA)、钆喷酸葡胺(Gd-DTPA)、钆布醇(Gd-BT-DO3A)等。含钆类造影剂为静脉注射,钆贝葡胺适用于肝和中枢神经系统得到的诊断性磁共振成像。钆喷酸葡胺临床应用最广,可用于脑梗死、脑出血、脑肿瘤等颅脑疾病,还有脊柱和脊髓疾病等。现有证据显示,反复使用含钆造影剂的患者,脑内可能有钆沉积风险。

三、超声造影剂

超声成像是利用高频声束扫描人体,对反射信号进行处理后获得的成像。超声造影剂经静脉或者肌内注射后,在超声作用下发生振动,显著增强超声造影时组织的散射强度,提高血管、心腔、组织的显像效果。超声造影剂使用简单,价格便宜,分辨率高,可以进行实时评估,不过应用范围较小,用于肝、胆囊、胰腺、肾、甲状腺、乳腺、子宫附件、心脏、血管等多种脏器和组织,尤其在肝肿瘤的检出和定性诊断中有着重要的意义。

常用的超声造影剂为外壳包裹的微气泡,根据外壳成分的不同,有白蛋白造影剂、脂质造影剂、多糖造影剂和聚合物类造影剂之分。目前使用较多的超声造影剂有全氟丙烷人血白蛋白、脂质体微泡、六氟化硫等。使用超声造影剂时应注意对全氟丙烷过敏、对血制品或白蛋白过敏等禁忌证。

四、放射造影剂

放射造影剂含有放射性同位素,进入人体后扩散,自衰变产生的射线(α、β、γ)经仪器捕获后,可获得体内器官和病变组织的影像或功能参数,用于诊断和治疗疾病。20世纪80年代,SPECT(单光子发射计算机断层成像术)和PET(正电子发射计算机断层成像术)问世,两者测量体内放射造影剂释放的γ射线成像。PET适合测量脑和心脏的血流。

放射性药物可分为诊断药物和治疗药物,我国的放射性药物以诊断药物为主,含有^{99m}Tc、^{18}F、^{123}I、^{131}I等同位素。目前国内使用最多的是用于SPECT的^{99m}Tc系列标记物。^{99m}Tc是合成的过渡金属,半衰期约6h,毒性小,成本低,用于骨骼、心脏、甲状腺、肾、脑、肺等显像和诊断。PET-CT常用含^{18}F的显影剂,^{18}F半衰期仅109.8 min,可用于肿瘤、心脏、脑等糖代谢旺盛的部位显像。

造影剂的分类与常用造影剂见图46-1,国内生产的部分放射造影剂见表46-3。

表46-3 国内生产的部分放射造影剂

药物	用途
^{18}F-FDG(氟脱氧葡萄糖注射液)	肿瘤诊断与分期
碘(^{131}I)化钠	甲状腺功能评估、甲亢、甲状腺癌治疗
邻碘(^{131}I)马尿酸钠注射液	甲状腺疾病诊断、肝肾显像
锝(^{99m}Tc)喷替酸盐注射液	肾脏成像、肾功能评价

续表

药物	用途
锝（^{99m}Tc）双半胱氨酸注射液	肾脏成像
锝（^{99m}Tc）二巯丁二酸盐注射液	肾皮质成像
锝（^{99m}Tc）双半胱乙酯注射液	脑血管病、癫痫和痴呆、脑瘤诊断
高锝（^{99m}Tc）酸钠	脑成像、甲状腺成像、唾液腺成像
锝（^{99m}Tc）聚合白蛋白注射液	肺灌注显像、肺梗死诊断
锝（^{99m}Tc）甲氧异腈注射液	冠脉检查、心肌功能评价、乳腺检查
锝（^{99m}Tc）司它比注射液	冠脉检查
锝（^{99m}Tc）亚甲基二膦酸盐注射液	骨成像和癌症骨转移显像
锝（^{99m}Tc）依替菲宁注射液	肝脏成像
锝（^{99m}Tc）植酸盐注射液	肝、脾、骨髓成像

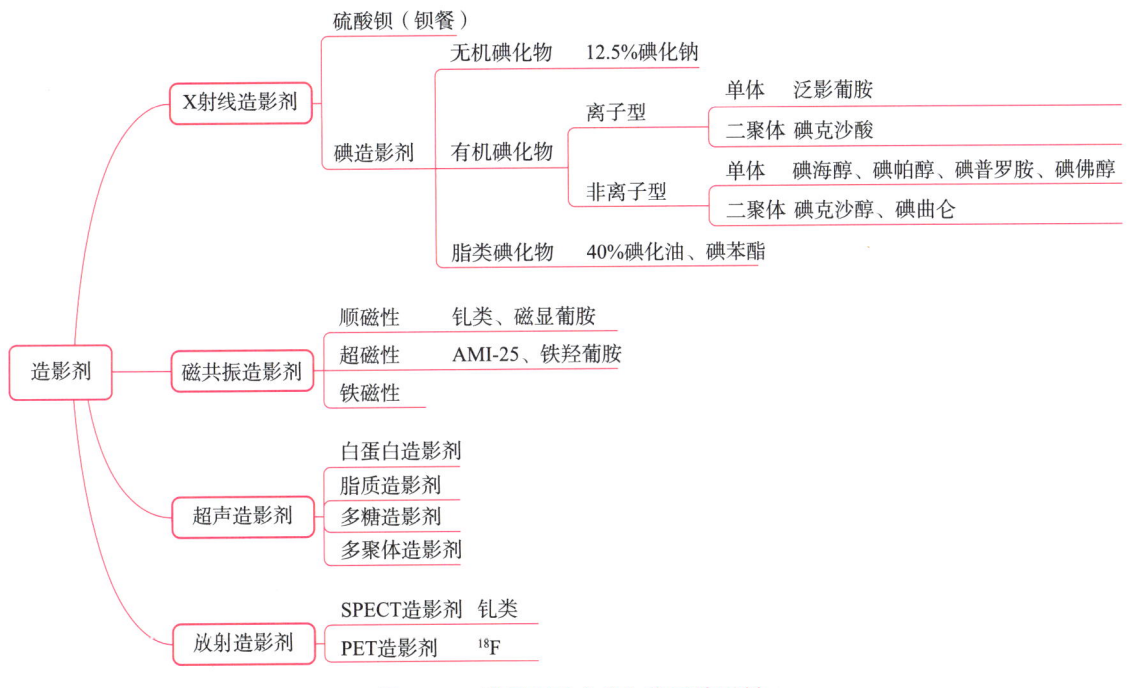

图 46-1　造影剂的分类与常用造影剂

有机碘化合物按照结构分为离子型和非离子型，根据苯环的数量分为单体和二聚体

五、造影剂的用药护理

（1）造影剂需要直接高压注入血液或体腔，用药时需要密切关注其安全性。

（2）使用磁共振造影剂时，带有心脏起搏器或者含有金属异物的患者不能做检查。

（3）离子型碘造影剂稳定性好，但是渗透压高，机体耐受差，中毒反应的发生率也较高。使用碘造影剂时还需留意针头刺破血管使造影剂外渗，推荐使用留置针或耐高压注射型双腔 PICC 针。出现中度至重度外渗时，24 h 内可用 50% 硫酸镁保湿冷敷或使用 0.05% 地塞米松局部湿敷。

（4）大多数患者使用碘造影剂 24~48 h 会有一过性血肌酐水平升高，若血肌酐水平 3 周后没有回归基线，可考虑肾损伤的风险。

（5）使用含钆显影剂时，应小心脑内钆沉积的现象。尤其对于儿童、孕妇、肾功能损伤、血-脑屏障损伤等人群，应谨慎用药，必要时使用大环类含钆造影剂（钆布醇、钆特醇、钆特酸葡甲胺等）。

（6）患者在使用造影剂之前，医务人员应仔细询问过敏史，并要求患者进行禁食或者其他饮食准备。给予造影剂后，护士应观察患者的反应，包括检测患者的血压、心率、呼吸频率和可能出现的过敏反应、呼吸困难、皮疹等。为了减轻造影剂对肾脏的负担，可在患者接受造影检查后增加饮水量，并检查肾功能。

思 考 题

1. 哪些重金属中毒有特异性的解毒药？哪些有非特异性的解毒药？
2. 我国用途最广的造影剂有哪些？分别用于何种造影？

（甘诗泉）

更多数字资源详见新形态教材网

- 学习目标
- 思维导图
- 拓展阅读
- 微课
- 自测题
- 本章小结
- 教学课件

第四十七章

消毒防腐药和皮肤病药物

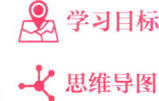

情境（案例）导入

某男孩在野外爬山时跌倒，右前臂受伤，伴少量出血，周围皮肤轻度擦伤和肿胀，由家人送往医院。医生首先用清洁的水冲洗伤口，随后使用碘伏对伤口及周围皮肤进行消毒，最后使用无菌纱布包扎伤口，并给予患者布洛芬以缓解疼痛。

问题与思考：
1. 皮肤受伤有哪些常用的消毒药可用于皮肤消毒？
2. 选用碘伏消毒伤口有何优势？

第一节 概 述

消毒药（disinfectant）是用于杀灭或者去除病原微生物的药物。防腐药（antiseptic）是指抑制病原微生物生长和繁殖的药物。消毒药和防腐药的分类与作用有交叉，统称消毒防腐药，广泛用于卫生防疫、食品、药品、临床各科等。

消毒防腐药和抗菌药都能杀菌，在作用机制、应用范围、使用方式等存在一定区别。

（1）消毒防腐药通常在身体外部使用，对微生物没有选择性，可能损害人体。抗菌药可以口服和静脉注射，治疗全身感染。

（2）消毒防腐药将病原微生物消灭在人体之外，用于减少微生物的传播和污染；抗菌药可用于减少和消除病原微生物引起的疾病。

（3）消毒防腐药主要以喷洒、涂抹、浸泡、蒸汽消毒等方式使用。抗菌药可口服、注射、外用或者局部应用等。

消毒防腐药根据作用强度，有低效消毒剂、中效消毒剂、高效消毒剂和灭菌剂之分。低效消毒剂有苯扎溴铵、氯己定等，仅能杀灭细菌繁殖体和亲脂病毒。中效灭菌剂有碘伏、醇类、酚类，可杀灭分枝杆菌、真菌、病毒和细菌繁殖体。高效消毒剂有含氯消毒剂，可杀灭细菌繁殖体、病毒、真菌和孢子。灭菌剂有甲醛、环氧乙烷、过氧化氢、乙醇等，可杀灭一切微生物。

第二节 常用消毒防腐药

消毒防腐药按照化学结构，分为醇类、醛类、酚类、酸类、氧化剂、卤素类、表面活性剂类等。市面上已经消失的红药水（含红汞）、紫药水（含甲紫）等本章不再介绍。

一、醇类

本类消毒防腐药主要破坏细菌和其他病原微生物的蛋白结构，使蛋白质变性和失去活性。醇类消毒防腐药还能破坏微生物的细胞膜结构，使细胞内含物外泄，产生抗菌作用。醇类消毒防腐药广泛应用于医疗、卫生和实验室环境中的手部消毒、表面消毒、器械消毒等，使用时需配制成适当的浓度。

乙醇

乙醇（alcohol）又名酒精，根据浓度不同有不同用途。如20%～30%溶液皮肤擦拭使患者物理降温，40%～50%溶液用于长期卧床患者预防压疮，70%～75%溶液用于皮肤和器械消毒（浸泡30 min以上）。本品用于皮肤消毒时应避免皮肤破损、糜烂、渗出等情况；消毒体温计时应浸泡5 min以上。对细菌芽孢无效，一般不用于外科手术器械消毒。因容易引起血管扩张和热量丧失，不用作大面积涂擦。

注意高浓度乙醇溶液可使微生物表面迅速脱水，形成的保护膜会阻碍乙醇继续渗透。此外高浓度的乙醇挥发速度快，减少了透皮吸收和充分接触的时间，因此用于消毒的乙醇浓度不能超过75%。75%的乙醇溶液，10 s即可杀灭溶血性链球菌，30 s即可杀灭大肠埃希菌，1 min即可杀灭铜绿假单胞菌，5 min即可杀灭金黄色葡萄球菌。

苯氧乙醇

苯氧乙醇（phenoxyethanol）为有芳香味的无色黏稠液体，对铜绿假单胞菌有较强的杀灭作用，通常使用1%～2%的溶液或者乳剂。对其他革兰氏阳性菌和阴性菌无效。

二、醛类

本类消毒防腐药一方面与微生物蛋白质的氨基、羧基、羟基、巯基等结合，形成稳定的交联结构，破坏蛋白质的活性；另一方面与微生物的DNA或RNA发生交联反应，干扰遗传物质的复制和转录。虽然杀菌作用强，但是毒性大，对皮肤和黏膜刺激性强，目前主要用于器械消毒、表面消毒和灭菌，使用时注意通风。

甲醛

甲醛（formaldehyde）具有高毒性，刺激皮肤和黏膜，可诱发接触性皮炎；刺激眼和呼吸道，引起流泪、咳嗽甚至呼吸系统炎症。可用于消毒防腐的是40%甲醛的水溶液——福尔马林（formalin），如0.5%的福尔马林溶液用于环境消毒，2%福尔马林溶液用于器械消毒（浸泡1～2 h），10%的福尔马林溶液用于固定标本、尸体防腐等。甲醛溶液加热后可用于室内熏蒸消毒。还可用于不能耐受高压蒸汽灭菌的器械的消毒，如内镜、呼吸设备、血液透析设备、牙科机头等。

戊二醛

戊二醛（glutaral）杀菌作用是甲醛的2～10倍，用于手术、麻醉、牙科器械和橡胶、塑料制品以及不能加热的物品的消毒。毒性小，对皮肤黏膜刺激性小。使用时应保持pH在

7.5~8.5。2%碱性溶液用于内镜、口腔科器械、体内植入物等医疗器械消毒，使用时浸泡4~6 h，消毒后用蒸馏水洗净后使用。10%~25%溶液外涂用于甲癣。2%碱性溶液在室温下只能保持2周。

三、酚类

本类消毒防腐药是苯酚及其衍生物，通过使微生物的蛋白质变性并失活，破坏其细胞结构和代谢过程。对芽孢和病毒无效。

苯酚

苯酚（phenol）又名石炭酸，刺激性大，有异味，仅外用。1%水溶液用于皮肤止痒，1%~2%甘油溶液滴耳治疗中耳炎，3%~5%溶液用于房屋、器具和排泄物消毒。1%~2%软膏用于皮肤瘙痒、神经性皮炎、慢性湿疹。注意浓度过高（>5%）可使组织损伤甚至坏死。

甲酚

甲酚（cresol）又名煤酚，有刺激性气味，毒性较大，不可用于伤口消毒。煤酚皂溶液也叫来苏尔（lysol），是临床常用消毒剂，进一步稀释后使用。2%来苏尔溶液用于皮肤、橡胶手套消毒，3%~5%溶液用于器械消毒，5%~15%溶液用于厕所和排泄物消毒。

四、酸类

本类消毒防腐药可改变微生物环境的pH，不利于微生物生存，解离出的H^+和弱酸性离子渗入菌体内，使菌体蛋白变性。

过氧乙酸

过氧乙酸（peracetic acid）又名过醋酸，易挥发，使用时现配现用。为强氧化剂，对细菌、芽孢、真菌、病毒等均有较强的作用。0.1%~0.2%溶液用于洗手消毒（浸泡1 min），0.3%~0.5%溶液用于内镜、血液透析器等器械消毒（浸泡15 min），1%溶液用于衣服、被单等消毒（浸泡2 h）。0.04%溶液喷雾或者熏蒸用于餐具和环境消毒。注意加热或者高浓度溶液剧烈碰撞时可能爆炸。长期接触本品，皮肤粗糙、干裂、脱皮，有致癌风险。

硼酸

硼酸（boric acid）刺激性小，抗真菌作用强。2%~5%溶液用于伤口、角膜、皮肤和黏膜冲洗，3%硼酸乙醇溶液或硼酸甘油治疗外耳真菌感染。5%~10%软膏用于脓包疮、压疮和小腿慢性溃疡。复方硼砂溶液用于治疗口腔感染、咽炎、扁桃体炎。

醋酸

醋酸（acetic acid）刺激性小。0.1%~0.5%溶液用于治疗阴道滴虫病。1%~3%溶液用于清洗铜绿假单胞菌伤口感染。5%溶液熏蒸用于房屋消毒，预防感冒和流感。

水杨酸

水杨酸（salicylic acid）有刺激性，可杀灭细菌和真菌。3%醇溶液或5%软膏可治疗体癣、手足癣等皮肤真菌感染。10%~20%溶液可溶解角质，用于鸡眼、疣和角质增生。可与苯甲酸（benzoic）做成复方制剂，用于手足癣。

五、氧化剂

本类消毒防腐药可释放氧分子，氧化微生物的蛋白质和核酸等重要分子；或者直接氧化微生物体内的酶和细胞膜。

过氧化氢

过氧化氢（hydrogen peroxide）又名双氧水（含 3% 过氧化氢），具有强氧化性，可杀灭各种细菌，对芽孢和病毒无效。遇到有机物释放新生氧，消除杀灭微生物。1% 溶液用于口腔炎、扁桃体炎、咽喉炎、牙龈炎等含漱，3% 溶液用于清洗创面、溃疡面、外耳道脓液等。3%~6% 溶液用于医疗物品消毒。

高锰酸钾

高锰酸钾（potassium permanganate）氧化性强，对各种细菌有无差别杀灭作用。久置失效，使用时现配现用。0.0125% 溶液用于冲洗阴道，0.01% 溶液用于浸泡治疗足癣，0.02% 溶液用于口腔科冲洗创面和脓腔，0.025%~0.01% 溶液湿敷治疗湿疹，0.1%~0.5% 溶液用于清洗膀胱和创面。0.01%~0.02% 溶液用于巴比妥类、水合氯醛、氨基比林等中毒时洗胃。此外 0.1% 溶液可消毒水果、蔬菜、皮肤、黏膜。注意本品高浓度时刺激皮肤和黏膜，不能直接触碰。使用时不与碘、还原剂、大多数有机物配伍。

六、卤素类

本类消毒防腐药含有的卤素离子破坏微生物的细胞壁和细胞膜，使细胞质外漏，细胞核也被破坏。

含氯石灰

含氯石灰（chlorinated lime）又名漂白粉，在水中生成次氯酸，杀菌作用快而强，主要用于饮用水和排泄物的消毒。0.5% 溶液用于非金属用具和衣服漂白消毒。注意误服刺激和腐蚀消化道黏膜，严重者可能氯中毒。有漂白作用，不用于金属制品和有色织物消毒。受潮分解，需密封保存在阴暗干燥处，使用前现配现制。

聚维酮碘

聚维酮碘（povidone iodine）又名碘伏（iodophor），含有效碘 9%~12%，稳定性好，刺激性小，安全性极高，是临床应用广泛的皮肤黏膜消毒剂。对细菌、真菌和病毒有良好的杀灭作用。1% 溶液用于术前手消毒等，0.03%~0.05% 溶液用于冲洗泌尿生殖系统和黏膜，0.05%~0.1% 溶液用于伤口消毒。对碘过敏者禁用，孕妇和 4 岁以下儿童不宜使用。本品用于皮肤消毒时需等待溶液干燥，对碳钢制品有腐蚀性。

七、表面活性剂

本类消毒防腐药可减低表面张力，使油脂乳化，清洁油污，同时溶解微生物细胞膜，使菌体成分外漏。本类作用快，对组织无刺激性。

苯扎溴铵

苯扎溴铵（benzalkonium bromide）又名新洁尔灭，抗菌谱窄，对铜绿假单胞菌、结核分枝杆菌、芽孢和病毒无效，使用范围受限。水的硬度、有机物、肥皂、阴离子表面活性剂等均可降低本品的消毒效果。0.005% 及以下浓度用于灌洗膀胱和尿道，0.01% 溶液用于创面消毒，0.05%~0.1% 溶液用于外科术前泡手，0.1% 溶液用于皮肤、黏膜消毒或者医疗器械消毒（煮沸 15 min 后浸泡 30 min）。消毒金属器械时加 0.5% 亚硝酸钠溶液防锈。

氯己定

氯己定（chlorhexidine）又名洗必泰，抗菌谱广，作用快而强，无刺激，毒性小，对芽孢和病毒无效。0.01% 溶液用于眼药水的防腐剂，0.02% 溶液用于术前洗手消毒，0.05% 溶液用于牙根炎、牙周炎以及冲洗伤口、滴耳，0.1% 溶液用于器械消毒。1% 软膏用于烧伤、创伤表面消毒。0.5% 水溶液用于家具和房间消毒。本品偶有过敏反应，不与碘、碘化钾、高锰酸钾、汞等配伍。可与 70% 乙醇合用消毒皮肤。中耳手术和神经外科手术不用，因为本品可造成感觉神经性耳聋。

八、其他类

炉甘石

炉甘石（calamine）有效成分为氧化锌，可消炎止痒，中和皮肤酸性分泌物。为皮肤科常用药，治疗皮炎、湿疹、痱子、痤疮等。

环氧乙烷

环氧乙烷（ethylene oxide）作用快而强，主要用作气体消毒剂，用于电子器械、一次性医疗器械、橡胶制品、书籍等的消毒。利用烷基化作用，对细菌、芽孢、真菌、病毒、立克次体均有杀灭作用。注意气体对眼和黏膜有强刺激性，过量可中毒。皮肤接触后用大量清水或者 3% 硼酸溶液清洗。

84 消毒液

84 消毒液（84 disinfectant）含次氯酸钠，能够有效地杀灭细菌、病毒、真菌和其他微生物。广泛应用于医疗、卫生和家庭环境中的消毒和清洁。使用时应稀释成适当浓度，佩戴手套，避免直接接触皮肤和眼。0.15% 溶液用于空气喷洒消毒，0.25% 溶液用于细菌、病毒、污染物等消毒，0.4% 溶液用于地面、空气喷洒消毒。注意 84 消毒液不和洁厕灵（含盐酸）同用，否则生成具有刺激性的氯气。与甲醛接触形成致癌物双氯甲醚。本品还有一定的漂白效果，易腐蚀不锈钢、铝、银等金属，不用于内视镜和手术器械的消毒。

不同消毒防腐药对微生物的作用，见表 47-1。

表 47-1　不同消毒防腐药对微生物的作用

药物	铜绿假单胞菌	结核分枝杆菌	梅毒螺旋体	真菌	MRSA	芽孢菌	乙肝病毒	艾滋病毒
苯酚	+	+	+	−	+	−	−	−
甲酚	+	+	+	+	+	−	−	−
乙醇	+	+	+	+	+	−	−	+
戊二醛	+	+	+	+	+	+	+	+
福尔马林	+	+	+	+	+	−	+	+
聚维酮碘	+	+	+	+	+	−	+	+
氯己定	−	−	+	−	+	−	−	−
84 消毒液	+	−	+	+	+	−	+	+

九、消毒防腐药的用药护理

（1）掌握药物的浓度、作用时间、溶媒、pH、温度等信息。

（2）注意消毒防腐药的使用范围。如乙醇可使蛋白凝固，不用于开放性伤口。苯酚有腐蚀性，不用于皮肤损伤。

（3）注意消毒防腐药使用的注意事项。如甲醛不能吸入，福尔马林溶液可用稀氨水消除气味。外用硼酸容易引起婴儿中毒，一般不超过3%。过氧化氢用于清洁创面，产生的气泡有引起栓塞的风险。

（4）注意合理保存消毒防腐药。如乙醇等挥发性强的药物需密封保存。聚维酮碘需避光保存。易燃物置于低温通风处。

（5）注意消毒防腐药与其他药物合用。如氯己定不与肥皂、碱性溶液、碘酊等配伍。新洁尔灭不与阴离子肥皂洗涤液合用。

（6）用药后做好消毒防腐效果和预防院内感染评价。记录感染和症状是否好转，是否有皮肤黏膜刺激症状等信息。

第三节 皮肤病药物

皮肤病为常见病，我国皮肤病患病率超过40%，皮肤病的药物治疗有系统用药和局部用药之分。系统用药如抗生素、抗组胺药、免疫抑制药、糖皮质激素等；局部用药是外用药，如抗感染药物、消毒防腐药、糖皮质激素等药物。目前皮肤病以外用药为主，包括软膏剂、乳剂、油剂、凝胶剂、外用液体、散剂、颗粒剂、粉剂、溶液剂等剂型。消毒防腐剂见前，此处不再介绍。

一、常用皮肤病药物

抗炎药

抗炎药（anti-inflammatory drug）主要有糖皮质激素（glucocorticoid），抗炎作用强大，种类较多，常用的有地塞米松、曲安奈德、糠酸莫米松、氢化可的松等。临床上可用于治疗湿疹、银屑病、荨麻疹、白癜风、瘢痕、脂溢性皮炎等。使用剂型有乳膏、凝胶等。注意长期应用可能有皮肤萎缩、毛细血管扩张、色素沉着、免疫抑制、骨密度减少、代谢紊乱等副作用。多数情况下，糖皮质激素1天1次用药效果与1天多次相同。

另外使用较多的非甾体抗炎药为吲哚美辛，可用于治疗晒斑、荨麻疹性血管炎、白塞病、带状疱疹等。需留意胃不适、恶心、呕吐、出血等消化系统不良反应，因引起再生障碍性贫血和粒细胞缺乏，需定期检查血常规。双氯芬酸可治疗日光性角化病。

抗组胺药

抗组胺药（antihistaminic）对组胺受体有阻断作用，可抑制肥大细胞脱颗粒，释放组胺等介质。本品是皮肤科常用药，有氯雷他定、西替利嗪、阿伐斯汀、咪唑斯汀、依巴斯汀、阿司咪唑、特非那定等，临床用于治疗荨麻疹、湿疹、血管性水肿、特应性皮炎、虫咬、银屑病、药物变态反应等。注意抗组胺药可外用，也可口服，对遗传性血管性水肿、严重全身过敏反应、重症药疹效果不佳。妊娠期和哺乳期妇女、老年人、儿童首选第二代抗组胺药。

免疫抑制药

常用的免疫抑制药（immunosuppressant）有环孢素、他克莫司、甲氨蝶呤等，可用于治疗免疫系统过度活跃的皮肤疾病，如顽固性湿疹、类风湿关节炎、系统性红斑狼疮、皮肤硬化症、银屑病、毛发红糠疹等。

抗生素

抗生素（antibiotic）可治疗各种细菌引起的皮肤感染和炎症，常用的有庆大霉素、卡那霉素、红霉素、氯霉素、磺胺嘧啶、莫匹罗星、克林霉素、甲硝唑等，可口服，外用剂型通常为软膏、凝胶和喷雾。临床用于细菌性皮肤感染、真菌引起的细菌感染等。治疗痤疮时常用克林霉素、红霉素和甲硝唑。

抗真菌药

常用的抗真菌药（antifungal drug）有两性霉素B、卡泊芬净、特比萘芬、水杨酸、灰黄霉素、环吡酮胺等，临床用于念珠菌、隐球菌、着色真菌感染等。近年来以酮康唑、氟康唑、伊曲康唑、伏立康唑、联苯苄唑为代表的唑类药物应用日趋广泛，可治疗皮肤真菌感染（手癣、足癣、体癣）、脂溢性皮炎（头皮屑）、口腔和阴道念珠菌感染、过敏性皮炎、汗斑等。

抗病毒药

常用的抗病毒药（antiviral drug）有阿昔洛韦、喷昔洛韦、泛昔洛韦、伐昔洛韦等，临床主要用于治疗单纯疱疹、带状疱疹或其他病毒感染。不良反应有瘙痒、皮肤刺痛或者烧灼感。

维生素类

维A酸类（retinoic acid）药物有异维A酸、阿维A等，是皮肤科常用药，可抑制皮脂腺分泌和增生、抑制痤疮杆菌生长，治疗痤疮、银屑病、皮肤T细胞的淋巴瘤等，减少表皮皱纹。使用时有一过性的皮肤红斑和皮肤干燥。β-胡萝卜素可用于日光疹，维生素C用于血管性皮肤病和色素性皮肤病，维生素E可用于角化性皮肤病，维生素K用于紫癜性皮肤病，维生素B_1用于神经炎、脂溢性皮炎，维生素B_6用脂溢性皮炎、痤疮、酒渣鼻等，烟酸用于疱疹、光敏性皮肤病等。

其他

清洁剂有生理盐水、高锰酸钾、呋喃西林、肥皂水等，用于清洗皮肤污物、创面、损伤部位等。

皮肤腐蚀剂主要有三氯醋酸、氢氧化钠、硝酸银、石炭酸、苯酚等。通过腐蚀作用，治疗鸡眼、胼胝、疣等。

皮肤保护剂主要有氧化锌、炉甘石、滑石粉等。其中炉甘石为皮肤科常用药，可治疗虫咬、皮肤瘙痒、晒伤、痱子、皮炎、荨麻疹、轻微创伤、外伤出血等。

止痒剂包括薄荷脑、樟脑油、松节油、苯佐卡因、达克罗宁、多塞平等，用于清凉皮肤，减轻痒痛。

杀虫剂包括百部酊、硫黄、伊维菌素、氯菊酯等，用于杀灭疥螨、虱子等体表寄生虫。

角质剥离剂包括乳酸、水杨酸、丙二醇、尿素、维A酸等，通过使溶解软化角质，治疗角化过度性皮肤病。使用水杨酸时注意水杨酸中毒，对糖尿病患者慎用。

脱色剂包括氢醌、壬二酸、熊果苷，可减轻色素沉着，治疗痤疮、皮肤色素不均、瘢痕等。

收敛剂包括三氯化铝、乌洛托品等，可用于止汗、杀菌、腋臭等。

部分皮肤病的用药选择，见表47-2。

表47-2 部分皮肤病的用药选择

疾病	可用药
脓疱疮	莫匹罗星、阿莫西林、头孢氨苄
丹毒	青霉素、罗红霉素、阿奇霉素
体股癣、手足癣	特比萘芬、酮康唑、伊曲康唑、益康唑
疱疹	阿昔洛韦、泛昔洛韦、伐昔洛韦、喷昔洛韦

续表

疾病	可用药
荨麻疹	炉甘石、地塞米松、氯雷他定、西替利嗪、非索非那定
湿疹	氢化可的松、氯雷他定、西替利嗪、他克莫司、炉甘石
接触性皮炎	炉甘石、泼尼松、3% 硼酸溶液、高锰酸钾、莫匹罗星
药疹	地塞米松、泼尼松、环磷酰胺、环孢素、氯雷他定、西替利嗪
脂溢性皮炎	二硫化硒、酮康唑、伊曲康唑、硫黄霜、氯雷他定
神经性皮炎	糠酸莫米松、氢化可的松、氯雷他定
银屑病	氢化可的松、阿维 A、卡泊三醇、甲氨蝶呤、水杨酸、氟尿嘧啶
虫咬皮炎	炉甘石、利多卡因、氢化可的松、西替利嗪
疥疮	硫黄、曲安奈德、氢化可的松、伊维菌素、扑灭司林
白癜风	泼尼松、曲安奈德、氟尿嘧啶
痤疮	过氧化苯甲酰、红霉素、克林霉素、维 A 酸、水杨酸、壬二酸
硬皮病	甲氨蝶呤、他克莫司
瘙痒	薄荷醇、炉甘石、苯佐卡因、西替利嗪

二、皮肤病用药护理

（1）用药前了解患者的基本情况，评价药物过敏、肝肾功能不全、孕妇、老年人等群体的用药禁忌情况。向患者详细说明正确的用药方法，如内服或者外涂药物。

（2）了解常见的配伍禁忌，如伊曲康唑、氟康唑不与抑酸药、抗酸药合用，也不与两性霉素 B 合用。选择正确的剂型，如渗出、起疱、结痂时用酊剂、乳液，皮肤浸润肥厚、苔藓样硬化用软膏和乳膏。

（3）用药时留意皮肤是否有烧灼感、红斑、红疹、溃疡等症状，记录患者是否有恶心、呕吐等不良反应。若发生红肿、皮肤瘙痒等过敏反应，应立刻停药并清洗给药部位，及时报告医生。

（4）治疗期间定期检测肝功能，转氨酶持续上升者应及时停药。

（5）用药后观察皮肤症状是否改善，不良反应是否有所缓解，及时向医生反馈信息。

拓展阅读 日常生活中的伤口护理

思 考 题

1. 乙醇消毒的最佳浓度是多少？为什么？
2. 皮肤破损时可以选用哪些消毒防腐药？为什么？
3. 消毒防腐药有哪些共同的作用机制？

（甘诗泉）

更多数字资源详见新形态教材网

学习目标　思维导图　拓展阅读　微课
自测题　本章小结　教学课件

参考文献

[1] Burchum Rosenjack Jacqueline. Lehne's Pharmacology for Nursing Care [M]. 12th. Amsterdam：Elsevier Ltd.，2023.

[2] McFadden R. Introducing Pharmacology：For Nursing and Healthcare [M]. Abingdon：Taylor and Francis，2019.

[3] Alan G，Shane B，Elizabeth M，et al. Fundamentals of Pharmacology：An Applied Approach for Nursing and Health [M]. Abingdon：Taylor and Francis，2015.

[4] 李小妹，陈立 . 高级护理药理学 [M]. 北京：人民卫生出版社，2018.

[5] 薛明，何月光 . 护理药理学 [M]. 北京：高等教育出版社，2022.

[6] 杨宝峰，陈建国 . 药理学 [M]. 10 版 . 北京：人民卫生出版社，2024.

郑重声明

高等教育出版社依法对本书享有专有出版权。任何未经许可的复制、销售行为均违反《中华人民共和国著作权法》，其行为人将承担相应的民事责任和行政责任；构成犯罪的，将被依法追究刑事责任。为了维护市场秩序，保护读者的合法权益，避免读者误用盗版书造成不良后果，我社将配合行政执法部门和司法机关对违法犯罪的单位和个人进行严厉打击。社会各界人士如发现上述侵权行为，希望及时举报，我社将奖励举报有功人员。

反盗版举报电话　（010）58581999　58582371
反盗版举报邮箱　dd@hep.com.cn
通信地址　北京市西城区德外大街4号　高等教育出版社知识产权与法律事务部
邮政编码　100120

读者意见反馈

为收集对教材的意见建议，进一步完善教材编写并做好服务工作，读者可将对本教材的意见建议通过如下渠道反馈至我社。

咨询电话　400-810-0598
反馈邮箱　gjdzfwb@pub.hep.cn
通信地址　北京市朝阳区惠新东街4号富盛大厦1座　高等教育出版社总编辑办公室
邮政编码　100029

防伪查询说明

用户购书后刮开封底防伪涂层，使用手机微信等软件扫描二维码，会跳转至防伪查询网页，获得所购图书详细信息。

防伪客服电话　（010）58582300

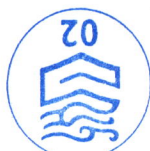